LES

GRANDS ÉCRIVAINS

DE LA FRANCE

NOUVELLES ÉDITIONS

PUBLIÉES SOUS LA DIRECTION

DE M. AD. REGNIER

Membre de l'Institut

CHARTRES. — IMPRIMERIE DURAND
Rue Fulbert, 9.

MÉMOIRES

DE

SAINT-SIMON

TABLE

DES TOMES I A XXVIII

MÉMOIRES

DE

SAINT-SIMON

NOUVELLE ÉDITION

PAR A. DE BOISLISLE

Membre de l'Institut

AVEC LA COLLABORATION DE L. LECESTRE

ET DE J. DE BOISLISLE

TABLE ALPHABÉTIQUE ET ANALYTIQUE

DES TOMES I A XXVIII

RÈGNE DE LOUIS XIV

M—Z

PARIS

LIBRAIRIE HACHETTE ET Cie

BOULEVARD SAINT-GERMAIN, 79

1918

TABLE

ALPHABÉTIQUE ET ANALYTIQUE

DES

MÉMOIRES DE SAINT-SIMON

TOMES I A XXVIII

(Règne de Louis XIV.)

M

MABILLON (Dom Jean), XIV, *240. Affaire du cartulaire de Brioude, 240.

MABOUL (Louis), maître des requêtes, VI, *232.

MABOUL (Jacques), évêque d'Alet, XXIII, *50. Prononce l'oraison funèbre de la duchesse de Bourgogne, 50.

MACANAZ (Raphaël-Melchior), XXV, *87. Condamné par l'Inquisition, 87-88. Disgracié et chassé d'Espagne, XXVI, 116.

MACARTNEY (Georges), XXIII, *160.

MACCHIA (Gaëtan Gambacorta, prince de), IX, *301. Sa rébellion à Naples, 301-302.

MACHECOUL (le château de), XII, 358.

MADAILLAN (la famille de), III, 30; XX, 355. Voyez Lassay.

MADAME (le titre et l'appellation de). Origine de ce titre donnée à la femme du frère du Roi, XVII, 291-292. Nom donné aux dames d'atour filles, I, 165; XXII, 163.

MADAME (Marie de Bourbon-Montpensier, duchesse d'Orléans, dite), I, *122; II, 95; V, 222.

MADAME (Marguerite de Lorraine, duchesse d'Orléans, dite), III, *59. Son nom de Madame, XVII, 291-292. Son mariage, XV, 27. Mépris de sa belle-fille Mademoiselle pour elle, XVII, 292. Querelle avec elle accommodée par le maréchal d'Estrées, XXIV, 29-31. Son titre d'Altesse Royale, XVII, 304. Sa dame d'atour, XVI, 417.

MADAME (Henriette-Anne d'Angleterre, duchesse d'Orléans, dite), VIII, *370. Ses relations avec le Roi; sa faveur; ses négociations en Angleterre, 272, 274, 277, 373. Ses galanteries avec le comte de Guiche, 38, 275, 370. Elle est sauvée par Daniel de Cosnac, 274-276; XII, 395. Sa pension, XX, 208. Ses relations avec son mari; son indignation contre ses favoris, VIII, 371-372; XIV, 120.

Sa mort par le poison ; anecdote, VIII, 374-378. Amie de Mme de Monaco, VIII, 38. Charge de surintendante de sa maison, 39 ; XVI, 427. Sa dame d'atour XIV, 120. Son premier maître d'hôtel, VIII, 376.

Madame (Élisabeth-Charlotte de Bavière, duchesse d'Orléans, dite), I, *60. Son contrat de mariage, VIII, 328 ; XV, 154. Le Roi lui conte les détails de la mort de Madame Henriette, VIII, 378. S'oppose au mariage de son fils avec Mlle de Blois, I, 60-61, 67-68. Est obligée de le subir ; sa colère et sa douleur, 69-73. Elle repousse les politesses du Roi, 74. Donne un soufflet à son fils, 74-75. Heureuse que le duc du Maine n'épouse pas sa fille, 100. Assiste Mlle de Montpensier mourante 123. Malade de la petite vérole, 267. A l'arrivée de la princesse de Savoie, III, 274-275. Aux fêtes du mariage du duc de Bourgogne, IV, 324. Aventure à l'audience de l'ambassadrice de Hollande, V, 10. Affligée de la mort de l'électeur de Hanovre, 46-47. Ne veut recevoir Portland, 68. Consent à admettre Mme de Bullion à Saint-Cloud, 138 ; XV, 317. Ne va pas au camp de Compiègne, V, 354. Mariage de sa fille avec le duc de Lorraine, VI, 1 et suiv. Va à l'inauguration de la statue du Roi, 245. S'enferme avec sa fille malade, 391. Réception du duc et de la duchesse de Lorraine, 386, 399-401. Colère contre Saint-Simon, 407-409. Prend congé du roi d'Espagne, VII, 330, 342-344. Lettre que lui écrit la reine d'Espagne, VIII, 66. Reproche à Monsieur sa faiblesse, 266. Malade de la fièvre, 311.

Mort et obsèques de son mari ; sa crainte du couvent, 327-328. Visite que lui fait Mme de Maintenon, qui la réprimande de la part du Roi, 350-356. Visites de deuil, 367. Son douaire et sa pension, 357-358, 361. Son deuil étrange, 362-363. Va à la comédie malgré son deuil, X, 4, 292. Changements dans sa maison, 99. Procès avec l'électeur palatin pour la succession de son père ; arbitrage du Pape, V, 48 ; X, 125-128, 246 ; XV, 399. Change de dame d'honneur, XI, 100-104. Donne audience à la duchesse d'Albe, 330 ; et à la princesse des Ursins, XII, 405. Trouve des vers à Versailles contre la duchesse de Bourgogne, XIII, 333. Apprend la destination de son fils à l'armée d'Italie, 392. Reçoit l'électeur de Cologne, XIV, 97. Apprend la victoire d'Almanza et la prise de Lérida, 421, 431.

Son mécontentement du mariage du prince de Talmond, XV, 317-319. Aventure de Mme de Torcy, 243. Affaire des prétendus Rouvroy, 460. Reçoit le prince royal de Danemark, XVII, 25. Néglige la duchesse de Mantoue, XVIII, 129. Rupture de son fils avec Mme d'Argenton, 367, 377. Mariage du duc de Berry avec Mademoiselle ;

le Roi lui fait la demande, XIX, 275, 279-281, 291, 292. Présente Mademoiselle au Roi, 299. Cérémonie du mariage, 353. Approuve le choix de Mme de Saint-Simon pour dame d'honneur, 332, 334. Est marraine du duc de Chartres, 349. Refuse d'assister à la messe dite par l'électeur de Cologne, XX, 342.

Son attitude à la mort de Monseigneur, XXI, 35-36. Visites de deuil, 125, 127. Fait des remontrances à la duchesse de Berry, XXII, 47. S'entremet entre elle et sa mère, 238. Assiste aux obsèques de la duchesse de Bourgogne, 342, 386. Est admise aux après-soupers dans le cabinet du Roi, XIX, 74; XXII, 344-345; XXVIII, 360. Sa pension augmentée, XXIII, 354. Changements dans sa maison, XXIV, 61-62. Présente le comte de Lusace au Roi, XXV, 114. A la réception de l'ambassadeur de Perse, XXVI, 132. Éclat contre la princesse des Ursins, 180. Voit le Roi dans sa dernière maladie; paroles qu'il lui adresse, XXVII, 256, 273.

Son caractère, XXVI, 323-327. Son exubérance de gestes et de propos, I, 73-74. Farouche et particulière; ses propos désobligeants, VIII, 335-336; XII, 9. Glorieuse et altière, rogue et fière Allemande, VIII, 354; XII, 9. Abhorre la bâtardise et les mésalliances, I, 60, 100. Tient à l'étiquette, V, 10. N'a aucune influence ni à la cour ni dans sa famille, XVI, 260; XVIII, 76; XXI, 100. Le comte de Tonnerre l'appelle le plus sot homme du monde, II, 209. Déteste Paris, XXVI, 326. Dure pour ses enfants, VI, 5. Favorable aux Allemands, 9, 13, 400. Parle volontiers la langue allemande, XIV, 97. Son goût pour la chasse, VIII, 363; XV, 45. Sa santé; se soigne à l'allemande et méprise les médecins, I, 267; VIII, 311-312, 351, 375; XIV, 105. Sa correspondance journalière énorme; elle en garde des copies, V, 47; VIII, 336-337, 351, 357, 366; X, 105; XVI, 399; XVII, 94-95; XIX, 280, 291, 346; XXIV, 287.

Relations avec le Roi, VIII, 311-312, 350-352, 362; X, 4, 99; avec Mme de Maintenon, VIII, 350, 363; X, 5; avec son mari, VIII, 327, 337; X, 100; avec la duchesse de Bourgogne, XIII, 333. Relations avec son fils, XIV, 421; XVIII, 362, 367. Mot sur lui, XXVI, 288. Elle n'a pas sa confiance, 326-327. Ses sentiments pour sa belle-fille, VIII, 333; XXII, 47; XXVI, 325. Affectionne le duc de Berry, XXIV, 255. Cultive sa parenté, XV, 309. Pleure ses parents suivant le degré, V, 46.

Amitié pour Mme de Beuvron, VI, 407; VIII, 364-366; X, 100, 105; XVI, 394, 399. Relations avec Mlle de Chausserais, XVIII, 380-382; avec la maréchale de Clérambault, VIII, 364-365; X, 100; XVI,

394; avec la jeune reine d'Espagne, XIX, 346; avec la reine douairière, VIII, 60; avec Mme de Gordon, XIV, 120. Son amitié pour sa tante de Hanovre; leur correspondance, V, 47; XVII, 94; XXIII, 287. Protège Harling, XIII, 89-90. Sa préférence pour la maison de Lorraine, VI, 3. Relations avec la grande Mademoiselle, I, 123; avec Mme de Marey, XIX, 357. Son amitié pour l'abbesse de Maubuisson, XVII, 96, 98. Bien avec Mme de Montespan, XV, 97. Va voir Mme de Quintin, V, 33. Relations avec Saint-Simon, I, 75; VI, 408-410; XIX, 291, 332. Désire qu'il lui fasse visite, XXVI, 326. Relations avec les la Trémoïlle, XV, 315, 317-318; avec Mme de Ventadour, XI, 99-100; XII, 42; XV, 317.

Rang et distinctions, VI, 243; XIV, 405, 411; XIX, 72, 352. Elle mange avec le Roi, I, 74, 102; VI, 209; VIII, 362; XV, 243-244, 253-254. Va dans son carrosse, XI, 288. Visites qu'elle fait, VIII, 362; XII, 9-10; XX, 361. Gens qui mangent avec elle et femmes qui ont le privilège du baiser, III, 207, 309-311; V, 10; XIV, 97. Qui entre dans ses carrosses, XX, 224. Quitte le titre d'Altesse Royale, V, 274. Son droit de présentation à l'ordre du Saint-Esprit, XI, 340; XXIII, 14-15.

Sa maison, VIII, 378; XIX, 338. Sa dame d'honneur, III, 11; V, 138; XVIII, 365; XIX, 239, 311-312; XX, 361. Ses dames d'atour, II, 207; XIV, 118, 120; XV, 336, 338. Ses dames, VIII, 328, 363-364; XIV, 118; XIX, 299. Son chevalier d'honneur, XI, 340; XV, 167. Ses filles d'honneur, IV, 321; VIII, 315; X, 99; XIII, 335, 455-456; XIV, 20; XV, 457-458, 460; XVIII, 380. Son premier écuyer, III, 13. Son maître d'hôtel, VIII, 378. Ses pages, VIII, 366; X, 105; XIII, 89.

Son appartement à Versailles, VIII, 349, 363-364; à Marly, XIX, 279. Son appartement à Saint-Cloud; son cabinet avec les portraits des Palatins, VIII, 336. Sa chambre à Meudon, V, 16.

Madame Royale. Voyez Savoie (Marie-Jeanne-Baptiste de Savoie-Nemours, duchesse de).

Mademoiselle. Origine de ce titre, XVII, 278, 292-296. On appelle ainsi les femmes de la haute bourgeoisie, V, *28.

Mademoiselle (Anne-Marie-Louise d'Orléans, duchesse de Montpensier, dite la Grande), I, *122. Fait tirer le canon de la Bastille sur les troupes du Roi, 127; XVII, 293-294. En mauvais termes avec sa belle-mère et ses demi-sœurs, III, 60, 63; XVII, 292. Querelle avec sa belle-mère accommodée par le maréchal d'Estrées, XXIV, 29-31. Sa liaison avec Lauzun, I, 124-125; IV, 124; VI, 439; XVIII, 57-58; XXII, 62. Donne ses biens au duc du Maine, I, 32. Sa mort, ses obsèques; accident arrivé à l'urne qui ren

fermait ses entrailles ; sa succession, 122-128. Traits de caractère, I, 123 ; XV, 356, 357 ; XVII, 293. Relations avec le Roi, 293-294. Son amie la comtesse de Fiesque, V, 89 ; VI, 330-331. Son ami la Ilhière, IV, 124. Ses relations avec le duc du Maine, I, 125 ; XVIII, 422. En bons termes avec Mme de Montespan, XV, 96-97 ; et avec Mme de Thiange, 356. Segrais élevé chez elle, VIII, 291. Ses filles d'honneur, XV, 357. Sa livrée, I, 125. Ses Mémoires, I, 123-124, 126 ; VI, 330-331 ; XXIV, 30-31. Citée, II, 95 ; XII, 411 ; XV, 27 ; XVI, 117.

MADEMOISELLE (Élisabeth-Charlotte d'Orléans, dite), puis duchesse de Lorraine, I, *76. Prend le nom de Mademoiselle, XVII, 293-294. Aux bals de la cour, I, 76 ; II, 134. Projet de la marier au duc du Maine, I, 100. Aux obsèques de la Grande Mademoiselle, 129. On pense pour elle au fils de l'Empereur, VI, 2. Son mariage avec le duc de Lorraine, IV, 335, 348 ; VI, 1-14. Sa gouvernante et ses dames, VI, 14 ; XVIII, 414. Son rang de petite-fille de France, VI, 8. Son caractère, 9-10. Voyez Lorraine (la duchesse de).

MADEMOISELLE (Marie-Louise-Élisabeth d'Orléans, fille du Régent, dite). Voyez Berry (la duchesse de).

MADOT (François, abbé), IV, *300. Chargé de surveiller le comte d'Aubigné, 300 ; XI, 114.

MADRID (la ville de), IX, *200. Entrée de Philippe V, VIII, 100-104. Conspiration contre les Français, XIII, 56 et suiv. Occupation de la ville par les Portugais (1706), 405-406. Les Impériaux marchent contre la ville (1710), XX, 115-117. La cour d'Espagne la quitte, 117-118. Séjour de l'Archiduc, qui est forcé de s'en retirer, 121-125. Rentrée triomphale de Philippe V, 130-131.

Cette ville dépend du diocèse de Tolède, VII, 249 ; VIII, 224 ; XVIII, 228. Mauvais air et boues, IX, 175. Grandes chaleurs, XVI, 432. Ses rues en pente, IX, 200. Attelages de mules à six ou à huit, VIII, 167-168, 173 ; IX, 200-201, 242. Fêtes publiques, VIII, 102 ; IX, 215-217. Corrégidor, VIII, 147, 148 ; IX, 216 ; XII, 432 ; XX, 121.

Palais du Roi : description de son entrée, IX, 172. La présence de la reine en exclut les hommes, XI, 244. Appartement du Roi, VIII, 144, 146 ; XIII, 21 ; de la Reine, IX, 190, 196 ; XI, 241 ; du prince des Asturies, IX, 197 ; de l'infante Marie-Thérèse, XI, 244. Balcon, XX, 117. Cabinet du Roi, VIII, 150. Chapelle, IX, 206-209, 212-215. Logement d'Aubigny, XI, 244. Pièce réservée au conseil de Castille, XIV, 439, 441. Processions dans les corridors, IX, 212. Salles des gardes, 184. Il ne s'y trouve aucun siège, VIII, 150 ; IX, 202-203. Tribune de la chapelle, 209, 212, 213.

Palais du Buen-Retiro, VIII, 101, 172; IX, 215, 219; XIII, 57; XVII, 379; XXIV, 180, 215. Palais de l'Amirante de Castille, VIII, 206; de la duchesse d'Arcos, 135; du duc de Medina-Celi, XXIV, 215, 219. Place Major, IX, 215-217. Église de Notre-Dame d'Atocha, VIII, 177; IX, 215; XX, 130. Église des Hiéronymites, IX, *219; XVII, 379.

MADRID (le traité de), XXV, *253.

MADRID (le château de), près Paris, XVIII, *378.

MAËSTRICHT (la ville de), II, *244, 332; XIII, 79; XIV, 188, 197; XV, 411, 412; XVI, 171; XVII, 102, 208.

MAFFEI (Annibal, comte), XXV, *129. Nommé vice-roi de Sicile, son caractère, 129-130. Expulse les Jésuites, XXVII, 195.

MAGALOTTI (Bardo de Bardi, comte de), I, *258. Gouverneur de Valenciennes, 258. Sa mort, sa fortune, son caractère, XII, 452-454.

MAGNAC (Jules Arnolfini, comte de), X, *299. Sa conduite à la bataille de Friedlingue, 299, 300, 302. Sa mort, XXII, 269.

MAGNANI (le sieur), secrétaire de Vendôme, XIII, *290.

MAGNY ou GUISCARD (la terre de), III, *284; XIV, 20.

MAGNY (la terre de), en Normandie, XVIII, *115.

MAGNY (Foucault de). Voyez Foucault.

MAGUEUX (Étienne), avocat, II, *70, 71, 74, 122; III, 94.

MAGUEUX (François), XX, 271, *579.

MAHONY (Daniel), X, *66. A l'affaire de Crémone; en apporte la nouvelle; est fait colonel, 66, 75, 78, 84-85. Lieutenant général, XV, 70. Campagne d'Aragon en 1710, XX, 107. A la bataille de Villaviciosa, 138. Sa mort, son mariage avec la comtesse de Clare, ses enfants, XXIV, 177.

MAHONY (Charlotte Bulkeley, comtesse de Clare, puis dame), XXIV, *177.

MAIDALCHINI (François, cardinal), VII, *150. Sa mort, 150.

MAIL (le jeu du), XII, *58; XIII, 92; XXIII, *379; XXVIII, 152, 355.

MAILLÉ (la maison de), XVII, *274.

MAILLÉ (Marie-Anne-Geneviève de Maillé-Bénehart, demoiselle de), XXI, *325. Voyez Montboissier (la marquise de).

MAILLEBOIS (Jean-Baptiste-François Desmaretz, marquis et maréchal de), XI, *257. Au siège de Lille; est fait maréchal de camp, XVI, 448. Est gardé comme otage après la capitulation, 480. S'évade, XX, 351-353. Est fait maître de la garde-robe du Roi, XXIII, 2. Épouse Mlle d'Alègre, 266.

MAILLEBOIS (Marie-Emmanuelle d'Alègre, marquise de), XX, *299, 351. Son mariage, XXIII, 266.

MAILLEBOIS (la terre et le château de), VII, *133, 134, 136; XXI, 289.

MAILLERAYE (la terre de la), XII, *459.

MAILLY-NESLE (la maison de), IV,

304; XIII, 106; XVII, 168; XX, 311; XXVI, 212. Leur jalousie des Noailles, XXII, 336. Voyez Nesle.

MAILLY (René IV, marquis de), † 1695, XV, *443. Sa femme Marguerite de Monchy, *443.

MAILLY (René V, marquis de), † 1698, et sa femme, Anne-Marie-Madeleine-Louise de Mailly, I, *89-90; XXIII, 275.

MAILLY (Louis-Charles, marquis de), † 1708, I, *88. Ses grands biens par sa femme; ses enfants, 88-90; VI, 161. Ses prétentions sur Neuchâtel, 107. Sa mort; substitution du marquisat de Nesle, XV, 442-445; XX, 310.

MAILLY (Jeanne de Monchy-Montcavrel, marquise de), I, *88. Son surnom de la Bécasse, VI, 160; XXIII, 274. Ses grands biens, ses substitutions; manière dont elle traite ses enfants, I, 88-90; IV, 349-350; VI, 161; XIII, 106-107; XV, 442-443; XX, 310. Ses prétentions sur Neuchâtel, XV, 134-136, 141, 143. Sa mort, sa famille, ses enfants, XXIII, 274-276. Ses relations avec Mme de Maintenon, XV, 136, 143; XVII, 168.

MAILLY (Louis, comte de), † 1699, I, *88; XXI, *74. Menin favori de Monseigneur; marié à Mlle de Saint-Hermine, I, 90; IV, 350; XV, 442; XXI, 74. Se distingue au siège de Barcelone, IV, 150. Sa mort, sa famille, sa fortune, son caractère, VI, 160-165.

MAILLY (Marie-Anne-Françoise de Saint-Hermine, comtesse de), I, *87. Son mariage par Mme de Maintenon, 87; IV, 350; VI, 162. Dame d'atour de la duchesse de Chartres, I, 76, 87-88; puis de la duchesse de Bourgogne, III, 159-160, 172. Ne va pas au-devant de la princesse à cause de sa santé, 222. Fonctions, rang et appointements de sa charge, 275; XI, 298; XIX, 338; XXI, 111. Assiste au mariage du duc de Bourgogne, IV, 313. Fait admettre Mme de Saint-Simon auprès de la duchesse de Bourgogne, IV, 304-305. Mort de son mari; reçoit une pension, VI, 160-165. Dépenses faites pour son appartement, VII, 1. Elle est préférée aux dames titrées pour monter dans le carrosse du Roi, XI, 288, 297-298. Ses relations avec la duchesse de Bourgogne; sa faveur; grâces qu'elle obtient, XII, 405; XIII, 108, 110; XVIII, 110; XX, 78-79. Marie ses filles, qu'elle élève mal, VII, 144, 147; XVII, 168, 352. Escroquée par son gendre Listenois, XV, 280-282. Gratification à sa fille pour un avis de finances, XVII, 31. Obtient la Toison pour son gendre Listenois, XVIII, 110. Elle est privée de la garde-robe de la duchesse de Bourgogne, XXII, 235-237. Reçoit une pension à la mort de sa maîtresse, 401.

Caractère, I, 90; XI, 297. Ses relations avec Mme de Maintenon, XI, 297; XIII, 114, 276; XV, 282; XVII, 31, 168;

XVIII, 110; XX, 77, 79; avec la maréchale de Lorge, IV, 304; avec son beau-frère l'archevêque d'Arles, XIII, 114; avec Saint-Simon, IV, 304; XIII, 108, 276, 277; XXI, 111. Citée, VII, 188; XII, 272; XIII, 106, 185, 200; XIV, 259; XV, 134, 444.

Mailly (François, cardinal de), archevêque d'Arles, puis de Reims, IV, *305. Son éducation à Saint-Victor, XIII, 106; XXIII, 275. Forcé par sa mère à entrer dans les ordres, I, 89; IV, 349-350; XIII, 107. Député du second ordre à l'assemblée du clergé, s'oppose au cardinal de Noailles, XXII, 337. Ses premiers emplois, XIII, 106-107. Nommé archevêque d'Arles, IV, 350. Son commerce secret avec Rome et avec le vice-légat d'Avignon, VII, 18-19; XIII, 106 et suiv.; XXVII, 29. Son hostilité à l'égard du cardinal de Noailles, XIII, 272-273; XX, 77-79. Ses intrigues pour parvenir au cardinalat, IV, 350; VII, 18; XIII, 107, 113-114; XX, 78. Sa sœur est faite abbesse de Poissy, XIV, 287-288. Il passe d'Arles à Reims, XX, 79. Son rôle dans l'affaire des prétentions de M. d'Antin, 280. Mort et obsèques de Monseigneur, XXI, 124, 344. Accuse le duc de Noailles d'avoir empoisonné la Dauphine; sa haine pour les Noailles, XXII, 335-338. Manque d'être fait prisonnier par un parti ennemi, XXIII, 91. A la séance des Renonciations et au repas chez le duc d'Orléans, 331, 344. Loge à l'hôtel de Richelieu, XXIV, 152-153. Prend part aux assemblées des ducs, XXVII, 219.

Sa liaison avec Saint-Simon, IV, 304-305; VI, 229; IX, 307; XIII, 106-108, 113; XX, 77. Courtise les Jésuites, XIII, 272; XX, 78. Sa liaison avec l'abbé Testu, XIII, 423.

Mailly (Victor-Augustin de), évêque de Lavaur, IV, *350. Religieux à Saint-Victor, puis évêque de Lavaur, I, 89; IV, 350; VI, 164; XIII, 106-107; XXIII, 275. Sa mort, 275.

Mailly (Louis III, comte de), I, *89. Voyez Nesle (le marquis de).

Mailly (Françoise, demoiselle de), VII, *144. Voyez Vrillière (la marquise de la).

Mailly (Louis-Alexandre, comte de), † 1748, XXIV, *272. Capitaine des gendarmes écossais, 271-272. Sa femme Louise-Julie de Mailly-Nesle, XVII, *169.

Mailly (Delphine-Victoire de Bournonville, marquise de), VIII, *290.

Mailly (Jeanne-Charlotte-Rose de), prieure de Poissy, I, *89; XIV, *287-293; XXIII, 275.

Mailly (Françoise, demoiselle de), XVII, *31. Obtient une pension, 31. Épouse le marquis de Polignac, 352. Voir Polignac (la marquise de).

Mailly (Marie-Louise de), abbesse de Lavaur, I, *89.

Mailly (l'hôtel de), à Paris, I, *88; VI, 161; XIII, 106; XV, 442.

Main (le cérémonial de la), VI,

*18-19; VII, 6-7; XIII, 110-111; XIV, 21-24; XV, 157-158; XVIII, 224-225.

MAINE (Louis-Auguste de Bourbon, duc du), I, *32. Son éducation par Mme de Maintenon, XXVIII, 199. Sa boiterie de naissance; remèdes qu'il fait, XIX, 106; XX, 236; XXVIII, 203. Il joue enfant avec la petite Heudicourt, III, 220. Lettres de légitimation (1670), XXIV, 341. Reçoit le surnom de Bourbon et le titre de duc du Maine, 342. Est fait colonel général des Suisses et Grisons, VIII, 35, 37; XVI, 201; XXIV, 341. Cession que lui fait Lauzun de la principauté de Dombes, I, 32; X, 213; XXIV, 343. Reçoit le gouvernement de Languedoc (1682), 343. Chevalier de l'ordre du Saint-Esprit, 345. Général des galères (1688), 346. Commande la cavalerie en 1689 et est fait lieutenant général, 346-347.

Épouse la fille du prince de Condé (1692), I, 99-103, 110; IV, 311; VI, 371; VII, 233; XIX, 93; XXIV, 347. Hérite de la Grande Mademoiselle et prend sa livrée, I, 124-125. Commande la cavalerie en 1693, 131. Est fait colonel général des carabiniers, 226, 282; XI, 59; XXIV, 355. Nommé grand maître de l'artillerie, II, 180; VI, 242; VIII, 37; XI, 168; XVI, 285; XXIV, 353. Fait comte-pair d'Eu, 348, 351. Obtient le rang de prince, 348. Est fait duc et pair d'Aumale (1695), 352. Sa réception au Parlement, II, 108-113. Est visité par les ambassadeurs, 113; VII, 8. Le Roi aurait voulu lui procurer la charge de colonel général de la cavalerie, I, 282; II, 209.

Sert comme lieutenant général à l'armée de Flandre (1695), II, 285. La nomination de Vendôme au commandement de l'armée de Catalogne est destinée à servir de précédent pour lui, 287-288. Il commande l'aile gauche de l'armée de Villars et laisse échapper Vaudémont, 315-321. Le duc d'Elbeuf le raille, 323. Revient à la cour, 333.

Sert à l'armée de Boufflers (1696), III, 112. Fait le mariage de Castries et procure à sa femme la charge de dame d'atour de la duchesse de Chartres, 330-331. Son incapacité militaire, le Roi renonce à le faire servir, IV, 144; X, 195; XIII, 392; XVI, 330, 334; XVIII, 216. Sa satisfaction du départ du prince de Conti pour la Pologne, IV, 193. Mort de son fils enfant; deuil pris à cette occasion, V, 132; VI, 6; VII, 238; XII, 12; XVI, 339; XVII, 168. Obtient pour Calvisson la lieutenance générale de Languedoc, VII, 148-149; XIV, 247. Achète le château de Sceaux, VII, 231-233.

Sert de lieutenant général à l'armée de Flandre (1701), VIII, 209. Assiste à la réception de Saint-Simon au Parlement, X, 48. Accompagne le duc de Bourgogne en Flandre, 181. Revient à la cour; ne servira plus, 194-195. Obtient une pen-

sion au Grand Prieur, et la permission d'aller servir en Italie, 203; XI, 74. Don du Roi sur les charges de l'artillerie, 168-169. Réception du duc de Mantoue, XII, 102. Procès de Saint-Simon contre Mme de Lussan, XV, 77 et suiv. Ses sentiments à la mort de sa mère, 105. Refuse un diamant que lui envoie d'Antin, 116.

Cabale contre le duc de Bourgogne (1708), XVI, 14-17, 291. Il s'oppose à l'envoi du prince de Conti en Flandre, 272. Obsèques du prince de Conti et de Monsieur le Prince, XVII, 145, 259 et suiv. Sa situation à la cour, XVIII, 12. Cabale contre le duc d'Orléans, 73 et suiv. Procès de la succession de Monsieur le Prince, 416-418; XX, 235, 271, 318-322, 416-417. Affaire de Mme du Maine avec la duchesse de Lauzun, XVIII, 425-428. Sa conduite à la mort de Monsieur le Duc, XIX, 53-55. Reçoit des visites de deuil à cette occasion, 89. Rang accordé à ses enfants, XIX, 91-97. Est félicité pour cela, 96, 98, 101-102. Obtient pour eux la survivance de ses charges, 105. Négocie le mariage de sa belle-sœur avec Vendôme, XVII, 236-237; XIX, 110-114; XX, 316. Assiste à la réception de Villars au Parlement, XIX, 109.

Intrigues du mariage du duc de Berry avec Mademoiselle (1710), XIX, 202-203. Assiste à la cérémonie, 353. Obtient l'envoi de Vendôme en Espagne, XX, 109. Le mène à l'audience de la duchesse de Bourgogne, 110-111. Présentation du jeune prince de Conti à l'ordre du Saint-Esprit, 235-237. Il est inquiet de l'hostilité de Monseigneur à son égard, XXI, 74. Mort de ce prince; le duc du Maine obtient d'être visité comme les fils de France, 120-122, 126. Sa situation à la cour à cette époque, 261-162. Attaque d'apoplexie, 263-264. Contribue au règlement sur les duchés-pairies (1711), 245. Ses intrigues pour marier son fils avec une fille du duc d'Orléans, XXII, 53-56; XXVI, 331 et suiv. Aux obsèques du duc et de la duchesse de Bourgogne, XXII, 343, 348, 354. Accuse le duc d'Orléans de les avoir empoisonnés, 371-377, 393-395. Exécuteur testamentaire du duc de Vendôme, XXIII, 86. Intervient dans le règlement entre Saint-Simon et Montrevel à propos du gouvernement de Blaye, 298-303. Assiste à la séance des Renonciations, 331.

Libéralités qu'il fait au peuple à l'occasion de la paix (1713), XXIII, 351. Assiste aux mariages des princes de Condé et de Conti, XXIV, 41. Répand des calomnies sur le duc d'Orléans lors de la mort du duc de Berry, 262-263. Favorise l'élévation de Voysin à la charge de chancelier, 314-315. Est déclaré habile à succéder à la couronne; compliment de Saint-Simon, 334-339. Rang donné à ses enfants, 354. Il est assimilé aux

princes du sang et reçu comme tel au Parlement, 356, 371-372.

Ses machinations pour parvenir au testament du Roi, XXV, 1 et suiv. Dures paroles que lui adresse le Roi, 17. Il fait remettre le testament au premier président du Parlement, 18-19. Il entretient les soupçons contre le duc d'Orléans. 83. Mot plaisant sur sa situation entre les ducs et les princes du sang, 190. Projette de brouiller les ducs et les présidents à mortier, 191. Il engage l'affaire du bonnet; ses agissements louches; dures paroles de Saint-Simon, XXVI, 1-59. Il assiste à la réception de l'ambassadeur de Perse, 131. Fait obtenir à la princesse des Ursins une grâce pécuniaire, 184. Fait espionner le duc d'Orléans par le marquis d'Effiat, 208-209. Obtient que ses enfants soient visités par les ambassadeurs, 217-218. Se fait donner par le Parlement la qualification de prince du sang, 218-219. Procure au jeune Maisons la charge de son père. XXVII, 160.

Ses charges et gouvernements en 1715, 80. Saint Simon pense qu'on ne peut l'exclure du conseil de régence, 61-62. Toute-puissance que lui donne le testament du Roi, XXVIII, 313-316. Projet fait par Saint-Simon contre lui au moyen des États généraux, XXVII, 77-92. Il excite la noblesse contre les ducs, 214-215, 221, 223, 233. Il passe la revue de la gendarmerie au nom du Roi, 201-205. Sa présence fréquente dans la chambre du Roi pendant sa dernière maladie, 211, 254, 259, 281. Il fait faire en sa faveur les codicilles du testament, 259-260. Son dernier entretien avec le Roi, 276. Il se moque de Fagon dans cette circonstance, XXII, 383-384; XXVII, 282-283; XXVIII, 327-328.

Son caractère, XV, 19-20 ; XXV, 3-4; XXVIII, 241. Son esprit, ses vues, ses artifices, XVI, 14; XVIII, 95, 417; XIX, 103; XXVI, 5, 52. Son esprit d'à-propos, XX, 111. Hypocrite et ne tenant pas ses promesses, III, 330 ; XI, 145; XV, 23. Peu véridique, XX, 322. Sa sauvagerie, sa timidité, sa poltronnerie, XIII, 245; XV, 23, XVI, 14; XIX, 202; XXII, 372; XXVII, 111. On le redoute, XVIII, 418. Sa dévotion, XV, 23; XXVI, 56. Tendances jansénistes, V, 397. Diffère en tout de son frère, XII, 212.

Affection et goût du Roi pour lui, qui le comble de faveurs, II, 287; IV, 137; VII, 83, 149, 174, 233, 238; VIII, 267; XI, 309; XV, 23; XVI, 246-247, 256; XVII, 127; XVIII, 12; XIX, 91, 96, 105, 225, 228, 230; XX, 319, 321; XXIV, 340 et suiv.; XXV, 3. Mauvaise opinion que le Roi a de son caractère, XXVI, 34-35. Son assiduité et sa familiarité avec le Roi; ses entrées particulières ; il amuse le Roi, XVI, 255; XVIII, 423; XIX, 203; XXI,

57; XXVIII, 341, 349, 358, 363-364.

Ses relations avec Mme de Maintenon; son intimité et son dévouement, X, 117, 215; XI, 43, 309; XII, 456; XIV, 448; XV, 23, 91; XVI, 14, 17, 242, 246; XVII, 127, 310, 328, 449; XVIII, 12, 73; XIX, 91, 203, 204. Voyez Maintenon.

Ses sentiments pour sa mère; ses relations avec elle, III, 331; VI, 6; XIII, 186; XV, 23, 91, 94, 98, 99, 105, 107, 117; XIX, 391-392; XXVIII, 240-242.

Ses relations avec sa femme, qui le mène et dont il a peur, X, 99; XIII, 186; XIV, 298-299; XV, 21, 350; XVI, 14; XVIII, 421, 422, 425-426; XX, 318.

Peu aimé de Monseigneur, XV, 19; XIX, 96; XXI, 74. Il déteste le duc et la duchesse de Bourgogne, qui ne l'aiment pas, XXII, 371-372. Méprise Monsieur le Prince et Madame la Princesse, XVII, 236; XXVI, 6, 53. Relations avec Monsieur le Duc, XIX, 53-55, 89; XX, 236; avec Madame la Duchesse, XIII, 245; XV, 77; XIX, 202, 236, 322; avec le prince de Conti, IV, 192-193; V, 315; XIII, 391; XV, 112; XVII, 127, 132, 137, 140, 145; avec la princesse de Conti, XX, 235; Son intimité avec sa sœur la duchesse d'Orléans, qui a pour lui une préférence marquée, III, 331; XVIII, 419; XXVI, 328. Hostilité à l'égard du duc d'Orléans, XVII, 300; XVIII, 73, 76. Peu de liaison avec le comte de Toulouse, XV, 21-22; XIX, 96, 97, 100. Cultive la duchesse de Berry, XXI, 263. Familier avec les valets intérieurs, XVI, 17, 256.

Relations avec Saint-Simon, qui l'exècre et qu'il cherche à gagner, X, 213-214; XIII, 244; XV, 77; XVI, 304; XVIII, 95-96; 418-423, 428, 429; XIX, 98-99, 102, 106, 107; XX, 322; XXVI, 56-59. Il lui fait tort auprès du Roi et de Mme de Maintenon, X, 215; XIII, 245. Relations avec Mme de Saint-Simon, X, 215-216; XVIII, 419-421, 427-429; XIX, 102, 106-107.

Relations : le duc d'Albemarle, X, 402; Albergotti, XII, 456; Antin, XV, 108, 110; XVII, 438; Artagnan, XVIII, 204, 208; le cardinal de Bonsy, XI, 145; le marquis de Castries, 145; Chamillart, XVI, 12, 203, 247; XVII, 426, 449; le maréchal d'Harcourt, X, 28; XVI, 253; Huxelles, XIX, 9, 15, 16; Lauzun, XVIII, 428; Longepierre, X, 5; le duc de Luxembourg, II, 85; Malezieu, IV, 82; le premier président de Mesmes, XIV, 380; XIX, 9; XXVI, 37; le marquis d'O, XVIII, 97; XIX, 100; l'abbé de Polignac, XIII, 215; le marquis de Saumery, XVII, 360, 361; l'abbé de Vaubrun, XX, 199; Vaudémont, XV, 5.

Sa liaison avec Vendôme, qu'il soutient à cause de la bâtardise, II, 291; XI, 74, 159; XII, 122, 307; XIII, 14, 291,

[Maine *suite*]

293, 296, 345; XIV, 448; XV, 19; XVI, 12, 242, 246-247, 253, 482; XVII, 128, 310; XVIII, 12; XX, 109-111.

Son appartement à Versailles, XIX, 105; XXVI, 56. Son logement à Fontainebleau, VI, 312. Son gouverneur, I, 103, 108; VI, 371. Son capitaine des gardes, X, 99. Son écuyer, III, 335.

MAINE (Anne-Louise-Bénédicte de Bourbon-Condé, duchesse du), I, *101. Son mariage, I, 99-103. Sa dot, XVII, 277. Ses premières années à la cour, XVIII, 421. Fait le mariage du duc d'Albemarle et de Mlle de Lussan, VII, 173-174; X, 402. A la comédie chez Mme de Maintenon, 4. Change de dame d'honneur, 98-99. Sa brouille avec la duchesse de Lauzun, 213-216; XVIII, 419-428. Fait le mariage du prince d'Harcourt avec Mlle de Montjeu, XIII, 7. Deuil du prince de Conti et de Monsieur le Duc, XVII, 141; XIX, 89. Refuse de signer le contrat de mariage de Cany, XV, 388. Affaire de la succession de son père, XVIII, 415-416, 418; XIX, 318, 320-321. Fait le mariage du marquis de Brancas avec Mlle de Moras, XVIII, 429-431. Mariage de sa sœur avec Vendôme, XVII, 236; XIX, 110, 113, 114; XX, 316. Sa prétention de précéder ses nièces d'Orléans, XIX, 66 et suiv. Règlement à ce sujet; son brevet de princesse du sang, 72, 76, 78. Assiste au mariage du duc de Berry, 353. Ne vient pas voir son mari malade, XXI, 264. Accuse le duc d'Orléans d'avoir empoisonné le duc de Bourgogne, XXII, 377. Ses sentiments à la mort du duc de Berry, XXIV, 263. Sa joie de l'édit qui appelle les bâtards à la succession de la couronne, 338-339. Affaire du bonnet; conférence avec les ducs à ce sujet, ses étranges paroles, XXVI, 43-52. Excite la noblesse contre les ducs, XXVII, 214-215, 221, 223, 233. Vient voir le Roi mourant, 277. Lui envoie le remède de l'abbé Aignan, 292.

Portrait et caractère, X, 99; XV, 20-21; XVIII, 425. Sa petite taille, I, 101; VII, 233. Ses folies, X, 99; XIII, 186; XIV, 298; XV, 21, 22. Se débarrasse de toute contrainte, XIII, 186; XIX, 66. Mène son mari, X, 99; XIII, 186; XV, 21; XVI, 14; XVIII, 422, 424-426; XX, 318. Peu aimée à la cour, XVIII, 427. Sa compagnie très mêlée, X, 216; XIII, 2-3; XX, 318. Son goût pour les divertissements, XVIII, 422. Donne des bals dans son appartement, X, 1; XV, 350. Son goût pour les romans et les pièces de théâtre, XV, 21.

Ses dépenses à Sceaux; y joue la comédie, VII, 232; XIII, 186; XIV, 298-299; XV, 21, 350. Fêtes, bals et nuits blanches de Sceaux, XIII, 2; XVIII, 425; XIX, 66; XXII, 372; XXIV, 153-154, 263; XXV, 189.

Ses relations avec le Roi, X,

99; XIII, 186. Mange avec lui et est admise aux après-soupers, XV, 254; XIX, 74. Relations avec Mme de Maintenon, X, 99; XVIII, 367; avec la duchesse de Bourgogne, 427. Brouillée avec Monsieur le Duc et Madame la Duchesse XVII, 272-273; XX, 317-318. Relations avec le comte de Toulouse, XV, 21-22; XIX, 96-97; avec Monsieur le Prince, XVII, 235-236; avec le prince de Conti, 132; avec la duchesse d'Orléans, XXVI, 303; avec les Saint-Simon, X, 213-216; XIII, 244; XVIII, 95, 420-423, 428, 429; XIX, 98-108.

Ses familiers : le duc de la Force, XXVI, *44*; la princesse d'Harcourt, X, 368; le maréchal d'Huxelles, XI, 43; Mme de Lussan, XV, 70; Malezieu, IV, 82; le premier président et le chevalier de Mesmes, XXII, 230-231; XXVI, 37; l'abbé de Polignac, XIII, 215; l'abbé de Vaubrun, XX, 199.

MAINE (la province du), I, 225; III, 131; XVII, 216. Gouvernement du Maine et du Perche, V, *133-134, 139; XI, 430; XIII, 436-437; XIX, 132.

MAINTENON (Françoise d'Aubigné, dame Scarron, puis marquise de), I, *59.

Premières années; mariage avec Louis XIV. — Son enfance aux îles d'Amérique, VII, 21; XII, 227; XIV, 346; XVI, 88; XXIII, 220; XXVIII, 190. Recueillie par Mme de Neuillan, VII, 22, 35; XII, 227; XIV, 346; XVI, 88; XXIII, 220; XXVIII, 191. Mariage avec Scarron, IV, 295; VII, 22; XII, 227; XXVIII, 191-192. Son veuvage, sa misère, ses galanteries, ses prétendus amants: Villarceaux, Beuvron, Villars, Brancas, etc., I, 12, 80, 107; III, 167; VI, 295; VI, 74, 137; VII, 289; XI, 102; XII, 15, 364; XIX, 358; XXIII, 4-5; XXVIII, 192, 193, 274. Fréquente les hôtels d'Albret et de Richelieu; connaissances qu'elle y fait; n'a jamais oublié ces amis de sa jeunesse, I, 80, 108; II, 179, 186, 198, 216-218, 221; IV, 295; VII, 289-290; X, 27, 304, 364-365; XI, 56, 102; XII, 364, 372; XIII, 420, XIV, 346; XVII, 65; XIX, 358; XXIV, 196; XXVIII, 193-195. Relations avec Ninon de Lenclos, XIII, 145-147. Prédiction de sa fortune future, XXVIII, 213. Elle a des modesties qui sentent le relent de son premier état, XII, 15.

Devient gouvernante des enfants du Roi par suite de sa liaison avec Mme de Montespan à l'hôtel d'Albret, I, 289; III, 219-220; IV, 297; XIII, 420; XXVIII, 198-200. Mène le duc du Maine aux eaux; ses lettres au Roi, XXVIII, 203-204. Ses premiers rapports avec le Roi; elle lui déplaît; il lui donne de quoi acheter Maintenon, 200-203. Rougit de son premier mari; quitte son nom et ses armes, VI, 175-176; XXVIII, 201, 213. Ses bons offices entre le Roi et Mme de Montespan; premier goût du

Roi pour elle, I, 86 ; VI, 205 ; XXVIII, 204-206. Est nommée dame d'atour de la Dauphine, I, 86; XXVIII, 233-235. Supplante Mme de Montespan ; réussit à la faire renvoyer, et la poursuit de sa haine, I, 284 ; IX, 325; XV, 90, 94, 99-100, 106, 257; XVI, 53; XXVIII, 209-210.

Mariage avec le Roi, I, 108; II, 348-349; VI, 194; VIII, 42-43, 351; XII, 88; XVII, 48; XVIII, 234; XIX, 92; XXVIII, 63, 211-212. La déclaration de son mariage est empêchée par Louvois, 64-66. Manque une seconde fois cette déclaration, 235-237. Tente encore d'y parvenir par le moyen du maréchal de Salon, VI, 231. Y renonce, XXVIII, 242.

Vie publique de 1685 à 1715. — Sa participation à la révocation de l'édit de Nantes, XXVIII, 226. Relations avec Louvois; le perd auprès du Roi, 67, 69, 71. Ne bouge du chevet du Roi pendant son anthrax, III, 158. Perd le premier médecin d'Aquin et met Fagon en sa place, I, 284-290; XXVIII, 265. Au mariage du duc de Chartres, I, 72. Marie le comte de Mailly avec sa cousine Saint-Hermine, 88, 90; VI, 162. Pousse le Roi à marier le duc du Maine, I, 99-100. Empêche le Roi de continuer la campagne de 1693, 231; XXVIII, 22. Réconcilie Châtillon avec sa femme, II, 207. Fait nommer M. de Noailles à l'archevêché de Paris, 359-360; XXVIII, 283-284. Fénelon fait sa conquête, II, 342. Assiste à son sacre, II, 346. Se refroidit pour lui, III, 40, 45; XV, 366-367. Sa faveur pour Mme Guyon ; en est désabusée, III, 44-44. Forme la maison de la duchesse de Bourgogne et prend en main son éducation, 157-158, 164 ; IV, 308. Contribue au mariage de Dangeau, III, 189-190. Les comédiens italiens se moquent d'elle, IV, 126. Le Roi apprend chez elle au prince de Conti son élection en Pologne ; elle est heureuse d'être débarrassée de lui, 186-187, 194. Choisit les dames admises dans l'intimité de la duchesse de Bourgogne, 303-305. Le duc et la duchesse de Bourgogne soupent chez elle, 317. Elle assiste à leur mariage, 323.

Son rôle dans l'affaire du quiétisme et la disgrâce de Fénelon ; elle cherche à renverser Beauvillier, IV, 70-71, 74, 103 ; V, 124-125, 143-144, 155, 169, 172. Marie sa nièce Aubigné avec le comte d'Ayen, 124-128. Au camp de Compiègne, 142, 367-372. Fait jouer les tragédies de Racine, VI, 172-173. Félicite le nonce de sa nomination au cardinalat, 427. Fait payer par le Roi les dettes de jeu de Madame la Duchesse, VII, 69-70. Obtient pour la Vrillère la charge de son père et le marie avec Mlle de Mailly, 144-147.

Conseil tenu chez elle pour l'acceptation de la succession

d'Espagne, VII, 294-295, 308-311. Déclaration de Philippe v, 330-331. Mort de Monsieur ; ses sentiments, VIII, 322, 325, 330-331. Son entrevue avec Madame, 350-356. Assiste la duchesse de Bourgogne malade, IX, 60-61. Visite Jacques II mourant, 287. Cherche à faire entrer Harcourt au Conseil, X, 28 et suiv., 41 et suiv. ; XVII, 159-166. Opposée au voyage de Philippe v en Italie, X, 40. Fait cacher au Roi les dépêches fâcheuses de Catinat, 123. Le Roi lui apprend la mort du prince d'Orange, 134. Obtient une pension au Grand Prieur, 203. Soutient les prétentions des évêques contre le Chancelier, 394-397. Mort de son frère ; son deuil, XI, 113-114. Son dépit contre le duc de Gramont, XII, 88-89. Reçoit le duc et la duchesse d'Albe, 439. Fait rompre un voyage de Fontainebleau à cause de la santé de la duchesse de Bourgogne, XIV, 32-33. Favorise la nomination de Peletier comme premier président, 383. Apprend la victoire d'Almanza, 421.

Commencement de son mécontentement contre Chamillart, XV, 79. Va avec le Roi à Petit-Bourg chez d'Antin, 258-261. Ne pardonne pas à Chamillart le mariage de son fils avec Mlle de Mortemart, 367-371 ; XVI, 78 ; XVII, 26. S'oppose à l'entrée de Chevreuse au Conseil, XV, 404. Décide le Roi à entreprendre l'expédition d'Écosse, 408. Repêche Desmaretz et amène le Roi à l'employer, XI, 254 ; XV, 378 ; XVIII, 74, 86. Son intervention dans l'affaire de Mlle de Roquelaure, XVI, 101-104. Campagne d'Audenarde ; son intervention en faveur du duc de Bourgogne, 241-253, 256, 271. Le prince voit le Roi chez elle, 469-473. Elle fait avorter le projet de la reprise de Lille, 492 ; XVII, 26-28. Intervient dans le choix d'un nouveau confesseur pour le Roi, 56. Soulagée par la mort du prince de Conti, 140. Sa conduite à l'égard de la cabale de Monseigneur et de Vendôme, XVI, 11, 271 ; XVII, 317, 328, 399 ; XVIII, 7, 10, 33. Contribue à la disgrâce de celui-ci, XVII, 319-321, 328. Blâme le voyage de Torcy en Hollande, 399.

Son mécontentement croissant contre Chamillart ; son rôle dans sa disgrâce, XVI, 80, 254, 257 ; XVII, 386 et suiv., 398, 416 et suiv., 444-445. Elle le fait chasser de Paris, 472-473 ; XVIII, 286. Fait nommer Voysin à sa place ; ses relations avec Voysin et sa femme, XVII, 450 et suiv. Affaire du rappel des troupes d'Espagne, XVIII, 27-29. Fâcheuse affaire du duc d'Orléans en Espagne, 48 et suiv. Fait obtenir la Toison à M. de Listenois, 110. Reçoit la duchesse de Mantoue, 121-123. Choix d'un coadjuteur pour l'évêque de Chartres, 238-239. Son rôle dans la rupture du duc d'Orléans avec Mme d'Argenton, 344-346, 349, 352-368,

[Maintenon *suite*]

372, 374. S'oppose à ce que celle-ci se retire à Gomerfontaine, 393-396. Règlement du rang des princesses du sang, XIX, 62, 69-71, 101-104. Intrigues du mariage du duc de Berry, 211-213, 220-222, 231-233, 236, 263-264, 269-275. Mademoiselle lui est présentée, 299. Choix d'une dame d'atour; elle s'oppose à la nomination de sa nièce Caylus, 321-323, 326-327, 339, 357-358. Reçoit l'électeur de Cologne, XX, 243. Elle se brouille avec le cardinal de Noailles; son rôle dans l'affaire de la Constitution, XX, 343, 346-347; XXII, 65, 212, 215; XXIII, 386-389, 403; XXVIII, 290-296.

Maladie et mort de Monseigneur; elle accompagne le Roi à Meudon, XXI, 7, 13, 20-23. Se retire à Marly avec le Roi, 30, 44-45. Réprimande la duchesse de Berry, 103-105. Avis qu'elle donne à la duchesse de Bourgogne pour sa toilette, 111. Soutient le duc de Bourgogne après la mort de Monseigneur, 314-317, 363. Son mécontentement à l'égard du duc de Noailles, XXII, 187-189, 205. Le Roi vient dîner régulièrement chez elle à partir de 1712, XXII, 240-241. Dernière maladie de la duchesse de Bourgogne; son chagrin de sa mort, 270, 275, 277, 279, 296-299. Maladie du duc de Bourgogne, 301. Cassette de celui-ci ouverte chez elle, 360. Fait rentrer en grâce auprès du Roi le maréchal de Villeroy, 364-367. Accuse le duc d'Orléans d'avoir empoisonné les princes, 371-377. Amusements chez elle pour le Roi, XXIII, 225, 265; XXIV, 63, 266; XXV, 98-99. Patronne l'Histoire de France du P. Daniel, XXIV, 4. Fait envoyer Berwick commander en Espagne, 210. Contribue au mariage de Mlle de Richelieu avec Clefmont, 243. Mort du duc de Berry; persuade au Roi que le duc d'Orléans l'a empoisonné, 259, 262. Elle est l'auteur de l'édit appelant les bâtards à la couronne, 338, 361, 367.

Ses menées pour le testament du Roi, XXV, 1 et suiv., 12-16. Mécontente de Mme des Ursins, elle pousse à son rappel, 213-214, 220; XXVI, 100-102. Chagrine de la réconciliation du duc d'Orléans avec le Roi d'Espagne, 170. Reçoit à Saint-Cyr le prince de Saxe, 220. Dernières fois que le Roi va chez elle, XXVII, 176, 179, 199, 200. Ne veut pas croire le Roi malade, 181, 188-189. L'assiste dans sa dernière maladie, 211, 254-266, 274, 277, 281, 283, 290. L'empêche de voir le cardinal de Noailles, 269. Brûle des papiers avec le Roi, 278. Paroles que lui adresse le Roi mourant, 279-280; XXVIII, 326. Se retire à Saint-Cyr, en revient, y retourne définitivement; est accusée d'avoir abandonné le Roi, XXVII, 282, 289, 291; XXVIII, 326. Son sentiment de délivrance à sa mort, 375-376. Conseils de Saint-

Simon au Régent à son égard, XXVII, 113.

Caractère. — Peinture de son caractère, XXVIII, 215-219. Sa passion de se mêler de tout, XI, 228. Reine des dupes, I, 110 ; XIV, 133 ; XXIII, 387. Se prend aux figures, III, 189 ; XX, 307. Son esprit changeant, son inconstance et son humeur volage, XV, 100, 362 ; XVI, 252 ; XVIII, 120, 287 ; XX, 334 ; XXIV, 236 ; XXVIII, 217-218, 281. Aime les nouveautés, III, 41 ; V, 144 ; XIII, 325. Son esprit précieux et guindé, III, 169 ; XXVIII, 216. Son goût pour les repenties, XI, 100 ; XII, 42 ; XVIII, 344-345. Ses aventures la font compatir à celles des autres, III, 200. Imprudences et indiscrétions, V, 146 ; XIII, 278. Éblouie de la principauté, VI, 74. N'aime pas les rangs, XI, 297. Sa dévotion et ses bonnes œuvres, III, 169 ; IV, 295 ; VII, 35 ; XIII, 269-270 ; XX, 307 ; XXVIII, 247. Goût de direction, 219-221. Son besoin d'avoir une retraite cachée dans chaque demeure, XXI, 10. Aime à jouer au trictrac, XXIV, 61.

Relations avec Louis XIV. — Sa toute-puissante faveur, son crédit et son influence sur le Roi, I, 90 ; III, 331 ; VI, 282 ; VIII, 78 ; XI, 158 ; XII, 163 ; XIII, 420 ; XIV, 286 ; XV, 369 ; XVII, 328, 466 ; XVIII, 10, 406-407 ; XIX, 105, 262. Voyez plus loin Gouvernement. Déférence habituelle du Roi pour elle, XVI, 246. Le Roi lui dit tout, mais à bâtons rompus, 493 ; XVIII, 10. Il se tient en garde de sa recommandation ; scènes qu'il lui fait, XXVIII, 260-265. Épines de sa situation, IV, 292. Sa timidité à l'égard du Roi, XIX, 204. Il craint sa mauvaise humeur, X, 395.

Heures des visites du Roi chez elle, XXVIII, 249-250. Il passe ses soirées chez elle à travailler avec ses ministres, I, 71, 287 ; III, 169 ; VI, 174, 290-291 ; VII, 331 ; X, 89, 284 ; XI, 314 ; XII, 44, 192 ; XIII, 12, 293, 381 ; XIV, 164 ; XVI, 81, 449, 451 ; XVII, 399, 441 ; XIX, 278, 352 ; XXI, 97, 385 ; XXII, 350 ; XXVIII, 357. Visites du Roi chez elle le matin à Marly et à Fontainebleau, VI, 413 ; X, 87 ; XIV, 286 ; XV, 3, 242, 244 ; XIX, 233 ; XX, 271 ; XXII, 128 ; XXIII, 90 ; XXVIII, 344. Installation du Roi dans sa chambre, X, 42 ; XVI, 470-471 ; XXVIII, 253. Travail des généraux et audiences données par le Roi chez elle, VI, 218 ; IX, 56, 307 ; X, 25, 89, 284, 377, 391 ; XI, 313, 314, 318 ; XII, 373, 419-420 ; XIII, 12, 158, 366, 395, 402 ; XIV, 15, 17, 95, 127, 357, 453 ; XV, 47, 286 ; XVI, 22, 23, 31, 32, 102, 199, 283, 475, 481-482, 484, 494 ; XVII, 445 ; XVIII, 133, 144 ; XIX, 366 ; XXI, 115 ; XXII, 103, 148, 158,

[Maintenon *suite*]

347-348, 362, 368 ; XXIII, 3, 162, 270 ; XXIV, 182 ; XXVI, 182-183 ; XXVIII, 260. Elle ne va chez le Roi que les jours de médecine, 253, 363. Ses promenades avec le Roi, 278-280. Dîners du Roi chez elle, 356-357. Musiques, jeu et comédies chez elle pour amuser le Roi, VII, 52, 62 ; VIII, 363 ; X, 2-4 ; XXIII, 225, 265. Jalouse des autres femmes ; cherche à les écarter du Roi, VI, 216-218 ; XI, 111-112 ; XVI, 104 ; XIX, 300 ; XXVI, 309. Lettres du Roi à elle et d'elle au Roi, III, 273 ; VII, 144-145.

Rôle dans le gouvernement. — Prodige de son règne et de son gouvernement, I, 12 ; IV, 292 ; XI, 111, 228 ; XII, 371-372, 441 ; XIV, 421 ; XVII, 310 ; XXVIII, 214-215. Son rôle fatal, XVII, 401 ; XVIII, 287. Sa conduite et son adresse pour gouverner ; ses manèges avec le Roi et les ministres, I, 287 ; XIV, 133 ; XV, 369 ; XXVIII, 254-260. Nécessité d'avoir des ministres dans sa dépendance, XV, 368 ; XVI, 78-79 ; XVII, 159-160 ; XVIII, 10, 406-407 ; XXVIII, 258. Elle veut surtout un contrôleur général tout à elle, VI, 282, 299 ; X, 27 ; XVIII, 83. Ses ruses pour la nomination des ministres, XV, 373-375. Elle est hostile à leur despotisme, XXI, 315. Comment Elle les fait disgracier, XVIII, 33 ; XXVIII, 259. Les affaires étrangères échappent à son influence, X, 316 ; XXVIII, 260-261. Elle ne voit ni étranger ni ambassadeur, XII, 439. Intrigues concertées avec la princesse des Ursins pour gouverner l'Espagne ; son rôle dans les affaires de ce pays, XI, 225-229, 232, 235-239, 246 ; XII, 57, 67, 92, 225 ; XIII, 19, 74, 325 ; XVI, 162 ; XXII, 187 ; XXVIII, 263. Défend qu'on apprenne au Roi les choses fâcheuses, X, 123-125, 293 ; XVI, 462. Piquée de ce que des gens ont obtenu des faveurs sans elle, 337 ; XVII, 158, 399. Ennemie des ducs et favorable aux princes étrangers, XI, 367 ; XIV, 383.

Sa vie particulière, ses logements, ses gens. — Mécanique de sa vie journalière, XXVIII, 243-254. Visites matinales et dîners chez les ministres, 247-248. Qui elle reçoit ; ses audiences, XVI, 89 ; XXVIII, 245-246. Sa santé ; dureté du Roi pour elle, XIII, 17 ; XXVIII, 272-273. Craint fort l'air et le froid, XVII, 455 ; XXVIII, 271, 279. Sa petite surdité, XIX, 264. Sa mise modeste, XXVIII, 253. S'habille en grand habit, VI, 11 ; XXVIII, 252. Sa fortune personnelle, V, 125.

A Versailles, son appartement, IV, *187 ; XVI, 469-473 ; XXVIII, 214. Sa chambre, XV, 258-259 ; XVI, 471-472. Son grand cabinet, XII, 44 ; XVI, 471 ; XVII, 445-446 ; XIX, 271, 308. — A Marly, son appartement, II, 322 ; V,

163; XV, 241; XXIV, 309; XXV, 152. Sa petite chambre, XVI, 102-103; XIX, 300. Sa table chez elle, XV, 242. Son « Repos », XIX, 232-233; XXI, 10; XXVIII, 249. — A Trianon, son appartement, IV, 324. A Fontainebleau, id., XIII, 154. Ses lieux de retraite dans les divers châteaux, XXI, 10. Ses maisons de ville à Versailles et à Fontainebleau, XVI, 254, 274; XXII, 364; XXVIII, 249.

Extrême clôture de son sanctuaire, XVI, 257. Son lever, VII, 144. Son souper et son coucher devant le Roi et le ministre qui travaillent, VIII, 250; XVI, 471-472; XXVIII, 250. Ses demoiselles secrétaires, XII, 423; XXVIII, 274. Sa niche, XV, 242; XVI, 334, 335, 470. Son bureau et ses papiers, XV, 8. Sa chaise percée, 106. Sa manière de voyager; toujours à part, XXVIII, 251, 271-272. Son carrosse, V, 372; VI, 165, 370; XX, 307; XXVIII, 251. Sa chaise à porteurs, V, 367, 369-371. Ses armoires, VIII, 78; XXVIII, 213.

Ses valets et ses femmes, VIII, 16; XIII, 262; XVI, 472; XX, 308; XXVIII, 273-274. Sa suivante Nanon Balbien, III, 167-169; XIII, 262; XVIII, 5; XXVIII, 274-275. Sa livrée, VIII, 78.

Affaires religieuses; Saint-Cyr. — Son goût de direction; mère de l'Église, XXVIII, 219-221. Part qu'elle a dans les affaires ecclésiastiques; son adresse à s'en saisir, V, 125; VII, 85; XX, 332; XXVIII, 282-286. Son rôle dans les nominations d'évêques et la distribution des bénéfices, XIII, 256; XVII, 49. Son aversion pour les Jésuites, dont le crédit la gêne, II, 360; V, 144; XIII, 273; XVII, 48; XVIII, 233; XXIII, 386; XXVI, 87; XXVIII, 290. Favorise Saint-Sulpice et les Missions étrangères, II, 360; IX, 18. Sa haine pour le jansénisme, XII, 407, 409, 411; XIV, 383; XVIII, 269. Son confesseur l'évêque de Chartres Godet des Marais; son influence sur elle, II, 207-208; III, 40; IV, 81, V, 37, 144, 379, 401; VII, 176; X, 395, 397; XIV, 119, 383; XVI, 122; XVIII, 233-236, 240; XXVIII, 285-288. Son autre confesseur la Chétardye, XV, 440; XVIII, 240-241; XXI, 334, 342-343; XXI, 298; XXVIII, 287-288. Déteste le P. le Tellier, XXVI, 353.

Fondation de Saint-Cyr, XVIII, 232; XXVIII, 232. Ses visites journalières à Saint-Cyr; direction de la maison, IV, 103; VI, 298-299, 413; VII, 144; VIII, 78; X, 134-135; XIV, 277; XV, 47, 276; XVII, 444; XIX, 231, 233, 264; XX, 243, 307; XXVIII, 248-249.

Relations avec la famille royale. — Ses relations avec les princes en général; comment elle nomme les princes-

ses, XXVIII, 277-278. Froideur entre Monsieur et elle, VIII, 322, 346. Relations avec Madame, 350-354 ; X, 5. Relations avec Monseigneur qui ne l'aime pas, VII, 309 ; XVI, 80 ; XVII, 424 ; XIX, 204 ; XXI, 62-63, 89-90 ; XXII, 332. Elle se trouve déplacée à Meudon, XXI, 10. Relations avec la Dauphine Bavière, qui la déteste, I, 87 ; VIII, 353 ; XXVIII, 234-235. Affection et dévouement pour le duc de Bourgogne, III, 158 ; XVI, 335, 337, 468 ; XVII, 26, XIX, 151, 184 ; XXI, 90, 314-315 ; XXII, 316, 331.

Premières relations avec la duchesse de Bourgogne ; qui la conquiert, III, 158, 275-277 ; IV, 302, 354. Sa tendresse pour la princesse, familiarité de celle-ci avec elle et son influence, V, 369 ; VI, 80 ; IX, 59-62 ; X, 42, 373-374 ; XI, 48, 222 ; XII, 269, 271, 275-276, 424 ; XIII, 156, 333 ; XV, 106 ; XVI, 17-18, 241-242, 250, 252, 262, 337 ; XVII, 310, 320, 419 ; XVIII, 13, 77, 427 ; XIX, 200, 204, 263 ; XXI, 83, 84, 90, 100, 310, 314-315 ; XXII, 284-287. Appelée « ma tante » par la princesse ; l'appelle « mignonne », III, 277 ; IX, 59 ; XIV, 398 ; XIX, 212 ; XXVIII, 278. Est sévère pour elle et la réprimande, XIII, 329-330 ; XXI, 111. La fait espionner, XV, 8-10 ; XXI, 271. N'ignore pas ses galanteries, XXII, 294.

Mécontente de la duchesse de Berry, XXI, 103, 105 ; XXVI, 322. Hostilité déclarée pour le duc d'Orléans ; sa cause, XV, 374 ; XVI, 162-163, 444 ; XVIII, 28, 48, 71-73, 344-346, 349, 352-367, 372, 373, 398 ; XIX, 69, 70, 191, 253-255, 259 ; XXI, 83 ; XXII, 46, 202, 375 ; XXIV, 373 ; XXVI, 286. Relations avec les Princesses filles du Roi ; les réprimande, I, 72 ; XXVIII, 244, 278. Relations avec la duchesse d'Orléans, XIX, 79, 254-255, 263-264 ; XXVI, 302. Déteste Madame la Duchesse, XIX, 204, 213, XXI, 272.

Toute dévouée aux bâtards, I, 59 ; II, 55 ; XII, 23 ; XV, 237, 370. Son affection et son dévouement absolu pour le duc du Maine ; ses relations avec lui, I, 99-100 ; X, 117 ; XI, 43, 309 ; XII, 456 ; XIII, 345 ; XIV, 448 ; XV, 23, 91 ; XVI, 14, 17, 142, 246 ; XVII, 127, 310, 328, 449 ; XVIII, 73, 367 ; XIX, 92, 93, 203-204 ; XXI, 121, 122, 262 ; XXII, 54, 375 ; XXVI, 5, 217 ; XXVIII, 240. Relations avec duchesse du Maine, X, 99 ; avec le prince de Conti, XVI, 274. Visite au couvent de Moret une fille supposée du Roi, IV, 455.

Relations avec la cour d'Angleterre, VI, 11 ; IX, 287 ; XV, 432-433 ; XIX, 356 ; XXIV, 176 ; XXV, 20 ; XXVIII, 243, 252.

Situation à la cour. — N'a pas de rang à la cour, mais est

reine dans le particulier, XXVIII, 252, 277. Son fauteuil devant le Roi et les princes, IX, 63; XVI, 470; XXVIII, 252, 277. Sa place à la table du Roi; cède aux dames titrées, II, 369; XV, 242; XXVIII, 252. Ne fait de visites que par exception, 243. Isolée au milieu de la cour, III, 179. Gens qu'elle voit chez elle; difficulté de ses audiences, XXVIII, 243-246. Désigne les dames qui quêtent, XI, 355. Présentations qui se font chez elle, II, 275, 279; III, 200. Régente la conduite des dames, XXVIII, 280. Bassement courtisée par tous, V, 147; XIV, 279. Les valets intérieurs lui sont hostiles, XVI, 256.

Relations avec sa famille. — Ses parents en général, I, 88; IV, 350; XV, 339. Relations avec son frère, IV, 292-293, 296-299; XXVIII, 245; avec sa belle-sœur, IV, 296-299; XXVIII, 245-246. Élève sa nièce Mlle d'Aubigné, la marie, la surveille de près, IV, 300-301; V, 124 et suiv.; XIV, 262; XXII, 190. Relations avec son neveu le duc d'Ayen-Noailles; sa préférence pour lui, X, 302; XI, 115; XII, 302; XIII, 397, 402; XV, 362, 407; XVIII, 15, 404-407. Relations avec sa nièce la comtesse de Caylus, XII, 328, 330-331, 409; XIV, 277; XVII, 161; XIX, 10, 321-323. Sa cousine la comtesse de Mailly-Saint-Hermine, I, 88-90; VI, 165; XI, 297; XIII, 110, 114, 276; XV, 282, 444; XVII, 31, 168; XVIII, 110; XX, 77. Ses cousins Villette, XIV, 78. Ses prétendus parents Aubigny, VIII, 78-79; XV, 326; XXIII, 75, 103, 381.

Relations avec divers. — Ses dames familières, V, 372; XV, 242, 243, 249; XVI, 88; XIX, 264, 334; XXVII, 200, 201, 211, 254. Son bon et son mauvais ange, XVII, 69; XIX, 405.

Bien avec Amelot, XII, 442; XXI, 369-370. Relations avec d'Antin, XV, 115, 257, 261-262; XVI, 53, 54; XVII, 138, Amie de Mme Arnoul, VI, 231. Favorise la duchesse d'Arpajon, III, 178-179; VII, 289; XXI, 308; XXVIII, 198, 234. Pousse Artagnan, XVIII, 204, 208. Relations avec Augicourt, XII, 151.

Protège Barbezieux, VIII, 11. Aime d'abord Beauvillier, puis s'en éloigne, se raccommode ensuite, IV, 70; V, 146, 150, 153, 156; IX, 326; X, 26-27; XV, 369, 382; XVI, 242-243, 337; XVII, 56, 159, 162, XXII, 3, 30-31, 41; XXIII, 199; XXV, 34, 58-60; XXVIII, 247-248. Hait la duchesse de Beauvillier, IX, 326; XXV, 59. Premières relations avec Bissy, XVIII, 240; XX, 334-335. Craint Mme de Blanzac, III, 176. Relations avec Bossuet, X, 395; Boufflers, XVII, 388, 425, 434, 472; XVIII, 27-28, 153, 217-218; XIX, 210, 231;

[Maintenon *suite*]

XXI, 278. Protège le marquis de Brancas, XXIV, 221.

Détestée de Canillac, XXVI, 363. N'aime le P. de la Chaise, V, 144 ; XVII, 48-49. Son premier goût pour Chamillart, VI, 295, 297, 306 ; VIII, 17, 19 ; IX, 35-36 ; X, 28, 125 ; XI, 48, 253-254, 310 ; XII, 269 ; XIII, 245, 292, 443 ; XIV, 448 ; XV, 362 ; XVI, 250, 452. Relations de bonnes œuvres avec le Charmel, XIII, 269-270. Relations avec Mlle de Chausserais, XVIII, 382. Hostilité pour le duc de Chevreuse, II, 48, 342 ; III, 158 ; IV, 71 ; V, 144-145, 148, 156 ; IX, 326 ; X, 26-27 ; XV, 368 ; XXI, 41 ; XXIII, 199 ; XXV, 58-59. Son goût pour la duchesse de Chevreuse, IX, 326 ; XVIII, 25, 26 ; XXIII, 188-189, 199-200 ; XXV, 59. Relations avec Mlle Choin, XIV, 400 ; XV, 362 ; XVI, 79-80, 476 ; XVII, 323, 422 ; XIX, 204, 254-255, 259 ; XXI, 54. Aime les Cœuvres, XI, 240 ; XV, 100. Est dupe de la dévotion de Courcillon, XIV, 132-133.

Amitié pour Mme de Dangeau, III, 192 ; XIII, 233 ; XIV, 132 ; XVI, 87-88 ; XVII, 69 ; XVIII, 118 ; XIX, 38 ; XXI, 58 ; XXIII, 257 ; XXVII, 200. Favorise Desmaretz, XXI, 384. Son goût pour Mme Desmaretz, XXIV, 237. Bien avec Effiat, XXVI, 371. Relations avec Mme d'Elbeuf, XVI, 88 ; XVIII, 118, 120 ; avec Mme d'Espinoy, XV, 8-9 ; XXV, 127. Favorable aux Estrées, XI, 239-240. Protège Fagon, I, 289-290 ; XI, 105 ; XIV, 381. Haine persistante contre Fénelon, XXI, 292 ; XXVI, 73. Soutient Fleury, évêque de Fréjus, XXVI, 86-87. Traite le petit Fronsac comme son fils, XX, 304.

Craint la comtesse de Gramont, XI, 111-113 ; XII, 89 ; XVI, 72, 76. Amitié pour la duchesse de Guiche, XII, 302 ; XV, 363 ; XXVI, 357. Son favori Harcourt, VII, 290, 316 ; VIII, 62 ; IX, 316 ; X, 27 ; XI, 53, 56, 70, 236, 238-239 ; XII, 371-372, 396 ; XIV, 278 ; XVI, 252, 254 ; XVII, 203 ; XIX, 10 ; XXI, 160, 277 ; XXVIII, 194. Protège la princesse d'Harcourt, VI, 74, 76, 87 ; VIII, 368 ; IX, 226 ; X, 365, 370, 371, 376 ; XII, 238, 286 ; XIII, 1 ; XXVIII, 194. Bien avec le premier président Harlay, II, 57. Sa haine contre Harlay de Champvallon archevêque de Paris, II, 348-350, 353 ; XXVIII, 67, 233, 282. Son amitié pour Mme d'Heudicourt, III, 213, 221 ; XIV, 132 ; XVII, 64-66, 69 ; XIX, 405. Pousse le maréchal d'Huxelles, 15-16. Sa favorite Jeannette, XX, 309-310. Sa confiance pour Mme de Jussac, III, 334, 336 ; XXIII, 39.

Lauzun cherche à la rapprocher, X, 213. Aime Mme de Levis, XIX, 201 ; XXII, 265 ; XXV, 59. Relations avec les Lillebonne, IX, 43 ; XV, 7, 10 ; XVIII, 11-12 ; avec Louville, X, 26, 34. Son inimitié à

l'égard de Louvois, II, 217 ; VIII, 11 ; XII, 151 ; XV, 369 ; XVII, 108 ; XXVIII, 67, 69, 71. N'aime pas la duchesse du Lude, III, 163. Protège le marquis de Lusignan, XIV, 346.

Relations avec la vieille Mailly, XV, 136, 143 ; XVII, 168 ; XX, 79 ; avec Maulévrier, XII, 389 ; XIII, 325-326 ; avec Mme de Montchevreuil, I, 110 ; VI, 370-371 ; avec les Montgon, III, 222 ; X, 82 ; XIV, 260 ; avec les Mortemart, XVII, 26. Favorise Mursay, XIV, 80.

Protège Mme de Navailles, VII, 35. Courtisée par Mme de Nesmond, III, 76. Relations avec les Noailles en général, X, 4, 22 ; XI, 121, 240 ; XII, 14, 434 ; XIV, 286 ; XV, 99, 361, 366 ; XVI, 80 ; XX, 298. Relations avec le maréchal de Noailles, II, 361 ; XVI, 381. N'aime la maréchale, 381 ; XXII, 190. Faveur du cardinal de Noailles puis disgrâce, V, 124, 144 ; VII, 149 ; XVII, 49 ; XVIII, 270 ; XIX, 385 ; XX, 334-335 ; XXVIII, 286, 290. Favorise les d'O, III, 201-202 ; XII, 222 ; XVIII, 96-97. Soutient Orry, XII, 68.

Protège Mme de Pompadour, XVI, 88 ; XXIII, 220. D'abord favorable aux Pontchartrain, VI, 267-268, 282, 286. Brouillée avec le Chancelier, X, 27-28, 39, 394-396 ; XII, 397 ; XV, 368 ; XVIII, 7, 16, 84-85 ; XXI, 283 ; XXIV, 306. Conserve du goût pour la Chancelière, XXI, 379 ; XXIV, 306. Déteste Jérôme de Pontchartrain, XV, 368 ; XXI, 379, 383. Aime fort sa femme, 379. Protège Pracomtal, XI, 303.

Maladresse de Racine à son égard, VI, 171-173. Son affection pour les Richelieu, II, 89 ; XX, 304 ; XXIV, 243 ; XXVIII, 194. Amie de la maréchale de Rochefort, I, 86 ; III, 172. Mal avec le duc de la Rochefoucauld, V, 123-124 ; XVII, 328, 334 ; XXIV, 161. Soutient la comtesse de Roucy, XXI, 308. Pousse Rouillé du Coudray, IX, 23. Favorise Mme de Rupelmonde, XX, 299.

Relations avec Saint-Simon, qu'elle n'aime pas, V, 379-380 ; X, 215 ; XIII, 245 ; XV, 77 ; XVI, 243, 304, 444 ; XVIII, 44, 95-96, 400 ; XIX, 102-104, 309, 334-339 ; XXI, 44 ; XXII, 43-44 ; XXIII, 57-59 ; XXV, 83-85. Estime la duchesse de Saint-Simon, XII, 437 ; XVIII, 93 ; XIX, 333-335. Sa conduite à l'égard de la princesse de Soubise ; convention avec elle, XV, 13-14 ; XVII, 76 ; XXVIII, 187. Relations avec Mme Stoppa, VIII, 36 ; avec Tessé, XI, 48 ; l'abbé Testu, XIII, 420-421. N'aime ni Torcy ni sa femme, X, 27 ; XVII, 399 ; XVIII, 83, 86 ; XXVI, 352 ; XXVII, 58 ; XXVIII, 260.

Relations avec Mme des Ursins, XI, 226-229, 237 et suiv. ; XII, 68, 93-94, 224, 280, 393 et suiv., 433-441 ; XIII, 18, 19, 54, 60-62, 67, 143 ; XV, 36 ; XVIII, 48, 56, 101 ; XX, 298 ; XXII, 186-187. Estime Valin-

cour, VI, 182. Relations avec les Vaudémont, XIV, 448; XV, 5, 45; avec Vendôme, X, 117; XI, 159; XII, 122, 307; XIII, 14, 291, 448; XVI, 254; XVII, 158, 159, 310, 324, 323; XX, 110; avec la duchesse de Ventadour, VIII, 350. Protège Villars, X, 301, 320; XI, 158, 313; XII, 46-47, 372; XVII, 364, 425; XVIII, 14, 154, 194; XIX, 3; XXII, 128; XXIII, 102. Aime Mme de Villefort, XX, 306-307. Amitié pour le maréchal de Villeroy, II, 323; XIV, 19, 308, 310, 448; XVI, 254; XVIII, 8, 16-17; XXV, 81; XXVI, 342. Relations avec la maréchale de Villeroy, XVI, 388; le duc de Villeroy, XIV, 310; XV, 351. Amitié pour Voysin, son esclave, son âme damnée, XIV, 380; XV, 70, 374; XVI, 51; XVII, 437, 450, 456-460, 466-469; XVIII, 12, 74, 83; XXI, 119, 284, 372; XXII, 191; XXIV, 314; XXVI, 162, 193; XXVII, 56-57. Relations avec Mme Voysin, XVII, 454-456, 461; XXIV, 236-238.

MAINTENON (le château et la terre de), XIII, 129; XXVIII, *200-202.

MAINTENON (les travaux et le camp de), XI, *39; XXVIII, 109.

MAISNE (M.), secrétaire de l'abbé de Rancé, III, *256, 257, 260, 263; V, 390, 397.

MAISON DU ROI (la). Charges, XII, 36, 86; XVI, 372. Réformes en 1710, XIX, 83-84. Département ministériel de la maison du Roi, I, 287; VI, 281; XIX, 77; XX, 64. Création d'un dépôt des papiers, XIX, 364.

MAISON MILITAIRE DU ROI (la), I, *43. Employée à des corvées au siège de Namur, 43. A Nerwinde, 245, 258. A Ramillies, XIII, 371, 374-375. A Audenarde, XVI, 184, 186, 188, 190, 220. A Malplaquet, XVIII, 188-189.

MAISONFORT (Mme de la), IV, *103. Chassée de Saint-Cyr, 103.

MAISONS (René de Longueil, marquis de), surintendant des finances, † 1677, I, *151; XXIV, *326. Sa famille, XXVI, 20-21. Ami de Claude de Saint-Simon, XXIV, 326-327. Cité, XXII, 222.

MAISONS (Jean de Longueil, marquis de), président au Parlement, † 1705, III, *91. Sa conduite au procès des pairs contre M. de Luxembourg, 91-93, 97, 98, 101, 102; XII, 457; XXIV, 327. Sa maîtresse Mme Bailly, III, 97-98. Sa mort, XII, 457. Sa femme Louise de Fieubet, III, *97.

MAISONS (Claude de Longueil, marquis de), président au Parlement, † 1715, III, *98. Sa famille, son origine, XXVI, 20-21. Il obtient la survivance de la charge de son père et lui succède, III, 98; XII, 457. Son mariage avec Mlle de Varengeville, X, 21; XI, 349. Préside la chambre des blés en 1709, XVII, 203. Dresse les lettres de pairie de son beau-frère Villars, XIX, 4. Son rôle dans le procès du cardinal de

Bouillon, XX, 38. Sa liaison avec le duc d'Orléans, XXIV, 330-331. Réussit à se lier avec Saint-Simon, 331-334. Il lui apprend que les bâtards du Roi sont appelés à la succession de la couronne, 334-336. Il donne à dîner aux princes légitimés ; sa duplicité, 370-371, 372. Sonde le duc d'Orléans au sujet du testament du Roi, XXV, 31. Sa conduite dans l'affaire du bonnet, XXVI, 13, 20-27, 32, 33, 38. Il se réconcilie avec le duc du Maine, 26-27. Sa liaison avec le duc de Noailles ; il le réunit avec Canillac, 361-362, 366. Son dévouement au duc du Maine, XXVII, 116. Il espère la place de chancelier, 142. Il propose de détruire le testament de Louis XIV, 149-157. Sa duplicité probable, 158-162. Sa mort, 160, 164. Son caractère et ses vues, XXIV, 325-331. Son impiété ; éducation qu'il donne à son fils, XXVII, 162-163. Il est admis à Marly à cause du voisinage de sa terre, 160. Son crédit au Parlement, XXVI, 21. Sa déférence pour son beau-frère Villars, XXIV, 329.

Maisons (Marie-Charlotte Roque de Varengeville, marquise de), X, *21. Son mariage, 20-21 ; XI, 349. Son caractère ; ses vues, XXIV, 325-330. Son union avec sa sœur la maréchale de Villars, 329. Son impiété, XXVII, 162. Ses dernières années, sa mort, 164-165. Sa liaison avec Contades, XXII, 128.

Maisons (Jean-René de Longueil, marquis de), † 1731, X, *21. Son éducation impie, XXVII, 162-164. Obtient la charge de son père, 160, 254. Sa liaison avec les fils de Saint-Simon, XXIV, 331 ; XXVII, 162. Sa mort, son caractère, malheur de son fils, X, 21 ; XXVII, 165-166.

Maisons (Madeleine de Lamoignon, marquise de), XXVII, *162.

Maisons (Nicolas-Prosper ou René-Prosper de Longueil de), † 1732, X, *21 ; XXVII, *166.

Maisons (l'hôtel de), à Paris, XXIV, *333.

Maisons-sur-Seine (le château et la terre de), XXIV, *320, 327, 330 ; XXVII, 160.

Maître des cérémonies (la charge de), III, *157.

Maître de la garde-robe du Roi (la charge de), V, *118 ; XXIII, 168.

Maître d'hôtel du Roi (les charges de), XIX, *86.

Maître de l'oratoire et de la chapelle du Roi (les charges de), VIII, *170.

Maîtres (les), dans les régiments de cavalerie, II, *301.

Maîtres des requêtes (les), II, *86. Leurs fonctions primitives, XXVII, 12.

Majesté (le titre de), VI, *187, 188, 247 ; VII, 329, 369 ; XVII, 303.

Major de brigade (la charge de), II, *293.

Major de régiment (la charge de), I, *227. Mot du maréchal de Duras, XV, 447-448.

Major général des armées (les fonctions de), IV, *283.

Majorasques (les), en Espagne, IX, 154, 168; X, 188.

Majordome-major du Roi (la charge de), en Espagne, VIII, 158-162; IX, 264-265.

Majordome major de la Reine (la charge de), en Espagne, VIII, 171-172.

Majorité des rois (la). Fixée à quatorze ans par Charles v, XXV, 251. Déclarée au Parlement, XXVII, 105-106. Catherine de Médicis fait proclamer celle de Charles ix au parlement de Rouen, XXV, 251; XXVII, 106-108.

Majorque (l'île de), XIII, *411. Soumise par Asfeld au roi d'Espagne, XXVI, 235-237.

Malachie (dom), abbé de la Trappe, V, *395, 403.

Malaga (la ville de), XII, *216, 223; XIII, 59, 411.

Malaga (la bataille navale de Velez-), XII, 216-223; XV, 340.

Malaquais (le quai), à Paris, XXV, *114.

Malassise (Henri Ier de Mesmes, sieur de), † 1596, XXII, *221.

Malassise (la terre de), XXII, *221.

Malauze (Charles, bâtard de Bourbon, baron de), IV, *42.

Malauze (Guy-Henri de Bourbon, marquis de), † 1706, IV, *37; XXVI, 120. Ses deux mariages, IV, 37.

Malauze (Marie-Hyacinthe Mitte de Chevrières de Saint-Chamond, marquise de), IV, *37.

Malauze (Marie-Louise-Françoise de Bérenger-Montmouton, marquise de), IV, *37; XXVI, 121.

Malauze (Louis-Auguste de Bourbon, marquis de), † 1741, IV, *37, 42; XXVI, 120.

Malauze (Henriette de Durfort, marquise de), IV, *37; XXVI, 120.

Malauze (Armand de Bourbon, chevalier puis marquis de), † 1744, IV, *37, 42.

Malauze (Marie-Geneviève-Henriette-Gertrude de Bourbon, demoiselle de), IV, *36. Son mariage avec Jérôme de Pontchartrain interdit par le Roi, 36 et suiv. Elle épouse le comte de Poitiers, XXVI, 120-122.

Malauze (la baronnie de), IV, *42.

Malauze (les armes de Bourbon-), IV, *38.

Malebranche (le P. Nicolas de), XII, *16; XIII, 30-31.

Malezieu (Nicolas de), IV, *82. Donne asile à Fénelon, 82.

Malicorne (Jean de Chourses, seigneur de), † 1609, XII, *72. Sa femme Françoise de Daillon, *72.

Maligny (Anne-Louis de la Grange, comte de), XV, *149, 155.

Malines (la ville de), XIII, 377.

Malmédy (l'abbaye de), XXVII, 210.

Malnoue (l'abbaye de), XXIII, *186.

Malplaquet (le hameau et la bataille de), XVIII, *175-198, 200-202, 204, 212-213; XIX, 2, 5, 37, 211, 368; XX, 270; XXII, 99.

Malsch (le village de), II, *297.

Malte (l'île et l'ordre de), IX,

*162. Les chevaliers, chassés de Rhodes, sont installés à Malte par Charles-Quint ; hommage d'oiseaux de chasse au roi d'Espagne, 162-163. Convocation du grand maître aux chevaliers pour la défense de l'île, XXVI, 135-136. Influence du roi de France dans l'ordre, 218.

Ses ambassadeurs en France, XI, 151 : voyez Froullay, Hautefeuille, Mesmes et Noailles (les baillis de). Ambassadeurs en Espagne, IX, 63. Les baillis, XV, *337. Caravanes des chevaliers, VII, *42 ; XIV, 123. Les chevaliers de justice, IX, *162. La galère capitane, VII, *41. Le grand maître, IV, 110 ; XVI, 441 ; XVIII, 244 ; XXVI, 135 : voyez Perellos y Rocafull (Raymond de), Villiers de l'Isle-Adam (Ph. de).

Cité, VII, 244 ; IX, 262 ; X, 114 ; XI, 94 ; XII, 317 ; XVII, 71 ; XXIII, 161.

MANCERA (Antoine-Sébastien de Tolède, marquis de), † 1715, VII, *251. Conseiller du roi d'Espagne, sa carrière, 262. Son rôle dans l'affaire de la succession, 286-287. Entre dans la junte, X, 179 ; XI, 320, 322. Son attachement pour Philippe v ; sa conduite vis-à-vis de l'Archiduc maître de Madrid, XX, 118-119, 122-123. Philippe v va lui faire visite, 130. Sa mort, XXVI, 119. Son caractère, VII, 287 ; XX, 119. Son étrange régime de nourriture, VII, 194-196, 214.

MANCERA (Julienne-Thérèse de Menezès Portocarrero, marquise de), VIII, *196.

MANCHE (la mer de la), I, 51 ; IX, 299 ; XXVIII, 56.

MANCHESTER (Charles Montagu, comte de), ambassadeur d'Angleterre, IX, *298.

MANCINI (la famille), XXIV, 290-291.

MANCINI (Michel-Laurent), XXIV, *290, 292. Sa femme Hiéronyme Mazzarini, XIV, *386.

MANCINI (Philippe-Julien). Voyez Nevers (le duc de).

MANCINI (Alphonse-Marie), † 1658, XIV, *388. Sa mort au collège, 388-389 ; XXIV, 292-293.

MANCINI (Paul), † 1652, XIV, *387. Tué au combat du faubourg Saint-Antoine, 387 ; XXIV, 291-292.

MANCINI (les sœurs). Voyez Bouillon (la duchesse de), Colonna (la connétable), Mazarin (la duchesse), Mercœur (la duchesse de), Soissons (la comtesse de).

MANCINI (François-Marie, cardinal), XXIV, *292.

MANCINI (Jacques-Hippolyte, marquis), † 1759, XIV, *394.

MANDEL (la), rivière, II, *314.

MANDELOT (François de), gouverneur de Lyon, XI, *195 ; XIII, 258.

MANGOT (Claude), garde des sceaux, XXII, *253 ; XXIII, 212.

MANNEVILLE (Étienne-Joseph, comte de), † 1729, I, *105.

MANNEVILLE (Bonne-Angélique de Mornay-Montchevreuil, comtesse de), dame d'honneur de la duchesse du Maine, I, *105. Remerciée, X, 98-99.

MANNHEIM (la ville de), II, *301, 304, 305, 307; XV, 179.

MANRIQUEZ Y LARA (Boniface), XVIII, *70, 75.

MANS (la ville du), XVI, 62; XVII, 71. Abbaye de la Couture, II, 227. Les vidames du Mans, V, 327. L'évêché, XXIII, *30. Évêques : voyez Froullay (Charles-Louis de), Tressan (L. de la Vergne de).

MANSART (la famille), XVI, *37.

MANSART (François Manchard, dit), VI, *95-97; XVI, 38-39.

MANSART (Jules Hardouin-), VI, *95. Surintendant des bâtiments, 95-97; XVI, 39. Travaux de Versailles, VII, 193; XVI, 44; XXVIII, 163. Don du Roi, VII, 160. Sa faveur auprès du Roi; ses entrées et ses privances, XVI, 39-41, 46-48, 55; XVII, 467; XXVIII, 341. Son adresse à engager le Roi dans des constructions et des dépenses exagérées, 163, 297. Jaloux de Béchameil et de Fornaro, XI, 96; XIX, 126. Portrait et caractère; sa mort, sa fortune, anecdotes, VI, 96-97; XVI, 37 et suiv. Accusé de malversations, 43, 46-49. Son pont à Moulins, 42-43; XX, 203-204.

MANSART (Anne Bodin, dame Hardouin-), VII, *358. Reçoit une pension du Roi, 358; XVI, 48.

MANSART DE SAGONNE (Jacques Hardouin-), † 1762, VII, *160. Conseiller au Parlement, 160. Intendant à Moulins; révoqué, XVIII, 113-114.

MANSFELD (Henri-François, comte de), III, *265. Ambassadeur impérial en Espagne, fait empoisonner la reine, IV, 287; IX, 73; XI, 262; XVI, 432. Commissaire de l'Empereur en Italie, III, 265. Président du conseil de guerre, IX, 73; XI, 263; XVI, 433.

MANTEAUX (les). Manteau du chancelier, XI, 212; des chevaliers du Saint-Esprit, XI, 177, 205, 211, 215; des conseillers d'État, IX, 25; XI, 348; XVII, 102-103; des ducs et pairs, I, 280; III, 210; VI, 25-26; IX, 170, 239; X, 50; XI, 4; XII, 415; XV, 53, 342; XIX, 122; des magistrats, XI, 175, 346-348. Manteaux de deuil et de cérémonie, I, 125; VI, 313; VII, 335; VIII, 362, 366; IX, 296-297; XII, 301; XV, 333-336; XVII, 143-149, 258-266; XVIII, 92, 387; XIX, 88, 90; XXI, 123-125.

MANTES DE DEUIL ET DE CÉRÉMONIE (les) pour les dames, I, *127; V, 20; VII, 235; VIII, *362, 367; IX, 296; XV, 333-336; XVII, 260, 262; XIX, *88-89, *347-350; XXI, 123-125.

MANTES (le gouvernement de), XXIII, *217.

MANTOUE (les ducs de), XIII, 354; XVI, 157; XVIII, 126.

MANTOUE (Guillaume de Gonzague, duc de), † 1587, VII, *110.

MANTOUE (Vincent Ier de Gonzague, duc de), † 1612, XV, *25.

MANTOUE (Charles Ier de Gonzague de Clèves, duc de), † 1637, I, *175. Maintenu dans ses

États par Louis XIII, 175 ; XIV, 451 ; XVII, 92.

MANTOUE (Charles III de Gonzague, duc de), † 1665, XIV, *451.

MANTOUE (Ferdinand-Charles de Gonzague, duc de), † 1708, II, *310. Rentre en possession de Casal, 310. S'allie avec la France, VIII, 256, 259. Vient saluer le roi d'Espagne, X, 217. Prend part au combat de Santa-Vittoria, 220-221. Vient incognito en France : visite Versailles ; audiences du Roi, XII, 99-105. Reçu par Monseigneur à Meudon, 103-104. Son séjour à Paris, 226. Songe à se remarier avec une Française ; intrigues à ce sujet ; est refusé par la duchesse de Lesdiguières ; épouse Mlle d'Elbeuf et retourne en Italie, 226-249 ; XVIII, 120, 128-129. Est dépouillé de ses États par l'Empereur et se retire à Venise, XIV, 450-452. Sa mort, sa succession, XVI, 156-159. Son caractère, XI, 339. Débauché ; ses maîtresses, XII, 232, 234, 248 ; XXV, 117 ; XXVI, 195. Possède Charleville, XII, 100 ; XVI, 158.

MANTOUE (Anne-Isabelle de Gonzague-Guastalla, duchesse de), XI, *339. Mort et caractère, 339.

MANTOUE (Suzanne-Henriette de Lorraine, demoiselle d'Elbeuf, duchesse de), IV, *319 ; VII, *37. Intrigues de son mariage ; est cruellement traitée par son mari, XII, 233, 238-249. Se réfugie en Suisse, XIV, 451. Obtient une pension de l'Empereur et se retire à Pont-à-Mousson, XV, 37-38. Perd son mari ; reçoit une pension de la France et de l'Espagne, XVI, 157-158. Vient à Paris ; le Roi la loge à Vincennes ; ses prétentions de rang ; disputes de préséance ; froideur du Roi ; est réduite au rang de simple particulière, XVIII, 118-129. Projet de la remarier au duc de Berry, 123. Sa mort, XX, 227-228. Voyez Elbeuf (Mlle d').

MANTOUE (le duché de), I, 175 ; VIII, 256 ; XII, 27, 99 ; XIII, 353 ; XIV, 184, 450-452 ; XVI, 157 ; XVIII, 120.

MANTOUE (l'envoyé de). Voyez Bagliani, Truzzi.

MANTOUE (la ville de), VIII, 1-2, 256-257, XI, 69 ; XII, 107, 242 ; XIV, 13, 15, 85, 445, 450-452. Siège et blocus, X, 186, 217-219.

MANTOUE (le traité de), VIII, 261.

MANVILLE (Joseph de Barrême de), commandant à Pierre-Encise, XIII, *45.

MANZANARÈS (la commanderie de), XXII, *189.

MAQUEDA (le duché de), VIII, *134.

MARAIS (le quartier du), à Paris, II, 129 ; XXVIII, 198.

MARANS (Françoise-Charlotte de Montalais, comtesse de), maîtresse de Monsieur le Prince, III, *29.

MARCHE (le comté de la), XIV, *345.

MARCHE (la). Gouvernement, XX, *313.

MARCHE (le comte de la). Voyez Conti (L.-Arm. de Bourbon, prince de).

MARCHE (le château de la), XVII, *192.

MARCHIENNES (la ville de), XXIII, *98. L'abbaye, *373. Montesquiou s'en empare, 100-102.

MARCILLAC (François VI de la Rochefoucauld, prince de). Voyez Rochefoucauld (le duc de).

MARCILLAC (François de la Rochefoucauld, prince de), † 1699, V, *123. Le Roi veut le marier à Mlle d'Aubigné, 123-124 ; XVII, 329 ; XXIII, 229.

MARCILLAC (Henri-Achille de la Rochefoucauld, abbé de), † 1698, V, 129. Sa mort, son portrait, 129-131 ; XXIII, 228 ; XXIV, 164.

MARCILLAC (Henriette de la Rochefoucauld, demoiselle de), XI, *125, 126 ; XXIII, 228.

MARCILLAC (Michel-Camille de la Rochefoucauld, prince de), † 1712, XXIII, *107. Sa mort, 107, 229.

MARCILLAC (la terre et le titre de prince de), XVII, *329.

MARCILLAC (Henri-Madeleine de Crugy, comte de), XIII, *91. Blessé en Italie ; sa carrière, 91-92.

MARCIN (la famille de), IX, 30 ; XIV, 67.

MARCIN (Jean-Gaspard, comte de), IX, *29. Sa carrière, 29-31. Cité, XIV, 67.

MARCIN (Marie de Balsac d'Entragues, comtesse de), IX, *31 ; XIV, 67-68.

MARCIN (Ferdinand, comte et maréchal de), † 1706, I, *236. Bat le comte de Tilly, 236, 239. Est nommé ambassadeur en Espagne ; son extraction, son caractère, IX, 28-33. Son rôle dans les premiers temps du gouvernement de Philippe V, X, 25, 108, 155. Accompagne celui-ci à Naples, 167. Fautes d'étiquette à l'entrevue du roi et du duc de Savoie, 172-175. Fait nommer Vendôme conseiller d'État d'Espagne, 220. Prend part au combat de Luzzara, 223. Est rappelé d'Espagne ; refuse la Toison d'or et la grandesse, 235. Arrive à Versailles, 391. Est fait chevalier du Saint-Esprit, XI, 1-2. Reçoit le gouvernement d'Aire à vendre, 69. Accompagne en 1703 le duc de Bourgogne à l'armée d'Allemagne, 99, 217, 219. Au siège de Landau, 279. Passe en Bavière, est fait maréchal de France, 286-288. Campagne d'Allemagne en 1704 ; est battu à Hochstedt, XII, 165-187, 200, 202, 205. Se retire sous Haguenau, 267. Séjour en Alsace, 313, 371. Revient à Versailles, 422. Désigné pour commander en Alsace en 1705, XIII, 12-13. Prend Wissembourg, 78. Revient à la cour, 180. Campagne de 1706 sur la Moselle, 318, 355. Va rejoindre Villeroy en Flandres, 368-369, 383, 386 ; XIV, 306-308. Est renvoyé sur le Rhin, 454. Le Roi l'envoie en Italie comme Mentor du duc d'Orléans, XIV, 2-3 ; XXVIII, 97. Prend l'ordre du duc de Vendôme, XIV, 11-12. Veut déga-

ger Goito, 13. S'oppose aux plans du duc d'Orléans, 37-40. Siège et bataille de Turin ; il est blessé mortellement et fait prisonnier, 40 et suiv., 51, 63-65, 68, 74-75.

Portrait et caractère, IX, 28-29; X, 172, 175, 220 ; XII, 371; XIV, 66-67. Sa pauvreté, IX, 29, 32; X, 235. Sa liaison avec Charost, IX, 28, 32; avec le duc de Montfort, XII, 208 ; avec Saint-Simon, IX, 32.

MARCIN (le comté de), IX, 31.

MARCK (la maison de la), VII, *109, *110-114; XIV, 184 et suiv. Voyez Braisne (le comte de).

MARCK (Éverard III de la), † 1440, XIV, 184, 185. Sa femme Marie de Braquemont, 184, 185.

MARCK (Jean Ier de la), † 1480, XIV, *185-188.

MARCK (Guillaume de la), le Sanglier des Ardennes, † 1485, VII, 112, *113; XIV, 187, 188, 205, 206.

MARCK (Robert Ier de la), † 1489, XIV, *187, 188.

MARCK (Éverard IV de la), † 1496, XIV, *187.

MARCK (Robert II de la), duc de Bouillon, XIV, 188-190, 195.

MARCK (Robert III, maréchal de la), † 1537, VII, *111; XIV, 190, 195, 225.

MARCK (Robert IV, maréchal de la), † 1556, II, 22; VII, *111.

MARCK (Ernest, comte de la), † 1654, VII, *112. Ses deux mariages, 112-113; XIV, 206.

MARCK (Sybille de Hohenzollern, comtesse de la), VII, *112; XIV, 206.

MARCK (Catherine Richard d'Esche, comtesse de la), VII, *112; XIV, 206.

MARCK (François-Antoine, comte de la), † 1680, VII, *93, 112; XIV, 206.

MARCK (Catherine-Charlotte de Wallenrod, comtesse de la), puis de Fürstenberg, VII, *93. Voyez Fürstenberg (la comtesse de).

MARCK (Jean-Berthold-François, comte de la), † 1697, *96; XIV, 207.

MARCK (Louis-Pierre-Engilbert, comte de la), † 1750, VII, *93. Sa carrière, 95-96. Son mariage avec une fille du duc de Rohan, 108-109, 114. Ses ambassades, 93 ; XIV, 207-208. Est envoyé auprès de l'électeur de Bavière, XXI, 338. Grand d'Espagne et chevalier du Saint-Esprit, VII, 93 ; IX, 282. Sa ressemblance avec le cardinal de Fürstenberg, VII, 95.

MARCK (Marie-Marguerite-Françoise de Rohan-Chabot, comtesse de la), VII, *108. Son mariage et sa mort, 108-109, 114; XIII, 242; XIV, 207.

MARCK (Jules-Auguste, comte de la), † 1753, VII, *114; XIV, 207.

MARCK (Louis-Engilbert, comte de la), † 1773, XIV, *207.

MARCK (le comté de la), VII, *109.

MARCQ (la), rivière, XVI, *297, 298, 306, 308, 310, 319, 320.

MARDEFELD (Gustave, baron de), XIV, *107.

MARDYCK (la ville de), XVI, *417 ; XVII, 70. Travaux du canal et

du nouveau port, XXIV, 273-274; XXVI, 187.

MARÉCHAL GÉNÉRAL des camps et des armées de France (le titre de), I, *132; V, 278.

MARÉCHAL DES LOGIS DES ARMÉES (la charge de), V, *159; VII, 71.

MARÉCHAUX DES LOGIS DU ROI (les), V, *358.

MARÉCHAUX DE FRANCE (les). Leur origine, XVI, 26. Ils sont nommés sans égard pour la naissance, XII, 353, 356. Leur serment, I, 115-117. Deviennent officiers de la couronne, XVI, 25; XX, 22-23. Se commandent les uns aux autres par rang d'ancienneté, I, 132-133; XII, 378; XIV, 240. Sont commandés par l'Amiral, XI, 312; par les ducs de la Trémoïlle et d'Angoulême, par les Lorrains, XVI, 25-27. Vendôme obtient de les commander, XIII, 296-297, 345-346; XIV, 11-12, 16; XVI, 23-24, 30, 293, 296. Louvois ne peut leur enlever les honneurs militaires, XXVIII, 41. Sont traités de Monseigneur, XVII, 302. Possèdent des charges de la maison du Roi, spécialement celle de capitaine des gardes, XIV, 286; XVI, 372. Leur nomination à l'ordre du Saint-Esprit et leurs rangs, V, 263-265; XII, 353-356. Leurs relations avec les Électeurs, XIV, 21, 25. Leur âge avancé sous Louis XIV, XXVIII, 115, 125.

Promotion de maréchaux faite par le duc de Mayenne, V, 271, 272; XVI, 26-27; XIX, 132. Promotion de 1675, VII, 27; XV, 85. — de 1693, I, 114-121. — de 1703, XI, 7 et suiv. Promotion de Berwick, XIII, 300; d'Artagnan-Montesquiou, XVIII, 204.

Le doyen des maréchaux, VI, *367; XVI, 180; XVII, 220; XX, 323. Leur juridiction du point d'honneur; elle n'est pas reconnue par les princes et les ducs, V, *140; XIII, 121, 222; XIV, 117-118; XVI, *29-30; XXII, 19-31. Rang de leurs femmes, XXII, 341. Leurs armoiries et leur bâton, XIV, 223.

MARÈGE (le sieur), écuyer du prince de Conti, IV, *203, 204.

MARENNES (François-Alexandre d'Albret-Miossens, comte de), † 1648, III, *218; XXIV, 192; XXVIII, 196.

MARENNES (Anne Poussart de Fors du Vigean, comtesse de), puis duchesse de Richelieu, III, *53; XXIV, 192. Voyez Richelieu (la duchesse de).

MARENNES (Antoine de Pons, comte de), † 1650, III, *214.

MARESCHAL (Georges), premier chirurgien du Roi, VI, *29. Opère le maréchal de Villeroy, 29-30. Taille Fagon et est nommé premier chirurgien, IX, 315; XI, 105-106; XIV, 103; XXII, 160; XXVII, 181. Opère le maréchal de Lorge, X, 324. Ouvre le bras à Saint-Simon, XII, 51. Obtient pour son fils la survivance de sa charge, XIV, 103. Opère Courcillon d'une fistule, 131. Soigne le faussaire de Bar,

XVI, 128 ; XX, 42. Va soigner par ordre du Roi la blessure de Villars, XVIII, 160. Ne croit pas à l'empoisonnement du duc et de la duchesse de Bourgogne ; cherche à rassurer le Roi, XXII, 363, 368-370, 377. Empêche le Roi d'envoyer le chimiste Homberg à la Bastille, 400-401. Soigne le duc d'Orléans pour une apoplexie, XXV, 152-154. S'inquiète de la santé du Roi ; est rabroué par Mme de Maintenon, XXVII, 181-182. Assiste le Roi dans sa dernière maladie, 255, 268, 290. L'engage à se réconcilier avec le cardinal de Noailles, 268. Fait l'autopsie de son corps, 294-295.

Son caractère, sa droiture, XI, 105-106; XII, 51 ; XVII, 52, 199; XXII, 370. Sa faveur auprès du Roi et son franc-parler, XI, 106-107; XIII, 76 ; XVII, 52-53 ; XXII, 400. Son assiduité ; il ne découche jamais de Versailles, XII, 51 ; XVIII, 212. Va soigner une religieuse de Port-Royal des Champs ; rapport qu'il fait au Roi sur le couvent, XI, 106-108 ; XVIII, 272. Dévoile au Roi le manège sur les blés, XVII, 199. Confidence que Louis XIV lui fait sur l'impôt du dixième, XX, 169. Parole qu'il lui dit sur le duc d'Orléans, XXV, 155-156. Son attachement pour le duc Claude de Saint-Simon, XI, 106. Ses relations avec Saint-Simon ; services qu'il lui rend auprès du Roi, XII, 51 ; XIV, 381 ; XVII, 52-53 ; XIX, 232 ; XXII, 45. Obtient pour lui des audiences du Roi, XVIII, 300-301, 311-314, 376-377, 391-392. Propos qu'il échange avec le Roi à son propos, XXV, 154. Il affirme à Saint-Simon que Louis XIV n'était pas affilié aux Jésuites, XXVIII, 329. Récits qu'il lui fait, XIII, 16 ; XVI, 127-128 ; XVII, 52-53 ; XX, 42, 169-170 ; XXII, 370-371, 377 ; XXVII, 181.

MARESCHAL (Georges-Louis), † 1747, XIV, *103. Obtient la survivance de la charge de son père, 103.

MARESCOTTI (la famille), XXVI, *154.

MARESCOTTI (Galéas, cardinal), VII, *353. Sa retraite édifiante ; sa mort, XXVI, 154-157.

MARETS (François Dauvet, comte des), † 1718, grand fauconnier, XIII, *6 ; XIV, 122.

MARETS (Marie Robert de la Fortelle, comtesse des), XIV, *122.

MAREUIL (Charles de Nargonne, baron de), XXIV, *55.

MAREY (Marie-Louise Rouxel de Grancey, comtesse de), VI, *14. Gouvernante des enfants de Monsieur et du duc d'Orléans, 14 ; VIII, 364 ; XVIII, 343, 414 ; XIX, 357. Elle conduit la duchesse de Lorraine, VI, 14-15. Présente Mademoiselle à Marly, XIX, 299. Refuse d'être sa dame d'atour, 357-358. Parenté et amitié avec Saint-Simon, VI, 409-410 ; XVIII, 343 ; XIX, 272, 358. Son jardin et sa ménagerie à Saint-Cloud, 268.

MARFÉE (la bataille de Sedan ou de la), II, *225 ; X, 258 ; XV, 118 ; XVII, 283.

MARGUILLIERS DE PAROISSE (les), VI, *418 ; XI, 362 ; XXV, 258.

MARIAGES (l'impôt sur les), XIV, 316, 318.

MARIE-THÉRÈSE, impératrice, XV, *29, 437.

MARIE TUDOR, reine d'Angleterre, XIV, *403.

MARIE STUART, princesse d'Orange et reine d'Angleterre, II, *250 ; VII, 204.

MARIE STUART, reine de France et d'Écosse, II, *252 ; XVI, 67, 70.

MARIE DE MÉDICIS, reine de France, I, *156. Son mariage, XI, 136. Sa régence déclarée au Parlement, XIV, 180 ; XXV, 253-255 ; XXVII, 96-98, 101-102. Son gouvernement, XI, 199. Tient son fils en esclavage, II, 29. Ses intrigues politiques, I, 156 ; XXII, 256 ; XXIII, 12 ; XXVII, 4-6. Pousse Pontchartrain aux affaires, VI, 268-269. Relations avec Chavigny, I, 176. Son favori le maréchal d'Ancre, XIV, 180 ; XVI, 27. Ses dames d'honneur, III, 214. Son grand aumônier, XI, 136, 181. Son chevalier d'honneur, XVI, 437. Son secrétaire des commandements, VI, 268-269.

MARIE-THÉRÈSE D'AUTRICHE, reine de France, I, 85, *554. Son mariage, VII, 29, 271 ; VIII, 120 ; XI ; 293, 296 ; XII, 81 ; XVI, 427. Ses renonciations à ses droits en Espagne, VII, 117, 271-273 ; VIII, 211. Ses régences passagères, XXVII, 96. Reproche à Cavoye sa dureté pour Mlle de Coëtlogon, III, 52. Voyage avec les maîtresses du Roi, VIII, 316 ; XXVIII, 177. Ses enfants morts jeunes, leur deuil, V, 132 ; XII, 11 ; XVI, 339 ; XVII, 168. Visites à sa prétendue fille la Moresse, IV, 356. Visites aux duchesses d'Épernon et de la Vallière carmélites II, 94 ; IX, 70. Son attachement pour les carmélites de la rue du Bouloi, XII. 7-8. Va installer l'abbesse de Poissy, XIV, 289. Sa mort, III, 207 ; VI, 48 ; XII, 332 ; XXVIII, 208. Ses obsèques, XVII, 148. Son apparition au maréchal de Salon, VI, 223-225.

Caractère doux et borné, XII, 7, 31 ; XXVIII, 101. Ses cheveux blonds, VIII, 103. Son étrange langage, XII, 331-332. Son grand appétit, VIII, 239. Cérémonial et étiquette ; son cercle, XII, 331-332 ; XV, 157-158 ; XVIII, 122. Repas quotidiens du Roi avec elle, III, 53. Qui mange à sa table, III, 217. Cesse de faire des visites aux princesses et aux duchesses, XII, 6-8, 11, 12 ; XVII, 272.

Son amitié pour Brancas le Distrait, XI, 102. Ses relations avec Mme Colbert, IV, 40 ; avec l'abbesse de Maubuisson, XVII, 96. Aime la Vallière et déteste Mme de Montespan, XIX, 388-389, 391 ; XXVIII, 181.

Sa maison, III, 157 ; XVI,

427. N'en a pas l'entier gouvernement, XX, 222. Surintendante de sa maison, X, 259; XI, 294-295; XXVIII, 178. Ses dames d'honneur, I, 211; III, 221; V, 6; VII, 29, 30, 33; XII, 227; XVII, 15, 100, 375; XVIII, 194. Ses dames d'atour, III, 310; VI, 165; XV, 148, 150. Ses dames du palais, II, 41, 180; III, 69, 162; VI, 72; X, 260; XI, 110; XIV, 251; XV, 87, 100, 239; XVI, 72; XIX, 314. Sa dame du lit, I, 169. Ses filles d'honneur, III, 52-53; VII, 30; X, 105; XI, 355; XII, 227; XVI, 393. Son grand aumônier, VI, 48; XI, 138. Son chevalier d'honneur, II, 365; XIX, 345. Son premier écuyer, XX, 220. Son chancelier, XI, 350. Son premier maître d'hôtel, III, 28. Ses gendarmes, V, 138.

Son appartement à Versailles, II, *9; III, 276; XXVI, 130, *132, 134; XXVIII, 161, 236. Son logement d'infante au palais de Madrid, XI, 44. Son souper, VII, 31. Son jeu, VII, 31. Son carrosse, VIII, 316; XI, 296.

Marie Leczinska, reine de France, VI, *321. Son mariage, XII, 417; XIV, 254-255; XVII, 294. Son rôle dans la chute de Monsieur le Duc, XV, 199. Inimitié du cardinal de Fleury, 201. Sa toilette, XI, 321. Ses compliments d'étiquette, XII, 13. Faveurs qu'elle obtient pour ses parents, XV, 320-321. Sa dame d'honneur, XII, 335-336; XVIII, 195. Ses dames du palais, XII, 417. Son chevalier d'honneur, XIX, 286. Son premier médecin, XVII, 183. Citée, XIV, 29; XV, 153; XXII, 181.

Marienbourg (la ville de), en Belgique, I, *55, 56.

Marignane (Paul Covet, comte de), XIII, *161.

Marigny (Alexandre de Rohan, marquis de) et comte de Rochefort, † 1638, V, *229. Voyez Rochefort.

Marigny (la terre de), V, *229.

Marillac (Michel de), garde des sceaux, † 1632, XXII, *256.

Marillac (René de), conseiller d'État, † 1719, XI, *2. Ses cruautés lors de la révocation de l'édit de Nantes, XII, 152-153. Devient doyen du Conseil, 154; XIII, 313; XIX, 48. Ses enfants, XII, 154. Mort de sa fille Mme de la Fayette, XXIII, 115.

Marillac (Jean-François, marquis de), † 1704, XI, *2. Son mariage avec Mlle de Beauvillier, 2-3, 5. Sa mort à l'armée, XII, 154; XXV, 40. Ami de jeunesse de Saint-Simon, XI, 2.

Marillac (Marie-Françoise de Beauvillier, marquise de), XI, *2. Son mariage, 2-3, 5. Se remarie à M. de l'Aubespine, XXV, 40.

Marillac (Michel de), avocat du Roi au Châtelet, † 1695, XII, *154.

Marin (Jean), seigneur de Mouilleron, brigadier de cavalerie, I, *44.

Marine (la). Rétablie par Colbert, XI, 14-15; XV, 83-84. Pros-

père sous Seignelay, IV, 281. Ruinée par Pontchartrain, XII, 326-327 ; XXVIII, 56. Création d'un dépôt des papiers de la marine, XIX, 364. Projets de Saint-Simon pour la relever, XXVII, 124-125.

MARINE (École de), tenue par Renau, XIII, 30 ; XXVI, 305.

MARINE (Régiment de la). Voyez Vieille-Marine.

MARINI (Charles, cardinal), XXVI, *229.

MARIVAULT (Jean de l'Isle de), † 1589, XVIII, *245.

MARIVAULT (Claude de l'Isle de), † 1598, XVIII, *245.

MARIVAULT (François de l'Isle, seigneur de), † 1611, XVIII, *244. Sa femme Anne de Balzac, *245.

MARIVAULT (François de l'Isle, marquis de), † 1666, XVIII, *246.

MARIVAULT (Hardouin de l'Isle de), † 1709, XIV, *79. Sa mort, sa famille, sa fortune, son caractère, XVIII, 243-248. Sa femme Élisabeth-Alphonsine de Guénegaud, *246.

MARIVAULT (Louis-Jean-Jacques de l'Isle, marquis de), † 1777, XVIII, *247.

MARLAGNE (le monastère de), I, *42, 47-49.

MARLBOROUGH (Jean Churchill, duc de), X, 134, *603. Envoyé en Hollande par la reine Anne, 134. Commande l'armée anglaise ; sa femme et sa fortune, 190-191. Fait prisonnier, est relâché par maladresse, 360-361. Est fait duc, 191 ; XI, 2. Campagne de 1704 en Allemagne, 137-140. Sa victoire d'Hochstedt, 168 et suiv., 180, 184, 189, 189, 199. Créé feld-maréchal général, 204-205. Suite de la campagne, 266, 312, 313. Passe en Angleterre avec Tallard ; son triomphe, 350, 384. Campagne de 1705, XIII, 76, 77, 79. Campagne de 1706 : victoire de Ramillies, 369 et suiv. Gracieuseté du Roi à son égard, 439-440. Suite de la campagne, XIV, 30-32. Est fait prince de l'Empire et vicaire général de l'Archiduc, 256-257.

Campagne de 1707 en Flandre, XV, 174-177. Son inaction et sa cause, 194, 228. Triumvirat qu'il fait avec Eugène et Heinsius, XV, 435-436. Campagne de 1708 ; combat d'Audenarde, XVI, 135, 179, 199. Son mot à Biron sur le prince de Galles, 200. Suite de la campagne ; il protège le siège de Lille, 280, 290, 298, 301, 309, 319, 332, 338, 359, 453. Demande un passeport pour ses équipages, 358. Assiège et prend Gand, 481, 491, 494, 495. S'en va à la Haye, XVII, 5.

Campagne de 1709 en Flandre, XVII, 414 ; XVIII, 141. Ouverture qu'on lui fait pour la paix, 149. Bataille de Malplaquet, 175 et suiv. Opposé à la paix, XIX, 370. Campagne de 1710 ; siège de Douay, 370-373, 377, 415. Réception qu'il fait au cardinal de Bouillon, XX, 13. Campagne de 1711 ; prise de Bouchain, XXII, 122-133. Menacé en Angleterre ;

sa disgrâce, 122-123, 133, 234-235. Quitte l'Angleterre ; sa principauté de Mindelheim, XXIII, 179. Revient à Londres, XXIV, 379. Est rétabli dans ses charges par le roi Georges, XXV, 101.

Son avarice et son avidité, XVI, 201, 359 ; XIX, 371. Traite bien ses prisonniers, XII, 185, 349-350 ; XIII, 380, 439-440 ; XVI, 200 ; XVIII, 148. Plus respectueux qu'Eugène pour les choses de la religion, 150. Sa fille mariée à Godolphin, XXIII, 172. Son favori Cadogan, XIV, 31 ; XVIII, 178. Son commerce secret avec Berwick, XIX, 377. Ses terres d'Allemagne, XIV, 256 ; XXIII, 179.

MARLBOROUGH (Sarah Jennings, duchesse de), X, *191. Son amitié avec la reine Anne, 190-191. Sa disgrâce, XXII, 234-235.

MARLBOROUGH (le comté de), X, *190.

MARLIN (Pierre), curé de Saint-Eustache à Paris, I, *62.

MARLY (le château de). Construction du château ; magnificence des jardins, XXVIII, 170-174. Séjours et promenades du Roi et de la cour, II, 102, 368 ; III, 66 ; IV, 245 ; V, 161, 331 ; VI, 87-89 ; 215, 217 ; VII, 337, 338 ; VIII, 7 ; IX, 60, 287 ; etc. Aventure du valet du serdeau, II, 321-322. Le duc de Bourgogne n'y va pas encore en 1695, 345.

Visite du duc de Lorraine, VI, 397. Dispute du Roi et de Monsieur, VIII, 314 et suiv. Séjour troublé par la mort de Monsieur, 323-325, 329-331. Fête pour la naissance du duc de Bretagne, XII, 164. Le Roi y invite la princesse des Ursins, XII, 434 ; XIII, 54, 61-62. Anecdote sur l'abbé de Polignac, 215-216 ; XX, 149. Vendôme y est reçu en triomphe, XIII, 292-293. Fête de la Saint-Hubert, XIV, 104. Aventure de Mme de Torcy, XV, 241 et suiv.

Accident arrivé à la duchesse de Bourgogne, XVI, 2. Vendôme en est exclus, XVII, 321-325 ; XVIII, 304. Conseil tenu au sujet du rappel des troupes d'Espagne, 24-33. Réforme des tables, XIX, 215-218. La duchesse d'Orléans refuse d'y amener sa fille aînée, 219-220. Premier voyage des filles de Madame la Duchesse, 282. Présentation de Mademoiselle et déclaration de son mariage avec le duc de Berry, 279-280, 287-288. Voyage impromptu et long séjour à la mort de Monseigneur, XXI, 44-45, 115. Reprise du jeu après le deuil, 323. Séjours du Roi en 1711, 1712 et 1713, XXII, 68-69, 242, 269 ; XXIII, 29 ; XXIV, 244-271. Visites de l'électeur de Bavière, XVIII, 223 ; XXI, 326-327, 337. Dernier voyage du Roi, XXVI, 207-208 ; XXVII, 173, 176.

Listes d'invités ; manière de demander pour y aller, V, 331 ; XVIII, 25, 425 ; XIX, 126, 138 ; XXI, 92-93 ; XXVIII,

[Marly *suite*]

359-360. Les maris y accompagnent de droit leurs femmes, X, 64, 364 ; XIII, 24. Dames et filles d'honneur des princesses toujours admises, VI, 243 ; VIII, 238, 364; X, 215, 216; ainsi que les domestiques des bâtards du Roi, III, 204. Gens qui y vont sans demander, III, 50 ; XII, 21, 460. Gens admis à titre de joueurs, V, 121 ; XII, 285. Une affaire pressante autorise à s'y rendre, XII, 344. Gens admis, mais non logés, XII, 21, 440. Nul homme de robe n'y couche, sauf Courtin, III, 281. Les deuils dispensent d'y aller, XIX, 217. Les ministres étrangers n'y vont pas; exception unique pour l'ambassadeur de Savoie ; celui d'Espagne est de tous les voyages depuis 1700, III, 267 ; VII, 337 ; XIV, 421-422 ; XVIII, 28; XXVI, 243. Séjours de la cour d'Angleterre XV, 431, 433 ; XXVIII, 374.

Courtisans qui y sont admis : Bossuet, V, 167 ; Mme de la Chaise pour une fois, XIV, 105 ; Chamillart et sa femme, VI, 296 ; VII, 175 ; la comtesse de Gramont, Langlée, les Lillebonne toujours, VI, 217 ; VII, 72 ; IX, 41 ; Peletier de Souzy, III, 283 ; les Saint-Simon, II, 368; X, 48, 54, 63, 65, 215 ; XVIII, 1, 4, 66, 384 ; XIX, 11, 234. Jours du P. le Tellier, XIX, 232-233. Godet des Marais presque jamais, XVIII, 235. Mlle Choin refuse d'y venir, XVII, 423.

Bals et fêtes, VII, 52, 57-60; VIII, 48 ; X, 1, 66, 84-85 ; XI, 85 ; XII, 204, 403, 419, 434, 437-440 ; XIII, 220, 243 ; XIV, 298 ; XV, 350 ; XIX, 181 ; XX, 272. Description de la séance d'un bal, XII, 438-439. Les tables et le souper du Roi, II, 369 ; V, 163 ; XII, 440 ; XV, 241-242 ; XVIII, 25-26. Qui mange avec le Roi, V, 338. Après-dîners et après-soupers du Roi, XV, 242-243 ; XIX, 75. Toilette des dames, pas de grand habit, XVIII, 25, 120. Familiarité des promenades du Roi ; tout le monde couvert, VII, 338 ; XXVIII, 353-354. Conseils moins fréquents qu'à Versailles ; le Roi ne s'y occupe point d'affaires, V, 163, XIII, 206 ; XX, 171. Service moins réglé qu'à Versailles ; plus d'intimité et de familiarité V, 162-163 ; XV, 46, 475. Le Roi ne veut pas qu'on s'y ennuie, VIII, 330. Tout le monde se réunit dans les salons, V, 162-163. Les invités dînent dans leur chambre, V, 175. Sièges et tabourets des appartements, V, 338 ; XV, 45, 50. Usages particuliers, VIII, 317. Espionnage des suisses, XIII, 153.

Appartements : Antichambre, II, 322 ; XX, 271. Chapelle, XIX, *232 ; XX, 182, 183 ; XXVII, 88. Escalier, XXI, *265-266 ; XXII, 38. Les quatre appartements du rez-de-chaussée, VIII, *317. Le grand salon, II, 369 ; V, 162-163 ; VII, 74, 337 ; X, 369 ; XII, 438 ; XV, 45, 50, 51, 54 ; XVIII, 425 ; XIX, 234, 279 ; XX, 264 ;

XXII, 299; XXVII, 87. Les cheminées du salon, XX, *264. Les quatre petits salons, II, 322; V, 162; VIII, 317, 318; XII, 438; XV, 44, 241; XIX, 216, 234, 279; XX, 182; XXIV, 309. Salon de la Chapelle, XIX, *280; XX, 182. Salon de la Perspective, XIX, 279; XX, 275; XXVIII, 374. Portes-fenêtres du rez-de-chaussée, XVI, 102; XIX, 279; XX, 184. Terrasse du haut du salon, X, 372. Les meubles, XXVIII, *172.

Appartement du Roi, XII, 438; XV, 241; XIX, 233, 279; XX, 265. Son antichambre, XIX, 251. Ses deux cabinets, V, 162; VI, 397; VIII, 317; XV, 221; XIX, 75; XX, 114. Sa chambre, V, 162; VIII, 317; XIX, 234. Appartement de Monseigneur, XX, 184; du duc de Bourgogne, XXII, 38; de la duchesse de Bourgogne, XV, 350; de Mme de Maintenon, V, *163; XII, 438; XIII, 293; XVI, 103; XIX, 233. Le Repos de Mme de Maintenon, XIX, *233; XXI, 10; XXVIII, 249. Appartement de Monsieur, VIII, 347; de Madame, XIX, 279.

Logements du premier étage, X, 372. Appartement de la princesse de Conti, XX, 184; XXI, 266; de la duchesse de Chartres, II, 372-373; de Madame la Duchesse, XIX, 235; du capitaine des gardes en quartier, X, 372.

Logements des courtisans: Chamillart, XIII, 243; Chamlay, XXVI, 208; les Chevreuse, XXII, 303; Courtenvaux, XXVI, 244-245; Effiat, 208; Mme d'Espinoy, X, 375; la princesse d'Harcourt, 372, 375; le Peletier de Souzy, IX, 25; X, 289; les Saint-Simon, V, 175; XII, 335; XIII, 330; XXI, 266; XXII, 303; XXVI, 243-245; la princesse des Ursins, XII, 434; Vaudémont, XV, 4; la duchesse de Villeroy, X, 375.

Les Pavillons, XIII, 243; XVI, 31, *34; XIX, 223, 233, 234; XXI, 266; XXII, 303; XXIII, 305; XXVI, 243. La Perspective, X, 371; XII, 434; XV, 432, 471; XIX, 279; XX, 275; XXIII, *305. Corps de garde des suisses, II, 373. Les cuisines, XIX, 216.

Les jardins, X, 48, 85; XII, 21; XIII, 215, 216, 330; XIV, 105; XV, 48; XVI, 6, 31, 33, 102, 202; XVIII, 223; XIX, 13, 281, 283, 284; XX, 149, 183, 184; XXVII, 176; XXVIII, 353. Le Roi les montre à des visiteurs, V, 66-67; VI, 397; VII, 338; XI, 96; XV, 5; XVI, 34, 324. Allée de la Perspective, XV, 432. L'Abreuvoir, XVI, *6. Le bassin des carpes, XV, 471-473; XIX, 235; XXVIII, 173. Les Berceaux, XX, *183, 187, 191. La Cascade, *183. Le Mail, XIII, 92; XXIII, *379. La Rivière, XX, 183. La Roulette, XV, *48. La Terrasse, 432. Les Hauts de Marly, XII, 104; XXI, 327.

La forêt, les chasses, VIII, 40; X, 205; XXIV, 259;

XXVI, 184; XXVIII, 352. La Machine, *172, 174. L'intendance, XXIV, 98. Le gouverneur : voyez Bontemps.

MARLY (le village de), XII, 21. Curé : Antoine Morant, XXI, 265.

MARMOUTIER (l'abbaye de), XXVI, *308.

MARNE (la), rivière, XVIII, 247.

MAROC (le sultanat de), XII, *447. Ambassade envoyée à Paris, VI, 138-140.

MAROLLES (Claude II de), XVIII, *245. Son duel, 245.

MARQUIS (le titre de), V, *318, 319. En Espagne, IX, 150-152, 168.

MARQUISAT (l'île du), IV, *162; XIV, *27; XV, 178.

MARSAILLE (le bourg et la bataille de la), I, *273-279; IX, 2; XII, 188.

MARSAIS (César Chesneau du), XXVII, *163. Fait l'éducation du jeune de Mesmes, 163.

MARSAL, capitaine des guides, II, *174.

MARSAL (la ville de), X, *196.

MARSAN (Charles de Lorraine-Armagnac, comte de), † 1708, III, *14. Maltraite sa première femme Albret, XXIV, 193-194. Se remarie avec Mme de Seignelay, III, 14; XI, 282. Assiste au mariage du duc de Lorraine, VI, 17-20. Affaire de la comtesse d'Armagnac et de la duchesse de Saint-Simon, VI, 81, 85. Son propos sur l'archevêque de Sens la Hoguette, VIII, 286. Défend le maréchal de Villeroy après Crémone, X, 84. Désire le gouvernement de Saint-Simon, XII, 52. Conversation avec le Roi au sujet du succès du duc d'Orléans à Lérida, XIV, 433. Sa mort, son caractère, ses vices, ses enfants, XVI, 394-401. Ses relations avec Chamillart, qui lui procure des affaires de finances, IX, 37-38; XV, 381; XVI, 397-399. Liaison avec Villeroy, VII, 44.

MARSAN (Marie d'Albret, marquise d'Albret, puis comtesse de), III, *218; XVI, *396. Son malheureux mariage avec Marsan, XXIV, 193-194; XXVIII, 197.

MARSAN (Catherine-Thérèse de Matignon-Torigny, marquise de Seignelay, puis comtesse de), III, *8; VI, 425-426; XI, 282; XVI, 397, 400.

MARSEILLE (la ville de), VI, 229; VIII, 236; X, 392; XIII, 50, 128; XVII, 228; XVIII, 252; XIX, 298; XXIV, 9, 323, 324, 376; XXVI, 68, 135. Évêques : voyez Belsunce (H.-Franç. de), Vintimille (Charles-Gaspard de).

MARSIGLII (Ferdinand, comte), XI, *299. Condamné pour avoir rendu Brisach, 299; XII, 29.

MARSOLLIER (Jacques, abbé), XVI, *118, 119.

MARTEL (Mme), XVII, *170.

MARTEL (la famille), I, *91. Voyez Fontaine-Martel.

MARTEVILLE (le marquis de), XVI, *448.

MARTIGUES (la principauté de), XIV, *190.

MARTIN Ier, roi d'Aragon, VIII, *199; XV, 292.

MARTINEAU (le P. Isaac), VII,

*189. Confesseur du duc de Bourgogne, 189; XIX, 176, 185; XXI, 310. Il l'accompagne en Flandre; calomnies à ce sujet, XVI, 332-333. Il est nommé confesseur du petit Dauphin, XXIII, 46.

MARTINIQUE (l'île de la), XXIV, *142.

MARTINITZ (Maximilien-Guidobaldo, comte de), vice-roi de Naples pour l'Empereur, XV, *233.

MARTINOZZI (Laure Mazzarini, comtesse), sœur de Mazarin, VI, *248; IX, 292; XIV, 386; XXIV, 294.

MARXHEIM (le bourg de), IV, *220.

MASCARILLE (le marquis de), VI, *305; XII, 160.

MASCRANNY (Barthélemy), son frère l'abbé François, sa femme Jeanne-Baptiste le Fèvre de Caumartin, XVII, *349, *350; XXIII, 65. Sa fille : voyez Gesvres (la marquise de).

MASNER (Thomas), XX, *205. Enlève le Grand Prieur, 205-206. Son fils emprisonné à Pierre-Encise, 205-206; XXI, 336; XXII, 168.

MASOVIE (la), IV, *183, 184.

MASQUES DE DAMES (les), X, 102, *103.

MASSEI (Barthélemy, cardinal), XXVI, *229. Sa famille, sa fortune; apporte la barette au cardinal de Bissy, 229-231.

MASSERAN (Victor-Amé-Louis de Ferrero de Fiesque, marquis de Crévecœur, puis prince de), IX, *198; XXIV, *217. Recreador du roi d'Espagne, 217-218.

MASSERAN (Jeanne-Irène Caraccioli, marquise de Crévecœur, puis princesse de), XXV, *159. Dame de la nouvelle reine, 159

MASSEZ (Bernard de Béon, seigneur du), II, *23. Sa femme, Louise de Luxembourg, *23.

MASSIETTE (le général), II, *214.

MASSILLON (Jean-Baptiste), évêque de Clermont, XVII, *150. Fait l'oraison funèbre du prince de Conti, 150-151.

MASSUÉ (la famille de), IV, *20. Voyez Galloway, Ruvigny, Caillemotte (la).

MATHIAS, empereur d'Allemagne, XXIII, *243.

MATIGNON (la maison de Goyon de), III, 293; V, 30; IX, 272; XI, 280-281; XIV, 212; XV, 430; XVI, 397. Ses droits à la succession de la duchesse de Nemours, XV, 127, 130-131. Ses armoiries, XXVI, *191. Voyez Gacé, Torigny.

MATIGNON (Jacques II Goyon, maréchal de), † 1597, II, *34; XII, *71; XV, 127, 430.

MATIGNON (Françoise de Daillon, maréchale de), XII, *71.

MATIGNON (Jacques III Goyon, comte de Torigny, puis de), † 1725, II, *134. Lieutenant général en Normandie en 1694, 134. Ses prétentions sur Neuchâtel et sur la succession de la duchesse de Nemours, VI, 106, 206; XV, 131-138; XIX, 187; XX, 95-96. Son procès au parlement de Rouen contre un faussaire, IX, 77; XIV, 175-176. Il commande en Normandie en 1702, X, 119. Mariage de son fils, XVII, 77. Son pro-

cès contre la duchesse de Luynes, XIX, 187; XX, 95-96, 194. Ses prétentions chimériques au duché d'Estouteville, 285; XXI, 246-247, 253. Affaire avec M. de Chevreuse, 253-255. Assiste aux obsèques du duc de Bourgogne, XXII, 346. Se démet de ses charges en faveur de son fils, XXIII, 266. Son caractère intéressé, IX, 36. Sa liaison intime avec Chamillart, IX, 36-37, 77; XI, 280, 285; XV, 419; XVII, 77. S'enrichit grâce à lui dans les affaires de finances, IX, 37; XV, 381; XVI, 398; XXI, 255. Relations avec Coigny, XI, 284. Cité, II, 35, VI, 425; XV, 130, 419.

MATIGNON (Charlotte de Matignon, comtesse de), femme du précédent, VI, *425.

MATIGNON (Charles-Auguste de Matignon, comte de Gacé, puis maréchal de), † 1739, II, *35. Voyez Gacé (le comte de). Est fait maréchal et prend le nom de Matignon, XV, 429-430. Consent à servir sous Vendôme, XVI, 23-24, 30, 33, 211, 222. A Audenarde, 188, 190, 210-214. Insulté par Campistron, 234. Malade, quitte l'armée de Flandre, 294-295. Discussions avec l'ambassadeur de Perse, XXVI, 128, 131. Son fils épouse Mlle de Monaco, 188-193. Sa liaison avec Chamillart; ses affaires de finances, XVI, 23; XXVI, 190. Cité, VI, 239, 435; XI, 280, 282; XV, 130, 132; XVI, 175; XIX, 35.

MATIGNON (Léonor de Goyon de), évêque de Lisieux, XI, *281. Sa mort, XXIV, 278-279.

MATIGNON (Jacques de Goyon de), évêque de Condom, XI, *281.

MATIGNON (Marie-Thomas-Auguste de Goyon, marquis de), † 1766, XIV, *274. Sa femme Edmée-Charlotte de Brenne, *274.

MATIGNON (Jacques de Goyon, chevalier de), puis comte de Torigny, XI, *281, 282.

MATIGNON (les demoiselles de), religieuses, XI, *281.

MATIGNON (l'hôtel de), à Paris, VI, *239.

MAUBEC (François de Lorraine-Harcourt, prince de), † 1706, XIV, *37. Sa mort, 37.

MAUBEUGE (la ville de), II, 205; XVIII, 158, 191. Gouvernement, XIII, *231.

MAUBUISSON (l'abbaye de), XVII, *89, 94, 95, 97; XIX, 56.

MAUBUISSON (Louise-Hollandine de Bavière, abbesse de), XVII, *88. Voyez Bavière (L.-H. de).

MAULÉVRIER (Louis de Brezé, comte de), † 1531, XIV, *191.

MAULÉVRIER (Charles-Robert de la Marck, marquis de), † 1622, V, *267. Chevalier du Saint-Esprit, 267. Prend le titre de duc de Bouillon à la mort de sa nièce et précède partout le maréchal de Bouillon, XIV, 199 et suiv. Ses enfants, 201-202. Ses deux femmes Jacqueline d'Averton et Antoinette de la Tour, *201.

MAULÉVRIER (Édouard-François Colbert, comte de), † 1693, I, *120. Meurt de douleur de

n'être pas fait maréchal de France, 117, 120 ; IV, 330 ; XII, 274. Cité, II, 324 ; VII, 39 ; XXII, 91.

MAULÉVRIER (Marie-Madeleine de Bautru, comtesse de), VII, *39. Sa mort, 39.

MAULÉVRIER (Jean-Baptiste Colbert, comte de), † 1694, II, *324. Est tué au siège de Namur, 324-326, 330.

MAULÉVRIER (François-Édouard Colbert, marquis de), † 1706, IV, *330. D'abord destiné à l'église, XIII, 327. Épouse une fille de Tessé, IV, 330. Sa passion pour la duchesse de Bourgogne ; ses excentricités, XII, 274 et suiv. Son beau-père Tessé l'emmène en Espagne, 275, 279. Sa conduite en ce pays ; sa faveur, 388-391, 406. Fait la cour à la reine d'Espagne ; est rappelé, XIII, 21-24, 27. Revient en faveur ; meurt fou, 324-331.

MAULÉVRIER (Marthe-Henriette de Froullay de Tessé, marquise de), IV, *330. Son mariage, 330. Sa faveur auprès de la duchesse de Bourgogne, XII, 274, 275. Mort de son mari ; se retire au couvent ; garde les papiers de son mari, XIII, 325 et suiv. Citée, XII, 389 ; XIII, 24.

MAULÉVRIER (Henri-Colbert, chevalier de), † 1711, VII, *39. Apporte la nouvelle de la victoire de Calcinato, XIII, 349 ; et de la prise de Lérida, XIV, 430-431. Sa mort, XXII, 91.

MAULÉVRIER (Louis-Charles Colbert, abbé, puis comte de), † 1726, VII, *39.

MAULÉVRIER (Charles Andrault de Langeron, abbé de), † 1720, XV, *367. Aumônier du Roi, renvoyé en même temps que Fénelon ; se justifie, 367. Conseils qu'il donne à Jérôme de Pontchartrain au moment de la mort de sa femme, XVI, 141, 144-146. Aux obsèques du prince de Conti, XVII, 144. Refuse l'évêché d'Autun et reçoit une abbaye ; sa carrière et son caractère, XX, 82-88.

MAULÉVRIER (Jean-Baptiste-Louis Andrault, marquis de), † 1754, IX, *236. Chevalier de la Toison d'or, 236-237.

MAULÉVRIER (le comté de), XIV, *199.

MAULNORRY (Louis-Marie de), conseiller au Parlement, II, *73.

MAUNY (François d'Estampes, marquis de), XII, *319. Sa femme Charlotte Brûlart, *319.

MAUNY (Louis de la Marck, marquis de), † 1626, V, *267 ; VII, 111 ; XIV, 202, 204-205. Sa femme Isabelle Jouvencl, *205.

MAUPEOU (Pierre III de), président aux Enquêtes, beau-père de Pontchartrain, VI, *271 ; XXIV, 227.

MAUPEOU (Guillaume), président au parlement de Metz, XXV, *120.

MAUPERTUIS (Louis de Melun, marquis de), I, *30. Capitaine des mousquetaires gris, son portrait, 30-32. Grand-croix de Saint-Louis, XV, 429. Ses prétentions à être de la maison de Melun, 467. Cité, XVIII, 283 ; XXIII, 237.

MAURE (le comte de). Voyez Rochechouart (J.-B., comte de).

MAUREPAS (Jérôme Phélypeaux, comte de) et de Pontchartrain. Voyez Pontchartrain.

MAUREPAS (Jean-Frédéric Phélypeaux, comte de), X, *19.

MAURES (les). Leur domination en Espagne, IX, 115, 119, 152, 160, 169, 235, 247. Noms de baptême des Maures convertis, 168. Prennent Oran, XV, 398.

MAXIMILIEN, empereur, IX, *119, 123, 124; XIV, 188, 189.

MAXIMILIEN (Maximilien-Gaston-Guy-Benjamin de Rohan-Soubise, dit le prince), V, *289; XIII, *378.

MAYENCE (la ville de). Sièges, III, 113; X, 348; XII, 394. Citée, II, 166, 167; III, 223, 224, 228, 229, 232, 245, 248; IV, 217, 218, 221, 284; X, 246; XII, 138; XIII, 356; XVIII, 227. L'archevêché, IV, *278. Le coadjuteur, XX, 244-245. Le chapitre, *150, 244.

MAYENCE (Lothaire-François de Schönborn, électeur de), † 1729, XI, *133.

MAYENNE (Charles de Lorraine, duc de), † 1611, V, *270. Chef de la Ligue et lieutenant général de l'État, 270-273; XV, 121-122; XVII, 307. Fait tuer M. de Piennes, V, 224. Crée des maréchaux de France, XVI, 26. Ne prend pas le titre d'Altesse, XVII, 307. Henri IV le fait couvrir devant lui, VI, 423; IX, 271.

MAYENNE (Henri de Lorraine, duc de), † 1621, XV, *2, 122.

MAYENNE (l'hôtel de), à Paris, XV, *1-3, 38, 60.

MAYERCRON (Henning Meyer de), envoyé de Danemark en France, IV, *51.

MAZARIN (la famille), XIV, 387; XXIV, 295-296.

MAZARIN (Pierre), père du cardinal, XXIV, *296-297. Sa femme Hortense Buffalini, *296.

MAZARIN (Jules, cardinal), I, *79. Son rôle pendant la minorité de Louis XIV et la Fronde, I, 184, 191; V, 242; XIII, 131, 137-138; XIV, 249; XVII, 329; XXVIII, 2-3. Sa lutte contre Mme de Chevreuse, V, 242. Cherche à se concilier Condé, II, 39. Fait arrêter les princes, XXVIII, 196. Ses absences du royaume, XI, 294; XII, 389. Offre le bâton de maréchal à Claude de Saint-Simon, I, 201-203. Intervient dans le mariage Chabot-Rohan, XIV, 139. Conclut le traité des Pyrénées, VIII, 210. Multiplie les ducs à brevet, II, 38; VI, 319. Invente la charge de surintendante de la maison de la reine, XI, 294. Fait nommer une dame d'atour à Anne d'Autriche, IV, 108. Sa mort et ses suites, IV, 276; V, 253; XVII, 286. Son tombeau, VI, 238.

Jugement porté sur lui par Saint-Évremond, XI, 259-261. Son déplorable système de gouvernement, XXVII, 3, 6-7. Ses pestifères maximes, 101. Il invente l'égalité entre les rois, XXIV, 320-321. Sa poltronnerie, XXIII, 165. Ses relations avec Louis XIV, XI, 310; XII,

[Mazarin *suite*]

452-453 ; XIV, 390 ; avec Anne d'Autriche, I, 194 ; XII, 389. Il inspire au Roi un grand respect pour les cardinaux, XXIII. 271. Ses idées ultramontaines, 385. Ses richesses, XXIV, 295.

Protège les Barberini, V, 282 ; Bartet, XV, 264-265. Relations avec le cardinal de Bonsy, XI, 136. Avantages qu'il procure aux Bouillons, VI, 129 ; XIV, 212, 213, 215 ; XV, 310-312 ; XX, 33. Fait disgracier Chandenier, III, 147-148. Relations avec Chavigny, I, 177. Protège Charost, XXII, 106-107. Protège Colbert et le recommande au Roi, XVI, 50 ; XVII, 354 ; XXV, 46. Lié avec le maréchal de Gramont, XII, 81. Attachement de Navailles pour lui, VII, 24-25 ; XI, 294 ; XII, 227. Favorise le duc de Noailles, XVI, 376. Ami de Nogent, XV, 391 ; du président Rose, VIII, 24. Regrette Saint-Maigrin, I, 204. Protège La Salle, XXIII, 165. Avantages qu'il procure aux La Trémoïlle, XV, 312. Relations avec Turenne, XIV, 212, 220, 222.

Ses sœurs, neveux et nièces, XIV, 385-390. Mariages de ses nièces, I, 79 ; XI, 294 ; XIV, 218 ; XVI, 427. Sa maison, XVI, 50. Sa maison militaire, VII, 25. Son capitaine des gardes, III, 147-148 ; XIV, 125. Ses chevau-légers, VII, 24 ; XI, 294. Son duché de Nivernois et Donziois, II, 38.

Cité, I, 11 ; III, 147 ; VI, 248, VII, 10, 30 ; IX, 272 ; XII, 227, 452 ; XIV, 213, 222, 294 ; XV, 118 ; XVII, 284, 286, 369 ; XXVII, 102.

MAZARIN (Armand-Charles de la Porte de la Meilleraye, duc), III, *15. Perd sa femme ; il promène son corps avec lui, VI, 235-238 ; XXIII, 207. Enlèvement de sa fille par le marquis de Richelieu, XII, 343. S'abstient dans l'affaire de d'Antin pour le duché d'Épernon, XX, 283. Sa mort, son caractère, ses manies, XXIII, 201-208, 353. Sa famille, 208-215. Cité, V, 58 ; XIII, 307 ; XIV, 387 ; XVII, 168 ; XX, 96.

MAZARIN (Hortense Mancini, duchesse), V, *58. Son mariage, sa vie conjugale, XXIII, 203-205. Sa retraite en Angleterre ; ses relations avec Saint-Évremond, V, 58 ; XI, 259-261. Sa mort, sa sépulture, VI, 235-238. Son mari promène son corps avec lui, 237-238 ; XXIII, 207. Citée, XIV, 387 ; XXIV, 294.

MAZARIN (Paul-Jules de la Porte, duc de la Meilleraye, puis de), † 1731, et sa femme Charlotte-Félicie-Armande de Durfort-Duras. Voyez Meilleraye (la).

MAZARIN (Marie-Charlotte de la Porte de la Meilleraye, demoiselle). Voyez Richelieu (la marquise de).

MAZARIN (Guy-Paul-Jules de la Porte de la Meilleraye, duc), † 1738, XVII, *168, 169.

MAZARIN (Louise-Françoise de Rohan-Soubise, duchesse), XVII, *78 ; XXIII, 314.

MAZARIN (le duché-pairie de), XVII, 169.

MAZARIN (le château de), XXIII, *207.

MAZZARA (le village de), XXIV, 296.

MÉAN (Jean-Ferdinand de), doyen du chapitre de Liège, IX, *318-319.

MÉAN (Laurent de), chanoine de Liège, IX, *318, 319.

MEAUX (la ville de), IV, 67; V, 387, 407. Évêché, XII, *54. Les Filles de Sainte-Marie, IV, *63. Évêques : voyez Bissy (H. de Thiard, cardinal de), Bossuet (Jacques-Bénigne), Séguier (Dominique).

MECKLENBOURG (Élisabeth-Angélique de Montmorency-Bouteville, duchesse de Châtillon, puis de), I, *218. Elle marie sa nièce Mlle de Luxembourg, II, 228-229. Sa mort et sa succession, II, 36, 234; III, 37. Son caractère, sa liaison avec Monsieur le Prince, II, 36, 38-40. Citée, XVII, 171; XVIII, 122.

MECKLENBOURG-GUSTRAW (Louise de), reine de Danemark, XVII, *22.

MECKLENBOURG-SCHWERIN (Sophie-Louise de), reine de Prusse, XXIII, *296.

MECKLENBOURG ou MECKELBOURG (le duché de), XXIII, *238.

MÉCONTENTS DE HONGRIE (les). Voyez Hongrie.

MÉDAILLES. L'Histoire du Roi par les médailles, X, 115-117.

MÉDARD (saint) et sa légende, I, *42.

MÉDAVY (Jacques-Léonor de Rouxel de Grancey, comte et maréchal de), † 1725, I, *278. Blessé à la Marsaille, 278. Campagne de 1702 en Italie, X, 221. Campagne de 1705, XII, 386-387. Remplace Vendôme par intérim, XIII, 292. Campagne de 1706 ; son corps indépendant, XIV, 12, 37-38, 72, 96, 99. Victoire de Castiglione, 60, 80-85. Est fait chevalier de l'Ordre, 83. Campagne de 1707; partis qu'il propose, 444-447. Ramène son corps en France; est bien reçu du Roi et fait gouverneur de Nivernais, 449-453. Commande en Savoie et en Dauphiné, XV, 211. Au siège de Toulon, 217, 219. Commande en chef en Provence, 229. Sa réception comme chevalier de l'Ordre, XX, 236, 238. Marie sa fille à son frère, XXIV, 173-174. Cité, VII, 39, 40; XII, 112; XV, 1, 33, 154; XVII, 18.

MÉDAVY (Marie-Thérèse Colbert de Mauléyrier, maréchale de), VII, *39-40.

MÉDIANNATE (le droit de), en Espagne, IX, 144-146, 167.

MÉDIANOCHE (la), IV, *323.

MÉDICIS (la maison de), V, 73; XI, 135; XIII, 352; XIV, 254. La branche d'Ottaïano, XIII, 353; XVIII, 105.

MÉDICIS (François-Marie, cardinal de), X, *163. Son attachement à Philippe V, 163-164, 171, 194. Projet de le marier avec Mlle d'Armagnac, XIII, 352-354. Il rend son chapeau et épouse une Gonzague, 354; XVIII, 104-105; XIX, 18. Sa mort, XX, 302. Ses sentiments pour la France, XIII, 352-353.

MÉDICIS (Éléonore de Gonzague, princesse de), X, *164. Épouse

le cardinal de Médicis, XIII, 354; XVIII, 104-105; XX, 302.

Medina-Celi (les ducs de), VIII, 192-193; IX, 149-150, 245; XX, 299.

Medina-Celi (Jean-François-Thomas-Laurent de la Cerda, duc de), † 1691, VIII, *203; XXIII, 22.

Medina-Celi (Louis-François de la Cerda, duc de), † 1711, VII, *253. Ambassadeur à Rome, VIII, 188. Vice-roi de Naples à l'avènement de Philippe v, VII, 253, 349, 376. Étouffe la révolte, IX, 303-305. Rappelé et nommé président du conseil des Indes, VIII, 186-187; IX, 305. Passe par la France, X, 230. Fait partie de la junte de gouvernement, X, 179. Aventure avec Mme des Ursins et Aubigny, XI, 244. Est arrêté et conduit à Bayonne, XX, 105-106. Sa mort, son héritage, 299-300. Sa fille mariée à l'Amirante de Castille, VIII, 203. Grandesses accumulées sur sa tête, 192; IX, 155-156. Sa signature, VIII, 192-193. Son palais à Madrid, XXIV, 180, 215, 219. Cité, X, 205; XXII, 174.

Medina-Celi (Nicolas Fernandez de Cordoue, marquis de Priego, puis duc de), XX, *300. Sa femme Isabelle de la Cerda, *299.

Medina-Sidonia (Emmanuel Perez de Guzman, duc de), VIII, *124.

Médina-Sidonia (Gaspard Perez de Guzman, duc de), VIII, 124.

Médina-Sidonia (Jean-Claros-Alphonse Perez de Guzman, duc de), † 1713, VII, *255. Major-dome-major du roi d'Espagne, 255. Son rôle dans la préparation du testament de Charles ii; se rallie à la cause française, 263, 268-269, 273. Devient grand écuyer de Philippe v, VIII, 188-189. Son hostilité à l'égard de l'Amirante, 206. Son rôle dans les premiers temps du jeune roi, 216; IX, 109. L'accompagne en Italie, X, 167, 172, 175. Reçoit l'ordre du Saint-Esprit, 205. Accompagne le roi à l'armée, XIII, 404. Est fait membre de la junte, XVIII, 98-99. Sa mort, sa maison, XXIV, 144-145. Son caractère, VII, 264. Cité, VIII, 194, 214; IX, 136, 138. Sa femme Antonia Pimentel, IX, 137.

Medina-Sidonia (Manuel-Alphonse-Claros Perez de Guzman, duc de), † 1721, IX, *137; XXIV, *144. Ses goûts singuliers; refuse de s'habiller à la française pour sa couverture; est suspendu de sa grandesse, IX, 137-140. Sa femme Louise-Marie de Silva Mendoza, *137.

Medina-Sidonia (Manuel-Dominique-Joseph-Claros Perez de Guzman, duc de), † 1739, IX, *139; XXIV, *144. Sa femme Josèphe Pacheco Osorio, IX, *139.

Méditerranée (la mer), V, 351; VIII, 296; X, 195; XVI, 171.

Mégisserie (le quai de la), à Paris, XXVII, *157.

Mehaigne (la), rivière, II, *326, 371.

MÉHÉMET BALTAGI, grand vizir, XXII, *134-136.

MÉHÉMET-RIZA-BEG, ambassadeur de Perse, XXVI, *126. Sa venue en France; sa première audience, 126-135. Audience de congé, présents et départ, XXVII, 179-180.

MEILLERAYE (Charles de la Porte, maréchal-duc de la), † 1664, I, *153. Sa fortune, son caractère, sa liaison avec Mazarin, XXIII, 202-203, 214-215. Son rôle à la journée des Barricades, XII, 110. Sa réception comme duc, XXI, 201 202. Ses mariages, XIX, 135. Son mérite, 137; XXIII, 202. Ami de Claude de Saint-Simon, I, 153. Cité, VI, 32; XIV, 387.

MEILLERAYE (Marie Coiffier-Ruzé d'Effiat, maréchale de la), XIX, 135; XXIII, 215; XXVI, *370.

MEILLERAYE (Marie de Cossé, maréchale de la), I, *207. Sa vanité sur sa maison; inaugure le bonnet des Cossé, 207-208. Son rôle dans le procès de Saint-Simon contre Brissac, XIII, 193. Sa mort, son caractère, son remariage avec Saint-Ruhe, anecdotes, XIX, 129-137, 139. Citée, VII, 140; XVIII, 379; XXIII, 215.

MEILLERAYE (Paul-Jules de la Porte-Mazarin, duc de la), † 1731, III, *15. Son mariage, 15. Procès de M. de Luxembourg, 93. Assiste aux obsèques du prince de Conti, XVII, 152. Malice qu'il fait au duc du Maine, XIX, 109. Sa conduite dans l'affaire des prétentions de d'Antin, XX, 283. Assiste à la réception du duc de Saint-Aignan, XX, 294. Procès avec son père, XXIII, 203. Est privé du bailliage d'Haguenau, 353-354. Cité, XIII, 307.

MEILLERAYE (Charlotte-Félicie-Armande de Durfort-Duras, duchesse de la), III, *15; XII, 297.

MEIN (le), rivière, XII, *138.

MEJORADA (Pierre Fernandez del Campo, marquis de), † 1680, XII, *432.

MEJORADA (Pierre-Caëtan Fernandez de Angulo, marquis de), † 1721, XII, *432. Est secrétaire des Dépêches universelles, 431-433; XIII, 410.

MÉLAC (Ézéchiel de), † 1704, II, *144. Campagne de 1694, 144, 167. Fait l'arrière-garde en 1695, 303. Campagne de 1697, IV, 158, 173. Défend Laudau en 1702; est forcé de capituler, X, 246, 254-256. Vient saluer le Roi à Fontainebleau, 284. Dispute avec Asfeld, 288-289. Sa retraite, sa mort, son caractère, 285-288; XII, 108. Sa liaison avec les maréchaux de Lorge et de Duras, II, 167, 296; X, 288. Relations avec Saint-Simon, II, 144; X, 288-289.

MELFORT (Jean Drummond, comte puis duc de), VIII, *98. Disgracié et exilé à Angers, 98-100; XII, 448; XV, 416. Revient à Paris; est rappelé à Saint-Germain et créé duc, XII, 449-451. Sa mort, XXIV, 176. Ses fils, XV, 416. Sa femme, Euphémie Wallace, XII, *451.

MELGAR (le comte de). Voyez Amirante de Castille (l').

MÉLIAND (Nicolas), † 1696, conseiller au Parlement, XIII, *197.

MÉLIAND (Antoine-François), † 1747, XIII, *197. Rapporteur du procès de Saint-Simon contre Brissac, 197, 199, 200. Intendant à Pau, est fait conseiller d'État, XIII, 210. Intendant à Lyon, réprime une sédition, XXIV, 279.

MELLA (la), rivière, XIII, *115.

MELLO (le bourg de), VIII, *123.

MELUN (la maison de), I, 30; V, *334; XIV, 140; XV, 467. Voyez Espinoy.

MELUN (François-Michel-Auguste de Melun-Espinoy, dit le prince de), † 1691, V, *334, 337.

MELUN (Louis II de Melun, prince d'Espinoy, puis duc de). Voyez Espinoy.

MELUN (Anne-Julie de Melun-Espinoy, demoiselle de), V, *334. Son entreprise sur le rang des duchesses réprimée, 337-340; IX, 263. Joue la comédie chez Mme de Maintenon, X, 2. Familière de Monseigneur, XVII, 137. A Meudon pendant la maladie du prince, XXI, 6. Emmène Mlle Choin à Paris, 43.

MELUN (le duché de Joyeuse-), XXV, *127-128.

MELUN (la ville de). Les ponts, XXII, *91.

MEMMINGEN (la ville de), X, *307.

MÉMORIAUX (la secrétairerie des), à Rome, XXIII, *395.

MENARS. Voyon Charron de Menars.

MENARS (la terre et le château de), VI, *364; XVI, 151, 152; XVII, 354.

MENDE (l'évêché de), VI, *303.

MENDOZA (la maison de), VIII, 104. Ses armoiries, XX, *258.

MENDOZA (Balthazar de), grand inquisiteur, VII, *313. Exilé, VIII, 104-107, 194.

MENDOZZE (Jeanne de). Voyez Arnoul (Mme).

MENGUY (Guillaume, abbé), conseiller au Parlement, XIII, *197.

MÉNILMONTANT (le), XVI, *98; XVII, 464.

MENIN (la ville de), XIII, 382; XIV, 28-30; XVI, 360, 361; XIX, 398, 403. Gouvernement, XI, *303; XX, 155.

MENINS DU DAUPHIN (les), III, *181, 187; VI, 163, 368; IX, 16, 324; XII, 429; XIII, 49; XV, 109, 357; XVI, 88; XVII, 335; XXI, 93,

MENNETOU (Françoise-Charlotte de Senneterre, demoiselle de), puis marquise de la Carte, II, *80; IV, 320. Voyez Carte (la).

MERCI (l'ordre de la), XVII, *79.

MERCI (l'église et le couvent de la), à Paris, XVII, *79. Sépulture des Soubise, 79-81; XXIII, 114.

MERCŒUR (Philippe-Emmanuel de Lorraine, duc de), † 1602, XIV, *199.

MERCŒUR (Louis de Vendôme, duc de), † 1669, XIV, *386; XX, 257.

MERCŒUR (Laure-Victoire Mancini, duchesse de), XVII, *104, 105; XVI, 236, 479, XXIV, 293.

MERCY (Claude-Florimond, comte de), † 1734, XV, *183. Campagne de 1707 et de 1708, sur le Rhin, 183; XVI, 287. Tenta-

tive sur la Franche-Comté ; est battu par du Bourg et sa cassette prise, XVIII, 163-169, 172-173; XXII, 394. Est tué en 1734 devant Parme, XVIII, 166.

MÉRINVILLE (François III des Monstiers, comte de), † 1672, XIII, *434; XVIII, 231.

MÉRINVILLE (Charles des Monstiers, comte de), † 1689, XVIII, *230, 231. Sa femme Marguerite Gravé de Launay, *230.

MÉRINVILLE (Charles-François des Monstiers de), évêque de Chartres, XVIII, *238. Est choisi par son oncle Godet des Marais pour coadjuteur; ses vertus, 238-239. Son attachement pour Mme de Maintenon, XX, 334. Bénit le second mariage de Jérôme de Pontchartrain XXIV, 51.

MÉRINVILLE (Gaspard des Monstiers, comte de), † 1724, II, *149; XIII, *434. Brigadier en 1694, II, 149. Vend sa baronnie de Rieux à Samuel Bernard et prétend rester aux États de Languedoc, XIII, 434-436.

MÉRINVILLE (François-Armand des Monstiers, marquis de), † 1786, XIII, *436.

MÉRODE (la maison de), VIII, 223.

MÉRODE (Claude-François, comte de), † 1690, XII, *261.

MÉRODE (Anne-Dieudonnée Fabert, marquise de Vervins, puis comtesse de), XII, *260.

MERS-EL-KEBIR (la ville de), XV, *398.

MÉRY-SUR-SEINE (le bourg de), III, *319.

MESGRIGNY (Jean, comte de), II, *312. Ingénieur; pénètre dans Namur assiégé, 312. Reçoit l'ordre de Saint-Louis et est fait lieutenant général en récompense, 331-333. Sa conduite au siège de Tournay, capitule et passe aux ennemis, XVIII, 20, 141, 145-147. Cité, XVI, 488.

MESMES (la famille de). Généalogie, XXII, *219-228. Voyez Avaux.

MESMES (Jean-Jacques Ier de), † 1569, XXII, *220.

MESMES (Henri Ier de), sieur de Malassise, † 1596, XXII, *221.

MESMES (Jean-Jacques II de), seigneur de Roissy, † 1642, XVII, *98, 99; XXII, 221.

MESMES (Henri II de), seigneur de Roissy, † 1650, XVII, *99 ; XXII, 223-224. Sa première femme Jeanne de Monluc, *224. Sa seconde, Marie de la Vallée des Fossés, XVII, *100; XXII, 224.

MESMES (Claude II de), comte d'Avaux. Voyez Avaux.

MESMES (Jean-Antoine Ier de), seigneur d'Irval, † 1673, XVII, *98, 99; XXII, 225-226.

MESMES (Jean-Jacques III de), président au Parlement, † 1688, XI, *169. Prévôt de l'ordre du Saint-Esprit, 169-170 ; XVII, 98-99 ; XXII, 226, 227, 229. Sa femme Marguerite Bertrand de la Bazinière, XI, *170; XII, 427 ; XXII, 226.

MESMES (Jean-Antoine II de), comte d'Avaux. Voyez Avaux.

MESMES (Jean-Antoine III de), premier président, † 1723, XI, *43. Vise la place de premier président, XIV, 380. Achète la charge

de prévôt de l'Ordre, XI, 169; XVII, 99, 112. Devient premier président par l'appui du duc du Maine, XXII, 218-219. Obligé de traiter le duc de Bourgogne de Monseigneur, XXI, 128. Fait condamner au Parlement le livre du P. Jouvancy, XXIII, 292-293. Sa conduite à la séance des Renonciations, 334-335, 338, 339. Le Roi lui paie les intérêts de son brevet de retenue, XXIV, 174. Postule la place de chancelier, 314. Reçoit le testament du Roi, en fait le récit à Saint-Simon; mesures de conservation qu'il prend, XXV, 18-25; XXVII, 150-153. Affaire du bonnet; sa conduite étrange et déloyale, XXVI, 4, 6-27, 30-32, 36-43, 47-51, 54-57. Reçoit une pension, 65. Intérêt qu'il a à servir les bâtards du Roi, XXVII, 93-94. Affronts que lui font les ducs, XXVI, 40-42. Marie sa fille à Lautrec, 239-240. Sa conduite dans l'affaire de la Constitution, 249.

Portrait et caractère, XXII, 228 et suiv. Son intimité avec le duc et la duchesse du Maine; il est un des familiers de Sceaux, XI, 43; XIV, 380; XIX, 9; XXII, 230-231; XXVI, 27. Panier percé, 65. Son goût exquis, 24. Ses relations avec son frère Avaux, XI, 348. Ami d'Huxelles, XIX, 9; et de Nancré, XII, 427-428. Ses amies Mmes de Créquy, de Beringhen, de Vassé, de Lesdiguières et d'Elbeuf, XXVI, 19, 24, 26. Son secrétaire Villeras, XVIII, 109. Cité, XIII, 419; XXII, 227.

Mesmes (Marie-Thérèse Feydeau de Brou, dame de), XIII, *419.

Mesmes (Henri, abbé de), † 1721, XXII, *227.

Mesmes (Jean-Jacques, bailli de), † 1741, XXII, *228. Ambassadeur de l'ordre de Malte en France, 230; XXV, 119. Fait visite au prince de Dombes, XXVI, 217-218.

Mesmes (Jeanne-Thérèse-Angélique de), naine et religieuse, XVII, *100; XXII, 224.

Mesmes (Judith-Amasie, demoiselle de), XXII, *228.

Mesmes (Jeanne de). Voyez Lambert d'Herbigny (Mme).

Mesmes (Mlles de). Voyez Lautrec (la comtesse de), Lorge (la duchesse de).

Mesmes (l'hôtel de), à Paris, XVIII, *109.

Mesmont (Godefroy de Romance de), I, *27. Son académie de jeunes gens, 27.

Mesmyn (Pierre), premier commis des bâtiments, VI, *94.

Mesnager (Nicolas), XXII, *157. Plénipotentiaire à Utrecht, 157-158, 234. Reçoit une pension en récompense, XXIV, 9-10. Sa mort, 284-285.

Messin (le pays), XIX, 395. Voyez Metz.

Messine (la ville de), X, 195; XXV, 129; XXVII, 195. L'archimandrite, VII, *125.

Mestre-de-camp (la charge de), I, *26. Mestres-de-camp réformés, 53, 54.

Mestre de camp général de la cavalerie (la charge de), II, *142; IX, 11; X, 181, 182,

269 ; XI, 33 ; XV, 308 ; XXVIII, 123.

Mestre de camp général des dragons (la charge de), III, *130 ; VI, 163 ; XI, 46, 74 ; XII, 283 ; XVII, 367.

Metternich (François-Arnold, baron de), évêque de Paderborn, XVI, *408. Candidat à l'évêché de Münster, 408-410.

Metternich (Ernest, comte de), agent de l'électeur de Brandebourg à Neuchâtel, XV, 139, 142, 143.

Mettloch (l'abbaye de), IV, *223.

Metz (la ville de), III, 245 ; IV, 96 ; IX, 320 ; XII, 183, 422 ; XIII, 188 ; XVI, 177 ; XIX, 127 ; XXIII, 92 ; XXVIII, 98. Citadelle, XII, 263. Commandant, X, 196 ; XII, 446. Gouvernement, XI, *150 ; XV, 146 ; XVII, 367, 395 ; XXIII, 176. L'évêché, IV, *101 ; XI, 150 ; XV, 40-42, 54, 55 ; XIX, 121, 122. Palais de l'évêché, XIII, 189. Évêques : voyez Coislin (Henri-Charles de), Feuillade (Georges d'Aubusson de la), Saint-Simon (Claude de). Chapitre de la cathédrale, XIII, *188, 189. Chambre de réunion, XV, 41-42. Parlement, II, 172 ; V, *135, 137 ; XIII, 444 ; XVIII, 430.

Meudon (Antoine Sanguin, dit le cardinal de), II, *284.

Meudon (le château de), II, *283 ; XIV, *397. Travaux des cardinaux de Meudon et de Lorraine, II, 284 ; XVI, 43 ; XIX, 392. Dépenses de Servien, X, 8 ; de Louvois, II, 283 ; XIX, 393. Cédé par Barbezieux à Monseigneur en échange de Choisy, II, 283-284. Constructions de Monseigneur ; les bâtiments neufs, VI, 192 ; XIV, 396 ; XVII, 431, 437 ; XVIII, 121.

Séjours de Monseigneur, IV, 186 ; V, 68-69 ; VI, 390 ; VII, 186, 319, 327, 329, 344 ; VIII, 239, 366 ; XI, 43 ; XII, 103, 104, 228 ; XIV, 15, 95, 101 ; XV, 112, 229 ; XVI, 327. 482-483 ; XVII, 28, 140, 317 et suiv., 378, 383, 397, 417, 423, 431 et suiv., 461 ; XVIII, 121, 308 ; XIX, 261, 270, 329 et suiv. ; XX, 186 et suiv., 234, 240. Voyages de Mlle Choin ; son logement, XIV, 396-399 ; XXI, 93-94.

Cour et vie journalière de Monseigneur, V, 313, IX, 42-43 ; XIV, 395-401 ; XVI, 12, 80 ; XVIII, 10. Les *parvulos*, XIV, 395, 398-401 ; XXI, 1-2, 53, 65, 79, 82. Cabales de la cour de Meudon, XVI, 11, 12, 328 et suiv. ; XVII, 422 ; XVIII, 10 et suiv., 43, 63, 66, 72, 192 et suiv. ; XIX, 253, 276, 277, 314, 316, 320 ; XX, 188, 234 ; XXI, 64-65, 76 et suiv.

Séjours et visites du Roi, V, 16 ; XII, 189, 198 ; XIV, 33, 398 ; XVI, 79-80 ; XVII, 323-324, 423, 424 : XXI, 10. Mme de Maintenon s'y trouve déplacée, 10. Visites des Princesses, II, 372. Le duc de Bourgogne renonce à y aller, XXI, 113-114. Séjour du duc d'Orléans, XIV, 90. Dames et courtisans qui y vont, V, 16 ; XIV, 397, 399 ; XVI, 89, 92 ; XX, 187. Tous les courtisans mangent avec Monseigneur, II, 366.

Saint-Simon n'y va pas, XXI, 1-2. Le Roi n'aime pas que les courtisans y séjournent, XVII, 422. Bals donnés par Monseigneur, VII, 52. Son jeu, V, 121, 313.

Réception du comte de Portland, V, 65, 67. Visites du duc de Lorraine, VI, 396, 398; de l'électeur de Bavière, IX, 255; XVIII, 224, 225. Trésor cherché, XI, 169. Réception du duc de Mantoue, XII, 103-104. Séjours de Vendôme, XIII, 295; XVII, 174. Il en est exclus, 325; XVIII, 304. Monseigneur montre le château à la duchesse de Saint-Simon, XIX, 336. Visite de l'électeur de Cologne, XX, 240. Monseigneur y meurt, XXI, 5-22. Visite des harengères, 14-15. Tous les courtisans l'abandonnent après la mort de Monseigneur, 42-44. Le château revient au duc de Bourgogne, XXII, 32, 35-37.

Appartement de la duchesse de Bourgogne, XIV, 398. Chambre de Monseigneur, XXI, 12. Chambre de Madame, V, 16. Chapelle, V, 16; XIV, 399. Entresol de Mlle Choin, XIV, 397-399; XXI, 12. Jardins, II, 284; IX, 255; XII, 104. Les marronniers, XIX, 335, La terrasse, XV, 390; XVII, 378, 392. Gouverneur et gouvernement, XIII, 319-321, 323; XXI, *96. La capitainerie, 44. Le bailli, XXII, 33.

Meudon (le village de), XIX, 392. Le curé : Louis de Rond, XXI, 20, 86. Les Capucins, *43, 51, 86. Maison de Courtin, XI, 346.

Meudon (les bois de), VI, 164.

Meulan (le bourg de), VIII, 76.

Moeurs (le fief de), XV, 274.

Meuse (Maximilien de Choiseul, marquis de), † 1701, VI, *22. Envoyé du duc de Lorraine en France, 22.

Meuse (Charles de Choiseul, marquis de), † 1703, XI, *303. Tué à Spire, 303.

Meuse (Henri-Louis de Choiseul, marquis de), † 1754, XXIII, *69. Épouse Mlle de Zürlauben, 69, 225. Est blessé à Denain, 102.

Meuse (Honorée-Julie-Françoise de la Tour-Châtillon, demoiselle de Zürlauben, marquise de), XXIII, *69, 225.

Meuse (la), rivière, II, 311, 314; IV, 195; VII, 112, 301; X, 360; XII, 137; XV, 411, 412; XXIII, 92.

Meusnier (René le), conseiller au Parlement, XIX, *117-119; XXVI, 13.

Mexique (le), VIII, 138; IX, 101, 161, 183; XIV, 284; XXVI, 117.

Mézières (Eugène-Marie de Béthisy, marquis de), † 1721, XIV, *319. Épouse Mlle Oglethorpe; sa famille, son portrait, 319-323.

Mézières (Éléonore-Marie-Thérèse Sutton d'Oglethorpe, marquise de), XIV, *320. Naissance, caractère, mariage, 320-321, 323.

Mézières (Éléonore-Thérèse et Marie-Catherine de Béthisy de), religieuses, XIV, *321.

Mézières (le gouvernement de), XXIV, 134.

MÉZY (X. de France, seigneur de), XXII, *244. Épouse la princesse d'Auvergne, 245-248.

MICHEL (François), maréchal ferrant de Salon. Son voyage à Versailles; audience du Roi, VI, 222-229, 231.

MICHEL WISNIOWIECKI, roi de Pologne, XI, *137; XV, 125.

MIDDELBOURG (Alexandre-Maximilien-Balthazar de Gand de Mérode, comte de), III, *38.

MIDDLETON (Charles, comte de), XII, *448. Son caractère, sa conversion, 448-450; XV, 416-418. Prend part à l'expédition d'Écosse; est soupçonné de trahison, 427-429, 432-433.

MIDDLETON (Catherine Brudenell, comtesse de), XII, *449; XV, 416-417.

MIGIEU (Antide de), président au parlement de Dijon, XVII, *201, 202.

MIGNARD (Pierre), peintre, II, *281. Sa mort; sa fille lui sert de modèle, 281-282; III, 33; XX, 252.

MIGNARD (Catherine-Marguerite), II, *282. Sa beauté; sert de modèle à son père; est entretenue par Blouin, et épouse le marquis de Feuquière, 282; III, 33-34; XX, 252. Voyez Feuquière.

MIGNOT (Jacques), cuisinier, XXII, *164.

MILAN (la ville de), I, 277; III, 266; V, 64; VII, 301, 370; VIII, 49; IX, 46, 51, 86; X, 35, 68, 69, 165, 177, 216, 217, 233, 377; XI, 307, 310; XII, 23, 25, 26, 89; XIII, 87; XIV, 34, 38, 84, 90; XV, 35; XVI, 154, 155; XXII, 177.

MILAN (François Ier Sforza, duc de), XXVI, *307. Sa femme Blanche-Marie Visconti, *307.

MILAN (Galéas-Marie Sforza, duc de), XXVI, *307. Ses femmes, Dorothée de Gonzague et Bonne de Savoie, *307.

MILAN (Jean-Galéas-Marie Sforza, duc de), XXVI, *307, 308. Sa femme Isabelle d'Aragon, *308.

MILAN (Louis-Marie Sforza, dit Ludovic le More, duc de), XXVI, *307, 308.

MILAN (François II Sforza, duc de), XXVI, *308.

MILAN (Maximilien Sforza, duc de), XXVI, *308.

MILAN (François III Sforza, duc de), XXVI, *308. Sa femme Christine de Danemark, 308.

MILANAIS (le), III, 266; VII, 270, 302, 339, 371; IX, 81, 133; X, 67, 68; XII, 27, 239; XIV, 116, 447, 448; XIX, 415. Gouverneur, X, 71, 226; XI, 309; XIII, 57; XIV, 89; XV, 33. Capitaine général, VIII, 262; IX, 146.

MILET, chirurgien, X, 322.

MILICES PROVINCIALES (les), VIII, *245; XIII, 169-170. Milices garde-côtes, XXI, 347 et suiv. Voyez Garde-côtes.

MILLENDONK (la seigneurie de), XXIV, *90.

MIMEURE (Jacques-Louis Valon, marquis de), XI, *218.

MINAS (François III de Sousa, premier marquis das), XXIV, *54.

MINAS (Antoine-Louis de Sousa, marquis das), † 1713, XIV, *416. Sa carrière, ses campa-

gnes contre les Espagnols, 416, 423, 431; XXIV, 53-54.

MINCIO (le), rivière, IV, 82; XIV, 11.

MINDELHEIM (la principauté de), XXIII, *179.

MINERVE (le couvent de la), à Rome, VII, *48; XII, 39.

MINIMES (le couvent des), à Paris, XII, *235-236.

MINISTRE (la charge de premier). Dangereuse pour le roi et l'État, XXVII, 217-218. Maxime de Louis XIV de n'en avoir jamais, XXVIII, 3.

MINISTRES D'ÉTAT (les), II, *2. Le Roi appelle au conseil d'État ceux qu'il veut faire ministres, XVII, 466. Exclusion de tout cardinal ou ecclésiastique par le Roi, IV, 275. Ils ne prêtent pas serment, XXV, 102. Il est obligatoire que le secrétaire d'État des affaires étrangères le soit, VI, 142. Ils sont assis au conseil des dépêches, à moins qu'ils ne soient secrétaires d'État, X, 385; XIV, 315. Le Roi ne remplit pas toujours les places vacantes, IV, 274. Réunion exceptionnelle en dehors du conseil d'État, X, 33-34. Endroit où ils s'assemblent en attendant le Conseil, VIII, 29. Leur pension de vingt mille livres, IV, 27; XVII, 439.

MINISTRES (les). Voyez Secrétaires d'État (les).

MINISTRES ÉTRANGERS (les). Voyez Ambassadeurs.

MINORQUE (l'île de), XIV, 283, 284; XVI, 170, 171.

MIOSSENS (Étienne, bâtard d'Albret, seigneur de), XXIV, *190-191; XXVIII, 195. Sa femme Françoise de Miossens, XXIV, *190.

MIOSSENS (Jean, dit d'Albret, baron de), et sa femme Suzanne de Bourbon-Busset, XXIV, *191; XXVIII, 195.

MIOSSENS (Henri Ier d'Albret, baron de), III, *218; XXIV, 192; XXVIII, 196.

MIOSSENS (Antoinette de Pons, baronne de), III, *214; XXIV, 191; XXVIII, 196, 197.

MIOSSENS (Henri II d'Albret, baron de), III, *214; XXIV, 191; XXVIII, 196.

MIOSSENS (Anne de Pardaillan de Gondrin, baronne de), III, *218; XXIV, 192; XXVIII, 196.

MIOSSENS (François-Amanieu d'Albret, comte de), † 1672, III, *216. Tué en duel, XXIV, 188-189; XXVIII, 196.

MIOSSENS (Élisabeth de Pons, comtesse de), III, *216. Sa jeunesse chez le maréchal d'Albret, XXIV, 196. Sa mort, son portrait, 188-189.

MIOSSENS (César-Phébus d'Albret, baron de). Voyez Albret (le maréchal d').

MIOSSENS (la terre de), XXIV, *191.

MIOSSENS (les armes d'Albret-), XXIV, *193.

MIQUELETS (les), II, *308; XIII, 301, 359-360, 399, 400; XVI, 403, 164-166.

MIRABEAU (Jean-Antoine Riquetti, marquis de), † 1737, XIII, 97.

MIRAMION (Jean-Jacques de Beauharnais, seigneur de), III, *71.

MIRAMION (Marie Bonneau de Rubelles, dame de), III, *70. Son

mariage, son enlèvement par Bussy-Rabutin, ses bonnes œuvres et ses fondations religieuses, 70-76; VI, 430; XII, 262.

MIRAMIONNES (la communauté de Sainte-Geneviève ou des), III, *74, *75; XII, 262.

MIRANDA-DE-DUERO (la ville de), XX, *107, 108, 350, 351.

MIRANDOLE (François-Marie Pic, prince de la), XXVI, *174. Grand écuyer du roi d'Espagne, quitte sa charge, 174-175.

MIRANDOLE (la ville de la), XIII, *40, 41, 44.

MIREPOIX (Gaston-Jean-Baptiste de Levis, marquis de), † 1699, VI, *234. Sa mort, son caractère, 234-235; IX, 2. Ses invocations diaboliques avec le duc d'Orléans, XXVI, 295.

MIREPOIX (Marie-Angélique de la Ferté-Senneterre, marquise de), VI, *234; XI, 149. Sa mort, XXIII, 363-364.

MIREPOIX (Charles-Pierre de Levis, marquis de), † 1792, VI, *235; XXIII, *364.

MIREPOIX (Anne-Gabrielle d'Olivier, marquise de), VI, *235; XXIII, *364.

MIREPOIX (Gaston-Pierre-Charles de Levis, marquis de), VI, *235; XXIII, *364.

MIROIRS (les glaces de), VI, *327.

MISSION (la congrégation des Prêtres de la), XV, *171. Ont la cure de Versailles, XII, 88; XX, 348. Leur vogue; ils sont favorisés par Mme de Maintenon, XXVIII, 287-288. Traités de barbichets par Saint-Simon, XII, 88; XXII, 276.

MISSIONS ÉTRANGÈRES (la congrégation et le séminaire des), à Paris, II, *360; VII, 166, 167; XXIV, 58, 59; XXVIII, 287, 289.

MISSISSIPI (le), XV, *401.

MITTE DE MIOLENS (la famille), IV, 37; XVIII, *408; XXIII, 7. Voyez Chevrières, Saint-Chamond.

MOCENIGO (Antoine), ambassadeur de Venise, XIX, 22, 23, *551.

MODÈNE (Renée de France, duchesse de), V, *208.

MODÈNE (François Ier d'Este, duc de), † 1658, VI, *248. Sa femme, Lucrèce Barberini, *248.

MODÈNE (Alphonse IV d'Este, duc de), VI, *248; XIV, *218, 386. Sa femme, Laure Martinozzi, VI, *248; IX, 292; XIV, 386; XXIV, 294.

MODÈNE (François II d'Este, duc de), † 1694, VI, *186, 248.

MODÈNE (Renaud d'Este, duc de), † 1737, I, *112. Il épouse la fille de la duchesse de Hanovre, 112; VI, 186. Obtient la liberté du maréchal de Villeroy, X, 376-377. Protégé par l'empereur, XVI, 268. Perd sa femme; sa parenté avec Louis XIV, XX, 152-153. Cité, VI, 248; XIII, 171.

MODÈNE (Charlotte-Félicité d'Hanovre, duchesse de), I, *112. Son mariage, 110, 112; VI, 186; XVII, 93. Sa mort, XX, 152-153.

MODÈNE (François-Marie d'Este, duc de), † 1780, XVII, *93.

MODÈNE (Charlotte-Aglaé d'Orléans, duchesse de), XVI, *268; XIX, 353. Voyez Valois (Mlle de).

MODÈNE (la ville de), VI, 186, 187; XI, 257.
MODÈNE (l'envoyé de). Voyez Rizzini (l'abbé).
MOERDIJCK (le village de), en Brabant, XXII, *82.
MOËRDYCK (le hameau de), près Ostende, XVI, *359.
MOHUN (Charles, baron). Son duel contre Hamilton, XXIII, *160.
MOINE (un), meuble, XXII, *93.
MOÏSE, législateur des Hébreux, VI, 41-42.
MOISSAC (l'abbaye de), XXVI, *197.
MOLAC (Sébastien de Rosmadec, comte de), IX, *7.
MOLÉ (Mathieu), † 1656, premier président, garde des sceaux, XVII, *10. Reconnaissance du Roi pour lui, XXIII, 70, 335.
MOLÉ (François), dit l'abbé de Sainte-Croix, XXIII, *69. Sa mort, son caractère, 69-70.
MOLÉ DE CHAMPLÂTREUX (Louis), † 1709, XVII,*10. Sa mort, 10.
MOLÉ DE CHAMPLÂTREUX (Jean-Baptiste-Mathieu), † 1711, XVII, *10; XXI, 334.
MOLEMBAIX (la seigneurie de), XXIV, *85.
MOLÈS (François, duc), VIII,*254. Ambassadeur d'Espagne à Vienne, 254-255; XI, 98-99.
MOLFETTA (Luc Spinola, prince de), XX, *129.
MOLIÈRE (Jean-Baptiste Poquelin, dit), VI, *407. Sa mort, 407. Ses comédies jouées chez Mme de Maintenon, XXIII, 225; XXV, 99. L'original du *Tartuffe*, XIV, 294. La comédie de *Georges Dandin*, 150.
MOLINA (le P. Louis), XVIII, *254. Sa doctrine sur la grâce et son école; le molinisme, XVII, 58; XVIII, 254, 255, 265; XXIII, 390-391.
MOLINÈS (Joseph), XXII, *171. Auditeur de rote pour l'Espagne, interdit par le pape, 171-172.
MOLINISTES (les), IV, *273; XI, 118; XVIII, 286.
MOLINOS (Michel), IV,*61. Sa mort et ses erreurs, 61; VI, 328.
MONACO (la ville et la principauté de), III, *20, 23; IV, 29; V, 123; IX, 272; XXIV, 46.
MONACO (Hercule Ier Grimaldi, prince de Mourgues ou de), III, *22. Sa femme, Marie-Aurélie Spinola, *21-23.
MONACO (Honoré II Grimaldi, prince de), † 1662, III, *22. Expulse les Espagnols de Monaco et fait un traité avec la France, 22-23; XXV, 267-268; XXVI, 190. Est fait duc et pair de Valentinois; innovation faite à sa réception au Parlement, XXV, 267-270.
MONACO (Louis Grimaldi, duc de Valentinois et prince de), † 1701, II, *18. Procès du duc de Luxembourg, 70, 71, 75, 237. Obtient le rang de prince étranger et marie sa fille au duc d'Uzès, III, 20-23. Calomnié atrocement par sa belle-fille, IV, 28-30; XXIV, 43. Nommé ambassadeur à Rome; ses prétentions de princerie, VI, 123-126. Annonce au Roi une promotion de cardinaux, 426. Le titre d'Altesse lui est refusé à Rome, VII, 12-13. Apprend au Roi la nomination du cardinal

de Noailles, 150. Porte au cardinal de Bouillon l'ordre de se démettre de sa charge, 157, 199; XX, 18. Affaire Vaïni; il sort de Rome avec éclat, VII, 350-351. Sa mort, VIII, 37-39. Portrait et caractère, IV, 29-30; VIII, 38. Son avarice, II, 70.

MONACO (Catherine-Charlotte de Gramont, princesse de), III, *20. Surintendante de la maison de Madame; mal avec son mari; ses galanteries, VIII, 38-39; XVI, 427.

MONACO (Antoine Grimaldi, duc de Valentinois, puis prince de), III, *20. Brouillé puis raccommodé avec sa femme, IV, 28-31; XXIV, 42-43. Est désigné comme danseur par le Roi, XIII, 221. Offre à Saint-Simon les équipages de son père, 241. Est opposé aux prétentions de d'Antin sur le duché d'Épernon, XX, 278. Projet de mariage de sa fille avec le comte de Roye; rompu par sa femme, XXIV, 42-48. Avantages obtenus du Roi, 43-45. Marie sa fille au comte de Torigny-Matignon; ses étranges conditions, XXVI, 188-193. Son portrait, IV, 29. Cité, II, 35; VI, 124; XI, 280.

MONACO (Marie de Lorraine-Armagnac, duchesse de Valentinois et princesse de), XV, *331. Brouillée avec son mari; son odieuse calomnie contre son beau-père, IV, 28-31; VIII, 39; XXIV, 42-43. N'est pas admise dans l'intimité de la duchesse de Bourgogne, IV, 304. Prétentions d'étiquette, V, 21. Fait rompre le mariage de sa fille avec le comte de Roye, XXIV, 45-48. Vit renfermée chez son père, 47-48. Portrait, IV, 28. Citée, III, 32; VI, 15, 87, 124; XV, 331.

MONACO (Jacques-François-Léonor Goyon, comte de Torigny, duc de Valentinois et prince de), † 1751, II, *35. Son mariage avec Mlle de Monaco et ses singulières conditions, XXVI, 188-193.

MONACO (Louise-Hippolyte Grimaldi, duchesse de Valentinois et princesse de), II, *35. Premier projet de mariage avec le comte de Roucy, XXIV, 42-48. Épouse le comte de Torigny-Matignon, XXVI, 188-193.

MONACO (Honoré-François Grimaldi, abbé de), XXIV, *43. Avantages qui lui sont fait à l'occasion du mariage de sa nièce, 46; XXVI, 189.

MONACO (Anne-Hippolyte Grimaldi, demoiselle de). Voyez Uzès (la duchesse d').

MONACO (Élisabeth-Charlotte Grimaldi, demoiselle de), XXVI, *189.

MONACO (Marguerite-Camille Grimaldi, demoiselle de), princesse d'Isenghien, XXVI, *189.

MONASTEROL (Ferdinand-Auguste Solaro, comte de), XI, *88. Envoyé de l'électeur de Bavière, XII, 159; XVII, 167. Épouse Mme de la Chétardye, XV, 439-441; XXIII, 355. Reçoit son maître à Paris, XVIII, 222, 227; XXIV, 148.

MONASTEROL (Marie-Claire-Colette de Bérard de Villebreuil,

dame de la Chétardye, puis comtesse de), XV, *439. Ses deux mariages, sa beauté, 439-441; XXIII, 355. Reçoit une pension du Roi, 355.

MONCADE (la maison de), XVII, 382. Voyez Montalto (le duc de).

MONCHY (le marquis de). Voyez Mouchy.

MONCHY-HOCQUINCOURT (la maison de), VI, *161.

MONCHY-HUMIÈRES (la terre de), II, *176.

MONCHY-MONTCAVREL (la maison de), VI, *161; XIII, 46, 47; XV, 443; XX, 251.

MONCONYS (Balthazar de), IX, *253. Ses voyages avec le duc de Chevreuse, 253; XIV, 22.

MONDONVILLE (Jeanne Juliard, dame de), VI, *260-261.

MONDOVI (la ville de), XV, *6.

MONFRÉVILLE (François de Warignies, marquis de), I, *145.

MONGATS. Voyez Munkacs.

MONGLAT (François-de-Paule de Clermont, marquis de), VI,*358. Maître de la garde-robe du Roi; ses Mémoires, 358-359; XVI, 373; XVII, 355; XXVIII, 28.

MONGLAT (Cécile-Élisabeth Hurault de Cheverny, marquise de), VI, *359, 360; XVII, 355; XXVIII, 28.

MONIQUE (sainte), X, *328.

MONJUICH (le fort de), près Barcelone, IV, *147, 153, 286; XIII, 162, 163, 358, 359; XXV, 104.

MONLEZUN (la famille de), XIV, *125. Voyez Besmaus.

MONLUC (Blaise, maréchal de), XXV, *167.

MONLUC (Jean de), évêque de Valence, XXV, *167.

MONMOUTH (Jacques, duc de), X, *347. Vaincu par Feversham et décapité, 347; XIII, 305.

MONNAIE (la), à Paris, XVII, *409. Vaisselles portées à la monnaie, 407-412.

MONNAIE DES MÉDAILLES (la), XVII, *409.

MONS (la ville de), I, 27, *551. Siège de 1691, 27; XXIV, 139; XXVIII, 70-71; de 1709, XVIII, 157-158, 175, 191, 194, 199, 212, 217. Gouverneur, XX, 71; XXII, 244. Chapitre de Sainte-Wautrude, XX, *71. Citée, I, 35, 113, 225; VIII, 251; XIII, 382; XV, 34; XVI, 32, 33, 174, 208, 224, 280, 352, 353, 492; XVII, 400; XVIII, 173, 221; XX, 71; XXIII, 104.

MONS-EN-PÉVÈLE (le bourg de), XVI, *298, 302, 305, 306, 314, 315, 329, 331, 334, 490, 491.

MONSEIGNEUR (le titre de). Origine de ce nom pour le fils aîné de Louis XIV, XVII, 296-298. Son extension aux princes du sang, puis aux bâtards, 299-301; XXI, 114-115. Titre donné aux ducs par les secrétaires d'État, puis refusé pour se l'attribuer, VI, 124-130; XIV, 226-228; XXVIII, 40-41. Donné aux gouverneurs de Paris, XII, 413. Pris par le duc de Vendôme, XIII, 281. Donné aux évêques, XVII, 298-299.

MONSEIGNEUR (Louis, dauphin de France, dit), I, *36. Prend le nom de Monseigneur; le Roi l'appelle toujours ainsi, XVII, 296-299; XX, 241. Son éducation, XXI, 54-56. Sa gouver-

nante, VII, 33; XVII, 11, 15. Son précepteur, V, 150. Son mariage, I, 86; II, 212. Campagne de 1692, I, 36, 46, 55. Le Roi lui apprend le mariage du duc de Chartres, 71. Mademoiselle lui laisse sa maison de Choisy, 126. Sert sous le Roi en Flandre (1693), 130. Est envoyé en Allemagne, 229, 235; X, 349; XXVIII, 21. S'oppose à l'attaque d'Heilbronn, I, 265-266.

Commande en Flandre en 1694, II, 135. Le Roi veut l'envoyer en Allemagne; il préfère la Flandre; son mentor La Feuillée, 139. Sa belle marche à Vignamont, 159-161. Monsieur lui offre un bal au Palais Royal, 80. Reçoit du Roi Meudon en échange de Choisy, 283-284. Annonce à l'abbé de Tonnerre sa nomination à l'évêché de Langres, 366-367. S'entremet entre les princesses, 369 et suiv. Préférence de ses gentilshommes sur ceux des princes du sang, III, 204-207. Il va recevoir la princesse de Savoie à Montargis, III, 272-273, 275.

Le Roi lui apprend l'élection du prince de Conti en Pologne, IV, 186, 193. Assiste au mariage du duc de Bourgogne, 314, 324. Va voir la religieuse du couvent de Moret, 356. Reçoit Portland à Meudon et chasse avec lui, V, 65, 67. Se trouve avec lui à Saint-Cloud, 68. Assiste au mariage de Mlle d'Aubigné, 127; à celui de la [illegible] 300. Intervient dans [illegible] entre le prince de Conti et le grand prieur, 314-316. Va au camp de Compiègne, 360, 361, 369. Au mariage de Mademoiselle avec le duc de Lorraine, VI, 11. Le Roi paie ses dettes, 192. Assiste à la dédicace de la statue de la place des Victoires, 245. Est averti de la nomination de Chamillart à la guerre, 291. Ne se trouve pas à l'hommage du duc de Lorraine, 393. Ne reçoit pas la duchesse, 390, 399, 400.

1700. Donne des bals à la cour, VII, 52-53. Assiste à celui du chancelier, 60; à une loterie de la duchesse de Bourgogne, 140. Reçoit le comte de Sinzendorf, 216. Se prononce pour l'acceptation du testament du roi d'Espagne, 294, 307-309, 312, 318. Annonce aux courtisans cette acceptation, 327. Sa joie; son mot; prophétie le concernant, 329. Ses adieux à Philippe v, 341-344. Sa grande indigestion; visite des harengères, VIII, 238-244. Fait une visite à la cour d'Angleterre à Saint-Germain, 320. Va à Saint-Cloud voir Monsieur mourant, 324. Ses sentiments à cette mort, 331. Obsèques et deuil de Monsieur, 366, 369-370. Reçoit l'électeur de Bavière, IX, 255. Deuil du roi Jacques, 297.

1702. A la comédie chez Mme de Maintenon, X, 4-6. Est favorable au voyage de Philippe v en Italie, 39. Le Roi lui apprend la mort de Guillaume III, 134. Va voir le duc de la Rochefoucauld après son

[Monseigneur *suite*]

accident, 205. Console Mme de Lillebonne de la mort de son fils, 227. Sa réception dans l'ordre de Saint-Louis, XI, 68. Annonce au public à l'Opéra la victoire de Spire, 302. Affaire de la quête, 368-369. Reçoit le duc de Mantoue, XII, 101-104. Assiste aux fêtes de la naissance du duc de Bretagne, 203-204. Sa réception chaleureuse au duc de Vendôme en 1706, XIII, 293, 295. Va seul à Fontainebleau cette année, XIV, 35. Le duc d'Orléans va le voir au retour d'Italie, 90. Reçoit l'électeur de Cologne, 97, 101. Sa conduite au procès du duc de Rohan-Chabot, 153-154. Fait visite à Mme Chamillart, 248. Des partisans projettent de l'enlever, 359. Insolence de Monsieur le Grand chez lui, XV, 17-18. Va chasser à Livry chez d'Antin, 104. Dispute chez lui entre la Feuillade et d'Antin, 112-113. Demande à aller commander en Provence en 1707, 216. Éclat contre Pontchartrain, 223.

1708. Il est entraîné par la cabale de Vendôme contre son fils le duc de Bourgogne, XVI, 204-205, 327-329, 335-336. Porte le deuil d'un fils du duc du Maine, 339. Accueil qu'il fait à son fils le duc de Bourgogne à son retour de l'armée, 474-476. Réception de Vendôme, 482. Reçoit le prince de Danemark, XVII, 24. Est destiné à commander l'armée de Flandre, 173-174. Disgrâce de Vendôme; lui interdit Meudon, 317-325. Travaille avec Villars, 383-384. Au conseil de guerre, 392. Entretiens avec Harcourt sur la campagne, 397. Ne va pas à l'armée, 401. Chamillart le mécontente, 416-418. Il participe à sa disgrâce et tient de durs propos contre lui, 422-425, 427, 431, 434-438. Reçoit Voysin à Meudon, 466. Cabales de sa cour, XVIII, 7-14. S'oppose au rappel des troupes d'Espagne, 26-29. Reçoit froidement la duchesse de Mantoue, 121. Insulté à Paris par la populace, 129. Apprend au Roi la victoire de Rumersheim, 166. Réception de l'électeur de Bavière, 223-225.

Sa conduite à la mort de Monsieur le Duc, XIX, 54. Affaire du rang des princesses du sang, 71. Scène de la déclaration du rang des enfants du duc du Maine, 94-96, 101-105. S'oppose à la réception de l'évêque de Metz comme duc de Coislin, 122. Affaire du mariage du duc de Berry; s'oppose au choix de la fille du duc d'Orléans, 191, 212-213, 219-221, 232 et suiv., 251 et suiv. Est opposé aussi à celui de Mlle de Bourbon, XXI, 66-67. Le Roi le fait consentir au premier, XIX, 274-275. Déclaration du mariage, 278-279. Il va demander Mademoiselle à Madame, 280. Sa réception cordiale au duc et à la duchesse d'Orléans, 282-283. Mademoiselle lui est présentée, 299. Choix d'une dame d'honneur; il est satisfait de celui de Mme de Saint-Simon, 322,

[Monseigneur *suite*]

324, 329-331. Il la reçoit aimablement ainsi que son mari, 334, 336. Il assiste au mariage, 353. Il est parrain du petit duc de Chartres, 349. Est opposé à l'établissement de l'impôt du dixième, XX, 179-180. Sa colère contre Saint-Simon; il est détrompé sur son compte par la duchesse de Bourgogne, 184-195. Parrain du prince de Conti pour l'ordre du Saint-Esprit, 237. Prend parti pour Madame la Duchesse dans le procès de la succession de Monsieur le Prince, 315-322. Affaire des prétentions de d'Antin sur le duché d'Épernon, XXI, 142.

Sa maladie et sa mort; spectacle de Versailles et de Meudon, XXI, 5-43. Testament qu'il fait pour Mlle Choin, 67. Ses obsèques à Saint-Denis et à Notre-Dame; son deuil, 85-87, 97-98, 115, 120-129, 342-347. Changements produits à la cour par sa mort, 261 et suiv. Règlement de sa succession et vente de ses meubles aux enchères, XXII, 32-37. Partage des pierreries, 240. Son bout-de-l'an à Saint-Denis, XXIII, 51.

Portrait physique, XXI, 45-46. Sa marche tâtonnante, 46. Gros mangeur, VIII, 239; XXI, 47. Ses portraits, 47.

Son caractère, XXI, 47-56, 85, 88. Son dégoût de l'étude, 54-56. Ce que pense le Roi de lui, VII, 307. Bonté et bonhomie, III, 206; XIX, 282. Sa réserve, XV, 223. Fort secret, XXI, 49. Incapable de mensonge, 66. Noyé dans la graisse et l'apathie, IV, 193; VII, 307; XVIII, 74. Économe, même avare, XXI, 50-51. Pesant et indolent, XIX, 251. Intelligence nulle; crédulité inouïe, XVI, 329; XVIII, 72; XX, 181, 184-187, 191-195. Son indifférence dans les moments critiques, XVI, 327-328; XVII, 140; XIX, 212. Sifflant dans un coin du salon, XXI, 88. Cultive les parentés, XV, 465. Familier avec les valets, XXI, 48. Aime l'opéra, VIII, 243; XI, 302; XVII, 137; XVIII, 129; XIX, 250.

Ses chasses; son goût pour ce divertissement, II, 369; III, 205-206; IV, 356; V, 69; XIII, 291, 295; XV, 241, 244, 351; XVII, 140; XIX, 250, 282; XXI, 47. Chasse au loup, V, 65; VII, 216, 294; VIII, 331; XIX, 278; XXI, 50-51. Sa mémoire des noms de la forêt de Fontainebleau, XVI, 328. Son jeu, I, 71, 73; II, 373; V, 121, 339; VIII, 243; X, 369; XII, 151; XV, 17-18, 50, 116; XVII, 318-319; XIX, 218, 306, 356; XXI, 51.

Ses amours; ridicule aventure, XXI, 69-72. Relations avec Mlle Choin, II, 184, 190, 369; IX, 42-43; XI, 43; XIV, 396-398; XV, 12; XVI, 11, 360, 476; XVII, 419, 423; XVIII, 8; XIX, 257, 259, 262, 266, 269. Aventure de Clermont avec elle, II, 183-190. Vie que le Dauphin impose à Mlle Choin; l'avait-il épousée? Peu qu'il lui donne, XXI, 51-54, 93-95. Sa fille de la Raisin,

[Monseigneur *suite*]

XVI, 380-381 ; XXI, 72-73. Ses amours avec Mme du Roure, II, 136-138. Sa passion pour Mmes de Florensac et de Polignac, XIII, 48-49, 131.

Son rôle effacé dans le gouvernement, XXI, 59-60. Entre dans les divers conseils, VI, 225, 372; VIII, 366; X, 384; XIV, 153, 315; XVII, 424; XX, 171, 193. Se mêle rarement des affaires, XVII, 383-385, 424. Relations avec les ministres, XVII, 417. N'est pas favorable aux prétentions des princes étrangers, XI, 368-368. Favorable aux ducs et pairs, XXI, 65. S'amuse à regarder les gravures du sacre, 61-62. Aimé du peuple de Paris, VIII, 243-244; XXI, 89. Anecdote de son habit de drap rayé, 112-113.

Relations avec le Roi : soumission et tremblement; sans crédit, tenu en brassière, II, 137, 284; VI, 193; XI, 368-369; XVII, 416-417, 422, 424, 437; XIX, 221, 236-239, 274-277; XX, 185, 318; XXI, 56-59; XXVIII, 101-102. Témoigne son avis au Roi pour la première fois de sa vie, XVI, 54. Grands devoirs qu'il lui rend, XXI, 60. Froideur réciproque entre lui et Mme de Maintenon; manière d'être avec elle, V, 127; VII, 309; XVI, 80; XVII, 424; XIX, 204; XXI, 62-63, 89; XXVIII, 234, 252, 277.

Relations avec ses fils, VII, 303; XII, 43; XV, 253. Relations avec le duc et la duchesse de Bourgogne ; son éloignement pour ce fils, XVI, 13, 16, 241, 261, 328-329, 335-336, 360, 468; XVII, 322-323; XVIII, 12, 14, 63, 77; XIX, 180-183, 198-199, 218, 221, 231; XX, 191-195; XXI, 64, 76-78. Son affection pour le Roi d'Espagne, X, 39; XVI, 329; XVIII, 28, 72, XXI, 84. Son fils favori le duc de Berry; aime assez la duchesse, XVI, 318, 328-329, 474; XIX, 150, 191, 199; XXI, 65, 79.

Relations avec Monsieur, VIII, 331; avec ses sœurs bâtardes, II, 372; XIX, 249-251; XX, 193. Son intimité avec la princesse de Conti, qu'il délaisse ensuite, II, 184; VI, 75; VIII, 320; IX, 41; XIII, 86; XV, 11, 461; XVI, 259, 265, 327-328, 482; XVII, 137, 324; XVIII, 321, 356; XIX, 218, 249, 258, 306, 336; XX, 184, 186; XXI, 264-265; XXVIII, 234. Son intimité avec Madame la Duchesse, qui supplante la princesse de Conti, IV, 139; V, 339; XV, 11-12, 50, 77; XVI, 259, 261, 266; XVII, 137; XVIII, 11, 321; XIX, 87, 193, 198, 212, 228, 231, 248-251, 258, 356; XX, 317-319; XXI, 64-67. Très hostile aux bâtards, XXI, 66, 74, 121. N'aime pas le duc du Maine, VI, 6; XV, 19; XIX, 96. Relations avec le comte de Toulouse, XV, 22; XIX, 96. Déteste le duc d'Orléans, XIV, 90; XVIII, 66, 72, 74, 76, 80-81, 297, 308, 315, 316, 398; XIX, 71, 191, 248-249, 253, 259, 266.

Son rang et ses prérogatives particulières, II, 134-135; III,

[Monseigneur *suite*]

2, 204-207; XV, 51-52; XVII, 24, 297; XX, 240-241. Heures où il voit le Roi, XVI, 103; XXVIII, 346, 349, 363. Ses repas avec le Roi, VIII, 239; XV, 253; XVI, 472. Aux après-soupers du Roi; debout ou sur un ployant, VII, 329; VIII, 321, 345; XVI, 496; XIX, 74; XXVIII, 360. Table qu'il tient chez le Roi, I, 102; II, 369; XV, 241. Qui mange avec lui, VII, 216. Visites qu'il fait, XII, 9; XIV, 248; XX, 361. Deuils qu'il porte, XII, 461; XV, 144. Ses sièges à dos, XV, 50; XXVIII, 334. Relations et étiquette avec la cour d'Angleterre, VI, 11; VIII, 320; XIV, 405; XIX, 356.

Son château de Choisy, I, 126. L'échange contre Meudon, II, 283-284. Achète Chaville, XXI, 10. Ses voyages à Meudon; son goût pour cette résidence, II, 284, 366; V, 313; VI, 396; VII, 319, 329, 344; VIII, 239, 366; IX, 42, 255; XI, 43; XII, 103; XIV, 396, 399; XV, 229; XVI, 327; XVIII, 121; XIX, 261; XX, 186, 193, 234; XXI, 60-61. Travaux qu'il y fait, II, 284; VI, 192; XVI, 43-44. Sa cour de Meudon, XIII, 320; XIV, 35; XVII, 174; XX, 270. Les *parvulos*: voyez Meudon. Intrigues de sa cour; cabale de Meudon, II, 184-188, 190, 191, 246; IV, 138; VI, 163; IX, 43; XV, 5, 11-12, 17, 19, 99; XVI, 11-14, 203-205, 260, 266, 328-329; XVII, 327; XVIII, 7-8, 10, 18, 41, 72, 398; XIX, 10, 100, 198, 217-219, 255-259, 316, 321; XX, 188, 192, 316, 318, 322. Gens qu'il reçoit à Meudon, XIII, 295; XIV, 90, 95. Étiquette à Meudon, XV, 50; XVII, 378; XIX, 335; XX, 240-241.

Sa maison : règlement, II, 366-367. Surveille ses dépenses, XXI, 50-51. Ses aumôniers, II, 366. Son confesseur; toujours le même que le Roi, XIII, 9; XVII, 57. Ses menins, III, 181, 187; VI, 163, 368; IX, 16, 324; XII, 429; XIII, 49; XV, 109, 357; XVI, 88; XVII, 355; XXI, 58, 93. Premier gentilhomme de sa chambre, XVII, 298. Premier valet de chambre: Joyeux, VIII, 243; XIII, 319-320; XIX, 74. Premier médecin, X, 291; XX, 228-230. Son écuyer Casaus, XXI, 44, 59. Ses gardes, V, 314; XVIII, 129.

Ses repas et sa table, II, 213; IV, 52; XII, 438; XVII, 378. Son coucher, VIII, 239; XVI, 328. Son prié-Dieu, VIII, 239. Sa messe en musique, 263. Ses pâques, II, 138. Ses équipages, IX, 42. Sa pension mensuelle, VI, 192-193.

Ses relations : ses familiers, XXI, 74. Rivalité auprès de lui du prince de Conti et du duc de Vendôme, XV, 17; XVII, 123, 128; XXI, 64, 74. Protège Albergotti, XVI, 360. Relations avec Antin qu'il aime, XIII, 237, 245; XV, 109; XVI, 53-55; XVII, 437-438, 461; XVIII, 11; XIX, 273-274; XX, 287.

Aversion pour les ducs de Beauvillier et de Chevreuse, XXI, 76. Familiarité avec Biron, 201. Relations avec Boufflers, XVIII, 154, 218. Aime le médecin Boudin, XX, 232. Amitié pour Mme de Caylus, XIX, 204, 323; les Clermont, II, 187; XI, 368; le prince de Conti, IV, 137-138; XV, 17; XVII, 128, 140; la Feuillade, XIV, 95; Harcourt, XI, 56; XVII, 385-386. Favorise Huxelles, XI, 44; XVIII, 8; XIX, 10, 15. Liaison avec Langlée, VII, 75. Aversion pour Lauzun, XIII, 86; XXI, 76. Relations d'intimité et de confiance avec Mlle de Lillebonne et la princesse d'Espinoy, V, 337; VI, 75; IX, 41, 43; X, 227; XI, 368; XII, 258; XIII, 246; XIV, 447; XV, 7, 10-12; XVI, 12; XVIII, 11-12, 119; XXI, 63, 65. Va prendre du chocolat tous les matins chez Mlle de Lillebonne, IX. 42; XV, 11-12; XXI, 63. Liaison avec le maréchal de Luxembourg, II, 185; avec le comte de Mailly, I, 90; VI, 163. Refuse d'employer Mansart, XVI, 43-44. Favorise Mlle de Melun, XVII, 137. Confiance dans Du Mont, IX, 43; XIII, 323. Aime M. de Montausier et favorise sa famille, XVI, 85; XXI, 68-69. Ami du duc de Montfort, XII, 209. Ses sentiments à l'égard des Noailles, XV, 99. Ami de Mme de Nogaret, III, 196. Relations avec les Pontchartrain père et fils, X, 39; XV, 223; XVII, 417; XVIII, 75, 86, 87. Amitié pour le comte de Roucy, III, 193; pour Mme de Rouvroy, XV, 461. Ses préventions contre Saint-Simon, XI, 369; XIII, 245-246; XV, 77; XIX, 253, 309, 328-329; XX, 181, 186-195; XXI, 1-4. Admet Saissac à son jeu, V, 121. Ami de Tracy, XIII, 163; de Mme d'Urfé, III, 196. Engoué des Vaudémont, IX, 46; XIV, 447; XV, 5, 44-45, 48, 51-52. Liaison avec Vendôme, VI, 199; XIII, 291, 293, 295; XIV, 15; XVI, 482; XVII, 128, 309, 317-318, 322, 324-325, 327. Aversion pour le maréchal de Villeroy, XIII, 86-87; XX, 232; XXI, 75. Relations avec Voysin et sa femme, XVII, 461, 466.

Son appartement à Versailles, VIII, 240; XV, 354. Son cabinet, XVII, 24. Son caveau, VIII, 240. Sa loge à l'Opéra, VI, 398. Sa couronne de Dauphin, VI, 21. Ses régiments: voyez Dauphin.

MONSIEUR (le titre de). Origine de cette appellation pour le frère du Roi, XVII, 290-291; XXI, 114-115.

MONSIEUR GASTON (Gaston-Jean-Baptiste de France, duc d'Orléans, dit), † 1660, I, *122. Le premier qu'on ait appelé Monsieur tout court, XVII, 290. Son titre d'Altesse Royale, 304, 306. Fils bien aimé de Marie de Médicis, XXVII, 6. Son premier mariage avec Marie de Montpensier, II, 95; V, 222. Son second mariage avec Marguerite de Lorraine, III, 59-60; IV, 334; XV, 27; XVI, 417;

XVII, 292. Reçoit le titre de lieutenant général de l'État, XIV, 404; XVII, 304. Sa conduite dans les guerres civiles, I, 149; V, 249, 258; XI, 292; XIV, 137, 139; XVII, 293; XXVII, 6. Opposé à Mazarin, XIV, 213. Gouverné par l'abbé de la Rivière, V, 286. Chavigny lui est imposé pour chancelier, I, 176. Il favorise le mariage Rohan-Chabot, V, 219. Assiste à la mort de Louis XIII, I, 185. Il est nommé membre du conseil de régence; il cède la régence à Anne d'Autriche, XXV, 255-256; XXVII, 99-101, 147-148. Sa mort, XVII, 290, 293.

Son amitié pour le maréchal de Gramont, XII, 81; pour Claude de Saint-Simon, I, 218. Son rang et ses prérogatives, XIV, 404; XVII, 290. N'a pas droit de présentation à l'ordre du Saint-Esprit, XXIII, 11-12. Ses filles, leur rang, VI, 8; XII, 10; XIV, 405, 411. Leur titre d'Altesse Royale, XVII, 304-305. Leur gouvernante, IV, 33; VI, 359. Ses constructions à Blois, XVI, 151. Son chancelier, I, 176. Ses chambellans, IV, 96. Son capitaine des gardes, XVI, 58. Ses cent-suisses, XV, 148. Sa livrée, I, 125.

MONSIEUR (Philippe de France, duc d'Orléans, dit), I, *36. Affection de sa mère pour lui, XX, 208. Prend le nom de Monsieur à la mort de Gaston, XVII, 293. Dédaigne le titre d'Altesse Royale, V, 274; XVII, 304. Sa première femme Henriette d'Angleterre; ses relations avec elle, VIII, 258, 272, 370, 372. Ne peut être accusé de sa mort, 377. Siège et prise de Bouchain, X, 340, 344-345; XXVIII, 12. Prise de Saint-Omer; victoire de Cassel, VIII, 338; XXVIII, 15. Écarté du commandement des armées, VIII, 265; XXVIII, 15. Intervient dans l'affaire des prétendus Rouvroy, XV, 460. Se plaint au Roi de la violation de son domicile par la justice. XVI, 60.

Fait campagne en 1692, I, 36, 46. Affaire du mariage de son fils avec Mlle de Blois, 58-76. Promesses que le Roi lui fait à cette occasion, II, 255, 258. Réception du prince royal de Danemark, XVII, 25. Hérite de Mlle de Montpensier, I, 123. A la mort du duc Claude de Saint-Simon, 135; XV, 335. Va commander sur les côtes de l'Océan, I, 130, 266-267. Donne une fête à Monseigneur, II, 80. Mécontent des Princesses; les fait réprimander par le Roi, 181-183. Cherche à les raccommoder ensemble, 372. Est empêché par le Roi de vendre le Dauphiné d'Auvergne au cardinal de Bouillon, 203-204. Changements dans sa maison (1694), 206-207. Mécontent de la nomination du comte de Toulouse comme gouverneur de Bretagne, 258-259. Son mot au Roi sur le choix de la duchesse du Lude comme dame d'honneur de la duchesse de Bourgogne, III, 164-165. Chasse Mme de Blanzac, 175. Va au

devant de la princesse de Savoie, 272-275.

Sa satisfaction de l'élection du prince de Conti en Pologne, IV, 187, 194. Aux fêtes du mariage dn duc de Bourgogne; est battu et foulé dans la presse, 317, 324. Présente au Roi le marquis de Bedmar, V, 65. Reçoit Portland à Saint-Cloud, 68. Assiste au mariage de Mlle d'Aubigné, 127. Consent à ce que Mme de Bullion vienne à Saint-Cloud, 138. Recommande Caretti au grand duc de Toscane. 181. Apaise le Roi fâché contre Mlle de Melun, 340. Ne va pas au camp de Compiègne, 354.

Mariage de sa fille avec le duc de Lorraine, VI, 1 et suiv. Assiste à un feu d'artifice à Paris, 245. Est averti de la nomination de Chamillart à la guerre, 291. Reçoit au Palais-Royal le duc et la duchesse de Lorraine, 378, 385, 386. Il amène le duc à Versailles, 388-389. Assiste à son hommage pour le duché de Bar, 391-399, 401. En colère contre Saint-Simon, 408-410. Il proteste contre son exclusion de la succession du roi d'Espagne, IX, 33. Il annonce aux courtisans l'acceptation du testament, VII, 327. Prend congé du duc d'Anjou. 342-344. Mécontent du Roi à propos de son fils, lui adresse ses réclamations, VIII, 267-269. Offre une fête à Saint-Cloud à la duchesse de Bourgogne, 368. Forte dispute avec le Roi; est frappé d'apoplexie; sa mort, 316-324. Bienséances peu observées à sa mort, VIII, 326; XIII, 243. Son testament, VIII, 356. Ses obsèques; son cœur au Val-de-Grâce, 366-370.

Portrait physique, VII, 74; VIII, 313, 348-349. Ressemble à Louis XIII et à Langlée, VII, 74; VIII, 349. Se pare comme une femme, met du rouge et des parfums, VII, 74; VIII, 349.

Son caractère, VIII, 332-346. Son goût pour les tracasseries dans sa petite cour II, 372; VIII, 340; X, 207. Curieux, bavard et indiscret, III, 164, 166; VII, 327, 340, 377; VIII, 314. Bon et affable pour ses gens, 320. Sa valeur militaire, 338, 339, 349. Très attaché à son rang et à ce qui lui est dû; goût pour l'étiquette et les cérémonies, I, 60; II, 181-182; VI, 8, 74; VIII, 333-334; 340; XIII, 70. Trait de hauteur à Monsieur le Duc, VIII, 346-348. Flatté d'avoir un maréchal de France pour gouverneur de son fils, VII, 28; XXVI, 276. Gros mangeur; aime les friandises, VIII, 314, 320. Appelé par Tonnerre la plus sotte femme du monde, II, 208. Son goût honteux; ses favoris; il est gouverné par le chevalier de Lorraine, I, 60-61; II, 203, 259; III, 82; V, 301-304; VI, 8, 74, 382, 391, 399, 400; VII, 72; VIII, 313, 340-344, 370-372; X, 379; XIV, 227; XV, 7. Querelles avec le Roi à ce sujet, XXVI, 345-346. Mlle de Grancey passe pour sa maîtresse, XXII, 162-163.

[Monsieur *suite*]

Son rang et ses prérogatives, III, 2, 271; V, 15; XIV, 405; XVII, 291, 294, 297. Son fauteuil chez le Roi, XIX, 74. Visites de courtoisie qu'il fait, XII, 9. Son droit de présentation à l'ordre du Saint-Esprit, XV, 166; XXIII, 14-15. N'est admis qu'au conseil des dépêches; y assiste, VI, 372; VII, 231; XIV, 315. Sa cour particulière; intrigues des dames, I, 59, 92; II, 208-209; VIII, 334-338, 341-342; X, 209; XII, 284; XV, 337; XVI, 394; XX, 154. Il est l'âme de la cour pour les amusements, VIII, 333; XXVIII, 347. Ses fréquents tours à Versailles sans coucher, VIII, 312. Son lever, II, 258; XXVIII, 347. Son dîner, IV, 52. Son jeu, 1, 71, 73; II, 259; V, 121, 259, 336; VIII, 313, 346; XII, 152; XV, 16.

Relations avec le Roi: dans le particulier il vit avec lui en frère, VIII, 341, 345; XXVIII, 360. Seul admis à manger au petit couvert à dîner avec le Roi, VI, 153; VIII, 268, 314; XV, 253; XXVIII, 346-347. Sa soumission et sa timidité vis-à-vis du Roi, I, 70; VIII, 343; XXVIII, 101, 234-235. Sa place au souper du Roi, VI, 209. Ses relations avec Mme de Maintenon, VIII, 322-323, 346; XXVIII, 277; avec Monseigneur, VIII, 331; XVII, 278. Son amitié pour la duchesse de Bourgogne, VIII, 331. Sa manière de vivre avec Madame, 337. Il déteste ses dames, 364-365; X, 100, 105; XIV, 118. Relations avec son fils, VIII, 316, 332; avec la cour d'Angleterre, 320. Ses filles, VIII, 364; XVII, 293. Leur gouvernante, VI, 409; XIX, 357. Prennent le titre d'Altesse Royale, XVII, 304-305. Son mot plaisant sur leurs mariages, IV, 348.

Relations diverses: avec Châtillon, XIV, 120; avec Daniel de Cosnac, VIII, 277; Langlée, VII, 74; le maréchal de Luxembourg, II, 231. Intimité avec la grande Mademoiselle, I, 123. Relations avec le duc du Maine, VI, 6. Protège la princesse de Montauban et lui obtient le tabouret, XII, 283, 285. Ami de Mme de Montespan, V, 93; XV, 96-97. Relations avec Nointel, XI, 96; Mme de Puyzieulx, XII, 319; Mme de Quintin, V, 32-33; le comte de Roucy, XIX, 120; Saint-Simon, VI, 408, 410; les La Trémoïlle, XV, 315-318; Mme de Thiange, 354.

Sa maison: son premier aumônier, VIII, 272, 366-367; XII, 425. Ses aumôniers, VIII, 367. Son confesseur le P. du Trévou, 312-314, 320; XIX, 206. Premiers gentilshommes de sa chambre, II, 206, 208; III, 12; V. 301-304; VIII, 347, 370; XIII, 156; XX, 239. Premier valet de chambre, VIII, 347. Premier chirurgien, 319. Premier maître d'hôtel, II, 282; XVI, 60. Premier écuyer, VIII, 373. Chancelier, VII, 39; VIII, 356. Secrétaire des commandements, X, 126-127. Surintendant de sa maison, Béchameil, VI, 61-62;

VII, 132; X, 143; XI, 95. Capitaine des gardes, II, 168; VIII, 364, 373; X, 105; XVI, 393. Gardes du corps, I, 68; VIII, 358. Gardes de la porte, XII, 341. Maréchaux des logis, V, 355. Pages, VIII, 323. Suisses, VIII, 358.

Son apanage, XX, 208-209; XXV, 225. Il nomme aux bénéfices de son apanage, XIX, 206. Il possède le Dauphiné d'Auvergne, II, 203-204; XIV, 178. Son domaine de Montargis, V, 354-355. Son château de Saint-Cloud; fêtes et dépenses; il y passe les étés, V, 68; VIII, 268, 311, 334-338. Sa terre de Villers-Cotterets, V, 342; VIII, 372. Ses pensions, 349, 357, 360; XX, 208. Dons que lui fait le Roi, VIII, 346. Ses régiments, 350; XV, 148. Son appartement à Versailles, VIII, 363; à Marly, 347. Son logement à Vincennes, XVIII, 118. Sa loge à l'Opéra, VI, 388, 398.

Monsieur le Comte, Monsieur le Duc, Monsieur le Prince. Voyez Comte, Duc, Prince.

Monstiers-Mérinville (M. des), Voyez Mérinville.

Mont (Félix de Gaureaul, sieur du), † 1655, XIII, *321.

Mont (Nicolas-René de Gaureaul, sieur du), XXIII, *72.

Mont (N. de Gaureaul, sieur du), † 1682, père de l'écuyer de Monseigneur, XII, *149; XIII, 321.

Mont (Hyacinthe de Gaureaul, sieur du), † 1726, IX, *42. Écuyer de Monseigneur et gouverneur de Meudon, XIII, 321. Sa familiarité avec ce prince, IX, 42-43; XIII, 322-323; XIX, 324. Favorise ses amours; anecdote, XXI, 70-72. Estimé du Roi, XIII, 322-323. Sa conduite à l'égard de Mlle Choin, XIV, 397; XVII, 422. Sa soumission pour Mlle de Lillebonne, IX, 42-43. Intermédiaire entre Monseigneur et les ministres, XVII, 417. Raconte à Saint-Simon une calomnie colportée contre lui, XX, 181-195. Sa conduite à l'égard du duc de Bourgogne, XXI, 96. Maladie de Monseigneur, 6. Son chagrin de sa mort, 44. Apporte au Roi la cassette du prince, 91. Confirmé dans le gouvernement de Meudon, 96. Présent que lui fait le duc de Bourgogne, 97; XXII, 240. Vente des meubles de Monseigneur, 33.

Son caractère, IX, 42-43; XIII, 322; XX, 189. Sa liaison avec Saint-Simon, XVIII, 43; XX, 181, 184; XXI, 3. Récits qu'il lui faits, XVI, 44. Ami du chancelier de Pontchartrain et des la Vrillière, XXI, 281, 283-284.

Mont (Angélique-Françoise-Madeleine Boutier de Château-d'Assy, dame du), XIII, *322.

Mont (Madeleine-Angélique-Françoise de Gaureaul du). Voyez Flers (la marquise de).

Mont (Jacques-François du), avocat, III, *95, 100, 101.

Montal (Charles de Montsaulnin, comte du), † 1698, I, *121. Ses services militaires; est oublié dans la promotion des maré-

chaux, 121-122. Prend Dixmude et Deynze en 1695, II, 311, 326. Sa mort, III, 122. Cité, XII, 430; XV, 393; XIX, 8.

MONTAL (Charles-Louis de Montsaulnin, comte du), † 1718, XII, *430. Épouse Mlle Colbert de Villacerf, 430.

MONTALAIS (Françoise-Charlotte de), comtesse de Marans, maîtresse de Monsieur le Prince, III, *29, XX, 358.

MONTALÈGRE (Martin-Dominique de Guzman, marquis de Quintana, puis de), VIII, *61. Devient sommelier du corps du roi d'Espagne, XXVI, 176-177.

MONTALÈGRE (Thérèse Spinola de los Balbasès, marquise de), XXVI, *176.

MONTALTE (les ducs de), IX, 150.

MONTALTE (Ferdinand de Moncade d'Aragon, duc de), † 1713, VII, *263-265.

MONTALVAN (le comte de). Voyez Uceda (le duc d').

MONTALVAN (la ville de), XXII, *173.

MONTARGIS (Charles le Bas de), XI, *206. Garde du trésor royal, perd sa charge de greffier de l'ordre du Saint-Esprit, 206-207. Marie sa fille, XXVI, 125.

MONTARGIS (André-Julie-Anne Mansart, dame le Bas de), XXVI, *125.

MONTARGIS (Anne-Charlotte le Bas, demoiselle de), XXVI, *125. Épouse le marquis d'Arpajon, 125.

MONTARGIS (la ville et le château de), III, 264, 272; V, *355; VIII, 328; 363; XV, 105. Le couvent des Bénédictines, II, *6, 11; IX, 225; XXV, 68.

MONTATAIRE (Louis de Madaillan, marquis de), III, *30. Grand menteur, 30. Aventure à l'audience du premier président Harlay, XIV, 372-373. Sa première femme, Suzanne de Vipart, III, *30. La seconde, Anne-Marie-Thérèse de Rabutin, XIV, *372.

MONTAUBAN (Jean-Baptiste-Armand de Rohan, prince de), † 1704, V, *259. Son mariage avec Mlle Bautru, 259-260. Sa mort, son caractère, ses débauches, XII, 282-286; XXIII, 114.

MONTAUBAN (Charlotte Bautru, marquise de Ranes, puis princesse de), V, *259. Son mariage, obtient le tabouret, 259-260; XII, 283. Fait visite à la duchesse de Mantoue, XVIII, 121-122. Son indiscret compliment au duc de Berry, XXIII, 345-346. Sa liaison avec la duchesse d'Orléans, XXI, 16. Portrait et caractère, V, 259; XII, 282-286. Citée, XV, 391; XX, 196; XXI, 275.

MONTAUBAN (Charles de Rohan-Guéméné, prince de), † 1766, XIV, *323. Sa femme Catherine-Éléonore-Eugénie de Béthisy de Mézières, *321, 323.

MONTAUBAN (la terre de), en Bretagne, XII, *282.

MONTAUBAN (la ville de), V, 306; VI, 269; XVI, 416.

MONTAUSIER (Charles de Sainte-Maure, duc de), I, *190. Gouverneur de Monseigneur, XXI, 50, 54; XXV, 280. Ne peut se plier à lui donner ce nom, XVII, 298. Postule la place de chef

du conseil des finances, XXV, 280. Donne le soin de la garde-robe de Monseigneur à sa fille la duchesse d'Uzès, XXI, 112-113. Considération de Monseigneur pour sa mémoire, 68. Son austérité, VII, 33. Son amitié pour le prince de Conti, XVII, 123. Protège Pompadour, XVI, 85-86. Ses armoiries, XXIV, 78. Cité, II, 281; VIII, 190; XI, 291.

MONTAUSIER (Julie-Lucine d'Angennes de Rambouillet, duchesse de), I,*211. Dame d'honneur de la reine et gouvernante du Dauphin, VII, 33; XI, 296; XVII, 15. Sa folie, I, 211. Citée, XXVI, 69.

MONTAUSIER (Louis-François-Charles de Crussol, marquis de), † 1769, XXIII, *365.

MONTBAZON (Louis de Rohan, duc de), † 1589, V, *228.

MONTBAZON (Hercule de Rohan, duc de), † 1654, V, *228. Son mariage, sa fortune, est fait duc et pair, 228-229. Grand veneur, 240. Gouverneur de Paris, XIII, 413. Est mêlé aux intrigues de sa femme, V, 234, 235, 237. Son rang à l'ordre du Saint-Esprit, 237-239. Manière dont il traite un valet de pied du Roi, XII, 13-14; XXVIII, 149. Caractère, V, 257. Cité, VII, 217; XIV, 204; XXIII, 185.

MONTBAZON (Madeleine de Lenoncourt, duchesse de), première femme du précédent, V, *228, 230; XXIII, 185.

MONTBAZON (Marie de Bretagne-Avaugour, duchesse de), seconde femme du précédent, V, *183, *230. Son mariage, sa faveur auprès d'Anne d'Autriche, ses intrigues, 229, 230 et suiv., 245-247; XIV, 273. Sa mort, sa prétendue liaison avec M. de Rancé, V, 293-296. Citée, XIV, 272; XXIII, 112, 185.

MONTBAZON (Louis VII de Rohan, duc de), et prince de Guémené, et sa femme Anne de Rohan. Voyez Guémené.

MONTBAZON (Charles II de Rohan, duc de), † 1699, V, *261. Fou et enfermé à Liège, 261, 297; VI, 233; XIII, 429; XXIII, 113, 185.

MONTBAZON (Jeanne-Armande de Schonberg, duchesse de), XIII, *429. Sa mort, 429-430.

MONTBAZON (Charles III de Rohan, duc de) et prince de Guémené, et ses deux femmes Marie-Anne d'Albert de Luynes et Charlotte-Élisabeth de Cochefillet. Voyez Guémené.

MONTBAZON (François-Armand de Rohan, prince de), † 1717, V, *292. Épouse Mlle de Bouillon, 292. Aux obsèques de Monsieur le Prince, XVII, 267. Conflit de préséance avec la duchesse de Mantoue, XVIII, 124-126. Pension qu'il reçoit du Roi, XXIV, 149-150.

MONTBAZON (Louise-Julie de la Tour d'Auvergne, princesse de), V, *292. Son mariage, 292. Affaire de la quête, XI, 356, 363. Conflit de préséance avec la duchesse de Mantoue, XVIII, 124-126, 388. Citée, XVII, 322, 324.

MONTBAZON (Armand-Jules de Rohan-Guémené, abbé de), XXVI, *97.

Montbazon (la seigneurie et le duché de), V, *226, 228.

Montbazon (l'hôtel de), à Paris, V, *294.

Montbéliard (Georges, duc de Würtemberg et comte de), VI, *313.

Montbéliard-Œls (la maison de), VI, *312.

Montberon. Voyez Montbron.

Montboissier (la maison de), XIV, *178. Voyez Canillac.

Montboissier (Philippe-Claude de Montboissier-Beaufort, marquis de), XXI, *325. Épouse Mlle de Maillé, 325. Aux obsèques du duc de Bourgogne, XXIII, 49.

Montboissier (Marie-Anne-Geneviève de Maillé-Bénehart, marquise de), XXI, *325. Son mariage, 325.

Montbourcher (la famille de), VI, *429. Voyez Bordage (du).

Montbron (la maison de), I, *99; XV, *393. Ses armes, 393, 394.

Montbron (Charles de), général des finances, XV, *393-394.

Montbron (Henri de), XV, *394.

Montbron (François, comte de), † 1708, I, *97. Sa carrière, 97, 99. Sa mort, son portrait, sa fortune et sa famille, XV, 392-396. Cité, II, 145.

Montbron (Charles-François-Anne, marquis de), fils du précédent, † 1704, I, *97. Aventure au bal du mariage du duc de Chartres, 97-99.

Mont-Carmel (l'ordre du). Voyez Notre-Dame du Mont-Carmel.

Montcavrel (la branche de) de la maison de Monchy, VI, 161; XV, 443-444.

Montcavrel (Jean-Baptiste de Monchy, marquis de) et sa femme Claude de Mailly, XV, *443.

Montcavrel (Jean-François de Monchy, marquis de), † 1703, XV, *443.

Montcavrel (la terre de), VI, *161.

Montceaux (le château de), VI, *422-424; IX, 271. La capitainerie, XII, 338.

Montchevreuil (Henri de Mornay, marquis de), † 1706, I, *103. Gouverneur du duc du Maine, sa famille, son portrait, 103-106. Complice des amours de Mme Scarron et de Villarceaux, 108; XXVIII, 212-213. Témoin du mariage de Mme de Maintenon et du Roi, I, 108; VIII, 42; XXVIII, 212. Fait chevalier de l'Ordre, 195. Assiste aux obsèques de la Dauphine Bavière, XXIII, 50. Sa mort, XIII, 416-417. Bien avec le Roi, I, 252; VI, 371-372. Ses entrées du cabinet, XXVIII, 341. Familiarité avec Mme de Maintenon, 243. Cité, I, 57; IV, 232; X, 98; XI, 302.

Montchevreuil (Marguerite Boucher d'Orsay, marquise de), I, *109. Ses emplois, son portrait, son influence sur Mme de Maintenon, 109-110; VI, 370; XII, 328; XXVIII, 243. Elle est admise auprès de la duchesse de Bourgogne, IV, 203. Sa mort, son caractère, VI, 370-371. Ses relations avec l'abbé Testu, XIII, 421.

Montchevreuil (Gaston-Jean-Baptiste de Mornay, comte de), † 1693, I, *240. Campagne de 1693; est tué à Nerwinde, 240, 243, 252, 278.

MONTCHEVREUIL (le château de), I, *108; XIX, 358; XXVIII, 212.

MONTCLAR (Joseph de Pons de Guimera, baron de), XI, *33, 39.

MONTDAUPHIN (le fort de), XXII, *269. Gouvernement, XXII, *269; XXIII, 176.

MONT-DE-MARSAN (la ville de), XXII, *219.

MONTDIDIER (le gouvernement de), XXIV, *88.

MONTECHIARO (le bourg de), XIII, *348.

MONTECUCULLI (la maison), XI, 92.

MONTECUCULLI (Raymond de), X, *334.

MONTEFALCONE (Gaëtan Coppola, prince de), colonel des gardes napolitaines du roi d'Espagne, X, *177.

MONTEIL DE CAUSSADE (Pierre de), XX, *114. Campagne de 1710 en Catalogne, 114.

MONTELEON (Nicolas Pignatelli, duc de), † 1730, VII, *263. Conseiller du roi d'Espagne, 263, 265. Grand écuyer de la reine douairière, VIII, 219-220. Son inimitié avec le cardinal Portocarrero; méchanceté que lui fait celui-ci à propos du mariage de sa fille; saccade du vicaire, 221 et suiv. Donne à Philippe v le collier de la Toison d'or, IX, 26.

MONTELEON (Jeanne Pignatelli, duchesse de), VII, *265; VIII, 219.

MONTELEON (Isidore Cassado de Azevedo, marquis de), XII, *239. S'occupe du mariage du duc de Mantoue, 238-239. Son dévouement à Vaudémont, XVI, 275-276. Ambassadeur d'Espagne en Angleterre, XXIII, 218. Plénipotentiaire à Utrecht, 348.

MONTELLANO (Louise de Gand et Sarmiento, duchesse de), XII, *77; XIII, 23. Camarera mayor de la reine d'Espagne, XXIV, 74-75.

MONTEMAR (Joseph Carillo d'Albornoz, comte de), XXV, *109.

MONTE-MOR (la seigneurie de), VIII, 132.

MONTENDRE (Isaac-Charles de la Rochefoucauld, comte de), † 1702, IV, *150.

MONTENDRE (Paul-Auguste-Gaston de la Rochefoucauld, comte de), puis de Jarnac, XI, *276. Son mariage avec Mlle de Jarnac, XVII, 350-351. Capitaine des cent-suisses du duc de Berry, XX, 213-214. Aux obsèques du duc de Bourgogne, XXIII, 48, 53; du duc de Berry, XXIV, 260. Apporte la capitulation du Quesnoy, XXIII, 93. Sa mort, XXV, 163. Voyez Jarnac.

MONTENEGRO (Joseph-Antoine de), XX, *108. Prend Miranda, 108.

MONTEREY (Jean-Dominique de Haro y Guzman, comte de), † 1716, VIII, *209. Président du conseil de Flandre; rôle lors du testament de Charles II, 209-211, 224. Entre dans la junte, X, 179. Se fait prêtre, XXIII, 22.

MONTEREY (Agnès-Françoise de Zuniga et Tolède, comtesse de), XXIII, *22.

MONTEREY (le duché de), XXIII, *22.

MONTESARCHIO (Jean d'Avalos, duc de), IX, *302. Mêlé à la sédition de Naples, 302.

MONTESPAN (Louis-Henri de Pardaillan, marquis de), † 1702, III, *218. Sa parenté avec les Albret, et ses relations avec le maréchal, 218-219; XXVIII, 196-197. Connaît Mme Scarron à l'hôtel d'Albret, 198. Est cause de la chute de sa femme, XV, 89; XXVIII, 176. Abandonné par elle, X, 148. Rigueurs du Roi contre lui, XXVIII, 177. Ne veut recevoir aucune chose du Roi, XVI, 429. Ses prétentions au duché d'Épernon, XX, 260-261, 288. Sa femme lui demande pardon, XV, 94-95. Sa mort, IX, 323-325; XV, 95, 110. Cité, XII, 19; XV, 108; XXI, 144; XXIV, 192.

MONTESPAN (Françoise-Athénaïs de Rochechouart, marquise de), I, *32. Son mariage, X, 147. Ses amours avec le Roi; sa faveur, I, 86; III, 219; X, 148; XII, 162; XV, 89-90; XVII, 44; XIX, 388; XXVIII, 176-179. Sa honteuse fortune, X, 147; XIII, 420; XV, 88-89. Quitte les armes de son mari, XXVIII, 213. Empêche le mariage de Lauzun et de Mademoiselle, I, 124. Le Roi fait bâtir pour elle le petit Trianon, XVII, 102. Son jeu, III, 184; XV, 96. Fonde le couvent de Saint-Joseph, XXVIII, 232. Ses enfants; ils sont élevés par Mme Scarron, III, 220; IV, 297; IX, 323-325; XIII, 420; XXVIII, 198-200. Amenés à la cour, III, 221. Leur légitimation, I, 12; II, 108; III, 139; VI, 256; XXIV, 201, 341. Elle fait donner la terre de Maintenon à Mme Scarron, XXVIII, 200-203. Est supplantée par elle, 208-209. Faite surintendante de la maison de la Reine, XVI, 429; XXVIII, 177-178.

Rupture avec le Roi, I, 284; V, 150; XII, 163; XV, 90-91, 94. Renvoyée de la cour à l'instigation de Bossuet, XXVIII, 238-239. Rôle du duc du Maine, XV, 23; XVII, 449; XIX, 92; XXVIII, 240-242. Pension qu'elle continue à recevoir, XIV, 246. Sa retraite à Saint-Joseph, III, 330; VII, 50, 239; X, 149; XIII, 180; XV, 91. Sa conversion, ses austérités, demande pardon à son mari, 92-96. N'assiste pas au mariage du duc du Maine, I, 103. Marie ses nièces, III, 330; X, 267. Fait le mariage de son neveu Mortemart, XVII, 113. Achète Oiron pour d'Antin, VII, 49-51. Espère remplacer Mme de Maintenon auprès du Roi, XV, 94, 99, 101, 106, 115.

Ses dernières années, sa pénitence, sa mort, XV, 88 et suiv. Autopsie et obsèques; conduite de d'Antin, XV, 102-105. Il est accusé d'avoir supprimé le testament de sa mère, 116-117. Ses enfants ne peuvent porter son deuil, 107.

Portrait et caractère; son esprit, son tour singulier de langage, XII, 161; XV, 97-98, 108, 355; XXVIII, 181. Ses humeurs, V, 255; XII, 162; XXVIII, 204, 206. Son goût pour la table, XV, 96. Son extérieur de reine, 96-97.

Relations avec ses enfants, II, 183; III; 331; XV, 94, 96, 115, 354; avec Antin, VII, 51, 239; XIV, 262; XV, 92, 94, 102, 103; avec le maréchal d'Albret, III, 217. Son mot sur Dangeau, III, 191. Relations avec sa sœur l'abbesse de Fontevrault, XII, 162; XXVIII, 178, 179. Amitié pour Mme de Jussac, III, 334, 336; XXIII, 38, 39. Relations avec Lauzun et Mademoiselle, VI, 439; XV, 96-97; XXIV, 159; Louvois, XVII, 336; Madame, XV, 97. Déteste Mme de Maintenon, IX, 325; XV, 90, 94, 99-100, 106, 114; XVI, 53. Relations avec Monsieur, II, 183; V, 93; XV, 96, 97; avec les Noailles, 100, 114; avec Madame la Princesse, XV, 97; la maréchale de Rochefort, I, 86; avec la Rochefoucauld, V, 123; XVII, 334, 336, 342; XXIV, 161. Sa parenté avec la mère de Saint-Simon; lui obtient une place de dame du palais, I, 214; XV, 100, 101; XXVI, 311. Relations avec l'abbé Testu, XIII, 420; avec sa sœur Mme de Thiange, V, 43; X, 147; XV, 356; avec Valincour, VI, 180, 182; avec Mlle de la Vallière, XIX, 387-388. Protège la Vienne, IV, 352. Relations avec la maréchale de Vivonne, XVII, 114.

Sa maison de Clagny, XIII, 186; XXVIII, 168.

Citée, III, 325; XI, 145; XIII, 233; XIV, 392; XIX, 301; XXII, 87; XXVI, 192, 306, 309.

Montespan (la terre de), IX, *325.

Montesquiou (la maison de), XVIII, *209-211. Voyez Artagnan.

Montesquiou (Antoine de), † 1569, XVIII, *210. Tué à Jarnac, 209, 210.

Montesquiou (Pierre de Montesquiou d'Artagnan, maréchal de), I, *257, d'abord comte d'Artagnan : voyez ce nom. Est nommé maréchal de France; prend le nom de Montesquiou; éclat de Monsieur le Duc, XVIII, 209-211. Campagne de Flandre en 1710; brouille avec Villars, XIX, 365, 369-374, 415. Son secrétaire passe à l'ennemi, XX, 74. Campagne de 1711, XXI, 321. Discussion avec Villars, XXII, 124-127, 133. Bataille de Denain, XXIII, 96-100. Prend Marchiennes, 100-102. Suite de la campagne, 174. Revient de Flandre, XXIV, 26. Estime du Roi pour lui, XXIII, 97.

Montesquiou (Louis, comte de), d'abord chevalier d'Artagnan, puis prince de Raches. Voyez Artagnan.

Montesson (Jean-Baptiste, comte de), † 1731, VII, *327. Commande l'escorte des princes en 1701, 327.

Montfermeil (la terre de), VI, *292; VIII, 16.

Montferrat (Jean-Georges, marquis de), XV, *294. Sa femme Julie d'Aragon, 294.

Montferrat (le), XI, *222; XII, 226, 230, 231; XIII, 168, 353; XIV, 452; XV, 26; XVI, 155, 156.

MONTFORT (la maison de), en Bretagne, V, *190; XV, *297, 298. Voyez Laval.

MONTFORT (Jean, comte de), V, *194.

MONTFORT (Raoul, sire de), et sa femme Jeanne de Kergorlay, XV, *296.

MONTFORT (Charles de), XV, *296.

MONTFORT (Honoré-Charles d'Albert de Luynes, duc de), † 1704, I, *237. Blessé en 1693, 237. Projet de mariage avec Mlle de Lorge, II, 272. Épouse Mlle de Dangeau, 130; III, 190. Sa charge de capitaine des chevau-légers de la garde, IX, 326; XII, 208; XV, 403. Veut quitter l'armée; sa mort, son caractère, ses relations, XII, 206-209. Ses qualités militaires, XVI, 190. Bien vu du Roi, XII, 209. Ami intime de Saint-Simon, XI, 369; XII, 206, 209, 210. Ami du duc d'Orléans, XIX, 210; XXII, 378. Relations avec les Luxembourg, XI, 369; XII, 208. Ses enfants, 210. Cité, VIII, 330; XII, 5; XIX, 31.

MONTFORT (Marie-Anne-Jeanne de Courcillon, duchesse de), II, *130. Son mariage, 130; III, 190. Citée, XII, 209.

MONTFORT (Louis-Anne de Bresseau, marquis de), mestre-de-camp de Royal-Roussillon, I, *225-228, 253, 268.

MONTFORT (Louis de Bresseau, marquis de), I, *227.

MONTFORT-L'AMAURY (la maison de), XV, *297.

MONTFORT-L'AMAURY (la terre et le duché de), VI, 298; XXIII, 192. La forêt, XIX, 31.

MONTGAILLARD (Pierre-Jean-François de Percin de), évêque de Saint-Pons, XXIII, *359. Sa mort, son caractère, 358-359. Beau trait de M. de la Rochefoucauld à son sujet; anecdote de la mule, XXIV, 168.

MONTGEORGES (Gilbert Gaulmin de), VI, *434. Amant de Mme Ticquet, 434-435. Commande à Nice, XV, 220, 221.

MONTGIVRAULT (Augustin le Haguais, chevalier, puis marquis de), † 1708, XVI, *62. Sa mort, 61-63. Ses armoiries, 63.

MONTGOMMERY (la maison de), II, *214-215; XIV, 212.

MONTGOMMERY (Jean, comte de), † 1731, II, *213. Inspecteur de cavalerie; sa réputation, son portrait, 213-215. Campagne de 1697, IV, 164. Cité, V, 30.

MONTGOMMERY (Nicolas-François, comte de), † 1721, XVI, *424.

MONTGON (Jean-François Cordebœuf de Beauverger, marquis de), † 1730, III, *120. Battu en 1696, 120, 213. Épouse Mlle d'Heudicourt, 221-222. Campagne de 1697, IV, 166. Aventure à Crémone, X, 75, 80-82. Cité, XIV, 79, 260; XVII, 256.

MONTGON (Louise Sublet d'Heudicourt, comtesse de), III, *213. Élevée avec les enfants de Mme de Montespan, XXVIII, 197. Son mariage, III, 220-221. Dame du palais de la duchesse de Bourgogne, 159, 213, 222; XXVIII, 197. Ne peut aller au-devant de la princesse, III, 223.

Au bal du mariage du duc de Bourgogne, IV, 320. Sa mort, XIV, 260. Portrait et caractère, III, 222; XIV, 260. Citée, X, 82; XVII, 256; XIX, 314, 405.
MONTGON (la terre de), III, *213.
MONTHIERS (le P. Charles de), XX, *40. Familier du cardinal de Bouillon, 40.
MONTIGNY (François II de la Grange, maréchal de), XV, *145, 146, 148.
MONTIGNY (Madeleine-Marie-Honorine-Charlotte de Glimes, demoiselle de), XX, *71. Maîtresse de l'électeur de Bavière, épouse le comte d'Albert, 71-72; XXVI, 138. Voyez Albert (la comtesse d').
MONTIJO (Christophe Acuña y Portocarrero, comte de), † 1704, VIII, *212-214.
MONTIJO (Christophe-Grégoire Acuña y Portocarrero, comte de), fils, VIII, *213.
MONTJEU (Mlle de). Voyez Harcourt (Marie-Louise-Chrétienne de Castille, comtesse d').
MONTJEU (la terre de), XIII, *4, 5.
MONT-JOUY (le). Voyez Monjuich.
MONTLAUR (François de Lorraine-Harcourt, prince de), XIII, *1.
MONT-L'ÉVÊQUE (la terre de), XVII, *472-474; XVIII, 5.
MONTLHÉRY (Jean-Louis Phélypeaux, comte de), XXII, *70.
MONTLOUET (François de Bullion, marquis de), I, *104. Sa femme, Louise-Henriette Rouault de Thiembrune, *104.
MONTLUEL (la ville de), XII, *367.
MONTMARTRE (l'abbaye de), II, 96; XV, 18; XXI, *302; XXVI, 292. Abbesse : voyez Guise (Françoise-Renée de Lorraine-).
MONTMÉLIAN (la ville de), XII, *419; XIII, 187.
MONTMORENCY (la maison de), I, 81; II, 36, 88; XII, 73, 229; XV, 298, 355; XVIII, 244; XXIV, 70-71. Son titre de premier baron de France, II, 237; XIV, 234. Ses armoiries, II, *42; XV, 295. Voyez Estaires, Laval, Luxembourg, Robecq, Tingry.
MONTMORENCY (Ogier de), seineur de Wastines, XXIV, *71.
MONTMORENCY (Jean de), seigneur de Wastines, XXIV, 71.
MONTMORENCY (Louis de), seigneur de Beuvry, et sa femme Jeanne de Saint-Omer, XXIV, *71.
MONTMORENCY (Mathieu II, connétable de), et sa femme Gertrude de Soissons, XV, *295, 296.
MONTMORENCY (Claude de), baron de Fosseux, II, *36.
MONTMORENCY (Louis de), seigneur de Fosseux, XXIV, *70.
MONTMORENCY (François de), seigneur de Bersée, XXIV, *71. Sa femme Hélène Vilain, *71-72.
MONTMORENCY (Anne, connétable de), † 1567, II, *21, 37; VII, 235; XI, 186, 187; XII, 235; XIV, 179, 180, 222; XV, 213, 300, 306; XVIII, 217; XIX, 132; XXIV, 15.
MONTMORENCY (Madeleine de Savoie, connétable de), II, *21.
MONTMORENCY (Henri Ier, duc de), connétable, † 1614, IX, *261; XIV, 192, 222; XV, 64, 71; XVII, 273; XVIII, 217;

XXIV, 55. Sa première femme Antoinette de la Marck, XIV, *192.

MONTMORENCY (Louise de Budos, connétable de), seconde femme du précédent, I, *139, 195; II, 280; XI, 289; XV, 64, 65, 71; XVII, 233.

MONTMORENCY (Henri II, duc de), † 1632, I, *139. Sa rébellion; décapité à Toulouse, 154-155, 166, 195; II, 88, 281; V, 100; XV, 65; XVII, 273. Lègue un tableau à Claude de Saint-Simon, I, 155.

MONTMORENCY (Marie-Félice des Ursins, duchesse de), V, *100. Sa retraite après la mort de son mari, 100.

MONTMORENCY (Charles-François-Frédéric de Montmorency, duc de Beaufort-), puis duc de Luxembourg, † 1726, I, *232. Blessé à Nerwinde, 256. Son mariage avec Mlle d'Albert, II, 47. Campagne de 1694, 123. Ses relations avec Monseigneur et avec le prince de Conti, 184, 190. Cité, I, 245; II, 64, 213, 233, 237. Voyez Luxembourg (le duc de).

MONTMORENCY (Marie-Anne d'Albert de Luynes, duchesse de Beaufort-), II, *47; III, 91.

MONTMORENCY (la terre de), II, 238; XIV, 234.

MONTMORENCY (le duché de Beaufort-), II, *48; III, 91.

MONTMORIN (la maison de), III, *25; IX, *64; XIV, *178; XXVIII, 28. Voyez Saint-Hérem.

MONTMORIN (Armand de), archevêque de Vienne, VII, *83.

MONTOIRE (Pierre de), et sa femme Agnès de Vendôme, V, *321.

MONTOIRE (la terre de), V, *321.

MONT-OLYMPE (la forteresse du), VII, *67; IX, 95.

MONTPELLIER (la ville de). Siège de 1622, XI, 201. Séjour de la cour en 1660, V, 278. Passage du roi d'Espagne, XI, 6. Séjour du prince de Danemark, XVII, 23, 24. États du Languedoc qui s'y tiennent, XI, 143, 144. Ceux qui y naissent ont le titre de baron, VI, 38. Citée, V, 24; XI, 134; XII, 446; XIII, 51, 226, 300, 437; XIV, 222; XVI, 107; XXIII, 275. Le gouvernement, III, *328; XII, 316. Le chapitre, VI, *47. Faculté de médecine, I, 289. Évêque : voyez Colbert de Croissy (Charles-Joachim).

MONTPENSIER (la branche de Bourbon-), II, *203.

MONTPENSIER (Louis II de Bourbon, duc de), † 1588, XIV, *193.

MONTPENSIER (Catherine-Marie de Lorraine-Guise, duchesse de), XV, *122.

MONTPENSIER (François de Bourbon, duc de), † 1592, XIV, *194.

MONTPENSIER (Henri de Bourbon, duc de), † 1608, II, *95; XIV, *194.

MONTPENSIER (Henriette-Catherine de Joyeuse, duchesse de), puis duchesse de Guise, II, *95.

MONTPENSIER (Mlle de). Voyez Mademoiselle (la Grande).

MONTPEYROUX (François-Gaspard-Léonor de Dyo-Palatin, marquis de), XI, *34. Mestre-de-camp

général de la cavalerie, 33-34. Son rôle à Hochstedt, XII, 186. Sa mort, XXIV, 196-197.

MONTPEYROUX (Françoise-Isabelle de Harville, marquise de), XII, *186.

MONTPINÇON (la terre de), XXIII, *169, 170.

MONTPIPEAU (Charles II de Rochechouart, marquis de), XXIII, *48.

MONTPLAISIR (Guillaume Saulnier, marquis de), XVI, *107.

MONTRÉAL (l'archevêché de), en Sicile, X, *239.

MONTRÉSOR (Claude de Bourdeille, comte de), † 1663, V, *295.

MONTREUIL (le village de), près Versailles, VI, *164.

MONTREUIL-SUR-MER (la ville de). Gouvernement, XVII, 69, *70.

MONTREVEL (Nicolas-Auguste de la Baume, maréchal de), I,*254. Sa naissance, ses services militaires, XI, 49-51. Campagne de 1695, II, 316. S'empare de la citadelle de Liège, IX, 317. Son aventure pour la charge des chevau-légers, XI, 50. Est fait maréchal de France, 8-9, 49. Sa campagne contre les Fanatiques du Languedoc, 66-67, 80, 84; XII, 47-48, 372. Reçoit l'ordre du Saint-Esprit, 359-360, 379. Commande en Guyenne, XII, 47-48; XVII, 302; XVIII, 3. Usurpe le titre de Monseigneur, XVII, 302. Discussions avec Saint-Simon à propos du gouvernement de Blaye, XVIII, 3-4, 89-90, 389; XXI, 347, 350, 352. Règlement de leurs prétentions, XXII, 297-304. Projet avorté d'une statue du Roi à Bordeaux, XXVI, 125-126. Portrait et caractère, XI, 49-52; XIII, 359; XVIII, 3. Musique de ses discours, XXIII, 301. Relations avec Villeroy, XI, 49-50.

MONTREVEL (Jacques-Marie de la Baume, comte de), † 1693, I, *254. Tué à Nerwinde, 254.

MONTROUGE (le village et le château de), XV, *412, 422; XX, *10, 12. La capitainerie des chasses de Grenelle et Montrouge, XX, 217.

MONT-ROYAL (la forteresse et le gouvernement de), III, *122; XI, 51.

MONT-SAINT-ÉLOI (l'abbaye du), XXV, *164.

MONTSERRAT (le monastère de Notre-Dame de), X, *151.

MONTSOREAU (Louis de Bouschet de Sourches, comte de), IV, *150. Épouse Mlle du Hamel, XIII, 260-261. Succède à son père comme grand prévôt, XXIV, 377.

MONTSOREAU (Jeanne-Agnès-Thérèse de Pocholles du Hamel, comtesse de), XIII, *261.

MONTVIEL (Jacques de Vassal, marquis de), V, *158. Gentilhomme de la manche du duc de Bourgogne, 158, 160; XI, 318; XVII, 311-312. Accompagne Philippe V en Espagne, VII, 344; VIII, 222, 223. Ami de Puységur, XVII, 311.

MORANGIS. Voyez Barrillon de Morangis.

MORANT (Thomas II), trésorier de l'Épargne, XI, *201.

MORAS (Guillaume Fremin de),

XVIII, *429. Sa femme Marie-Angélique Cadeau, 429.

Moras (Marie-Angélique Fremin de), XVIII, *429. Épouse le duc de Brancas; sa famille, sa dot, 429-431. Voyez Brancas (la duchesse de).

Moravie (la), XII, 30, *31, 165; XIII, 31.

Morbecque (la seigneurie de), XXIV, *71.

Moreau (Denis), premier valet de chambre du duc de Bourgogne, II, *341. L'accompagne à l'armée, X, 183. Sa mort, son caractère, XV, 321-323; XXII, 309.

Moreau (Pierre), marchand de drap à Paris, XXI, *337.

Morée (la), X, 362, *363.

Morée (le bailliage de), dans l'ordre de Malte, XXIII, 213.

Morel (Jean, abbé), conseiller au Parlement, II, *243. Envoyé à Aix-la-Chapelle; ses négociations; fait aumônier du Roi, 243-244; IV, 310; XX, 219.

Morel (François-Philippe, abbé), conseiller au Parlement, II, *244.

Morel de Volonne (Antoine de), premier maître d'hôtel de Madame, VIII, *378.

Moréri (Louis) et son Dictionnaire, XIX, *28.

Moresse (la) du couvent de Moret, IV, 355-356.

Moret (Antoine de Bourbon, comte de), XX, *256.

Moret (la ville et le comté de), II, *120, 122. Le couvent des Bénédictines, IV, *354. La mauresse, 355-356.

Moreuil (la maison de), I, *98; IV, 32; XVIII, 196.

Moreuil (Alphonse, comte de), I, *98; IV, *32; XVIII, 196.

Moreuil (Hélène Fourré de Dampierre, comtesse de), dame d'honneur de Madame la Duchesse, I, *98; IV, *32; XVIII, 196.

Moreuil (Marie, demoiselle de), marquise de Chémerault, I, *98.

Morfondus (le quai des), à Paris, XXVII, *157.

Morin (Jacques), dit le Juif, traitant, II, *130; III, 189, 190; XXIV, 269.

Morlaye (la), XIV, *355.

Mornay (la maison de), I, *106. Voyez Montchevreuil, Villarceaux.

Mornay (Henri-Charles de Mornay-Montchevreuil, comte de), † 1688, I, *57. Épouse Mlle de Coëtquen, *57.

Mornay (Léonor de Mornay-Montchevreuil, comte de), † 1717, III, *57. Brigadier, 57. Gouverneur de Saint-Germain, XIII, 417.

Mornay (René, abbé de), XXIII, *384. Ambassadeur en Portugal, 384.

Morphée (le dieu), XXI, *42.

Morstein ou Morstin (Jean-André, comte de), † 1693, II, *325. Grand trésorier de Pologne, ambassadeur en France, s'y retire, III, 294-298. Sa femme Catherine-Geneviève de Gordon de Huntley, II, *325.

Morstein ou Morstin (Michel-Albert, comte de), † 1695, I, *268. Marié à Mlle de Chevreuse, est

tué au siège de Namur, II, 325-326; III, 297-298; V, 304.

MORSTEIN ou MORSTIN (Marie-Thérèse d'Albert de Luynes, comtesse de), puis de Sassenage, II, *325. Ses relations avec Fénelon et le petit troupeau, II, 344; IV, 67; V, 304. Se remarie avec Sassenage, 304. Ses filles du premier lit, III, 298.

MORTAGNE (Antoine-Gaspard de Colins, comte de), † 1720, V, *30. Il épouse Mme de Quintin; sa famille, 30-36, 431. Chevalier d'honneur de Madame, XXIV, 61.

MORTAGNE (Suzanne de Montgommery, comtesse de Quintin, puis de), V, *30. Son second mariage, 30, 36. Sa mort, XXII, 249.

MORTAGNE (la ville de), sur l'Escaut, V, *35.

MORTAGNE-AU-PERCHE (le bourg de), V, *393; XII, 360.

MORTARA (François de Orozco Manrique de Lara, marquis de), VIII, *221, 225. Sa femme Marie-Thérèse Pignatelli de Monteleon, *221.

MORTEMART (la maison de Rochechouart-), XV, 370, 372; XVII, 26, 112, 465. L'esprit des Mortemart, III, 382; XII, 161; XV, 98; XVII, 82; XIX, 301; XXII, 87; XXVI, 300, 309; XXVIII, 179. Voyez Rochechouart, Vivonne.

MORTEMART (Gaspard de), XV, *100.

MORTEMART (Gabriel de Rochechouart, marquis puis duc de), † 1675, I, *171. Donne Nyert à Louis XIII, 171, 172, 176. Cité, 213; X, 147; XII, 161, 162.

MORTEMART (Louis Ier de Rochechouart, duc de), † 1688, II, *7; X, 267. Brouillé avec son père, XVII, 113-114.

MORTEMART (Marie-Anne Colbert, duchesse de), II, *7. Son mariage, 7; XVII, 113. Disciple de Fénelon et de Mme Guyon, 344; IV, 67; XI, 332-333; XV, 367; XIX, 36; XXI, 301. Mariage de son second fils le comte de Rochechouart avec Mlle de Blainville, XIII, 310; de sa fille avec le fils de Chamillart, XV, 363 et suiv., 372. Détestée de Mme de Maintenon, 367. Intervient dans les avantages que le duc de Beauvillier fait à ses demi-frères, XIV, 127; XIX, 36. S'intéresse à Chamillart, XVII, 391. Ses relations avec Saint-Simon, IV, 224; XV, 372; XVII, 88. Sa liaison avec la duchesse de Guiche, XV, 367; XXVII, 249. Son caractère, XI, 332; XV, 367; XIX, 36. Citée, III, 37; XI, 331; XVII, 184.

MORTEMART (Louis II de Rochechouart, duc de), † 1746. XI, *331. Succède à son père comme premier gentilhomme de la chambre, XIX, 35-37. Son mariage avec Mlle de Beauvillier, XI, 330-334. Intervient dans les avantages que le duc de Beauvillier fait à ses demi-frères, XIV, 127; XIX, 36. Campagne de 1710, 398. Assiste au siège de Douay, 400, 402. En apporte la capitulation, XX, 72. Perte énorme qu'il fait au jeu, 72-74. Son étrange conduite dans l'affaire de d'Antin, 268,

273-275. N'assiste pas à la séance des Renonciations, XXIII, 332. Obtient la survivance du gouvernement du Havre, XXIV, 274. Va servir en Espagne, 283. Apporte la nouvelle de la prise de Barcelone, XXV, 103. Son caractère, XI, 331, 333, 334; XIII, 179; XVII, 82-83; XIX, 37; XX, 73, 274. Ses relations avec Saint-Simon; il le calomnie indignement, XV, 372; XVII, 84-88; XX, 73-74, 274. Sa conduite à l'égard de Mme de Beauvillier, XXV, 75.

MORTEMART (Marie-Henriette de Beauvillier, duchesse de), XI, *331. Son mariage, 331-333. Accident, XX, 73. Son mari la rend malheureuse, XIII, 179; XIX, 37. Citée, XIV, 127; XIX, 36.

MORTEMART (le régiment de), XVII, *421.

MORTIER des présidents au Parlement (le), XXIII, *338. Mortier du chancelier, XI, 212.

MORTON (Jacques, comte de), XVI, *69.

MORVILLE (Charles-Jean-Baptiste Fleuriau, comte de), † 1732, XII, *194. Ses relations avec Silly, 194-195. Reçoit la Muette et le Bois de Boulogne, XIII, 428; XV, 382-383. Est décoré de la Toison, et fait renvoyer l'Infante, XXVI, 238-239.

MOSCOU (la ville de), XVI, 401, 402.

MOSCOVIE (la), V, 50, 53, 54; VI, 140; XIII, 318; XV, 188, 190. Le czar: voyez Pierre le Grand. Le czaréwitch: voyez Alexis. Les czarines: voyez Anne, Catherine, Élisabeth.

MOSCOVIE (Sophie Alexiewna, princesse de), V, *54.

MOSELLE (la), rivière, IX, 55; XI, 64; XII, 35, 137, 138, 290, 312, 314, 372, 422; XIII, 12, 318, 368; XVI, 135, 171, 177, 189.

MOTET, capitaine des guides, XVI, *180, 210, 212, 297.

MOTTE-DEYRAND (Jean-Paul, marquis de la), capitaine de vaisseau, XXI, *351, 353.

MOTTE-HOUDANCOURT (Philippe, maréchal de la), † 1657, XVII, *12. Sa fortune, son caractère, sa mort, 12-15. Cité, XVI, 356.

MOTTE-HOUDANCOURT (Louise de Prie, maréchale de la), V, *134. Gouvernante des enfants de France, XII, 43; XVII, 11, 12, 15, 16. Sa pension augmentée, V, 134. Sa fille obtient la survivance de sa charge, XI, 99; XII, 43. Son rôle dans le procès de Guémené contre Rohan, XIV, 154. Sa mort, sa fortune, son portrait, son caractère, XVII, 10-17. Est admise au petit couvert, XII, 43; XXVIII, 348. Protège les Bullion, V, 134, 137, 138. Citée, XI, 149, 203; XIV, 162; XV, 317; XVII, 30-31; XX, 361.

MOTTE-HOUDANCOURT (Antoine, marquis de la), † 1672, XVI, *356.

MOTTE-HOUDANCOURT (Charles, comte de la), IX, *279. A la bataille de Ramillies, XIII, 372, 382. Campagne de Flandre en 1708, XVI, 176, 193. Est battu à Winendal, 354-358. A la prise de Leffinghem, 368. Commande à Gand; siège de la place et ca-

pitulation, 481, 494-495; XVII, 2-4. Il est exilé, 3. Son fils cadet tué à Aire, XIX, 414. Parrain du petit Dauphin, XXII, 350. Est rappelé d'exil, XXIV, 99. Marie son fils aîné, 301. Obtient la grandesse, IX, 279-280. Caractère, 279; XI, 168; XVI, 356; XVII, 5. Il est protégé par sa cousine la duchesse de Ventadour, XVI, 356, 358; XVII, 4. Cité, XIX, 340, 414.

MOTTE-HOUDANCOURT (Élisabeth de la Vergne de Tressan, comtesse de Vaillac, puis de la), XV, *168.

MOTTE-HOUDANCOURT (Louis-Charles, comte de la), † 1755, XXIV, *301. Épouse Mlle de la Rochecourbon, 301.

MOTTE-HOUDANCOURT (Estelle-Thérèse de la Rochecourbon, comtesse de la), XXIV, *301.

MOTTE-SAINTE-HÉRAYE (Louis de Saint-Gelais, baron de la), XIV, *348.

MOTTE-SAINTE-HÉRAYE (la terre de la), XIV, *348.

MOTTEVILLE (Bruno-Emmanuel Langlois de), président au parlement de Rouen, XIII, *205.

MOTTEVILLE (Françoise Bertaut, dame de), XV, *455. Ses Mémoires, 455; XXVI, 202.

MOTTIER (la famille). Voyez Fayette (la).

MOUCHAN (Jean de Castillon, comte de), XVI, *167. Tué en Espagne, 167.

MOUCHES (les), pour le visage, III, *165; XII, 284.

MOUCHY ou MONCHY (Jean-Charles de Bournel de Namps, marquis de), XX, *216. Maître de la garde-robe du duc de Berry, 216. Épouse Mlle Forcadel, XXIII, 223-224. Son caractère, XXVI, 323. Sa parenté avec les Estrées, XXIII, 223.

MOUCHY (Marie-Catherine Forcadel, marquise de), XXIII, *222. Favorite de la duchesse de Berry; son mariage, 222-224. Son caractère, ses intrigues, XXVI, 323.

MOULINEAUX (la maison des), dans le parc de Versailles, XI, *109, 112, 113.

MOULINS (la ville de), V, 100; XVI, 416. Les Filles de Sainte-Marie, V, 100. Le pont, XVI, 41, *42; XX, 203.

MOULINS (l'ordonnance de), XXI, *154.

MOURA (Éléonore de). Voyez Castel-Rodrigo (la marquise de).

MOURGUES (Hercule Grimaldi, prince de), III, *22. Voyez Monaco.

MOURGUES (Marie-Aurélie Spinola, princesse de), III, *21. Présentée à la cour, 21-23.

MOUSQUETAIRES (les deux compagnies des), I, *28-31, 33, 34, 39, 44, 55, 112; IV, 224; VI, 234, 352; VII, 342; VIII, 281; IX, 2-3; XII, 252-253; XIII, 429; XIV, 390; XV, 395, 429; XVI, 370; XVII, 119; XVIII, 132, 188, 205, 208; XX, 246; XXVI, 295; XXVII, 260; XXVIII, 107.

MOUSSAYE (François Gouyon, marquis de la), † 1650, V, *31.

MOUSSAYE (Amaury III Gouyon, marquis de la), V, *30, 31; VI, 431.

MOUSSAYE (Henriette-Catherine de

la Tour d'Auvergne, marquise de la), V, *30; VI, 431; XIV, 212; XV, 307.

MOUSSY (Armand-François le Bouteiller de Senlis, marquis de), † 1675, XVIII, *248.

MOUSSY (Marie de Harlay, marquise de), XIV, *377. Son portrait, sa mort, 377-378; XVIII, 248.

MOUSTIER-SAINT-JEAN (l'abbaye de), XX, *83.

MOUZON (la seigneurie de), XIV, *186. Suzerain de Sedan, 186, 190, 195, 220; XX, 55. L'abbaye, XIX, *50; XX, 24.

MOYRIA-MÉRIGNAT (Chrysante de), XIII, 97, *98.

MUETTE (le château de la), XIII, *130, 428; XV, 252, 253, 382.

MUGGENSTURM (le village de), IV, *161, 169.

MULEY-ISMAËL, roi de Maroc, VI, *138.

MÜNDERKINGEN (la ville de), XI, *160, 162.

MUNICH (la ville de), VIII, 248-250; XII, 143; XIII, 39.

MUNKACS (le château de), XII, *31; XXIII, 251.

MUNSTER (la ville de), II, 298. L'évêché, XVI, *408. Évêque : voyez Plattenberg (Frédéric Christian de). Les traités de Munster ou de Westphalie, XII, 213; XVII, 90; XXII, 225.

MURAT (Antoine-Raymond de la Tour, seigneur de), XXIV.*15. Sa femme Marie de la Fayette, *15.

MURAT (Jacques de la Tour, seigneur de), XXIV, *16.

MURAT (Jean de la Tour, seigneur de), XXIV, *16. Sa femme, Marie d'Apchier, *16.

MURAT (la terre de), ou Murat-le-Quaire, XXIV, *15.

MURBACH (l'abbaye de), VII, *94. Abbé : voyez Levenstein (Philippe-Éberhard de).

MURCIE (la ville de). Dévouement de l'évêque Belluga pour le roi d'Espagne, XIII, *408.

MURET (Diaz de). Voyez Cominges (la comtesse de),

MURET (Jean-François Lécuyer, comte de), XIV,*94. Commande à Fenestrelle, 94. Prend la Seu d'Urgel, XX, 350. Assiège Cardone, XXII, 234.

MURG (la), rivière, IV, *160, 161, 166, 167.

MURSAY (Philippe de Valois-Villette, comte de), XI, *164. Campagne à l'armée d'Italie, 164-166. Est tué à Turin; portrait et anecdotes, XIV, 77-80. Cité, XV, 329.

MURSAY (Marie-Louise le Moine de Villiers, comtesse de), XIV, *79-80.

MUSCADE (la), condiment, XXIII, *193.

MUSIQUE DU ROI (la), XVI, *378, 379; XIX, 2.

MUSIQUE DE LA CHAPELLE DU ROI (la), XV, *261; XXVI, 298.

MUSSBACH (le village de), III, *235, 243, 246; IV, 175, 217.

MUSTAPHA II, sultan de Turquie, III, *264; XI, *270.

MUTTER (la), rivière, XIII, *355, 356; XIV, 27.

MUZALQUIVIR. Voyez Mers-el-Kebir.

N

NADASTI (François, comte), † 1671, VIII, *307. Sa révolte et sa mort, 307 ; XI, 264 ; XXIII, 247.

NAGY FERENZ, XXIII, 247.

NAHE (la), rivière, II, *164, 166, 172, 335 ; III, 228 ; IV, 217, 219.

NAJARA (Diego-Manuel Manrique de Lara, duc de), IX, *133, 134.

NAMUR (la ville de), I, 35, *551. Sièges de la ville par Louis XIV, 35-55, 130, 259 ; XXVIII, 332-334. Reprise par le prince d'Orange, II, 311-316, 324-326, 331-334. Poudres cachées chez les jésuites, I, 50. Séjour du Roi et des dames, 228, 235. Occupée par les Hollandais, VIII, 251. Bombardée en 1704, XII, 144. Château, II, 326-327 ; IX, 318. Gouvernement, I, 54-55. Évêché, XV, *204. Citée, I, 238 ; II, 330 ; XIII, 382 ; XIX, 399 ; XXI, 337, 338.

NAMUR (le comté de), I, 54.

NANCLAS (Isaac Laîné de), inspecteur de cavalerie, II, *216 ; IV, 156.

NANCRÉ (Claude-Antoine de Dreux, comte de), † 1689, XII, *427, 428 ; XIV, 87 ; XXIII, 157.

NANCRÉ (Marie-Anne Bertrand de la Bazinière, comtesse de), XII, *427. Accompagne Mme d'Argenton à Grenoble, XIV, 87, 88, 91 ; XV, 399. Citée, XIII, 459-461 ; XXIII, 157.

NANCRÉ (Louis-Jacques-Aimé-Théodore de Dreux, marquis de), † 1719, XII, *426. Est préféré à Saint-Pierre pour la charge de capitaine des suisses du duc d'Orléans ; sa famille, 426-428 ; XIII, 449. Apporte la nouvelle de la défaite de Turin, XIV, 61. Revient auprès du duc d'Orléans, 75, 86. Se disculpe d'avoir conseillé le voyage de Mme d'Argenton à Grenoble, 90-91. Le Roi ne veut pas qu'il accompagne le duc d'Orléans en Espagne, XV, 399-400. Sa scélératesse à l'égard de Saint-Simon, XXIII, 156-158. Portrait et caractère, XII, 427 ; XV, 400 ; XVIII, 404-405.

NANCY (la ville de). Démolition des fortifications, VI, 9. Voyages qu'y fait Louis XIV, X, 274-275 ; XVII, 116. Entrée du duc et de la duchesse de Lorraine, VI, 20. Occupée par les Français (1702) ; le duc de Lorraine quitte la ville, X, 383. Armoiries ducales sur les portes, VI, 25-26. Citée, III, 59 ; IX, 322 ; XXV, 233.

NANGIS (François de Brichanteau, marquis de), † 1644, XXIII, *45.

NANGIS (Louis-Fauste de Brichanteau, marquis de), † 1690, III, *173 ; XIX, 286 ; XX, 246 ; XXIII, 45.

NANGIS (Marie-Henriette de Ro-

chefort d'Aloigny, marquise de), puis comtesse de Blanzac, III, *172. Voyez Blanzac.

NANGIS (Louis-Armand de Brichanteau, marquis de), †1742, III, *173. Son mariage avec Mlle de la Hoguette, XII, 3, 10. Sa fortune, 378; XIX, 286. Passion qu'il inspire à la duchesse de Bourgogne, XII, 271-278; XIII, 246, 325; XV, 9; XVI, 260-261. Sa liaison avec Mme de la Vrillière, XII, 272-273, 276. Jalousie de Maulévrier à son égard, 278; XIII, 325, 327. Vend à Villars la suzeraineté de Vaux, XII, 378-379. Campagne de 1708 en Flandre, XVI, 191-192, 459-461. Ses relations avec Mme la Duchesse, 260-261. A la bataille de Malplaquet; vient rendre compte au Roi, XVIII, 200-202. A l'armée en 1710, XIX, 407. Devient colonel du régiment du Roi, XX, 246. Apporte la nouvelle de Denain, XXIII, 100. Est ruiné par sa mère, XIX, 285-286. Devient maréchal de France, 286. Portrait et caractère, XII, 3, 271-272, 378; XVIII, 201. Cité, XIX, 407; XXIII, 45.

NANGIS (Marie-Marguerite Fortin de la Hoguette, marquise de), VIII, *282; XII, 3.

NANGIS (Pierre-César de Brichanteau, chevalier de), † 1728, XIII, *363. Prend part à l'expédition d'Écosse, XV, 421.

NANGIS (la terre de), XII, *377.

NANON BALBIEN. Voyez Balbien.

NANTERRE (le collège de), XXIV, *151.

NANTES (Mlle de). Voyez Duchesse (Louise-Françoise de Bourbon, dite Madame la).

NANTES (la ville de), V, 222; VI, 380; XVI, 42. Gouvernement, IX, *6-7; XV, 86; XXIII, 202, 214. Lieutenance générale du comté nantais, IX, *6. Évêque: voyez Tressan (Louis de la Vergne de).

NANTES (l'édit de), III, *194. Révocation, et mesures qui l'accompagnèrent, XXVIII, 224-232. Cité, IV, 22, 49, 254; VI, 137; XII, 153; XIII, 251-252; XV, 316; XVI, 52; XX, 330; XXI, 320; XXVI, 120.

NANTEUIL-LE-HAUDOUIN (la terre de), XI, *20, 21.

NAPLES (la ville et le royaume de). Fief de l'Église, X, 159. Donné à l'Espagne par les Papes, IX, 119. Hommage annuel au pape, 57-59; XI, 268. Expédition du duc de Guise, II, 95; X, 357. Attribué à la France dans le traité de partage de la succession d'Espagne, VII, 118-119, 296, 301. Proclamation de Philippe V, 349. Il en est investi par le Pape, VII, 379-380; qui en diffère l'hommage, IX, 59. Révolte étouffée (1701), 300-305. Voyage de Philippe V, X, 156 et suiv. Nouvelle conspiration étouffée, 165-170, 229-230. Conquête du royaume par les Impériaux, XV, 230-234. Prétentions des maisons d'Aragon, de Laval-Montmorency et de la Trémoïlle, 289 et suiv.

Archevêque, VII, 244; X,

156. Châteaux, 167. Connétable du royaume, XXVI, 307. Palais du roi, X, 156. Statue de Philippe v, XV, 231. Le Tourion des Carmes, X, 230. Les vice-rois, VII, 250, 253; IX, 306; XV, 237; XVI, 272, 406; XVII, 34-35; XX, 140; XXIII, 282.

Rois : voyez Alphonse II, Ferdinand, Frédéric III, Louis II, Louis III. Reines, voyez Aragon (Yolande d'), Baux (Isabelle des), Jeanne Ire, Jeanne II.

Cités, VI, 333; VII, 270; VIII, 111, 263, 302; IX, 59; X, 167; XIII, 71, 72, 171, 352-353; XIV, 445, 446; XV, 275, 289, 290, 303, 305, 311; XVI, 268, 411; XVIII, 104, 105; XX, 151, 302; XXII, 143; XXVI, 236.

NARBONNE (la ville de). Puissance de l'archevêque, XI, 140. L'archevêché, XI, *134. Archevêques : voyez Beauvau (René-François de), Berchère (Ch. le Goux de la), Foucquet (François).

NARVA (la ville et la bataille de), VII, *377.

NASSAU (la maison de), II, 327; XV, 306; XVI, 434.

NASSAU (Jean-Guillaume-Frison, prince de), † 1711, X, *136. Héritier du roi Guillaume, 136. Sa mort, son portrait, sa famille, XXII, 82-84. Cité, X, 250. Sa femme Marie-Louise de Hesse-Cassel, XXII, *83.

NASSAU (François, comte de), † 1710, XX, *109.

NASSAU (Corneille de Nassau-Owerkerque, comte de), XXIII, *101. Tué à Denain, 101.

NASSAU-OTTWEILER (Frédéric-Louis, comte de), IV, *222.

NASSAU-SAARBRÜCK (les comtes de), XV, 40.

NASSAU-SAARBRÜCK (Louis-Craton, comte de), † 1713, I, *258. Colonel de Royal-allemand, 258. Sa mort, son caractère, XXIII, 279.

NASSAU-SIEGEN (Emmanuel-Ignace, prince de), † 1735, XX, *311. Procès contre sa femme; la fait enfermer, XXVI, 211-213.

NASSAU-SIEGEN (Charlotte de Mailly-Nesle, princesse de), XX, *310, 311. Mise à la Bastille; ses aventures, XXVI, 211-213.

NASSAU-WEILBOURG (Jean-Ernest, comte de), XII, *170. Prend part à la campagne de 1704, 170, 185.

NAVAILLES (Philippe de Montault, duc de Bénac de), VII, *26.

NAVAILLES (Philippe de Montault, duc et maréchal de), IV, *257. Attaché à Mazarin et à Anne d'Autriche; sa fortune, VII, 24-27; XI, 294-295. Est fait maréchal de France; sa disgrâce; son retour, VII, 32-34; XII, 227-228. Gouverneur du duc de Chartres, XX, 410; XXVI, 276. Sa mort et ses gouvernements, XIV, 264; XXV, 38. Portrait et caractère, VII, 25-31. Ses filles, 36-37. Ami de Claude de Saint-Simon, 38. Cité, XVI, 86.

NAVAILLES (Suzanne de Baudéan, maréchale de), VII, *20. Dame d'honneur de la Reine, 29-30;

XI, 294-296. Son mariage, VII, 28. Sa fortune, sa famille ; interdit au Roi la chambre des filles, sa disgrâce, VII, 30-35 ; XII, 227-228 ; XXV, 38. Sa mort, VII, 20. Son avarice, ses filles, 36-38. Amie de Claude de Saint-Simon, 38. Citée, VII, 23, 24 ; XII, 228 ; XVI, 86, 88.

NAVAILLES (Françoise de Montault-). Voyez Elbeuf (la duchesse d').

NAVAILLES (Gabrielle de Montault-). Voyez Pompadour (la marquise de).

NAVAILLES (Gabrielle-Éléonore de Montault-). Voyez Rothelin (la marquise de).

NAVAILLES (le duché de Bénac-), VII, *26.

NAVAILLES (l'hôtel de), à Paris, VII, *37.

NAVARRE (le royaume de), V, 204, 221 ; IX, 114, 119 ; X, 238 ; XXIV, 185.

Rois : voyez Antoine de Bourbon, Charles le Mauvais, François-Phébus, Henri d'Albret, Jean II d'Albret, Philippe III. — Reines : voyez Albret (Jeanne d'), Évreux (Blanche d'), France (Jeanne de), Grailly-Foix (Catherine de), Valois (Marguerite de).

Grand chancelier, XI, 326. Connétable, 325 ; XVIII, 109. Conseil, XXIV, 135-136. Vice-rois, III, 240 ; VII, 254 ; VIII, 109.

NAVARRE (Blanche de), reine d'Aragon, V, *203.

NAVARRE (Marie de), reine d'Aragon, V, *195.

NAVARRE (Nicolas-Joseph Alvarez de Tolède, connétable de), XI, *325 ; XVIII, *109.

NAVARRE (le gouvernement de Béarn et Basse-), V, 117 ; XVIII, 205 ; XXIII, 3.

NAVARRE (le collège de), à Paris, II, *353.

NAVARRE (le régiment de), IV, *330. Possédé par Charles de Saint-Simon, I, 141. Cité, XII, 178, 180 ; XV, 82.

NAVARRENX (la ville de), XVIII, *207 ; XXIV, 136.

NECKER (le), fleuve, I, *264 ; II, 147, 305-307 ; XII, 138.

NECKERAU (le village de), II, *307.

NEISHEIM (le village de), II, *292.

NEMOURS (Gaston de Foix, duc de), † 1512, IX, *120 ; XXIV, 185.

NEMOURS (Philippe, comte de Génevois, puis duc de), † 1533, XV, *119-121. Sa femme Charlotte d'Orléans-Longueville, *121.

NEMOURS (Jacques de Savoie, duc de), † 1585, V, *206. Son aventure avec Mlle de la Garnache, 206-209, 211 ; XV, 121-122. Sa femme, Anne d'Este, d'abord duchesse de Guise, V, *208.

NEMOURS (Charles-Emmanuel de Savoie, duc de), † 1595, XII, *368 ; XV, 122.

NEMOURS (Henri Ier de Savoie, duc de), † 1632, XV, *122. Sa femme, Anne de Lorraine-Aumale, *122.

NEMOURS (Louis de Savoie, duc de), † 1641, XV, *123 ; XX, *257.

NEMOURS (Charles-Amédée de Savoie, duc de), † 1652, I, *77. Tué en duel par le duc de

Beaufort, son beau-frère, 77-79; VI, 241; VII, 14; VIII, 125; XV, 123; XVII, 305.

Nemours (Élisabeth de Vendôme, duchesse de), VI, *241; VII, *14; VIII, 125; XV, 123; XVII, 305.

Nemours (Henri II de Savoie, duc de), † 1657, II, 225, *504. D'abord archevêque de Reims, puis marié à Mlle de Longueville, 225; VI, 241, 420; XV, 119, 123, 124.

Nemours (Marie d'Orléans-Longueville, duchesse de), II, *124. Son mariage, XV, 119, 124. Son procès avec le prince de Conti pour les biens de la maison de Longueville, II, 125, 225-227; III, 5-7; VI, 52, 105, 241; XII, 1; XVII, 126, 283. Elle est exilée, puis rappelée, VII, 2-3, 14; XII, 2-3. Ses prétentions sur Neuchâtel, VI, 105-106, 205-207; VII, 2-3; XII, 1-3; XV, 121, 138-139. Comble de biens et marie le bâtard du dernier comte de Soissons et le fait appeler prince de Neuchâtel, II, 228-229; XII, 2; XV, 119. Sa mort, sa famille, son portrait, anecdotes, XV, 118-133. Son deuil, 144-145. Sa succession, 141-144.

Nemours (la ville de), III, 273; IX, 3; XII, 243; XV, 276.

Nemours (le duché de), XV, *120; XVI, 486; XXV, *233.

Nerestang (les marquis de), I, *302.

Nerwinde (le village de), I, 47, *552. La bataille de Nerwinde, 239-264, 268, 278-279, 282; II, 47; IV, 337; V, 24; X, 55, 92-93; XII, 109; XIV, 50; XVI, 209; XVII, 455; XXVIII, 22-23.

Nesle (Louis de Sainte-Maure, marquis de), † 1572, XV, *304-305. Ses deux femmes : Renée de Rieux, comtesse de Laval, *304, et Madeleine Olivier, *305.

Nesle (Guy de Laval, marquis de), † 1590, XI, *181. Sa femme, Marguerite Hurault de Cheverny, *181.

Nesle (Louis II de Mailly, marquis de), † 1688, I, *88; XIII, 106. Sa femme Marie de Coligny-Saligny, I, *89; VI, 162.

Nesle (Louis III de Mailly, marquis de), † 1767, XV, *135. Épouse la fille du duc Mazarin, XVII, 168. Mariage de sa sœur avec un prince de Nassau-Siegen, XX, 310-311. Vend sa compagnie de gendarmes, XXIV, 271-272. Cité, VI, 161; XV, 445.

Nesle (Armande-Félicité de la Porte de la Meilleraye, marquise de), XVII, *168. Son mariage, sa beauté, ses filles maîtresses de Louis XV, 168-169.

Nesle (le chevalier de), XVI, *174.

Nesle (le marquisat de), I, *88; XV, 244.

Nesmond (Guillaume de), président au Parlement, † 1693, III, *72.

Nesmond (Marguerite de Beauharnais de Miramion, dame de), III, *72. Portrait et caractère, 75-77.

Nesmond (André, marquis de), † 1702, XIII, *51. Lieutenant général des armées navales; sa

fille épouse le comte de Sézanne, 51 ; XXV, 117.

NESMOND (François-Théodore de), évêque de Bayeux, XIV, *296. Sa mort, son caractère, sa charité, sa conduite à l'égard du roi Jacques II d'Angleterre, XXVI, 222-226.

NESMOND (Henri de), archevêque d'Alby, XXI, *339. Sa belle harangue au Roi à l'assemblée du clergé de 1711, 339-341 ; XXVII, 54-55. Proposé pour précepteur du jeune roi, 54-55.

NESMOND (l'hôtel de), à Paris, III, *76.

NETTANCOURT (la famille de), XIII, *44. Voyez Vaubecourt.

NEUBOURG (Philippe-Louis de Bavière, duc de), † 1614, VII, *365. Sa femme, Anne de Clèves, *365.

NEUBOURG (Wolfgang-Guillaume de Bavière, duc de), † 1653, VII, 94, *366. Sa femme Marie-Françoise de Fürstenberg, *94.

NEUBOURG (la ville de), en Brisgau, X, *295, 297, 298; XV, 178 ; XVIII, 164.

NEUCHÂTEL (la principauté de), en Suisse, II, *228. Prétentions du prince de Conti et de Mme de Nemours sur cette principauté, VI, 53, 105-107, 205-207, 241. Origine des droits de celle-ci, XV, 121. Son gouvernement, VII, 1-3. Prétendants après la mort de Mme de Nemours, XV, 133 et suiv. La possession en est adjugée à l'électeur de Brandebourg, 142-144. Le château, VI, *205.

NEUCHÂTEL (Louis-Henri, chevalier de Soissons, prince de), II, *227. La duchesse de Nemours le marie et lui fait prendre le titre de prince de Neuchâtel, 227-228. Il hérite d'elle, XII, 2; XV, 119, 133, 138-139. Ses filles, XIX, 31-32.

NEUCHÂTEL (Angélique-Cunégonde de Montmorency-Luxembourg, princesse de), II, *225, 227-228; XV, 119, 138-139; XIX, 32.

NEUCHÂTEL (les demoiselles de Bourbon-Soissons-). Voyez Luynes (la duchesse de), Estouteville (Mlle d').

NEUF-BRISACH (la ville de), X, 297.

NEUF-LINANGE (la ville de), III, 228.

NEUFCHÂTEL (le sieur de), XXII, 228. Voyez Mesmes (Jean-Antoine III de).

NEUFCHÂTEL-SUR-AISNE (la terre de), XXII, *228.

NEUFÉGLISE (le village de), XIII, 372.

NEUFVILLE (Antoine de), XXVI, *369.

NEUFVILLE-SUR-SAÔNE (la terre de), XV, *265.

NEUFVILLE-VILLEROY (la famille de), II, *132; VI, 414-415; VII, 43-44; XI, 195, 198, 199; XIII, 258; XVI, 387, 392; XX, 85. Ses armoiries, XI, *213. Voyez Alincourt, Villeroy.

NEUHAUSEL (la ville de), XII, *311.

NEUILLAN (Charles de Baudéan-Parabère, comte de), † 1644, VII, *21. Mort de ses blessures à Lens, 23.

NEUILLAN (Louise Tiraqueau,

comtesse de), VII, *21. Donne asile à Mlle d'Aubigné ; son avarice, 21-23, 35 ; XII, 227-228 ; XXVIII, 190-191.

NEUILLAN (Charles II de Baudéan, comte de), † 1648, VII, *23.

NEUILLY (le pont de), X, *10.

NEUSTADT-AN-DER-HAARDT (la ville de), III, *231, 234, 236, 237, 244, 247 ; XII, 138.

NEUSTADT-WIENERISCH (la ville de), VIII, *310 ; XI, 264 ; XXIII, 240, 253, 254.

NEUTRA ou NITRACH (la ville de), XII, *309.

NEVERS (les ducs de) de la maison de Clèves, VII, *110 ; de la maison de la Marck, XIV, 184 ; de la maison de Gonzague : voyez Mantoue (les ducs de).

NEVERS (Louis de Gonzague, duc de), † 1595, VII, *110 ; XIV, 190 ; XXII, 335.

NEVERS (Philippe-Jules-François Mazarini-Mancini, duc de), † 1707, V, *42. Donne l'ordre du Saint-Esprit au duc de Bracciano, 42. Sa mort, sa famille, sa fortune, son caractère, XV, 386-394. Malice qu'il fait à Monsieur le Prince, XXVI, 99. Donne asile à sa sœur la connétable Colonne, XIII, 105. Mal avec le Roi, IX, 282. Ses poésies, XIV, 389 ; XVII, 242 ; XXVI, 99. Cité, XIV, 385 ; XVII, 351 ; XXIV, 292.

NEVERS (Diane-Gabrielle Damas de Thiange, duchesse de), X, *147. Ses relations avec son père, 149 ; avec son mari, XIV, 392-393. Sa mort, son caractère, XXVI, 98-99. Passion de Monsieur le Prince pour elle, XVII, 242 ; XXVI, 99. Sa beauté, sa liaison avec la duchesse du Maine, XIV, 392, 394 ; XXVI, 99. Citée, XV, 356.

NEVERS (Philippe-Julien-François Mazzarini-Mancini, duc de Donzy, prince de Vergagne, puis duc de), † 1768, IX, *282. D'abord grand d'Espagne par son mariage avec Mlle Spinola, est fait duc sous la régence, 282. Le Roi lui interdit, à la mort de son père, de prendre le titre de duc de Donzy, XIV, 394-395. Se marie et prend le nom de prince de Vergagne, XV, 452 ; XVII, 351-352. Perd la collation de l'évêché de Bethléem, XXIV, 150-152. Ami du duc d'Orléans, lui présente Fontpertuis, XIV, 302. Cité, X, 149 ; XV, 453.

NEVERS (Marie-Anne Spinola, princesse de Vergagne, puis duchesse de), IX, *282 ; XV, 452 ; XVII, 351-352 ; XXIV, 302-303.

NEVERS (le duché de), VII, 110 ; XIV, *394. Voyez Nivernais.

NEVERS (la ville de), XII, 244, 245, 247. Évêques : voyez Bargedé (Édouard de), Vallot (Édouard).

NEVET (René, marquis de), VI, *239 ; XI, 282. Sa femme Anne de Matignon ; sa mort, VI, 239.

NEWGATE (la prison de), à Londres, XX, 354.

NICE (le comté de), III, *132. Donné en dot à la duchesse de Bourgogne, 132-133. Envahi

par le duc de Savoie (1707), XV, 193. Cité, XIII, 128.

NICE (la ville de). La reine d'Espagne y passe, IX, 100, 103. Siège de 1705, XII, 420-421. Berwick prend le château, XIII, 226. Occupée par le duc de Savoie (1707), XV, 213-214. Reprise par Tessé, 220-221. Citée, II, 287, 290, 295; VIII, 127; XII, 145; XV, 194.

NICOLAS DE LA REYNIE (la famille), XVII, *377. Voyez Reynie (la).

NICOLAY (Jean-Aymard), premier président de la chambre des comptes, † 1737, XXVI, *223. Sa femme, Françoise-Élisabeth de Lamoignon, *223.

NICOLE (Pierre), II, *363. Sa mort, 363-364. Sa liaison avec M. du Charmel, XIII, 264.

NIEDERBÜHL (le village de), IV, *159, 176.

NIEUPORT (la ville de), IV, *209; VIII, 251; XIII, 394; XVI, 354, 367; XXI, 337.

NIÈVES (l'île de), XIII, *362.

NIMÈGUE (la ville et les traités de), II, 245; IV, 130, *131; XIV, 198; XVI, 334, 447; XVII, 100, 107; XX, 253; XXVIII, 15-16.

NÎMES (la ville de), II, 142; XI, 83. Évêché, XIX, *41. Évêques : voyez Fléchier (Esprit), Parisière (J.-C. de la).

NINON DE LANCLOS (Anne, dite), XIII, *140. Sa mort, son portrait, son caractère, anecdotes, 140-148.

NINOVE (la ville de), XVI, *173, 175, 292.

NIORT (la ville de). Gouvernement, VII, *21.

NIQUÉE (la Gloire de), XXVIII, *178.

NISSA (la bataille de), XIV, 252.

NITHARD (le P. Jean-Éverard), cardinal, III, *87. Confesseur de la reine d'Espagne, faveur et disgrâce, 87-88; IX, 141-142.

NIVERNAIS (le pays et duché de), II, 38; XII, 356, 357; XIV, 394, 453. Voyez Nevers.

NOAILLES (la maison de), IV, *79. Une tribu, XXVII, 48. Son crédit et ses établissements, III, 313; IV, 79; V, 29; IX, 276; X, 151, 152; XI, 16, 62, 63; XII, 302, 433; XIII, 273; XIV, 286; XV, 388; XVIII, 270; XX, 77; XXII, 190; XXIII, 356; XXVII, 19, 48-49, 242. Ses intrigues et sa politique, V, 149; XII, 202, 301, 303-305; XIV, 261, 262; XV, 99, 100, 104, 361-364; XIX, 314; XXII, 187. Son avidité d'héritage, XI, 76-77.

Les Noailles poussent Antin, XVI, 53; XX, 284. Sont hostiles à Beauvillier, XV, 388. Ennemis des Bouillons à cause de la vicomté de Turenne, IV, 77-78; VII, 85; X, 253-254; XV, 408; XVI, 244; XXII, 206. Soutiennent Mme de Caylus, XIV, 278. Liés avec Mlle Choin, XV, 99; XXI, 95. Cultivent Madame la Duchesse, XV, 99. Soutiennent les Estrées, XI, 245; XII, 69. Relations avec Fleury évêque de Fréjus, VI, 49; avec le duc de Gramont, XII, 85; avec l'abbé de Langeron, XX, 85. Patronnent Longepierre, X, 6. Sont

jalousés par les Mailly, XXII, 336. Leur influence sur Mme de Maintenon, V, 144; IX, 22; XII, 400; XV, 99, 366; XVI, 80. Cultivent Mme de Montespan, XV, 99. Liés avec Mme de Soubise, XXIII, 399. Flattent la princesse des Ursins, XII, 400.

La rue de Noailles dans le palais de Versailles, XI, 115. Ses armoiries, XXIV, *78.

NOAILLES (Antoine de), † 1563, ambassadeur en Angleterre, IV, *78.

NOAILLES (François, seigneur de), † 1645, XVI, *101. Sa femme Rose de Roquelaure, *101.

NOAILLES (Anne, comte puis duc de), † 1678, III, *148. Capitaine des gardes du corps, 147, 148, 150, 152. Créé duc et pair, IV, 109. Cité, XVI, 376.

NOAILLES (Louise Boyer, duchesse de), II, *156. Sa retraite à Châlons auprès de son fils, l'évêque; ses vertus, 156, 358. Sa mort, sa fortune, son caractère, IV, 108-111. Citée, VII, 19; XVI, 376; XXII, 92.

NOAILLES (Anne-Jules, maréchal-duc de), † 1708, I, *114. Succède à Chandenier comme capitaine des gardes du corps, III, 148-153. Est fait maréchal de France, I, 114, 116. Commande en Catalogne (1693), 130. Prend Roses, 272. Soutient M. de Luxembourg dans ses prétentions contre les pairs, II, 57-58. Commande en Roussillon (1694), 134. Gagne la bataille du Ter, 153-155. Nouveaux succès; est fait vice-roi de Catalogne, 155-158. Ses victoires en Catalogne, VII, 254; IX, 306; XV, 230. Sa conduite avec les miquelets, XIII, 400.

Il cherche à se rendre indépendant de Barbezieux, qui s'en venge en lui faisant manquer Barcelone, II, 217-222. Ses manèges pour se faire relever de son commandement en y mettant M. de Vendôme, 285-291. Mariage d'une de ses filles avec le comte d'Estrées, V, 28-29; de son fils avec Mlle d'Aubigné, 122-128. Vise à remplacer le duc de Beauvillier, 145, 149-152, 156; XXI, 293. Sa conduite dans l'affaire de Mme d'Armagnac et de la duchesse de Saint-Simon, VI, 80-82, 85. Fait nommer son frère cardinal, VII, 149.

Accompagne le roi d'Espagne et les princes dans leur voyage, 325, 327, 344; VIII, 60-61, 64. Aux comédies chez Mme de Maintenon, X, 3-4. Fait condamner une prétention de Duras comme capitaine des gardes, 205-206. Son procès contre le duc de Bouillon pour ses terres de Turenne, XII, 4-5. M. de Bouillon le fait brûler en effigie, XVI, 244. Cède son duché à son fils et prend le nom de maréchal, XII, 14. Affaire de l'adoration de la croix, 36. Sa conduite à l'égard de du Charmel, XIII, 277. Devient malade; cède à son fils sa charge de capitaine des gardes, XIV, 285-287. Opposé au commandement de Vendôme sur les maréchaux, XVI, 24.

[Noailles *suite*]

Sa mort, son caractère, 376-385. Son énorme grosseur, XIV, 285. Brutal et courtisan, IX, 21 ; XIV, 261. Sa faveur auprès du Roi, II, 291 ; III, 123 ; V, 125 ; XVI, 377, 381. Débauché, IX, 20-21. Aventure galante, XVI, 378-380. Sa conduite à l'égard de la Raisin, 381 ; XXI, 72. Ses relations avec Mme de Maintenon, qu'il voit peu, II, 361 ; XI, 121, 240 ; XVI, 381 ; XXVIII, 245. Mal avec Barbezieux, II, 217. Relations avec Rouillé du Coudray, IX, 20-21 ; XVI, 378 ; avec Saint-Simon, 24. Ses gouvernements, V, 126 ; XVIII, 407. Son appartement à Versailles, XI, 115-116.

Cité, II, 345 ; V, 299 ; VII, 19 ; IX, 71 ; X, 3, 112 ; XI, 8, 151, 303 ; XII, 4 ; XVI, 101 ; XX, 260 ; XXI, 204.

NOAILLES (Marie-Françoise de Bournonville, maréchale de), VIII, *289. Dame du palais de la reine, VI, 72. Raccommode son mari avec son frère le cardinal, V, 156. Bals qu'elle donne à la duchesse de Bourgogne, VIII, 48-49 ; XIV, 298. Assiste à la comédie chez Mme de Maintenon, X, 4. Avis qu'elle donne à Saint-Simon à propos du mariage du duc de Lorge, 404-405. Hérite de Mme de Toisy, XI, 77. Rôle dans l'affaire de la quête, 355-357, Obtient la Toison pour le duc de Gramont, XII, 434. Marie Mlle de Bournonville au duc de Duras, XIII, 185. Ne va plus à la cour après la mort de son mari, XVI, 385-386. Accès de folie de Monsieur le Prince devant elle, XVII, 245. Reçoit des compliments pour la grandesse de son fils, XX, 297-298. Grave maladie de sa fille Gondrin ; anecdote, XXII, 264. Elle se réconcilie avec le duc de Chevreuse, 206. Marie sa dernière fille avec Châteaurenault, XXIII, 266. Prédiction de Boulainvilliers sur elle, XXVI, 248. Mariage de sa petite fille avec le fils de Saint-Simon, XXVII, 251-252.

Son caractère, son habileté et son entregent, V, 124, 156 ; IX, 21 ; X, 4 ; XVI, 381-383 ; XIX, 335. Ses grands rires, VIII, 63. Ses relations avec le Roi et Mme de Maintenon, qui ne l'aiment pas et la tiennent à l'écart, V, 124-125 ; XI, 121 ; XVI, 381 ; XIX, 334 ; XXII, 390 ; XXVIII, 245. Ses intrigues, V, 149, 156 ; X, 4 ; XI, 121 ; XII, 434. Fait des affaires de finances avec la permission du Roi, IX, 21-22 ; X, 381 ; XV, 381 ; XXVII, 48-49. Relations avec la duchesse de Roquelaure, XVI, 101 ; avec Rouillé du Coudray, IX, 22-23 ; avec Saint-Simon, X, 404-405 ; XV, 363 ; XVII, 245 ; XVIII, 405 ; XIX, 335 ; XXII, 199. Citée, V, 28 ; VI, 80, 404 ; VIII, 289, 290 ; XIII, 125 ; XIX, 342.

NOAILLES (Louis-Antoine, cardinal de), évêque de Châlons, puis archevêque de Paris, II, *156. Nommé évêque de Cahors, passe à Châlons, II, 358 ; VII, 183. Est reçu au Parlement comme évêque-comte de Châ-

[Noailles *suite*]

lons, XXV, 278. Il est transféré à l'archevêché de Paris; ses vertus, II, 357-360; IV, 80, 83, 111; V, 151; VI, 99, 102; XVII, 47; XXVIII, 283-284. Affaire du quiétisme; sa modération à l'égard de Fénelon, IV, 66-67, 89-91; VI, 147, 155; XVIII, 234. Hostilité du cardinal de Bouillon à son égard, IV, 80; VII, 151. Il est nommé commandeur de l'ordre du Saint-Esprit, 103. Il réconcilie Mme de Valentinois et son mari, 30. Mort de sa mère, qui logeait avec lui, 108-111.

Bénit le mariage de Mlle d'Aubigné avec son neveu Ayen, V, 127. Sa conduite magnanime à l'égard du duc de Beauvillier menacé de disgrâce, 150-152, 154, 156; XXV, 53-54; XXVI, 72-73. Affaire du Problème et de l'abbé Boileau, VI, 98-104; XIII, 264-265. Il officie à la chapelle de Versailles avec sa croix, VII, 12. Il protège l'abbé de Soubise, VII, 86; XVII, 81; XXIII, 399-401. Sa nomination au cardinalat, VII, 149-150. Reçoit la calotte et le bonnet, 150, 180. Il préside en 1700 l'assemblée du clergé et y fait preuve de qualités remarquables, 180-183. Il va à Rome pour le conclave, 245. Chasse de son diocèse la béate Rose, VIII, 79-80. Invité à la réception de Saint-Simon au Parlement, X, 48-49. Différend avec le chancelier pour l'impression de ses ouvrages, 394-396. Il obtient la liberté de Mme Guyon, XI, 77. Son rôle dans le mariage de Beaumanoir avec sa nièce, 62-64. Ses relations avec M. du Charmel; part qu'il prend à son exil, XIII, 263 et suiv. Préside l'assemblée du clergé en 1705 et mécontente le Roi, 270-273.

Officie devant le Roi aux Invalides et reçoit le duc de Bourgogne, XIV, 33-34. Distribue aux pauvres une amende pour meurtre, XV, 256. Aventure chez son frère le maréchal, XVI, 379. Assiste à la mort de celui-ci, 385. Aux obsèques du prince de Conti et de Monsieur de Prince, XVII, 145, 269. Son rôle dans la destruction de Port-Royal des Champs, XVIII, 274-277, 286. Sa charge de proviseur de Sorbonne, XIX, 48. Il bénit la nouvelle chapelle de Versailles, 385. Il se brouille avec M. de Mailly, archevêque d'Arles, et avec sa famille, XX, 77-79; XXII, 337. Il chasse son official Le Normand, XX, 81.

Commencement de l'affaire de la Constitution Unigenitus; attaques des jésuites et des évêques de Luçon et de la Rochelle contre lui, XX, 332-350. Préside l'assemblée du clergé en 1711, XXI, 339, 341-342. Aux obsèques de Monseigneur, 345. Son affaire contre les évêques est confiée à l'examen du Dauphin, XXII, 64-68. Il interdit plusieurs jésuites; jugement du Dauphin, 144-148. Lettres d'évêques contre lui; complot du P. le Tellier, 211-215.

[Noailles *suite*]

Le Dauphin est chargé de finir l'affaire complètement, 215-217.

Obsèques du duc de Bourgogne, XXIII, 53-54. Menées du P. Tellier et de Bissy contre lui ; ingratitude du cardinal de Rohan, XXIII, 387-407. Son affaire portée à Rome, 392-393. Suite de l'affaire de la Constitution, XXV, 131. Il accommode le procès du marquis et de la marquise de Gesvres, 151. Saint-Simon le propose au duc d'Orléans comme chef du conseil des affaires ecclésiastiques, XXVII, 19-20. Il est écarté de Louis XIV mourant, 268-271. Il fait le mariage de sa nièce de Bournonville avec le duc de Ruffec, 244-252. Ses dernières années, XVIII, 286.

Portrait et caractère, V, 149-152; VI, 104 ; VII, 182-184 ; XI, 63 ; XV, 349 ; XVII, 227; XVIII, 270, 286 ; XX, 345-346. Confiance du Roi en lui, V, 151, 154; VII, 12, 85 ; XIII, 272-273, 276-277 ; XVIII, 270, 271 ; XIX, 385 ; XX, 78, 343, 346, 347. Sa faveur première auprès de Mme de Maintenon ; l'affaire de la Constitution le brouille avec elle, V, 144; VII, 149 ; XVII, 49; XVIII, 270 ; XIX, 385 ; XX, 334-335 ; XXVIII, 245, 290-296. Il est détesté par les Jésuites, II, 360 ; IV, 83; VI, 99-100, 104 ; XIII, 264-265, 271, 272 ; XVIII, 270, 271, 286 ; XX, 78-79, 85, 332, 333. Il aime les Oratoriens, VII, 85.

Relations avec Bissy, XX, 335 ; le P. de la Chaise, XVII, 47 ; les ducs de Beauvillier et de Chevreuse, V, 330. Sentiments de Beauvillier pour lui, XXV, 54-55. Sa conduite à l'égard de Fénelon, XVII, 49; XX, 85, 340. Il pousse Fleury, évêque de Fréjus, VI, 46, 51 ; XXVI, 86. Hostilité de l'abbé de Maulévrier, XX, 85-86 ; du P. le Tellier, 335. En bons termes avec le Tellier, archevêque de Reims, V, 3. Liaison avec Saint-Simon, X, 49 ; XXII, 210-211. Il cherche à le raccommoder avec son neveu le duc de Noailles, XXVII, 240.

NOAILLES (les demoiselles de), filles du maréchal : Marie-Christine, voyez Guiche (la duchesse de); Marie-Charlotte, voyez Coëtquen (la marquise de) ; Lucie-Félicité, voyez Estrées (la maréchale d'); Marie-Thérèse, voyez Vallière (la marquise de la); Marie-Françoise, voyez Beaumanoir (la marquise de) ; Marie-Victoire, voyez Gondrin (la marquise de) ; Marie-Émilie voyez Châteaurenault (la marquise de).

NOAILLES (Adrien-Maurice, comte d'Ayen, puis duc de), † 1766, V, *122. Voyez Ayen. Prend le nom du duc de Noailles, XII, 14. Il raccommode Pontchartrain avec le maréchal d'Estrées, XIII, 12. Il va commander en Roussillon (1705), 177. Petits exploits en Catalogne (1706), 301-302. Au siège de Barcelone, 357-358, 396. Négocie avec les miquelets, 399-400. Lieutenant général ; commande en Roussillon, 402-403. Accom-

[Noailles *suite*]

pagne le roi d'Espagne à Madrid, 404. Revient à la cour, XIV, 117. Est nommé capitaine des gardes du corps sur la démission de son père, 285-287.

Commande en Roussillon (1707), XIV, 303. Il est admis aux parvulos de Meudon, 398. Revient servir son quartier de capitaine des gardes, XV, 347. Gagne Mme de Maintenon au projet de l'expédition d'Écosse, 407-408. Retourne en Roussillon (1708), XVI, 21. Revient sans avoir rien fait, 386. Va commander en Roussillon (1709), XVII, 173. Son rôle dans les cabales de la cour, XVIII, 15-16. Légers succès en Roussillon, 139. Son retour, 399. Sa politique à l'égard du duc d'Orléans, 403-407. Retourne commander en Roussillon (1710), XIX, 365. Chasse les ennemis débarqués en Languedoc, XX, 99-101. Va conférer avec Vendôme à Bayonne, 114. Va trouver le roi d'Espagne à Valladolid, 125-128. Investit Girone, 149. Hérite des charges de son jeune frère, 154. S'abstient dans l'affaire des prétentions de d'Antin, 281. Prend Girone, est fait grand d'Espagne et passe en ce pays, 295-299. Y sert sous les ordres de Vendôme, 298; XXI, 322. Campagne de 1711, XXII, 143.

Son retour d'Espagne et sa cause secrète, XXII, 148, 182-189. Sa fâcheuse situation à la cour, 189-191. A recours à Desmaretz, 191. Brouillé avec le duc d'Orléans, 191-192. Il se lie avec Saint-Simon, qui le raccommode avec le duc d'Orléans et le met en liaison avec le duc de Beauvillier et avec le Dauphin, 199-210. Tabatière qu'il donne à la duchesse de Bourgogne, 272-274. Cela le fait accuser de l'avoir empoisonnée, 335-338. Simule une attaque d'apoplexie, 389-390. Est privé de son commandement (1712), XXIII, 68. Discussion avec Saint-Simon et mémoire sur la forme des Renonciations, 128-130, 132-144. Évite un éclat entre Saint-Simon et la Rochefoucauld, XXIV, 96-98. Apprend au premier l'élévation des bâtards à la succession de la couronne, 334-336.

Son rôle dans l'affaire du bonnet, XXVI, 3-5, 7, 9-11, 15, 17-19, 23, 24, 43. Son inquiétude sur les desseins du duc d'Orléans, 359-360. Il étudie les finances avec Desmaretz, XXVII, 49, 168. Saint-Simon propose de le mettre à la tête du conseil des finances, 47-49. Son impatience de connaître les projets du Régent, 142. Il apprend sa destination sous la régence; folles propositions qu'il fait à Saint-Simon, 167-172. Il détourne le duc d'Orléans de convoquer les États généraux, 172-173. Il propose l'expulsion des jésuites, 193-199. Demande à Saint-Simon de le faire premier ministre, 215-218. Il propose la salutation du Roi par les ducs

seuls ; opposition de Saint-Simon ; sa conduite perfide, XXVII, 215-216, 219-226. Scène avec la duchesse de Saint-Simon, 227-228. Brouillé avec Saint-Simon ; se raccommode par le mariage de sa nièce avec le duc de Ruffec, 228-253.

Caractère et portrait, XXII, 192-199 ; XXVI, 355-359. Sa faveur auprès de Mme de Maintenon, sa familiarité avec elle, XII, 302 ; XIII, 397, 402 ; XV, 362, 407-408 ; XVIII, 15, 404, 406-407 ; XXVIII, 245. Ses relations avec les quiétistes, XXI, 302. Blâme Fénelon de son Télémaque, 293.

Ses relations avec le comte d'Aguilar, XIII, 173 ; XXII, 183-184. Lié avec Boulainvilliers, XXVI, 245-247 ; avec Canillac, 365-367 ; avec Mlle Choin, XIV, 398 ; XV, 99 ; avec Contades, XXVI, 360 ; avec l'abbé Dubois, 367 ; avec Madame la Duchesse, XVIII, 404-405 ; avec Effiat, XXVI, 367-368 ; avec Longepierre, 373 ; avec le président de Maisons, 361-362. Ses relations avec le duc et la duchesse d'Orléans, XVIII, 399, 403-405. Il lui donne Regnault, 51. Lié avec Rouillé du Coudray, XVI, 378. Ses relations avec les Saint-Simon : voyez plus haut. Son appartement à Versailles, XXVII, 193.

Noailles (Françoise-Charlotte-Amable d'Aubigné, duchesse d'Ayen, puis de), IV, *300. Voyez Ayen. Devient duchesse de Noailles, XII, 14-15. Sa conduite étrange, sa tête dérangée, XIV, 262 ; XXII, 190. Cède sa charge à sa belle-sœur Gondrin, XIV, 262. Est confiée à Mme de Caylus, 278. Sa maison de Saint-Germain, 277. Citée, XII, 15 ; XX, 77.

Noailles (Jean-Baptiste-Louis Gaston de), évêque de Châlons, II, *361. Sa nomination, 361. Assiste à la séance des Renonciations, XXIII, 331.

Noailles (Jean-François, marquis de), † 1696, II, *155 ; III, *122. Apporte la nouvelle de la victoire du Ter et est fait brigadier, II, 155. Sa mort, III, 122. Sa fille épouse le duc de Fronsac, XX, 303.

Noailles (Marguerite-Thérèse Rouillé, marquise de), puis duchesse de Richelieu, V, *137. Voyez Richelieu (la duchesse de).

Noailles (Emmanuel-Jules, comte de), † 1702, X, *2. Joue la comédie chez Mme de Maintenon, 2. Est tué à Strasbourg, 359.

Noailles (Jules-Adrien, chevalier, puis comte), † 1710, III, *123. Lieutenant général d'Auvergne, 123. Sa mort, XX, 153-154.

Noailles (Jacques, bailli de), † 1712, IV, *146. Au siège de Barcelone, 146, 148. Ambassadeur de l'ordre de Malte en France, XI, 151. Cède sa charge de lieutenant général des galères au marquis de Roye, 151, 336. Sa mort, XXIII, 46. Son successeur, 161.

NOAILLES (Philippe, comte de), plus tard duc et maréchal de Mouchy, † 1794, IX, *277.

NOAILLES (Anne-Catherine, demoiselle de), III, *123. Voyez Fronsac (la duchesse de).

NOAILLES (l'hôtel de), à Versailles, VIII, *49 ; à Saint-Germain, XIV, *277.

NOBLESSE (la). Elle doit le tribut du sang et nul autre, IX, 250. Usurpations de noms et de titres, V, 318. Elle est opposée aux tabourets de faveur sous la régence d'Anne d'Autriche, V, 249-251. Les enfants des ministres l'excluent des charges de la maison du Roi, XVI, 372. Saint-Simon déplore son anéantissement, XXVII, 7-9. Excitée contre les ducs, XXVII, 214-215, 219, 221, 223. Saint-Simon projette de lui donner part au gouvernement, 223-225.

NOBLET (Charles-François), VII, *344. Commis de Torcy, accompagne Philippe V en Espagne, 344; VIII, 64.

NOCÉ (Charles de), seigneur de Fontenay, † 1739, XIV, *302. Son caractère, son influence sur le duc d'Orléans, XXVII, 116-117. Lié avec Fontpertuis, XIV, 302.

NOCÉ (Marguerite de Rambouillet de la Sablière, dame de la Mésangère, puis de), XXVII, *116.

NOËL (le P.), récollet, XXII, *276.

NOËLS (les), chansons, XXII, 233.

NOGARET (Louis Louet de Calvisson, marquis de), † 1690, III, *194.

NOGARET (Marie-Madeleine-Agnès de Gontaut-Biron, marquise de) III, *195. Fille d'honneur de la Dauphine, 209. Son mariage 195. Faite dame du palais de la duchesse de Bourgogne, 159, 194-196. Confidente de la liaison de la princesse avec Nangis et Maulévrier, XII, 278. Conseil qu'elle lui donne au sujet de la princesse d'Espinoy, XV, 10. Intermédiaire entre sa maîtresse et Saint-Simon, XVI, 241, 257, 337 ; XIX, 103-104. Son intimité avec les Saint-Simon, V, 175 ; VII, 148 ; XII, 278 ; XIII, 330 ; XV, 10 ; XVI, 241, 243, 257, 337 ; XVIII, 91 ; XIX, 102-104, 304, 309, 310 ; XXI, 111, 279 ; XXII, 42. Elle empêche Saint-Simon de se retirer de la cour, XVIII, 298-299. Récits qu'elle fait à Saint-Simon, XXI, 62 ; XXII, 287. Contribue au mariage de M. de Clefmont avec Mlle de Richelieu, XXIV, 242-243. Sa privance avec Monseigneur, III, 196 ; XXI, 61. Son confesseur M. Bailly, XXII, 276. Surnoms que lui donne la duchesse de Bourgogne, XII, 278 ; XV, 10.

NOGENT (Nicolas Bautru, comte de), † 1661, XV, *391 ; XX, 196.

NOGENT (Armand Bautru, comte ou marquis de), † 1672, XII, *283. Capitaine des gardes de la porte, tué au passage du Rhin, 283 ; XV, 390 ; XX, 195, 196.

NOGENT (Diane-Charlotte de Caumont-Lauzun, marquise de), XII, *283 ; XX, 195-196.

NOGENT (Louis Bautru, chevalier puis marquis de), † 1708, XII, *283. Ami de Louvois, XXVIII, 20. Épouse Mme de la Jonchère, XV, 389. Sa mort, sa fortune, sa famille, 389-390. Cité, XX, 196.

NOINTEL (Louis Béchameil, marquis de), VI, *62. Intendant de Bretagne, puis conseiller d'État, 62; XI, 96. Mariage de sa fille avec Louville, XVI, 93-94. Prend part à l'établissement de la taxe du dixième, XX, 164-168.

NOINTEL (la terre de), XI, 96; XVI, 419.

NOIRE (la forêt), XVI, 287,

NOIRE (la mer), XXII, 135-136.

NOIRMOUTIER (Claude de la Trémoïlle, seigneur de), † 1566, VII, *64; XV, 306.

NOIRMOUTIER (Lucrèce Bouhier, marquise de), XIII, *65.

NOIRMOUTIER (Charlotte de Beaune, marquise de), XIII, *66.

NOIRMOUTIER (Louis-Alexandre de la Trémoïlle, marquis de), † 1667, IX, *95.

NOIRMOUTIER (Louis II de la Trémoïlle, duc de), † 1666, V, *100. Fait duc à brevet; sa conduite pendant la Fronde, 100-101; VII, 67; IX, 95.

NOIRMOUTIER (Renée-Julie Aubery, duchesse de), IX, *95; XIII, 53, 65.

NOIRMOUTIER (Antoine-François de la Trémoïlle, duc de), † 1733, VII, *62. Ses mariages; sa vie; son caractère; est fait duc vérifié, 62-64; XIII, 62-68. Ses relations avec sa sœur la princesse des Ursins, XII, 94; XIII, 18-20, 66, 67. Sa cécité, VII, 65, 67; XII, 94; XIII, 62, 65, 67, 68; XX, 284. Sa liaison avec le comte de Fiesque, XVI, 421. Il s'abstient dans l'affaire des prétentions de d'Antin sur le duché d'Épernon, XX, 284. Portrait et caractère, VII, 65-66; XIII, 63-64. Sa maison à Paris, VII, 67; XXVI, 178.

NOIRMOUTIER (Marguerite de la Grange-Trianon, dame de Bermond, puis duchesse de), VII, *63; XIII, 65.

NOIRMOUTIER (Marie-Élisabeth Duret de Chevry, duchesse de), VII, *64; XIII, 66, 68.

NOIRMOUTIER (le duché de), V, *101; XIII, 68.

NOIRMOUTIER (l'hôtel de), à Paris, II, *260; VII, *67.

NOISY-LE-ROI (le château de), XVIII, *232.

NOJA (Jean Caraffa, duc de), X, *229.

NON (le comte de). Au siège de Toulon, XV, 217.

NONCES DU PAPE (les). Leurs audiences, VI, 427; VII, 10. Le Roi les choisit, VII, 17, 18. Leur rang et leurs prétentions, IV, 98; XIII, 110, 111; XV, 140. Reçoivent le bougeoir, X, 63. Visitent les bâtards, VII, 8-9; XXIV, 6-7. Nommés cardinaux, VI, 427; VII, 8, 11, 18; XIII, 109; XV, 269; XIX, 93; XXIV, 7. Présent qu'ils reçoivent à leur départ, VII, 11. Assistent à la comédie en Espagne, IX, 203. Cités, IV, 180; V, 46; VI, 189; IX, 212;

XI, 277; XIII, 249; XVI, 405; XVII, 214; XXVII, 26, 27.

Voyez Altoviti, Bentivoglio (Corneille), Cavallerini (Jean-Jacques), Cusani (Augustin), Delfini (Marc-Daniel), Gualterio (Philippe-Antoine), Ranuzzi (Ange-Marie).

NORD (la mer du), XV, 413; XVII, 20; XVIII, 219.

NORDLINGEN (la ville de), XI, *267.

NORHEIM (la ville de), II, *172.

NORIS (Jérôme, dit Henri, cardinal), XII, *38. Sa mort, 38-39.

NORMAND (Jean le), évêque d'Évreux, XX, *81. Sa nomination, son ingratitude envers le cardinal de Noailles, 81-82.

NORMANDIE (le duché de), XXV, 210.

NORMANDIE (la), I, 51, 91, 131, 145, 192; II, 134, 138, 310; III, 30, 33; IV, 211; V, 89, 351; VIII, 373; IX, 17, 77; X, 22, 119; XI, 282, 284, 349; XII, 112, 190; XIII, 322, 450; XIV, 73, 341; XVI, 119, 252, 422; XVII, 61, 159; XX, 12, 35, 155, 278; XXI, 4, 258, 279; XXII, 95; XXIII, 169, 170, 217, 332, 333; XXIV, 98, 201; XXVI, 20, 305, 354; XXVII, 107.

La lieutenance générale, XVII, 30; XXIII, 266. Le gouvernement, II, *233; III, 36; XXVI, 21. Le grand sénéchal, XIV, 191.

NORMANDIE (la coutume de), XXI, *159.

NORMANDIE (le régiment de), XII, 146; XXIV, 76.

NORMANT DU FORT (Charles le), † 1712, IV, *140. Fermier général, favorise Crécy aux dépens de Harlay, 140-142.

NORRIS (Jean, amiral), XII, *39.

NORTHUMBERLAND (Charles Dudley, duc de), XXIII, *284. Sa femme Marie-Madeleine Gouffier, *284.

NOSTRADAMUS (Michel), VI, *229.

NOSTRE (Jean le), père, VII, *194.

NOSTRE (André le), VII, *190. Sa mort, ses travaux, sa familiarité avec le Roi, anecdote avec le Pape, 190-194. Anecdote de la fenêtre de Trianon, XVII, 104; XXVIII, 19.

NOTABLES (l'Assemblée des), à Rouen en 1617, XI, *200; XIV, 210.

NOTRE-DAME (l'église), à Paris. Le Roi y va voir l'autel du vœu de Louis XIII, VI, 54. Visite du duc de Bourgogne, XIV, 34. Service de Monsieur le Prince, XVII, 269-270; de Monseigneur, XXI, 345; du duc de Bourgogne, XXIII, 51. Te Deum pour la guérison du Roi, XV, 252; pour la paix, XXIII, 352.

Le cloître, VI, *275. Le grand portail, XII, 255. Les tours, XXIII, 64. Le chapitre, XVII, 145.

NOTRE-DAME D'ATOCHA, à Madrid, VIII, *177.

NOTRE-DAME DE HAL. Voyez Hal.

NOTRE-DAME DE LIESSE (le bourg de), V, *64; VI, 238.

NOTRE-DAME DU MONT-CARMEL (l'ordre de), [illegible], *302.

NOTTINGHAM (la ville de), XII, *385; XV, 429; XXII, 159.

Noue (Charles-Armand de Vair de la), gouverneur du duc d'Enghien, XVII, *263 ; XVIII, 412.

Nourrice du Roi (la). Voyez Ancelin (Mme).

Nouvelle-Angleterre (la), XV, *190.

Nouvelle-Espagne (la), VII, 262 ; VIII, 120.

Nouvelle-York (la), XV, *190.

Nouvellistes (les). Se tiennent aux Tuileries, XII, 40 ; XVI, 235, 237, 374.

Novion (André Ier Potier de), XIII, *132.

Novion (André II Potier de), président au Parlement, † 1677, II, *53.

Novion (Nicolas Potier de), premier président du Parlement, † 1693, II, *50. Refuse d'abord la première présidence, XIII, 133. S'efforce d'étrangler le procès des pairs contre le maréchal de Luxembourg, II, 50-52, 86. Ses iniquités, sa corruption, ses falsifications d'arrêt, 50-52 ; X, 283-284 ; XIII, 139 ; XXV, 274-275. Dispute avec le duc de Coislin, X, 277-280. Ses entreprises sur les pairs, XXV, 274-278, 285, 289-290. Affront que lui fait le duc d'Aumont, XXVI, 41-42. Il est forcé de donner sa démission, II, 51-52 ; III, 141 ; X, 284 ; XIII, 132, 139 ; XXV, 274. Sa charge de greffier de l'Ordre, XI, 209 ; XIII, 5. Sa jalousie de ses parents les Potier de Gesvres, XXV, 276.

Novion (André III Potier de), premier président du Parlement, † 1731, II, *52. Président à mortier, 52 ; III, 141. Son rôle dans l'affaire du bonnet, XXVI, 13, 20-22.

Noyelles (Frédéric, comte de) XIII, *82.

Noyers (François Sublet, seigneur de), secrétaire d'État, III, *219. Affilié aux Jésuites, XXVIII, 323.

Noyers (Mme de), dame de la princesse de Savoie, III, *268.

Noyon (la ville de), I, 279 ; II, 201 ; VII, 129. L'évêché, VIII, *71. Évêques : voyez Aubigny (Cl.-Maur d'), Clermont-Tonnerre (François de), Hangest (Jean de), Rochebonne (Ch.-Fr. de Châteauneuf de).

Noyon (le comté-pairie de), XV, 326 ; XXV, 210.

Numidie (les Demoiselles de), oiseaux, X, *357.

Nuys (la ville de), X, *111.

Nyert (Pierre de), † 1682, I, *171. Musicien, origine de sa fortune ; devient premier valet de garde-robe de Louis XIII, 171-176 ; XVIII, 95.

Nyert (François-Louis de), † 1719, premier valet de chambre du Roi, I, *171. Ses fonctions à l'hommage du duc de Lorraine, VI, 388, 393-395. Conduit Saint-Simon à l'audience du Roi, XVIII, 383. Son voyage en Espagne, VIII, 269. Mal disposé pour Saint-Simon, XVIII, 95 ; XXII, 45.

O

O (la maison d'), III, *200.

O (François d'), surintendant des finances, † 1594, VII, *134; XXV, 168.

O (Gabriel-Claude, marquis de Villers d'), † 1728, III, *198. Épouse Mlle de Guilleragues et devient gouverneur du comte de Toulouse, 198-203. Éducation du jeune prince, XVIII, 96-97, 100. Est fait menin du duc de Bourgogne, VI, 357; XVII, 360. Demande le gouvernement de Nantes, IX, 7. Est nommé chef d'escadre et accompagne le comte de Toulouse dans la campagne de 1702, X, 179-180. Va complimenter le pape, 195. Son rôle néfaste après la bataille de Malaga, XII, 222-223. Se brouille avec Jérôme de Pontchartrain, 325; XIII, 12, XXVII, 18. Projet de l'envoyer au siège de Toulon, XV, 225. Est fait lieutenant général des armées navales, 340. Accompagne le duc de Bourgogne en Flandre; bataille d'Audenarde, XVI, 19, 21, 211, 281 Attaqué par Campistron, 234, 248. Est attaché au duc de Berry pour la fin de la campagne, 294, 297, 311, 312, 476, 477. Grand croix de Saint-Louis, XVIII, 97. Son rôle lors du mariage du duc de Berry avec Mademoiselle, XIX, 202-203, 221. Confirme à Saint-Simon la mort de Monseigneur, XXI, 38. Aux obsèques de ce prince, 343. Obtient une pension, XXII, 182. Assiste le duc de Bourgogne malade, 297-298, 300, 301. Obsèques de la duchesse de Bourgogne, XXIII, 50.

Portrait et caractère, III, 201-204; VI, 182, 357; IX, 7; XII, 222, 426; XIII, 12, 451; XVIII, 96; XIX, 99-100, 202. Bien vu du Roi, ses entrées du cabinet, XII, 222; XVIII, 96; XIV, 74; XXVIII, 341. Estimé par Mme de Maintenon, III, 200, 202; XII, 222; XVIII, 96, 97; XIX, 100. Relations avec les ducs de Beauvillier et de Chevreuse, XVI, 477; XVIII, 96; XIX, 202; avec le duc du Maine, XVIII, 97; XIX, 100; avec Mme de Montespan, XIX, 246. Son hostilité à l'égard de Saint-Simon, XVIII, 96-97; XIX, 99-100. Brouillé avec Valincour, VI, 182. Relations avec les Villeroy, XIX, 100.

O (Marie-Anne de la Vergne de Guilleragues, marquise d'), III, *197. Son mariage romanesque, sa famille, 198-200. Est nommée dame du palais de la duchesse de Bourgogne, 159, 197, 204. Son rôle auprès de cette princesse dont elle devient la confidente, XII, 273; XVI, 474; XIX, 202. Contribue à former une liaison entre elle et la duchesse d'Orléans, XVI,

264. Son mot ridicule sur le prince Eugène, 300. Cabale lors du mariage du duc de Berry, XIX, 202, 203, 214, 231. Dans l'intimité de Mme de Maintenon, III, 200, 202; XVIII, 97. Dans la familiarité du Roi, XXII, 241 ; XXV, 15 ; XXVIII, 357. Entre dans sa chambre pendant ses derniers jours, XXVII, 200, 201. Devient dame de la comtesse de Toulouse; sa mort misérable, XVIII, 97-98.

Portrait et caractère, III, 198, 201, 203-204 ; VI, 357; XII, 426 ; XVI, 264, 477. Sa liaison avec le comte de Toulouse, III, 203-204. Amie de l'abbé de Polignac, XIII, 216; de la duchesse de Villeroy, XVI, 263. Son hostilité contre Saint-Simon, XVIII, 96-97; XIX, 99-100. Son logement à Versailles, XIV, 162.

O (Gabriel-Simon, comte de Villers d'), † 1734, XX, *359. Épouse Mlle de Lassay, XXVI, 125.

O (Anne-Louise de Madaillan de Lassay, comtesse d'), III, *33; XIX, *49. Son mariage, XXVI, 125. Citée, XX, 359.

O (Adélaïde-Geneviève-Félicité d'), XX, *359. Voyez Lauraguais (la duchesse de).

Obrecht (Ulrich), préteur royal de Strasbourg, V, *48. Envoyé à Ratisbonne, 48-49.

Observatoire (l'), à Paris, XXIII, *116 ; XXVI, 200.

Ocquerre (Nicolas Potier d'), XIII, *131.

Odernheim (le bourg d'), IV, 217.

Odescalchi (la maison), VII, 245. Voyez Innocent XI, pape.

Odescalchi (Livio), V, *107. Achète le duché de Bracciano, 107 ; IV, 283. Fait prendre son nom à son neveu Benoît Erba, XXIII, 268. Ses négociations avec le cardinal d'Estrées, XXV, 177.

Odescalchi (Benoît Erba, cardinal), XXIII, *268, 270.

Œls (la principauté d'), VI, *313.

Offenbourg (la ville d'), IV, *171 ; XI, 90 ; XV, 183.

Officialité de Paris (l'), XXIII, *66.

Officiers de la couronne (les). En quoi ils se distinguent des ducs pairs et autres; leur compétition avec les ducs non vérifiés, XXV, 236-238. Leur place au Parlement et aux lits de justice, 243-244, 265, 300, 305.

Officiers généraux (les). Projet de Saint-Simon pour les récompenser, XXVII, 119-120, 123-124.

Oger (la famille), III, 47. Voyez Cavoye.

Oginski (Grégoire-Antoine), VII, *378.

Oglethorpe (Éléonore Wall de Rathkenni, dame d'), XIV, *320.

Oglethorpe (Mlle). Voyez Mézières (la marquise de).

Oglio (l'), rivière, XII, *386, 387.

Oie (le jeu d'), XXI, *323.

Oiron (la terre et le château d'), VII, *50-52.

Oise (l'), rivière, XIV, 355 ; XVI, 125.

OISY (Jean-Eustache de Tournay d'Assignies, comte d'), XV, *458.
OISY (Marie-Antoinette de Rouvroy, comtesse d'), XV, *457-460, 462.
OISY (la terre d'), XV, *458.
OLDENBOURG (la maison et le comté d'), VI, 36 ; XVII, *20.
OLERON (l'île d'), XXIII, 213.
OLIVA (l'abbaye d'), en Pologne, IV, *203, 208.
OLIVARÈS (Gaspard de Guzman, comte-duc d'), † 1645, XI, *249 ; XXI, 333.
OLIVENÇA (François de Portugal Mello, comte d'), † 1645, VIII, *123.
OLIVES (le jeu des), II, *370.
OLIVIER (François), chancelier de France, XI, *188 ; XV, 305, 411. Son fils le cardinal Séraphin, *188.
OLMÜTZ (l'évêché d'), IX, *77.
OLONNE (Louis de la Trémoïlle, comte d'), XXIV, *199.
OLONNE (Catherine-Henriette d'Angennes, comtesse d'), XXIV, *199. Sa mort, son caractère, anecdote, 199-201.
OLONNE (Charles-Paul-Sigismond de Montmorency-Luxembourg, comte puis duc d'), † 1785, XXIV, *48. Épouse Mlle de Barbezieux, 48-49.
OLONNE (Anne-Catherine-Éléonore le Tellier de Barbezieux, duchesse d'), XXIV, *48-49.
OLORON (l'évêché d'), XXIV, *136. Évêque : voyez Gassion (Pierre de).
ONEILLE (la ville d'), XIV, *6.
ONGNIES D'ESTRÉES DE ROLLENCOURT (Ange d'), évêque de Ruremonde, XXIV, *67.
OPALINSKA (Catherine), reine de Pologne, XV, *153.
OPDAM (Jacques de Wassenaer, baron d'), X, *360. Lieutenant général hollandais ; campagnes de 1702 et 1703, 360-361 ; XI, 128-131.
OPÉRA (l'), à Paris, VI, *387 ; XXI, 70. Représentation interrompue pour l'annonce de la victoire de Spire, XI, 302. Places doublées en l'honneur de Vendôme, XIII, 294. On y mène Guethem, XIV, 358. Monseigneur y va souvent, VIII, 243 ; XVII, 137 ; XVIII, 129 ; XIX, 250. Le nonce Delfino le fréquente, VI, 427-428. Communique avec le Palais-Royal, XXII, 70. Les loges, XVII, 137 ; XIX, 81. Exploité par Lulli et Francine, XXI, 70. Affermé par le prince de Carignan, XVII, 372. Cité, VI, 175, 344 ; XVIII, 224 ; XIX, 80-81 ; XXIV, 154 ; XXVI, 298, 343 ; XXVII, 27.
OPIUM (l'). Son emploi en médecine, XIII, 432 ; XXII, *273.
OPPENHEIM (la ville d'), III, *228.
ORAISON (Mlles d'). Voyez Adhémar (la comtesse d'), Caderousse (la duchesse de).
ORAN (la ville d'). Prise par les Maures, XV, *398.
ORANGE (la maison d'), IV, 244 ; XI, 128.
ORANGE (Guillaume de Nassau, dit le Taciturne, prince d'), † 1584, X, *250. Sa femme Charlotte de Bourbon-Montpensier, d'abord abbesse de Jouarre, XIV, *193. Il est le fondateur de la république des Provinces-

Unies, 182-183, 193, 197, 209; XV, 306; XX, 8.

ORANGE (Henri-Frédéric de Nassau, prince d'), † 1647, I, *213.

ORANGE (Amélie de Solms-Braunfels, princesse d'), IV, *244.

ORANGE (Guillaume X de Nassau, prince d'). Voyez Guillaume III, roi d'Angleterre.

ORANGE (Marie Stuart, princesse d'), IV, *244. Voyez Marie Stuart, reine d'Angleterre.

ORANGE (Guillaume-Charles-Henri-Frison de Nassau, prince d'), † 1751, XXII, *84. Sa femme Anne d'Angleterre, *84.

ORANGE (la principauté d'), X, *138; XV, 135, 141, 142.

ORANGE (la ville d'), XVII, 440.

ORATOIRE (la Congrégation de l'), V, *21; XII, *408. Différend avec les Jésuites, qui la combattent de concert avec les Sulpiciens, VII, 206-209; XII, 407; XIV, 373; XXVIII, 287-288. Suspecte de jansénisme, XIII, 276. Ses collèges, ses amis, séminaires qu'elle dirige, XII, 407-408. Son séminaire de Saint-Magloire, protégé par le cardinal de Noailles, VII, 84-85; XXIII, 400. Favorable à l'abbé de Soubise, VII, 86; XXIII, 400. Mot du premier président Harlay sur les Oratoriens et les Jésuites, XVII, 251. Général : voyez Tour (le P. de la). Citée, V, 22, 78, 95, 383; X, 336; XI, 118; XV, 116, 129; XVI, 141; XVII, 135, 150, 366; XIX, 38.

ORATOIRE (la maison de l'), rue Saint-Honoré, à Paris, XVII, *249, 252. La maison de l'Institution de l'Oratoire, rue d'Enfer, V, *383; X, 336; XXIV, 233. Le chancelier de Pontchartrain s'y retire, XVI, 140; XXIV, 305-306.

ORBA (l'), rivière, XII, *25.

ORBITELLO (la ville d'), XVII, *275; XX, 314.

ORCHIES (la ville d'), XVI, *298, 309, 310.

ORGBREICHT. Voyez Orsbeck.

ORLÉANAIS (l'). Inondations, XXIII, 79. Ravages des loups, 122. Faux-sauniers, XV, 280. Gouvernement, XV, *262. Maîtrise des eaux et forêts, VI, 365.

ORLÉANS (Louis de France, duc d'), † 1407, V, 188.

ORLÉANS (le Bâtard d'). Voyez Dunois (le comte de).

ORLÉANS (Louis, duc d'). Voyez Louis XII, roi de France.

ORLÉANS (Gaston-Jean-Baptiste de France, duc d'). Voyez Monsieur Gaston.

ORLÉANS (Marie de Bourbon-Montpensier, duchesse d'), première femme de Monsieur Gaston. Voyez Madame.

ORLÉANS (Marguerite de Lorraine, duchesse d'), deuxième femme de Monsieur Gaston. Voyez Madame.

ORLÉANS (Philippe de France, duc d'). Voyez Monsieur.

ORLÉANS (Henriette d'Angleterre, duchesse d'). Voyez Madame.

ORLÉANS (Élisabeth-Charlotte, palatine de Bavière, duchesse d'), Voyez Madame.

ORLÉANS (Philippe, duc de Chartres, puis d'), régent de France, I, *28.

Duc de Chartres. Son éducation, ses gouverneurs et précepteurs, I, 62-67, 91 ; II, 205-206 ; VII, 27-28 ; XVIII, 410 ; XIX, 342, 346 ; XX, 253 ; XXVI, 275-278. Se moque de son gouverneur Cayeux-Gamaches, II, 206 ; VI, 357. Sa première campagne au siège de Mons, I, 28. Son mariage ; il est contraint d'épouser Mlle de Blois ; opposition de Madame ; soufflet qu'elle donne à son fils, 58-74. Cérémonie du mariage, 74-76, 93-96. Commande la cavalerie dans l'armée du maréchal de Luxembourg (1693), 131, 234, 239. Prend part à la bataille de Neerwinden, 241, 245, 248, 261. Affaire du régiment de Royal-Roussillon, 268-269. Reçoit la promesse du premier gouvernement vacant, II, 255, 259. Campagne de 1695 en Flandre, 285, 315. Revient à la cour après la prise de Namur, 333. Commande la cavalerie sous le maréchal de Villeroy (1696), III, 112. Est présenté à la future duchesse de Bourgogne, 272. Chasse Mme de Blanzac d'auprès de sa femme, 175. Ne sert pas en 1697, IV, 143-144. Satisfait de l'élection du prince de Conti en Pologne, 194. Mariage de sa sœur avec le duc de Lorraine ; sa préséance sur celui-ci, VI, 1, 8, 12-14, 382, 386, 400. Maladie de sa femme, 390-391. A l'hommage du duc de Lorraine, 393. Le Roi refuse de lui donner un commandement en 1701, VIII, 264-265. Se venge par diverses escapades, 265-267, 269. Commencement de sa liaison avec Mlle de Séry, 314-315. Mort de son père ; son chagrin, 321, 323, 328-329, 332. Assiste à l'ouverture du testament de Monsieur, 356. Traitement prodigieux que lui accorde le Roi, 356-361. Prend le nom de duc d'Orléans, 359. Laisse au chevalier de Lorraine ses logements au Palais Royal et à Saint-Cloud, 345.

Duc d'Orléans. Assiste aux obsèques de son père, VIII, 366-369. Il ne prend pas le nom de Monsieur, XVII, 291. Reçoit la Toison d'or, IX, 26-27, 33-34. Demande le duché d'Épernon pour Antin, 325. Joue la comédie chez Mme de Maintenon, X, 2. Il est rétabli dans l'ordre de succession à la couronne d'Espagne, XI, 6-7, 33. Naissance de son fils aîné ; bienfaits du Roi, 167-168. Réception du duc de Mantoue, XII, 102-103. Bon mot sur Tallard, 306. Se brouille avec sa femme à propos des Saint-Pierre, 425-428. Donne à celui-ci la charge de premier écuyer de la duchesse, XIII, 449-450. Prédit la défaite de Ramillies, 370. Raccommode le chevalier de Bouillon avec Entragues, 308.

Chamillart le propose pour commander l'armée d'Italie ; il est désigné, XIII, 391-392. Son départ ; Marcin lui est donné comme Mentor, XIV, 1-3. Arrive au siège de Turin, 9. Rejoint Vendôme ; leur entrevue, 11-15. Difficultés avec Marcin,

37-40. Revient au siège de Turin; bataille de Turin, 40 et suiv. Il y est blessé, 54. Veut faire retirer l'armée en Italie, 56 et suiv. Ses reproches à la Feuillade et à Albergotti, 69-71. Ses lettres à Saint-Simon sur la bataille, 74-75. Retraite sur le Dauphiné; arrivée à Grenoble; Mme d'Argenton l'y rejoint, 86-88. Son retour à Versailles, 88-90. Entretien avec Saint-Simon sur la campagne, 90-92.

Obtient le commandement de l'armée d'Espagne, XIV, 300. Manque d'être enlevé en route par des partisans, 355. Son départ; fait visite à Bayonne à la reine douairière d'Espagne, 401-406. Arrive trop tard pour la bataille d'Almanza, 415, 417, 420-421, 423. Origine de son amitié pour Berwick; éloge qu'il fait de lui, 424-426. Suite de la campagne; prend Lérida, 427, 429, 431-433. Il ne signe pas le contrat de mariage du prince de Talmond, XV, 317. Revient d'Espagne, 348. Conversation avec Saint-Simon sur la succession de Chamillart aux finances, 374. Désigné pour retourner en Espagne, 397-398. Reçoit le traitement d'infant, IX, 243, 266; XIV, 407; XVIII, 73. Campagne de 1708; bon mot sur Mme de Maintenon et Mme des Ursins, XVI, 159-163. Petits succès en Espagne, 164-167. Revient à Madrid, 403; puis à Versailles, 443-444. N'assiste pas aux obsèques du prince de Conti, XVII, 145.

Est d'abord désigné pour retourner en Espagne, XVII, 173. N'y est pas envoyé, 400-401. Envoie sa vaisselle à la Monnaie, 412. Sa situation parmi les cabales de la cour, XVIII, 13. Opposé au rappel des troupes d'Espagne, 28. Affaire désagréable en Espagne; est accusé de vouloir supplanter Philippe V; ses agents Flotte et Regnault sont arrêtés, 45-63. Déchaînement contre lui; il est menacé d'un procès criminel; sa triste situation, 63-81. Assiste à la réception de l'électeur de Bavière, 226. Souper scandaleux qu'il lui offre à Saint-Cloud, 297-298. Rupture avec Mme d'Argenton, 305 et suiv. Il se remet bien avec le Roi, 398. Il essaie de faire nommer le maréchal de Bezons gouverneur de son fils, 407 et suiv. Sa conduite à la mort de Monsieur le Duc, XIX, 53, 61. Dispute de rang entre ses filles et les princesses du sang, 61-69, 76-83.

Premiers pas pour le mariage de sa fille aînée avec le duc de Berry, XIX, 79-83. Intrigues et négociations de cette affaire, 189-218. Il refuse d'amener Mademoiselle à Marly, 219. Raisons de presser le mariage; lettre du duc d'Orléans au Roi, 220-237. Projet de l'approcher de Monseigneur et de Mlle Choin; insuccès, 248-262, 266-267. Le Roi résolu au mariage, 262-265. Déclaration du mariage, 278 et suiv. Visites à Monseigneur et

à Madame la Duchesse, 282-285. Il fait part du mariage au duc de Savoie, 298. Force Mme de Saint-Simon à accepter la place de dame d'honneur de la duchesse de Berry, 303 et suiv. Mortification qu'il reçoit du roi d'Espagne, 346. Ses concessions à Madame la Duchesse, 347-349. Célébration du mariage, 350-353. Présent fait à Mme de Marey, 357-358. Souper scandaleux donné à Saint-Cloud, XX, 98.

Son attitude à la mort de Monseigneur, XXI, 26. Ses larmes sur ce prince, 28-29. Conseille à sa fille de présenter le service à la Dauphine, 109. Visité à la mort de Monseigneur, 125. Aux obsèques de ce prince, 343-345. Sa situation vis-à-vis des personnes royales en 1711, XXII, 46. Saint-Simon travaille à l'unir au Dauphin, 45-60. Mal avec le duc de Noailles; raccommodé par Saint-Simon, 191-192, 201-203. Obsèques du duc de Bourgogne, 345-346; XXIII, 48, 51-52. Accusé d'avoir empoisonné le Dauphin et la Dauphine, 370-377. Il n'avait aucun intérêt à ce crime, 377-386. Éclat populaire et cri général contre lui, 386-389. Mauvais conseil que lui donne Effiat, 390-391. Conduite qu'il aurait dû tenir, 393-397. Déserté au milieu de la cour; Saint-Simon lui reste fidèle, 397-399. Nouveau déchaînement contre lui, XXIII, 62-63.

Affaire des Renonciations; il a tout intérêt à leur validité, XXIII, 130-132, 152-156. Séance au Parlement pour les Renonciations; il offre à dîner au duc de Berry, 327-344. Accusations contre lui à la mort du duc de Berry, XXIV, 262-263. Sa conduite à la nouvelle du testament du Roi, XXV, 31. Courte maladie en 1714, 152-153. Ne se soucie pas de l'affaire du bonnet, XXVI, 8, 11. Réception de l'ambassadeur de Perse; son habit, 131. Réconcilié avec le roi d'Espagne; Flotte et Regnault en liberté; pension qu'il leur donne, 169-171, 243. Défend à ses intimes de voir Mme des Ursins disgraciée, 179-181. Son projet de conduite à l'égard de la Constitution, 253. Ses embarras domestiques avant la mort du Roi, 327-337. Sentiments à son égard des principaux courtisans, des ministres et du P. le Tellier, 345-353.

Conversations avec Saint-Simon sur le gouvernement futur, XXVII, 2-9. Projet des conseils; discussion avec Saint-Simon, 10 et suiv. Conduite à tenir par lui à l'égard de la Constitution, des Jésuites, du nonce et du pape, 19-29. Il veut nommer Saint-Simon chef du conseil des finances, 32-33, 47. Celui-ci lui propose le duc de Noailles, 47-49. Précautions que lui suggère Saint-Simon pour le choix des membres des conseils, l'éducation du Roi, les secrétaires d'État, 51-61. Saint-Simon lui montre l'utilité

de réunir les États généraux, 63-92. Manière qu'il lui suggère pour déclarer sa régence, 92-113, 115-141. Son isolement à la cour, 141. Maisons lui propose de détruire le testament du Roi, 156. Il renonce à convoquer les États généraux, 172-173. Assiste à la revue de la gendarmerie passée par le duc du Maine, 201-205.

Sa conduite pendant la maladie du Roi, XXVII, 256. Derniers entretiens du Roi avec lui, 264-265, 276-277. Les dernières paroles du Roi à lui peuvent faire penser qu'il croyait que son testament serait cassé, 320-322. Le chancelier lui montre le codicille du Roi, 265. Engagement qu'il prend avec le chancelier et le maréchal de Villeroy, 284-288.

Portrait et caractère. — Portrait physique, XXVI, 266. Ses mauvais yeux, XIX, 229. Peinture de son caractère, XXVI, 264-275, 282-299. Ses qualités militaires, XIV, 425, 429; XXVI, 273-274. Aimé du soldat, XIV, 50-51. Ses qualités de gouvernement, XXVII, 2. Ses défauts : négligence, faiblesse, légèreté et indiscrétion, XIII, 449; XVIII, 412, 413; XIX, 63, 210; XXII, 50-52. Son esprit de tracasserie et de méfiance, XXVII, 133. Sa défiance générale ; anecdote du faux marquis de Ruffec, XXVI, 290-294. Son irréligion; cherche à voir le diable et à connaître l'avenir ; anecdotes, XIII, 459-463; XVIII, 326, 332-334; XXVI, 294-299. Curieux d'art et de sciences ; son goût pour la chimie, XIII, 458; XVIII, 46, 64; XIX, 210; XXVI, 286. Pratique les sciences occultes, XXII, 384-386. Son goût pour la musique ; compose un opéra, XXVI, 298-299. Ses talents de peinture, 287. Cherche à ressembler à Henri IV, 268-269. Sa débonnaireté ; anecdote, 269-272. Sa liberté de langage ; on redoute sa compagnie, 313-315. Méprise les questions d'étiquette, XIX, 63, 67. Aime à jouer à la paume, XV, 401. Bons mots ; anecdote de Fontpertuis, XII, 306; XIV, 300-302; XV, 400. Prédiction de Boulainvilliers sur lui, XXVI, 248.

Ses relations. — Ses rapports avec sa mère Madame, XIII, 392; XVIII, 362, 367; XXVI, 326-327. Mot de sa mère sur lui, 288. Sa conduite envers sa femme, X, 208; XII, 425-428; XVI, 265; XVIII, 47, 65, 337-339, 366-369, 372-377, 400-405; XIX, 81-82, 320; XXVI, 279. Son affection et sa faiblesse pour sa fille la duchesse de Berry; odieuses accusations, XVIII, 343; XIX, 271-272, 289-290; XXII, 48-52. Ses filles élevées à Chelles, XIX, 347.

Sa crainte et sa timidité devant le Roi, XIX, 222-223, 232; XXVIII, 102. Jugé d'un mot par le Roi, XXV, 155-156.

[Orléans (le duc d'), régent, *suite*]

Relations avec Mme de Maintenon, XV, 374; XVI, 162-163; XVIII, 344-346; XIX, 69; avec Monseigneur, XVIII, 72, 80-81, 315, 316; XIX, 191. Sa sympathie avec le duc et la duchesse de Bourgogne, XXII, 378-381. Ses relations avec les bâtards du Roi, XVII, 260, 263, 300; avec le prince de Conti, XVII, 129; avec Madame la Duchesse, XVI, 160; XVIII, 63; XIX, 53, 70. Ses distinctions sur les princes du sang, XV, 237-239; XVII, 260, 263.

Relations avec Saint-Simon : élevé avec lui, liaison d'enfance, I, 28, 261. Éloigné de lui par la différence de leurs vies; amitié renouée, X, 206-212. Liaison intime avec lui, XIV, 91; XV, 374; XVII, 64; XX, 188; voir article Saint-Simon. Façon d'être de Saint-Simon avec lui, XIII, 453-455. Le Roi satisfait de cette intimité, XXV, 154-155. Confiance du duc pour Saint-Simon, XXVII, 143. Chiffre qu'ils ont pour correspondre ensemble, XIV, 426; XVI, 150, 467.

Relations diverses : Armentières, XXIII, 38; Beauvillier, XVIII, 74; XIX, 210; le duc de Berwick, XIV, 417, 423-426; le maréchal de Bezons, XIV, 73; XVII, 400; XVIII, 61-62, 305-307; le maréchal de Boufflers, 399; Canillac, XII, 428; XXVI, 365; le prince de Chalais, IX, 279; Chamillart, XIII, 454-455; XIV, 73; Mlle de Chausserais, XVIII, 381; le duc de Chevreuse, 74; XXII, 378. Aime et estime Fénelon, XVIII, 74-75; XIX, 209; XXII, 378. Relations avec la Feuillade, XIV, 9; avec les Jésuites, XVIII, 398, 411; XIX, 206; le président de Maisons, XXIV, 330-331; Malebranche, XIII, 31; la princesse de Montauban, XII, 286. Lié avec le duc de Montfort, XII, 208-209; XIX, 210; XXII, 378. Relations avec le duc de Noailles, XVIII, 403-405; le chancelier de Pontchartrain, XIX, 241; Silly, XII, 191, 194; Stanhope, XVIII, 50; Vaudémont, XIV, 447; le duc de Vendôme, XIV, 11-15, 41; XVI, 231.

Ses maîtresses. — Sa liaison avec Mlle de Séry, VIII, 314-315. Il fait légitimer le fils qu'il en a et la fait appeler comtesse d'Argenton, XIII, 455-458. Elle vient le retrouver à Grenoble, XIV, 87-88, 91. Relations avec elle, XVI, 442; XVIII, 46-47, 297. Affaire de la rupture; efforts de Saint-Simon et de Bezons, 305-362. Rupture consommée; dons qu'il lui fait, 362-372, 377-378, 392. Liaison avec la Florence, XV, 343. Ses bâtards, IX, 280; XIII, 456; XVIII, 371. Marie sa bâtarde à Ségur, IX, 5. Ses débauches obscures; ses parties à Paris, X, 208-209; XII, 428; XV, 401; XVI, 467; XVIII, 47, 50, 80, 298, 333, 338; XXVI, 279-280, 284, 314. Ses soupers; son ivrognerie, XIV, 87; XXVI, 315.

Particularités diverses. — Son apanage, VIII, 357-359; XVIII, 365, 392; XIX, *206. Sa pension, VIII, 360-361; XI, 168. Mauvaise gestion de ses affaires, XXVI, 209-210. Son appartement à Versailles, VIII, 349; XIII, 453; XVIII, 314, 319, 323, 342, 368. Logement à Marly, XIX, 223. Son appartement au Palais Royal, VI, 378; XIII, 453. Son logement à Meudon, XIV, 90; XVIII, 308. Ses réceptions à Saint-Cloud, X, 207.

Sa maison, X, 180; XVIII, 157. Premier aumônier, XIV, 76. Chancelier, VIII, 358. Premier gentilhomme de sa chambre, XVI, 443, XVIII, 51; XX, 156, 239. Maître de sa garde-robe, chambellans, XVI, 442. Valets de chambre, XIV, 61; XVIII, 396. Premier écuyer, 297. Procureur général, VIII, 358. Secrétaire de ses commandements, XVIII, 394. Ses gardes et ses suisses, VIII, 358; XII, 426. Ses régiments, VIII, 359. Gouvernante de ses enfants, VI, 409. Sa livrée, I, *125.

ORLÉANS (Françoise-Marie de Bourbon, légitimée de France, dite Mlle de Blois, duchesse de Chartres puis d'), I, *59. Voyez Blois (Mlle de).

Négociations de son mariage avec le duc de Chartres, et célébration, I, 58-76, 93-98; XXIV, 347. Sa dot, XI, 168. Au mariage du duc du Maine, I, 102. Conduit à Saint-Denis le corps de la grande Mademoiselle, 128. Au bal costumé (1694), II, 133. Mécontente Monsieur, 181-183. Supprime de sa signature les mots Légitimée de France, III, 139. Mme de Jussac est mise auprès d'elle, 333-336. Fait nommer M. de Castries son chevalier d'honneur, V, 93. Mariage de sa belle-sœur avec le duc de Lorraine; questions de préséance, VI, 8, 12-13, 386-387, 390, 399-400.

Infidélités que lui fait son mari, VIII, 314, 316. Mort de Monsieur; ses sentiments, 328, 332-333, 349. Obsèques de Monsieur, 367. Commence à tenir une cour à Saint-Cloud, X, 307. Reçoit la duchesse d'Albe, XI, 330. Réception de l'électeur de Cologne, XVI, 98. Son dépit contre Mme de la Chaise, 105. Le Roi lui annonce la prise de Lérida par son mari, 431. Prend parti pour Saint-Simon contre Mme de Lussan, XV, 77. Sa douleur à la mort de sa mère, 105. Voyage à Rambouillet, 240. Ne signe pas le contrat de mariage du prince de Talmond, 317. Sa situation à la cour en 1708, XVI, 260, 265. Assiste à la mort du maréchal de Noailles, 384. Néglige la duchesse de Mantoue, XVIII, 129.

Son mari accusé de la vouloir répudier ou empoisonner, XVIII, 327. Éloignement entre eux deux, 337 et suiv. Affaire de la rupture du duc avec Mme d'Argenton; sa joie, ses remerciements à Bezons et à Saint-Simon, 367-377. Rapprochement

[Orléans *suite*]

entre elle et son mari, 400-403. Son désir d'avoir le maréchal de Bezons pour gouverneur de son fils, 408, 414. Sa conduite à la mort de Monsieur le Duc, XIX, 54, 61. Prétentions pour le rang de ses filles; mécontente du réglement fait par le Roi, 61-69, 76-83. Elle est menacée par la cabale de Meudon, 193.

Intrigues et négociations pour le mariage de sa fille avec le duc de Berry, XIX, 79-83, 189 et suiv. Sa situation vis-à-vis de Monseigneur, 248-252. Cherche à se rapprocher de Mlle Choin, et en est rebutée, 252 et suiv. Déclaration du mariage; visites à Monseigneur et à Madame la Duchesse, 282-285. Affaire du choix de Mme de Saint-Simon pour dame d'honneur de la duchesse de Berry; conversations avec Saint-Simon, 237 et suiv., 293-296. Elle obtient son consentement, 311 et suiv., 316-317. Choix d'une dame d'atour, 322-324, 357. Fait baptiser ses filles, 349. Le duc d'Albe vient la complimenter, 346. Célébration du mariage, 350-355. Assiste à un souper scandaleux à Saint-Cloud, XX, 98. Apprend le jugement de la succession de Monsieur le Prince, 321.

Conversation intime avec Saint-Simon sur la maladie de Monseigneur, XXI, 16-18. Son attitude à la mort de ce prince, 26-27, 36-38. Visites de deuil à cette occasion, 123-125, 127. Dissentiments avec sa fille; affaire de l'huissier, 101-102. Soigne le duc du Maine malade, 263. Raccommode Saint-Simon avec le duc d'Orléans, XXII, 49-52. Projet de marier une de ses filles avec le prince de Dombes, 54-56. S'entremet pour éviter à sa fille le voyage de Fontainebleau, 69. Soigne le comte de Toulouse, 160. Se réconcilie avec le duc de Noailles, 201-202. Éclat avec sa fille la duchesse de Berry pour un collier de perles, 237-240. Désolée des bruits calomnieux qui courent sur son mari; entretien avec Saint-Simon, 390-391. Soigne la Grande-Duchesse, XXIII, 95.

Son projet de marier une de ses filles avec le jeune prince de Conti, XXIV, 33 et suiv. Son affliction de la mort du duc de Berry, 261-263. Sa joie du droit de succession au trône accordé à ses frères, 337. Accident arrivé à son mari, XXV, 152-153. Éclat contre Mme des Ursins, XXVI, 180. Cherche à lier Saint-Simon avec Effiat, 209-211. Tombe malade; cause de sa maladie; son mari accusé de l'avoir empoisonnée, 213-215. S'efforce d'attirer la cour à ses dîners, 312-314. Désire le mariage d'une de ses filles avec un fils du duc du Maine; attaques à Saint-Simon là-dessus, 331-336. Cherche à pénétrer les intentions de son mari pour la régence; questionne Saint-Simon à ce sujet, 329-330, 337; XXVII, 142-149. Veut s'assurer des pairs en faveur de ses frères, 174-175. Prévenue de

[Orléans *suite*]

l'extrémité du Roi, 261. Dernières paroles du Roi, 273. S'entremet entre le chancelier Voysin et son mari, 284-288. Ses sentiments à la mort du Roi, XXVIII, 377.

Portrait physique, II, 181-182; XXVI, 299-300. Son parler lent et gras, II, 370; XXVI, 300. Rougit et pleure facilement, XVIII, 402; XIX, 294, 295; XXI, 263. Sa santé prétendue languissante, XVIII, 65. Son talent de parole, XXVI, 300. Ses tons à la Mortemart, XXI, 17. Son caractère, XVIII, 338-340; XXVI, 299-303. Ses qualités, XXVII, 143. Sa paresse, sa nonchalance, XII, 10; XIX, 196, 204, 210, 221, 249-250. Sa timidité, I, 72; XVI, 265; XIX, 221. Son orgueil extrême; son mari la surnomme Madame Lucifer, XIX, 62, 249-250; XXI, 79; XXVI, 301. Aime la bonne chère et même le vin, III, 320, 370. Aventure du tabac et des pipes, II, 372-373.

Relations avec le Roi, qui l'aime et devant qui elle tremble, I, 72; VII, 228-229; XII, 11; XIV, 105; XVIII, 219, 309; XIX, 80, 331; XXVI, 302. Relations avec Mme de Maintenon, XVII, 254-255; XIX, 79, 263-264; avec sa mère Mme de Montespan, XV, 94, 96, 117; avec Monsieur, II, 181-183; VIII, 332; avec Madame, 333; XXVI, 323; avec son mari, X, 208; XII, 425-428; XVI, 265; XVIII, 64-65; 337-340, 366-369; XIX, 81-82, 91, 320; XXVI, 301-302; avec Monseigneur, XIX, 249-252, 282; avec la duchesse de Bourgogne, de qui Saint-Simon la rapproche, XVI, 264-265; XVIII, 341; XIX, 189, 197-198, 259. Affection et préférence pour ses frères et spécialement pour le duc du Maine, à qui elle sacrifie tout, III, 331; XVIII, 419; XIX, 91, 230-231; XXII, 54; XXVI, 209, 303, 328; XXVII, 144. Relations avec le comte de Toulouse, XII, 326; XIX, 202. En mauvais termes avec ses sœurs, surtout avec Madame la Duchesse, II, 181-183, 370; XV, 117; XVI, 264; XVIII, 369, 403; XIX, 53-54, 65, 70, 83, 189, 250-251, 283-285. Relations avec sa fille la duchesse de Berry qui la hait et la méprise, XIX, 245; XXII, 47, 48, 237-240; XXVI, 321. Elle veut mettre ses jeunes filles au couvent, XIX, 264-265, 348. Relations avec sa fille la reine d'Espagne, XIV, 410.

Relations avec Antin, XV, 108, 110; XIX, 249-250; avec Mme de Blanzac, III, 175-176; VI, 54. N'aime pas l'abbé Dubois, XV, 399. Relations avec Mme de Jussac, XVI, 442-443; avec le duc de Noailles, XVIII, 403-405. Sa préférence inouïe pour M. et Mme de Saint-Pierre, XII, 425-426; XIII, 451; XIV, 105. Ses relations avec M. et Mme de Saint-Simon, XIII, 443; XV, 77; XVII, 80; XVIII, 374-375, 401-403, 418-421, 425; XIX, 67, 80, 82, 106-

107, 293, 312-316; XX, 188; XXVI, 209-211; 331-336; XXVII, 142-149. Amitié pour la duchesse Sforzé, XXVI, 310. Relations avec Mme des Ursins, XII, 405; avec la duchesse de Villeroy, XVI, 262; XVIII, 322.

Son rang, ses prérogatives, ses prétentions, XIV, 405, 410-411; XVI, 264; XVII, 287; XIX, 62-70. Gens qui ont le privilège de lui baiser la joue, XIV, 98. Visites de bienséance qu'elle fait, XII, 5, 10-11; XIV, 248. Sa pension, XI, 168. Sa toilette, VI, 321. Son jeu, XVIII, 401.

Sa maison, I, 76. Son chevalier d'honneur, V, 89; XX, 221. Dame d'honneur, I, 87; III, 191; XVI, 262. Dame d'atour, III, 160, 325, 331; IV, 351; V, 93; VI, 162. Premier écuyer, X, 209; XIII, 449, 451. Son appartement à Versailles, I, 95-96; VIII, 349; XIX, 79; XXVI, 213-214. Logement à Marly, XIX, 223; au Palais-Royal, 80. Son canapé, 250. Sa niche, 79; XXVI, 214. Sa loge à l'Opéra, XIX, 81.

ORLÉANS (Marie-Louise d'), reine d'Espagne, III, *88. Conduite en Espagne par Saint-Chamant; son inclination pour lui, XXIV, 209. Sa vie malheureuse, 88; VII, 265-266. Empoisonnée par la comtesse de Soissons, IV, 287-289; VI, 114; IX, 73, 225; XI, 262; XIII, 36; XVI, 432, 433; XVIII, 173. Citée, IV, 348; V, 65; VI, 4; X, 100.

ORLÉANS (Louis, duc de Chartres, puis d'), fils du Régent, VI, *73. Voyez Chartres (le duc de).

ORLÉANS (Auguste-Marie-Jeanne de Bade, duchesse de Chartres, puis d'), VI, *73. Voyez Chartres (la duchesse de).

ORLÉANS (les demoiselles d'), filles du Régent : Marie-Louise-Élisabeth : voyez Berry (la duchesse de); — Louise-Adélaïde, abbesse de Chelles : voyez Chartres (Mlle de); — Charlotte-Aglaé : voyez Modène (la duchesse de); — Louise-Élisabeth, reine d'Espagne : voyez Asturies (la princesse des); — Philippe-Élisabeth : voyez Beaujolais (Mlle de); — Louise-Diane : voyez Conti (la princesse de).

ORLÉANS (Louis-Philippe Ier, duc de Chartres, puis d'), † 1785, XIV, *256; XVII, 288; XVIII, 105.

ORLÉANS (Jean-Philippe, chevalier, puis grand prieur d'), IX, *280. Sa légitimation, XIII, *456; XVIII, 371. Il reste au Palais-Royal après le départ de sa mère, 397. Dispute avec le chevalier de Conflans, XXIII, 41-42.

ORLÉANS (le duché d'). Apanage des frères du Roi, X, 142.

ORLÉANS (la ville d'), II, 357; III, 71; IV, 119, 120, 123; VII, 65, 347; XII, 448; XIII, 189, 250, 252, 256; XIV, 342; XV, 121, 192, 239; XVI, 150. Le Portereau, XVII, *293. Diocèse, II, 356-357; III, 83; XIII, 251-253, 255; XIX, 123, 127. Évêques : voyez Aubespine (G.

de l'), Coislin (le cardinal de), Fleuriau d'Armenonville (L.-G.), Peletier (Michel le).

Orléans (les régiments, gendarmes et chevau-légers d'), VIII, 359 ; X, 198 ; XII, 191.

Orléans (la livrée d'), I, *125.

Ormes (Charles Béchameil des), XII, *86. Contrôleur général de la maison du Roi, 86-87.

Ormesson (Henri-François-de-Paule le Fèvre d'), † 1756, XXVI, *250.

Ormesson (la terre d'), XX, *11, 12.

Ormond (Jacques Butler, duc d'), † 1747, I, *259 ; X, *231. Fait prisonnier à Nerwinde, I, 259, 263. Essaie de surprendre Cadix, X, 231. Est victime d'un attentat de l'abbé de la Bourlie, XX, 354-355. Commande en Flandre à la place de Marlborough, XXII, 235. Est disgracié par le roi Georges, XXV, 100-101. Se réfugie en France, XXVI, 258.

Orondat (le surnom d'), V, *89, 92 ; VI, 172. Voyez Villars (Pierre, marquis de).

Oropesa (les comtes d'), VIII, 109-115, 118, 131.

Oropesa (Ferdinand Alvarez de Portugal-Tolède, comte d'), VIII, *108, 109.

Oropesa (Édouard-Fernand Alvarez de Portugal-Tolède, comte d'), † 1671, VIII, *109, 110, 131. Sa femme Béatrix de Tolède, *109.

Oropesa (Manuel-Joachim Alvarez de Tolède, comte d'), † 1707, VII, *252. Conseiller du roi d'Espagne, son administration, sa famille, est exilé, VIII, 107-111. Passe au parti de l'Archiduc, XIII, 411-412. Sa mort, XV, 392. Cité, VIII, 152, 194.

Oropesa (Vincent-Pierre-Ferdinand de Portugal-Tolède, comte d'), † 1728, VIII, *111, 112. Sa femme Marie-Catherine de Velasco, marquise de Jarandilla, *112.

Oropesa (Pierre-Vincent Alvarez de Portugal-Tolède, comte d'), † 1728, VIII, *112.

Oropesa (la ville d'), VIII, *109.

Orry (Jean), X, *389. Sa fortune, son portrait; est envoyé en Espagne et se lie avec Mme des Ursins, 389-391. Part qu'il prend au gouvernement ; s'occupe spécialement des finances et du commerce, XI, 242-243, 249-251, 320 ; XII, 58-60, 66. Sa négligence coupable ; trompe Puységur, 62-65, 67, 214. Est rappelé en France, 68, 96. Arrive à Paris ; sa disgrâce, 224-225. Est renvoyé en Espagne à la demande de Mme des Ursins, 443-444. Sa conduite dans ce pays ; il y est détesté, XIII, 54, 441-442. Vient en France, a défense de retourner en Espagne ; le Roi veut le faire pendre, 440-443, 446. Brouillé avec Amelot, 445. Obtient une charge de président à mortier au parlement de Metz, 443-444. Est renvoyé une troisième fois en Espagne, XXIII, 348-349. Confident de Mme des Ursins, XXIV, 221. Obtient un appartement au palais de Madrid, 179. Est chassé d'Espagne par la nouvelle reine, XXVI, 116,

167. Sa liaison avec Aubigny, XI, 244; XXII, 142; avec le chevalier Bourk, XII, 446. Cité, XII, 75, 134; XIII, 300.

ORRY DE VIGNORY (Philibert), XIII, *444; XVII, 211. Va en Espagne, XXIV, 178. Est tuteur de la fille d'Aubigny, XXII, 142.

ORRY DE FULVY (Jean-Henri-Louis), XIII, *444.

ORSAY. Voyez Boucher d'Orsay.

ORSBECK (Jean-Hugues d'), archevêque de Trèves, XX, *150, 244.

ORSINI (la maison), V, 42; XXIV, 290. Voyez Ursins.

ORTHEZ (la ville d'), XXIV, 136.

ORVAL (Anne de Harville-Palaiseau, duchesse d'), XVI, *439. Sa pauvreté; son amie Mlle d'Armentières, XXIII, 32-34.

OSMONT (Anne-Gabrielle, demoiselle d'). Voyez Havrincourt (la marquise d').

OSNABRÜCK (la ville et l'évêché d'), VI, 18; XV, 62; XXII, 225.

OSNY (le village d'), XVI, *124, 126.

OSORNO (le comté d'), XXI, *322.

OSSAT (Arnaud, cardinal d'), XV, *25, 63; XVI, 411; XXII, 325.

OSSONE. Voyez Osuna.

OSTENDE (la ville d'), VIII, *251; XIII, 394; XV, 424; XVI, 354, 355, 359.

OSTENDE (les bancs d'), XV, 424, 427.

OSTHOFEN (le village d'), II, *153; IV, 159.

OSTIE (l'évêché d'), VII, *105, 157, 196; XX, 15, 28; XXVI, 142.

OSTIGLIA (la ville d'), XII, *124.

OSUNA (Pierre Tellez-Giron, duc d'), † 1624, VI, *422.

OSUNA (Gaspard Tellez-Giron, duc d'), † 1694, VIII, *208.

OSUNA (François-Marie-de-Paule Acuña Pacheco y Tellez-Giron, duc d'), † 1716, VII, *371. Envoyé au-devant de Philippe v, l'accompagne en Espagne, 371; VIII, 60. Manque de bravoure, X, 220-221. Campagne de 1706, XIII, 404. Chargé d'éloigner la reine douairière, XVII, 447-448. Plénipotentiaire espagnol à Utrecht, XXIII, 218, 348. Portrait physique, VII, 372.

OSUNA (Marie-Remigilde de Velasco y Benavidès, duchesse d'), VIII, *190.

OTHON III, empereur d'Allemagne, XXV, *198.

OTTAÏANO (la branche d') de la maison de Médicis, XVIII, 105.

OTTERSHEIM (le village d'), II, *144, 151, 152.

OTTOBONI (la maison), VII, 244.

OTTOBONI (Pierre cardinal, VII, *356; XII, *105. Reçoit une pension du Roi, 105. Ses relations avec Dangeau, XIII, 233-234. Choisi pour protecteur de France; difficultés avec Venise, XIX, 20-22; XXIII, 94. Reçoit l'abbaye de Marchiennes, 373.

OULCHY (Henri de Conflans, vicomte d'), et ses deux femmes, Charlotte Pinart et Antoinette d'Herbin, XVI, *438; XXIII, 34-35.

OULX (le bourg d'), XIX, *60, 70.

OURCHES (Charles, comte d'), X, *56; XVI, 352.

Ourscamp (l'abbaye d'), VII, *129.

Outrelaize (Madeleine Blondel, demoiselle d'), V, *89. Surnommée la Divine ; amie de Mme de Frontenac ; sa famille, 89-91 ; VI, 169 ; XIV, 268-269.

Outreville (François Phélypeaux, sieur d'), XXII, *90.

Owerkerque (Henri de Nassau, comte d'), † 1708, II, *329. Lieutenant des gardes du prince d'Orange, 329-330 ; XI, 128. Campagne de Flandre en 1704, XII, 138, 144. Sa mort, XVI, 434-435. Son fils tué à Denain, XXIII, 101.

Oxford (Robert Harley, comte d'), XII, *156. Poursuivi par les whigs, XXVI, 258.

P

PADOUE (la ville de), XVI, 156.

PAGES DU ROI (les), I, 143-144; V, *306; XII, 461; XVII, 143.

PAILLY (le château du), XIX, *365.

PAIRIES (les). Les anciennes pairies, XXVII, 104. La pairie est apanage; exemples; réversibilité à la couronne, XXV, 222-228. Voyez Duchés-pairies.

PAIRS DE FRANCE (les). Les douze anciens pairs, XXI, *188. Leur origine. dignité et fonctions; pairs de fief sont différents des hauts barons, XXI, 231-235; XXV, 191-201. Leur pouvoir judiciaire, 203-205. Saint Louis les compare aux électeurs de l'Empire, XXV, 216-217. Origine et rang des pairs ecclésiastiques, 210-216. Place des pairs ecclésiastiques aux lits de justice, 302. Les évêques pairs démis conservent leur rang, 176. Noms donnés aux pairs par les rois à toutes les époques, 220-222. Ils siègent au Parlement et y jugent quand il leur plaît, 205-208. Parité, quant à la dignité, de ceux d'aujourd'hui avec ceux de tous les temps, 199, 208-220. Leur préséance en tous parlements; ils y entrent avant le Roi quand il y vient, 243. Nécessité de leur présence pour les causes majeures et les grandes sanctions du royaume, 247. Seuls des nobles, ils conservent voix et séance au Parlement, sans faire corps avec lui, XXV, 242-243, 336-337. Enregistrement de leurs lettres et réception au Parlement, X, 47; XXI, 177-178. Serment de leur réception, XXV, 312-313. Il est modifié par le duc de Guise, 258-260; XXVI, 14. Leur rôle dans la déclaration des régences, XXVII, 103-105. Leur rang au sacre, XXI, 188-189. Leurs rangs entre eux et leur ordre de séance, 230-236. Ils se couvrent au sacre et aux lits de justice, VI, 417. Les pairs démis en faveur de leurs fils ne peuvent siéger au Parlement, XXI, 191-192.

Procès pour la préséance intenté par le maréchal-duc de Luxembourg à seize pairs ses anciens, II, 16 et suiv. Le conseil d'État renvoie l'affaire au Parlement, 84-87. Éclat entre le duc de Richelieu et le maréchal de Luxembourg, 87-91. Prétentions des ducs de Bouillon, 91-92; de Chevreuse, 92; d'Épernon, 92-100; de Vendôme, 101 et suiv. Les ducs opposants attaquent le premier président Harlay, 113-114. Ils demandent à être jugés par toutes les chambres assemblées, 114-116. Harlay le leur promet et manque à sa parole, 116-117. Rupture des ducs avec lui, 117-122. Il est récusé par les pairs; le procès suspendu, 122-123

Reprise du procès avec le duc de Luxembourg après la mort de son père, III, 89 et suiv. Partialité du président de Maisons, 97-98. Plaidoiries, réquisitoire, jugement et protestations, 99-111.

Affaire de la succession du duché de Brissac, II, 62-70. Les pairs aux obsèques du prince de Conti, XVII, 147-149. Ils s'opposent aux prétentions du marquis de Richelieu sur le duché d'Aiguillon, XII, 343-349. Affaire de la prétention de M. d'Antin au duché-pairie d'Épernon, XX, 258-294. Les pairs sont convoqués au Parlement pour les renonciations des ducs de Berry et d'Orléans à la couronne d'Espagne, XXIII, 324-325.

Cour des pairs; elle est partout où le Roi les assemble, XXV, 251-252; XXVII, 107. Le Parlement en usurpe le titre, XXV, 207-208.

Entreprises du Parlement contre les pairs; usurpations des présidents, XXV, 261 et suiv. Procès gagné touchant le rang d'opiner, 266-267. Changement de sièges introduit pour la réception des pairs au Parlement, 267-271. Usurpations et tracasseries des présidents contre les pairs depuis 1664, 272-277. Commencement de l'affaire du bonnet, 277-279; XXVI, 1-59. Innovation pour la sortie de séance des bas sièges, XXV, 279-282. Les pairs exclus de la Tournelle, 285. Prééminence des pairs sur les présidents, XXVI, 62. Ils ont partout la droite sur eux, XXV, 287-289. Cérémonial des saluts avec les présidents, 292-294. Les pairs sont incapables de s'entendre entre eux, XXVII, 212.

Pairs d'Angleterre, XIV, *281; d'Écosse, 281; d'Irlande, IV, *53; XV, 431.

Voyez Ducs.

Pajot (Claude), apothicaire, III, *31; XX, 355, 358.

Pajot (Marie-Anne), marquise de Lassay, III, *31. Amour du duc de Lorraine pour elle; elle épouse Lassay, 31; XX, 355. Voyez Lassay (la marquise de).

Pajot (les) et la ferme des postes, XXVIII, 139-140.

Palais (le), à Paris. Modifications à la grand'chambre, XXV, 263. L'hôtel du premier président, XV, *346. Cité, X, 283; XIV, 370; XVII, 221; XVIII, 417, 418; XX, 268, 291, 321; XXI, 142, 228; XXII, 328, 342, 343; XXV, 24, 254, 283, 295; XXVII, 97, 152, 155-158.

Palaiseau (François de Harville des Ursins, marquis de), † 1701, XXIII, *32.

Palais Royal (le), à Paris. Séjour d'Anne d'Autriche pendant sa régence, V, 246-247. Cercles qu'elle y tient, I, 219. Louis XIV enfant tombe dans le bassin du jardin, XXVIII, 26. Séjour de Monsieur et de Madame, XV, 167, 460. Intrigues des dames de la cour de Monsieur, VIII, 364-365; X, 105; XVI, 394; XIX, 64. Langlée y régente. VII, 73. Le duc et la duchesse de Lorraine y sont

logés, VI, 378, 385. Foule qui s'y presse au temps de Monsieur, VIII, 334. Bals, II, 80, 133; XIII, 308. Est un lieu privilégié pour les opérations de justice, XVI, 60. Il appartient en apanage au duc d'Orléans, VIII, 358. Vie que celui-ci y mène, XIII, 453. Querelle à la porte entre la duchesse de Mantoue et les Montbazon, XVIII, 123-124.

Appartement d'Anne d'Autriche, XXII, *70. Les cours, IX, 172; XI, 284; XV, 167; XVI, 442. Gardes de la porte, XII, 341-342. La porte, et les boutiques qui s'y trouvent, XVIII, 123-124. Logements des officiers, XIV, 118; XV, 167; XIX, 358. Logement du chevalier de Lorraine, VIII, 344-345; X, 378-379. Salle des gardes, XIV, 410. Son entrée directe sur l'Opéra, XXII, 70. Cité, I, 216; VI, 15; X, 211; XII, 428; XIII, 456; XV, 328, 374; XVI, 442; XVII, 295; XVIII, 397; XIX, 80; XXII, 162, 387; XXIII, 38, 72, 95, 157, 343. 344; XXIV, 194; XXVI, 209, 285, 293, 326, 372; XXVII, 237-239; XXVIII, 196.

Palamos (la ville de), II, *155, 309; XIII, 117.

Palatine (la maison), III, *188; IV, 127.

Palatin (Frédéric iv, électeur), † 1610, et sa femme Louise-Julienne de Nassau, XIV, *183, 209.

Palatin (Frédéric v de Bavière, électeur), † 1632, II, *252. Est élu roi de Bohême; perd ses États et meurt proscrit, V, 47; VIII, 258; XIII, 364; XIV, 183, 209; XVII, 89.

Palatine (Élisabeth Stuart, électrice), femme de Frédéric v, II, *252; V, 47; VIII, 258; XVII, 89, 95.

Palatin (Édouard de Bavière, prince), † 1663, XVII, *91. Sa conversion, 91, 93. Ses enfants, 93-94. Ses frères les princes Robert et Maurice : voyez Bavière.

Palatine (Anne de Gonzague de Clèves, princesse), XVII, *91. Figure dans la minorité de Louis xiv, 92. Ses enfants, 93-94.

Palatin (Charles-Louis ier, électeur), † 1680, père de Madame, X, *125. Sa succession, 125-128; XV, 399. Cité, XIV, 22; XV, 153, 309; XVII, 90.

Palatine (Charlotte de Hesse-Cassel, électrice), mère de Madame, XIII, *314; XV, 309, 313.

Palatin (Charles ii de Bavière, électeur), † 1685, frère de Madame, X, *125, 246; XIV, 22; XVII, 90.

Palatin (Philippe-Guillaume de Bavière-Neubourg, électeur), † 1690, XIV, *249; XVII, 90. Sa femme Élisabeth-Amélie-Madeleine de Hesse-Darmstadt, XI, *163.

Palatin (Jean-Guillaume-Joseph de Bavière-Neubourg, électeur), † 1716, III, *303. Affaire de la succession palatine; procès avec Madame; jugement du Pape, V, 48; X, 125-128; XV, 399.

PALATIN (Charles-Philippe de Bavière-Neubourg, électeur), † 1742, XX, *68.

PALATIN DE DYO (la maison), XII, *186. Voyez Montpeyroux.

PALATINAT (le). Incendié par ordre de Louvois, II, 151-152, 301; XII, 294; XVII, 106; XXVIII, 59, 67-69. Cité, IV, 157; XII, 140; XV, 179, 180; XVII, 90.

PALENCIA (l'évêché de), XI, *325.

PALEOTTI (la famille), XXIII, *284.

PALEOTTI (André, marquis), et sa femme Catherine Dudley, XXIII, *283, *284.

PALERME (la ville de), X, 195; XX, 351; XXVII, 195.

PALFFY (Jean, comte), XII, *30.

PALLAVICINO (Charles-Emmanuel, baron), XII, *32. Passe au service de la France, 32-32. Est tué à Malplaquet, XVIII, 195-196. Sa femme Diane de la Citerne, *196.

PALMA (Louis-Antoine-Thomas Portocarrero, comte de), † 1723, VI, *249; VIII, 185; XX, 128.

PALMA (la ville de), XXVI, *236. Se rend à M. d'Asfeld; sa garnison, 236-237.

PAMPELUNE (la ville de), IV, *226. Capitale de la Navarre, V, 203-204. Citée, XIII, 58-60, 404, 405; XX, 41.

PANACHE (Mme). Son anecdote, IV, 51-53.

PANAGIOTTI (le grec), XXIII, 246.

PANDORE (la boîte de), XX, *330.

PANFILI (la maison), X, 161.

PAPES (les). Se réservent le titre de Sainteté, XVII, 303. Accordent aux rois d'Espagne le titre de Catholique, IX, 118. Donnent à l'Espagne les Indes et Naples, 119. Sont bravés par les Jansénistes, XVIII, 261. Considérés comme une divinité par les Sulpiciens, XVIII, 270. Nomment des princes, V, 39. Sont assistés des princes du soglio, 99. Leur effigie est brûlée chaque année à Londres, XVI, 244. Leurs brefs, VII, 105. Cérémonial de leur cour, IX, 223, 227, 243. Élection et couronnement, VII, 202; XV, 270; XX, 41. Leur infaillibilité, VI, 218-219. Leur pouvoir d'excommunication, XVII, 35. Leur supériorité sur les cardinaux, XX, 29. Ils sont leur seul juge, 39. Leurs relations avec les évêques de France, XIII, 113; XXVII, 29-30.

Voyez Alexandre VI, Alexandre VII, Alexandre VIII, Benoît XIII, Clément V, Clément VIII, Clément IX, Clément X, Clément XI, Clément XII, Innocent X, Innocent XI, Innocent XII, Innocent XIII, Jules II, Jules III, Paul III, Paul V, Sixte IV, Sixte-Quint, Urbain VIII.

PAPILLON (le jeu du), XVII, *324, 325, 444.

PARABÈRE (Henri de Baudéan, comte de), † 1653, VII, *21.

PARABÈRE (César-Alexandre de Baudéan, comte de), XXI, *326. Épouse Mlle de la Vieuville, 326.

PARABÈRE (Marie-Madeleine de la Vieuville, comtesse de), XXI, *326. Son mariage, 326. Achète la terre de Damville, XXIV, 353.

PARATTE (Martin), XV, *193.

Campagne de 1707, 193-194.

PARAY-LE-MONIAL (la terre et l'abbaye de), XII, *466; XVI, 114.

PARAZA (l'abbé de), VIII, *87, 88.

PARC (l'abbaye du), près de Louvain, I,*228; III, 113; XXVIII, *20, 23.

PARC-SOUBISE (le château du), V, *214.

PAREDÈS (Joseph de la Cerda, comte de), XX, *128.

PARIS (la ville de). Barricades de 1588, XI, 180, 196. Barricades de 1648, XII, 110. Fuite de la cour la veille des Rois 1649, II, 39; XXVIII, 127. Le Roi dîne à l'hôtel-de-ville en 1687, XV, 252. Ouragan en 1701, VIII, 69. Réjouissances pour la mort du roi Guillaume, X, 135. Fêtes données par la Ville lors de la naissance du duc de Bretagne, XII, 203. Festin offert au duc de Tresmes, 413. Séjour du prince royal de Danemark, XVII, 25. Désordres et placards séditieux en 1709, 394-396. Désordres pour la cherté du pain; apaisés par Boufflers, XVIII, 129-136.

Cette ville est du département de Pontchartrain, I, 287. Aversion de Louis XIV pour Paris, XIII, 291; XVII, 262; XXVIII, 126-127. Il ne fait rien pour son ornement, 156. Monseigneur y est adoré, VIII, 243. Aversion de Vendôme, XIII, 291. Visité par Guethem, XIV, 358.

Abbayes et couvents : voyez aux noms. Archevêché et diocèse, VI,*100; VIII, 79; XVIII, 270-271; son érection en archevêché, XVII, 113-114; visé par le cardinal de Bouillon, IV, 80; soumis à la primatie de Lyon, X, 199; érigé en duché-pairie, XVI, 486; XXII, 114-118. Archevêché (palais de l'), II, 200; IV, *111; VI, 100; VIII, 82; XIII, 264; XX, 341, 343. Archevêque : en compétition avec le grand aumônier pour la chapelle de Versailles, VII, 12; VIII, 171; XIX, 385-386.

Archevêques : voyez Gondy (Henri de), Gondy (Jean-François de), Harlay de Champvallon (François de), Noailles (le cardinal de), Péréfixe (Hardouin de Beaumont de), Retz (le cardinal de), Vintimille (Charles-Gaspard de).

Ateliers publics pendant la disette, XVIII, 130-131. Bac des Invalides, XX, *11. Baigneurs, II, 320. Banlieue, VI, 157. Boulevards, XVIII, 130.

Cafés, XVI, 235; XX, 147. Chaises de louage, XII, 341. Chirurgiens, XII, 51, 52. Coadjutorerie, V, 283. Coadjuteur : voyez Retz (le cardinal de). Collèges : voyez aux noms. Petits collèges, VI, 48. Communautés religieuses : voyez aux noms. Conseillers de ville, XII, 414. Corps de ville, VI, 244. Couvents : voyez aux noms.

Églises : voyez aux noms. Faubourgs : voyez aux noms. Faculté de médecine, XX,*230. Fortifications, XXVII, 169-170. Gouvernement, V, 240; XII, *338, 413; XV, 299. Gouverneur, VI, 15; XVIII, 134, 136; XIX, 383.

Harangues de la ville au Roi,

XVI, 324-325. Hôpitaux : voyez aux noms. Hôtel-de-ville, IV, 273; V, 126; VI, 437; XII, 413-414; XV, 252-253. Hôtels particuliers : voyez aux noms. Intendance, VI, 364; XXII, *89. Intendants : voyez Bignon de Blanzy, Hotman, Harlay-Cély, Phélypeaux.

Lieutenant civil, V, *325; voyez Camus (J. le). Lieutenant général de police, IV, 10; VI, 258, 262; voyez Argenson, Reynie (la). Maisons garnies, XVII, 35. Marchands de drap, XII, 342; XVIII, 430. Marchés, XVII, 198, 394; XVIII, 129. Médecins, VI, 183, 199; XX, 91. Notaires, XVIII, 131.

Paroisses : voyez aux noms. Places : voyez aux noms. Pont-Neuf, I, *147; X, 374; XI, 150; XVI, *238. Pont Royal, I, *88; VI, 161; XIII, *106; XV, 442; XIX, 52; XXVIII, 156. Police, XVIII, 134. Rapports de police faits au Roi par Argenson et Pontchartrain, XII, 324; XVIII, 84; XXI, 320; XXVIII, 137-138. Portes : voyez aux noms. Prévôt de Paris, V, *137. Prévôt des marchands, IV, 259; VI, 258; XII, 413, 414; XVI, 325; XVIII, 115, 134; voyez Bosc du Bois, Boucher d'Orsay, Voysin. Prison de la Tournelle, XVI, *424. Procureur du Roi de la Ville, IV, 297. Procureurs, XVI, 90, 93.

Quais : voyez aux noms. Remparts, I, 297. Rues, III, 299; VI, 437; XVII, 221, 242; du Bac, XXIII, 88; du Bouloi, XII, 7; Cassette, 342; du Chaume, XVII, 79; aux Fers; XXVI, *238; de Grenelle, VII, 67; de la Harpe, II, 75; Neuve-Saint-Augustin, XI, 43; XIX, 10; aux Ours, XVIII, 132; des Petits-Augustins, XXV, *114; Saint-Antoine, XV, 1; XVII, 41, 266; Saint-Denis, XVIII, 232; Saint-Dominique, XXIII, 88; XXVI, 178; Saint-Honoré, III, 116; XII, 342; XVII, 249; Saint-Jacques, IX, 293; XI, 213; XIX, 387; de Tournon, XII, *100; de l'Université, XXIII, 88; de Vaugirard, XI, 212.

Séminaires : voyez aux noms. Théâtres et spectacles, VI, 175; XVI, 74; XVIII, 123, 222. Université : voyez Sorbonne.

Voyez Arsenal, Bastille, Chambre des comptes, Châtelet, Cour des aides, Cours-la-Reine, Halles, Hôtel-Dieu, Luxembourg, Marais, Opéra, Palais, Palais-Royal, Parlement, Temple, Tuileries.

Paris (Antoine), † 1733, XVII, *210.

Paris de la Montagne (Claude), XVII, *210.

Paris de Montmartel (Jean), † 1766, XVII, *211.

Paris du Verney (Joseph), XVII, *210.

Parisière (Jules-César Rousseau de la), Évêque de Nîmes, XX, *80. Sa conduite fourbe à l'occasion de la Constitution, XXVI, 89-92. Sa mort misérable, 92.

Parlements (les). Anciens parlements de France, XXV, 205, 325-326. Leur origine, leurs progrès, multiplication des ma-

gistrats et des cours de justice, 205-207, 238-239. Leur autorité, XIV, 438. Ils ont la police des grains, XVII, 198-203. Enregistrement des actes royaux, XIV, 333, 436-437; des bulles du pape, VI, 155. Droit de remontrances, XIV, 316, 437. Registres, 436.

PARLEMENT DE PARIS (le). Sa composition primitive: pairs, hauts barons, puis légistes; origine et progrès de ces derniers, XXV, 238-241. Sa formation; devient sédentaire, 241-242, 322. Sa chimère de se prétendre le premier corps de l'État, 329-330. Parle au Roi découvert et à genoux, 265-266, 333. Prend à tort le titre de cour des pairs; ne l'est pas nécessairement, 246, 251-252, 322-323. Appartient au tiers état et ne forme pas un ordre spécial, 330-335. Assemblées dans lesquelles la robe a fait un corps à part, 335-336. Absurdité de se prétendre l'abrégé des États généraux, 336. Parallèle avec le conseil d'État, 339. Ne peut pas se mêler d'affaires d'État ni de gouvernement; uniquement compétent pour le contentieux entre particuliers, 248. Réponse du président la Vacquerie sur la compétence du Parlement, 249-250, 333; XXVII, 95-96. Enregistrement des édits; prétentions abusives du Parlement, XXV, 246-247. Enregistrement des traités de paix, 252-253; des bulles des papes, VI, 157. Droit de remontrances; abus, XIV, 365; XXV, 247. Déclaration des régences, XXVII, 102-105. Raisons qui y firent proclamer les régences de Marie de Médicis et d'Anne d'Autriche, XXV, 253-257; XXVII, 97-101. Il réclame à tort contre la déclaration de la majorité de Charles IX au parlement de Rouen, XXVII, 107-108. Réprime les entreprises de la cour de Rome, XXV, 247-248. Il ne connaît de princes que ceux du sang, IV, 19; X, 252-253; XIV, 217; XX, 59, 61, 63. Sa compétition avec le Grand Conseil, XXI, 128.

Usurpation et entreprises du Parlement sur les princes du sang et les ducs et pairs, XXV, 261-294. Traversement du parquet par les princes du sang, II, 106-107; XIV, 412; XXIV, 350.

Origine des présidents; leur place aux lits de justice, leur prétention de représenter le Roi, XXV, 244-246. Usurpation des présidents pour le rang d'opiner, 266-267. Réception du duc de Guise; invention d'une nouvelle formule de serment, 258-260. Usurpations et tracasseries des présidents à l'égard des pairs depuis 1664, 273-277. Sortie de séance des princes du sang et des pairs, 279-282. Conseillers placés sur les bancs des pairs, 285-287. Usurpation de bancs rembourrés et d'un pavillon pour les présidents, 289-292. Cérémonial des saluts entre les présidents, les princes et les pairs, 292-294. Corruption des premiers pré-

sidents, 273-276. Comparaison du premier président avec le chancelier, XXVI, 63-64.

Rôle politique à la mort de Louis XIII et pendant la Fronde, I, 177, 181, 222; II, 39; V, 243; XXV, 253-257; XXVII. 97-101. Refuse d'enregistrer l'échange de Sedan, V, 250; XIV, 216-217; XX, 25. Criminelle rature dans les registres à cette occasion, 61. Lit de justice tenu par Louis XIV en habit de chasse, XXV, 257. Défend à la justice de Bar d'appeler le Roi le roi Très Chrétien, VI, 26-27. Condamne au feu le *Problème*, 100. Enregistre la bulle de condamnation des *Maximes des saints*, 157. Félicite le nouveau roi d'Espagne, VII, 336. Procès du prince d'Auvergne, X, 253-254. Remplacement du premier président Harlay, XIV, 364-367, 379-384. Affaire des blés, XVII, 312-313. Procès du testament de Monsieur le Prince, XVIII, 415-418; XX, 315-323.

L'affaire du cardinal de Bouillon contre les moines du Cluny lui est renvoyée, 4, 5, 10. Procès criminel du cardinal de Bouillon; articles proposés contre la maison de Bouillon, 33, 36, 39, 46, 55-58, 62, 66. Harangue le Roi à la mort de Monseigneur, XXI, 128. Enregistre l'édit sur les duchés pairies, 249. Visite au Roi à la mort du duc de Bourgogne, XXII, 348. Poursuites contre le livre du P. Jouvency, XXIII, 290-294. Séance des renonciations des ducs de Berry et d'Orléans à la couronne d'Espagne, 324-343. Remontrances présentées au Roi sur la bulle Unigenitus, XXIV, 106. Enregistrement de l'édit pour la succession des bâtards à la couronne, 371-372. Dépôt du testament du Roi au greffe du Parlement, XXV, 23-26; XXVII, 150-153.

Affaire du bonnet, XXV, 277-279. Ses commencements, XXVI, 1-59. Le chancelier Voysin vient prendre séance au Parlement, 162-163. Le Roi veut aller faire enregistrer la Constitution au Parlement, XXVI, 249-251. Le Parlement est hostile à la grandeur des bâtards, 79. Ses membres vont ordinairement à la cour le dimanche, 193.

Réceptions de ducs et pairs, II, 57, 237; IX, 275; XIX, 7; XX, 292-293. Réception du cardinal de Richelieu (1631), XXI, 224-226; du duc de la Rochefoucauld (1631-1637), 223-227; de M. de Monaco, duc de Valentinois (1643), XXV, 270; du duc de Rohan-Chabot (1652), V, 219; du maréchal de Luxembourg (1662), II, 43; du duc du Maine (1694), 108-111; de Vendôme, 112; du comte de Toulouse, 223-224; de Villeroy (1696), III, 99; de Luxembourg, 111; de Charost (1698), XXII, 120; de Montbazon (1699), VI, 223; de Brissac (1700), VII, 47; XIII, 195; de Saint-Simon (1702), X, 47-52; de Boufflers (1709), XVII, 218-226; de Villars (1710), XIX, 108-109; de M. de Coislin, évêque de Metz,

128-129; de Berwick, 382; d'Harcourt, 410; de Saint-Aignan (1711), XX, 291-293; d'Antin, XXI, 251; de Chaulnes, XXII, 155-157.

Assemblée des chambres, II, 72, 113, 115-117, 239; XVII, 199. Audiences, II, 50-51; III, 95, 106; X, 283; XVII, 225. Avocats généraux, III, 91-92; V, 85; XIV, 383-384. Banc des gens du Roi, III, 99, 100. La buvette, III, 99; XIV, *109. La grand chambre, I, *222; II, *60, 116; III, 6, 104; X, 51, 254; XIII, 204, 205; XIV, 370; XV, 68; XVII, 199, 225; XIX, 117-119; XX, 4, 95, 263. Plan de la grand chambre et explication, XXV, 295-318. Le coin du Roi, 289, 295. Hauts et bas sièges, III, 95; XXV, 206-207, 306. Place du premier président aux lits de justice, 303. Place des présidents, 307-308. Les chambres, IV, *259. Chambres des enquêtes, VI, 271; XIII, 197; XIX, 117-118. Chambres des requêtes, I, *300; VI, 271; XIII, 65; XX, 95. Chambre de la Tournelle, XVI, 424. Cheminée de la grand chambre, III, 99; XVII, 222; XXV, 263, 315. Conseillers, II, 225; VI, 271; VII, 160; VIII, 32; XII, 360-361; XIV, 375-376; XVII, 199. Origine du nom, XXV, 239-240. On les appelle *Messieurs,* II, 424. Conseillers clercs, XIX, 116. Conseillers honoraires, XVII, *220. Conseillers d'honneur, V, 136; VI, 250-251; XII, 361; XVII, 220; XXV, 338. Costume des membres du Parlement, VII, 336; XI, 348; XXIII, *336. Le doyen, II, 104; XVII, 222; XIX, 116. Gens du Roi, III, 93, 99; XVIII, 368. La grand salle, II, 107; III, 7. Greffe, I, 209; II, 62; XVII, 451; XXV, 24. Greffier, II, 237; X, 49; XX, 267, 273; XXV, 300. Huissiers, XVII, 222; XX, 294; XXV, 282-285. L'interprète, 310. Les lanternes de la grand chambre, III, *6; XX, 291; XXV, 304-305. Parquet, II, 107; XIV, 412. Parquet des huissiers, III, 104; XXV, 264. Partage des voix, XIX, 117-118. Premier président, II, 114; VI, 322; VII, 336; VIII, 356; XXV, 244-245, 273-276. Voyez Harlay, Jay (le), Lamoignon, Mesmes, Novion, Peletier (le). Présidents à mortier, II, 110; III, 91; IV, 269; IX, 12; X, 142; XIV, 383; XV, 255; XVII, 99; XVIII, 104; voyez ci-dessus, Origine des présidents, etc., et Affaire du bonnet. Procureur général, VIII, 378; XI, 51; XX, 267. Requêtes du Palais, VII, 63.

Parlements des provinces (les). Voyez Besançon, Bordeaux, Bourgogne, Bretagne, Grenoble, Rouen, Toulouse.

Parlement d'Angleterre (le). Sa différence avec les parlements de France, XXV, 326-328. Il résiste au prince d'Orange, qui doit compter avec lui, IV, 226; VII, 210; IX, 79; X, 129. Règle la succession à la couronne d'Angleterre, VIII, 257-259; XVII, 95. Il vote

l'union de l'Angleterre et de l'Écosse, XIV, 280-281. Relations avec la reine Anne, XV, 434. Discours que Bolingbroke y prononce contre le roi, XXVI, 186. Acquitte le comte d'Oxford, 258. Ses pouvoirs, XXIII, 126. Il légitime les bâtards des rois, XIX, 380. Cité, VIII, 99; XIV, 443; XV, 203; XXIII, 179.

Parme (Odoard Farnèse, prince de), † 1693, XXIV, *219.

Parme (François Farnèse, prince puis duc de), † 1727, V, *73. Son voyage en France; distraction du cardinal d'Estrées à son égard, 73-75; XXV, 175. Demande des troupes françaises, X, 69. Vient saluer le roi d'Espagne à Crémone, 217. Fait la fortune d'Alberoni, XIII, 287-289; XVI, 229. L'envoie en France, 290. Mariage de sa belle-fille avec le roi d'Espagne, XXIV, 219-221.

Parme (Dorothée-Sophie de Bavière-Neubourg, duchesse de), XXIV, *219. Mariage de sa fille avec le roi d'Espagne, 219-221.

Parme (Antoine Farnèse, duc de), † 1731, V, *73.

Parme (Philippe de Bourbon, duc de), † 1765, IX, *222; XIV, 208. Sa femme Louise-Élisabeth de France, *208.

Parme (la ville de), X, 69, 217; XVI, 229. Évêché, XIII, 288-290.

Parme (la bataille de), XIII, 210; XVIII, 166.

Particelli d'Hémery. Voyez Hémery.

Pas (la maison de), V, *117; XX, *248, 251. Voyez Feuquière, Rébenac.

Pas-de-Suse (l'affaire du), I, 172-174; X, 263; XIV, 451; XV, 118; XVII, 92, 368; XXVII, 98.

Pascal (Blaise), XVIII, *265. Ses Provinciales, 265.

Passage (le port du), XVI, *340.

Passau (la ville et l'évêché de), VII, *151; XII, 311, 312.

Passionei (Dominique, cardinal), XXVI, *164. Nonce en Suisse; opposé à la France, 164.

Passy (le village de), XIII, 105. Maisons du duc de Lauzun, XXIV, *245.

Paté (le colonel), XII, *385. Ses campagnes en Italie, 385-386; XIV, 449.

Pater (le), Breteuil ne sait qui l'a fait, VI, 41-42. Ignorance du comte de Gramont, XIV, 266. Oublié par la duchesse de Guise, III, 63. Mme de Nemours passe l'article du pardon des injures, XV, 131. La durée d'un *pater*, V, 176; XI, 107; XIX, 234.

Patiño (Joseph), VIII, *157.

Patkul (Jean-Reinhold), XIV, *108. Sa vie et sa mort, 108-110.

Patriarche des Indes (le). Voyez Portocarrero (Pierre).

Pau (la ville de), V, 204; XIII, 401-402. Séjour de Philippe v, 404. Le château et les jardins, XIII, *448. Intendant: voyez Méliand.

Paul (saint), I, 13; XXIII, 391; XXIV, 101-104.

Paul III (Alexandre Farnèse), pape, XI, *64. Ses paroles en mourant, 64.

PAUL V (Camille Borghèse), pape, XI, *136; XVIII, 257.

PAUL (Jean-Paul de Lorraine-Lillebonne, dit le prince), I, *253. Tué à Nerwinde, 253. Son régiment, 282. Cité, IV, 337.

PAUME (le jeu de), XII, *109. Cité, II, 8; VI, 325; XII, 7; XIV, 302; XV, 296, 401; XVI, 458; XIX, 153; XXVIII, 152, 355.

PAVIE (la ville de), VIII, *49; XI, 275; XII, 26; XIV, 89. La Chartreuse, XXII, *176.

PAVIE (la bataille de), IV, *44; X, 224.

PAVILLON (Étienne), XII, *412. Sa mort, 412.

PAVILLON (Nicolas), évêque d'Alet, XII, *412.

PAYEN (la famille), XII, 40, *338.

PAYEN (Paul, président), XII, *338. Sa mort, 338-339.

PAYS BAS ESPAGNOLS (les). Campagne de 1693, I, 231, 235; de 1695, II, 314, 316. Attribués à l'Archiduc dans le partage de la monarchie espagnole, VII, 118. Désarmement des garnisons hollandaises, VIII, 51-53; XVII, 311; XXVIII, 94. Conquête possible en 1701, IX, 87. Campagne de 1704, XII, 144. Révoltes projetées, XV, 408-410, 435; XVI, 3, 5, 31. Perdus pour l'Espagne; donnés à la maison d'Autriche, XIII, 378, 382; XIV, 86. Asile de Français exilés, X, 326; XI, 37; XIII, 274.

Capitaine général, X, 187. Chevaliers de la Toison d'or, VII, 40; XIII, 175. Commandant général, VIII, 251. Finances, XIV, 127-128. Gouverneur général, 308. Gouverneur des armes, IV, 343; V, 65; XII, 380; XIII, 57. Mestre de camp général, VII, 336.

PAYS HÉRÉDITAIRES (les), en Autriche, VII, *211, 299; XI, 279; XII, 165.

PAYS RECONQUIS (le), XXII, *109.

PÉLAGE (l'hérésiarque), XVIII, *252.

PELETIER (la famille le), XIII, 437.

PELETIER (Claude le), ministre, III, *142. Sa carrière, sa retraite, son caractère, sa famille, IV, 258-274. Est fait contrôleur général, 261; VII, 135. Chargé des postes, IV, 266. Reste ministre d'État après sa retraite, 265. Soutient Pontchartrain, VI, 279-280. Chasse Desmaretz, VII, 136. Sa faveur; conserve son influence même dans sa retraite, IV, 269; XIV, 382; XVII, 457; XX, 92, 93. Sa mort, XXII, 88. Aimé du Roi, XIII, 256; XIV, 383. Sa probité, VI, 266. Aime la chasse au lièvre, IV, 262-263. Lié avec le Tellier et Louvois, IV, 261-264; V, 336. Ami de Beauvillier, IV, 269; de Pomponne, 269; VI, 350; de Claude de Saint-Simon, IV, 270. Appelé le ministre Claude, 266. Cité, III, 282, 315; IX, 18; XV, 382; XX, 362.

PELETIER (Marguerite Fleuriau, dame de Torcy, puis dame le), femme du ministre, IV, *271; XX, 362.

PELETIER (Louis le), premier président du Parlement, IV, *268. Obtient une pension à la retraite

de son père, 268. Vise la première présidence; est nommé, XIV, 382, 383; XVII, 457. Blessé dans la chute d'un plancher de sa maison, XV, 346-347. S'occupe de la police des grains, XVII, 200. A la réception de Boufflers, 221, 224. Son rôle dans l'affaire des prétentions de la maison de Bouillon, XX, 63, 66. Se démet, XXII, 217-218. Caractère, XIV, 384-385. Cité, IV, 272, 273; XX, 287; XXI, 186.

Peletier (Charlotte-Henriette le Mairat de Verville, dame le), femme du premier président, XV, *346.

Peletier (Michel le), évêque d'Angers, IV, *272. Sa nomination, 272. Passe à Orléans, 273; XIII, 256. Sa mort, 257.

Peletier (Charles-Maurice le), supérieur de Saint-Sulpice, IV, *273. Portrait, 273. Cité, IX, 18.

Peletier (Jérôme, abbé le), † 1696, III, *315. Sa mort, 315.

Peletier (Louis III le), † 1770, XIV, *384. Président à mortier, XXII, 218.

Peletier de Souzy (Michel le); † 1725, III, *282. Intendant en Flandres; épouse secrètement la princesse d'Espinoy, V, 336, VII, 170. Le Roi pense à lui donner le contrôle général, IV, 264; VI, 266, 280. Vise les sceaux, 265-267. Ses attributions comme directeur des fortifications; son travail avec le Roi, VI, 265-266; VII, 170-172; IX, 25; X, 289; XI, 347; XIII, 437; XVI, 51; XXIV, 313; XXVII, 191. Donne à son fils sa charge d'intendant des finances, IX, 24-25. Membre du conseil des finances, XIV, 152; XX, 171. Vise la direction des bâtiments, XVI, 51. Son gendre Turgot, XVIII, 114-115. Perd sa fille Mme Turgot, XXI, 135. Il a un logement à Versailles et même à Marly, VI, 266; IX, 25. Son costume, III, 282-283; XI, 347. Caractère, IV, 264.

Peletier de Souzy (Marie-Madeleine Guérin des Forts, dame le), V, *336.

Peletier des Forts (Michel-Robert le), † 1740, VI, *266. Intendant des finances, 266; IX, 25. Épouse Mlle de Bâville, XIII, 437. Fait conseiller d'État, XXIV, 277-278.

Peletier des Forts (Marie-Madeleine de Lamoignon de Bâville, dame le), XIII, *437. Son mariage, 437.

Peletier (l'hôtel le), à Paris, IV, *269.

Peletier (le quai), à Paris, IV, *259.

Pellevé (Hyacinthe-Louis, marquis de), XIII, *323. Sa fin funeste, 323. Sa femme Marie-Angélique d'Aix de la Chaise, 323.

Pellot (Claude), premier président du parlement de Rouen, I, *293. Sa femme Madeleine Colbert, *293, 294.

Penchrec'h (Jean-Yves de Launay de), XX, *307.

Penchrec'h (Jeannette de). Voyez Haussy (la marquise de).

Pennautier (Pierre-Louis Reich

de), XXII, *84. Sa mort ; son portrait, 84-86.
PENNES (Toussaint de Vento, chevalier des), XII, *94.
PÉPIN LE BREF, roi de France, XXV, *197.
PEPINGHEN (le village de), XVI, *174.
PERCHE (la province du), XII, 360 ; XVI, 56. Gouvernement, V, *133, 139 ; XIII, 436, 437.
PERCHOIR (la femme du), I, *57.
PÉRÉFIXE (Hardouin de Beaumont de), archevêque de Paris, V, *279. Ses relations avec Turenne, 283, 284. Poursuit Arnauld et les Jansénistes, 285, 286. Est proviseur de Sorbonne, 285, 291.
PÉRÉGRINE (la perle), XIII, 407.
PERELLOS Y ROCAFULL (Raymond de), grand maître de Malte, XXVI, *135. Appelle les chevaliers à la défense de l'île, 135-136.
PÉRIGORD (le). Révoltes en 1707, XIV, 318. Gouvernement, XIV, *352 ; XVI, 85, 87. Le sénéchal, 85.
PERLAS (Raymond de Villana, marquis de), XXII, *170.
PERMANGLE (Gabriel de Chouly, comte de), XVI, *447. Prend un convoi, XXI, 321.
PERMILLAC (Louis de Belcastel de), II, *162 ; VI, *146. Se tue à la suite de pertes au jeu, 146-147.
PERNOST (Nicolas), huissier du Roi, XXVII, *261.
PÉRONNE (la ville de). Gouvernement, XXIV, *88.
PÉROU (le). Proclamation de Philippe V, IX, 101. La vice-royauté, VII, *374. Les vice-rois, VIII, 116 ; X, 152, 237 ; XII, 159 ; XXII, 143.
PERPIGNAN (la ville de), II, 290 ; X, 235, 391 ; XX, 99, 126, 153, 298. Gouvernement, V, 126.
PERRON (Jacques Davy, cardinal du), IX, *321.
PERRUQUES (les), I, 250 ; III, 96 ; VII, 334 ; VIII, 348-349 ; XI, 41 ; XIV, 368 ; XVI, *389 ; XVII, 261 ; XXIII, 361 ; XXVIII, 339.
PERSAN (Nicolas Doublet de), XIV, *375. Aventure avec le premier président Harlay, 375-376 ; XX, 312.
PERSAN (la terre de), XIV, *375.
PERSE (l'ambassadeur de). Sa venue à Paris ; audience du Roi, XXVI, 126-135. Audience de congé ; se retire à Chaillot ; son départ, XXVII, 179-180.
PERSEIGNE (l'abbaye de), VII, *208.
PERTH (Jacques Drummond, duc de), VIII, *98. Gouverneur du prince de Galles, XII, 450. Au bal à Marly, 440. Accompagne son maître à l'expédition d'Écosse, XV, 415, 427, 432-433.
PERTUIS (Guy, comte de), capitaine des gardes de Turenne, XX, *154-155 ; XXIII, 37.
PERTUIS (Antoine-Charles, comte de), X, *381. Son duel avec Armentières, 381 ; XVI, 441 ; XX, 156 ; XXIII, 37.
PÉRY (Jean-Baptiste, marquis de), XI, *266. Son rôle à Hochstedt, 266. Au siège de Haguenau, XIII, 88-90. Campagne de 1706, 356. Sert sur le Rhin en 1707, XV, 178.
PESARO (la ville de), VII, *354.

PETERBOROUGH (Charles Mordaunt, comte de), XIV, *115. Campagne de 1706, 115. Vient à Paris; audience du Roi, XXIV, 147-148. Visite à Marly, 373-374. Caractère, XIV, 115-116.

PETHOË (Ladislas, baron), et sa femme Marie Tekeli, XXIII, *249.

PETIT (Guillaume), médecin de Monseigneur, X, *291. Sa mort, 290-291.

PETIT-BOURG (le château de), XV, *258. Premier séjour du Roi; prodiges de courtisan de M. d'Antin, 258-261. Passages du Roi en allant à Fontainebleau et en en revenant, 277; XVI, 53, 138, 291; XXII, 69-71, 144; XXIII, 95, 162; XXIV, 68, 111; XXV, 130. Séjour de l'électeur de Bavière, XXIII, 161-162.

PETIT COUVERT DU ROI, (le), II, *258; VII, 293; XIX, 352; XXVIII, 344-348.

PETITE ÉCURIE (la). Voyez Versailles.

PETITE PRIME (le jeu de), VII, *62.

PETIT DE VERNO (la famille le), XVIII, *378. Voyez Chausserais.

PETITE-HOLLANDE (la), XI, *301.

PETITS-PÈRES (le couvent des), à Paris, XIX, *363. Dépôt des archives des affaires étrangères, 363.

PEYRAUD (Noël du Fay, seigneur de), XII, *367.

PEZÉNAS (la ville de), XVII, 147. Cérémonie du Saint-Esprit en 1662, III, 328. Commanderie de l'ordre de Malte, XXIII, *40, 109, 229.

PFORZHEIM (la ville de), X, *350.

PHAÉTON, personnage mythologique, XIV, *96; XXII, *373.

PHALSBOURG (Henriette de Lorraine-Vaudémont, princesse de), XV, *26. Ses mariages, 26.

PHALSBOURG (la ville de), XII, 41, XIII, 355-356; XVI, 374.

PHARAMOND, roi des Francs, XXV, *192.

PHARAON (le), jeu, XXII, *242.

PHARAONS (les rois), XXII, 345.

PHARISIENS (les), III, *204; XIX, 99.

PHÉLYPEAUX (la famille), XXI, *380. Ses armes, IV, *46. Voyez Châteauneuf, Herbault, Hervy, Maurepas, Montlhéry, Outreville, Pontchartrain, Vrillière (la).

PHÉLYPEAUY (Jean), intendant de Paris, † 1711, IV, *9. Sa carrière, VI, 272-273. Compétition de rang avec Caumartin, IV, 9-10. Intervient auprès de son neveu Pontchartrain après la mort de sa femme, XVI, 143-148. Quitte l'intendance de Paris, XVIII, 116. Ses apoplexies, 296. Sa mort, XXII, 89-90. Son intimité avec son frère le Chancelier, IV, 10. Son logement à Versailles, XVIII, 296. Sa femme Anne-Marie de Beauharnais, XXII, *89.

PHÉLYPEAUX (Jacques-Antoine), évêque de Lodève, XII, *130. Son caractère, 130-131. Cité, XXIV, 143.

PHÉLYPEAUX (Jérôme), comte de Maurepas et de Pontchartrain. Voyez Pontchartrain.

PHÉLYPEAUX D'HERBAULT (Raymond), VI, *269. Devient secré-

taire d'État en frustrant son neveu, VI, 168, 269 ; VII, 142. Son mariage, XIV, 270.

PHÉLYPEAUX DU VERGER (Raymond-Balthazar), † 1713, IV, *277. Sa mort, sa carrière, XXIV, 142-144. Envoyé à Cologne, IV, 277. Ambassadeur à Turin, VI, 355. Négocie le traité avec la Savoie, VIII, 259. Se brouille avec Villeroy, IX, 84-85. Relations avec Louville, X, 175. Avertit de la trahison du duc de Savoie, XI, 221-222, 272, 275. Arrêté par ordre du duc de Savoie et maltraité, XI, 276-278 ; XII, 129-130. Échangé contre le comte de Vernon, 45, 128. Fait conseiller d'État d'épée, 131. Meurt à la Martinique, XXIV, 142. Caractère, IX, 85 ; XI, 222, 277-278 ; XII, 128, 130.

PHILIPPE Ier LE BEAU, roi d'Espagne, IX, *119. Son avènement, 120, 122. Ses relations avec les ricos hombres, 121 ; 124, 270. Empoisonné, 122-123. Cité, 166 ; XIV, 402.

PHILIPPE II, roi d'Espagne, VI, *383. Est roi du vivant de son père, XIV, 403. Son mariage, 403. Ses relations avec la cour de Rome, 402. Ses guerres avec la France, VII, 347. Conquête du Portugal, VIII, 115. Création de grands d'Espagne, IX, 128-131. Établit les deux classes de grands, 139, 141, 166. Introduit la cérémonie de la couverture, 127. Vend la grandesse, 251. Va voir le duc d'Albe mourant, XX, 131. Cité, VI, 383 ; VII, 299 ; IX, 90 ; X, 172 ; XI, 325 ; XVII, 305, 368

PHILIPPE III, roi d'Espagne, IX, *128, 131. Crée la troisième classe des grands, 166. Leur donne des patentes, 128, 141. Ses ministres et ses favoris, 131. Cité, IX, 91, 140 ; XI, 6 ; XVII, 368.

PHILIPPE IV, roi d'Espagne, I, *198 ; VI, *112. Son mariage, IX, 133. Ses précautions au mariage de Louis XIV, VII, 347. Son bâtard don Juan, IX, 141. Cité, III, 88 ; VIII, 137 ; IX, 134 ; XI, 6 ; XXVIII, 53.

PHILIPPE V, roi d'Espagne, II, *4. Appelé d'abord duc d'Anjou ; voyez Anjou. Acceptation du testament de Charles II ; il est déclaré roi d'Espagne, VII, 319-322, 327-329. Louis XIV le traite en roi, 323-325. Il ignore l'espagnol, 320. Son départ annoncé, 325-326. Cérémonial observé à son égard entre sa proclamation et son départ, 329-331. Prend le deuil du roi d'Espagne, 335. Est proclamé à Bruxelles et à Milan, 335-336, 339. Prend la Toison d'or et conserve le Saint-Esprit, 339-341. Salué par les cours souveraines, 336-337. Prend congé du Roi et de la cour à Sceaux, 341-347. Proclamé à Madrid et à Naples, 348-349. Son voyage avec les princes ses frères pour se rendre en Espagne, 372-373. Reconnu par le Pape, 379-380. Arrivée à Bayonne ; séjour à Saint-Jean de Luz, VIII, 59-60. Il se sépare de ses frères, entre en Espagne et commence à vivre à l'espagnole, 61-62. Lettres patentes lui conservant ses

[Philippe V *suite*]

droits à la couronne de France, 64-65. Est reconnu par le Danemark et la Hollande, 57, 68. Entrée à Madrid; joie des Espagnols, 100-104. Reçoit à Saragosse l'hommage de l'Aragon, 141. Prend l'habit espagnol, 183. Réformes et changements à la cour, 178, 184-185. Sa vie en arrivant en Espagne, 214-217. Affaire du duc de Monteleon, 218-228. Reconnu par la Suède, 270; par le roi Guillaume, 295-296. Crée le duc de Beauvillier grand d'Espagne, 297. Déclaration de son mariage avec la princesse de Savoie, 298-299. Accorde l'égalité aux ducs et aux grands, 299; IX, 110. Reçoit le collier de la Toison et l'envoie aux ducs de Berry et d'Orléans, 26-27. Reconnu par le pape comme roi de Naples, 57-59. Envoie une ambassade à Turin pour son mariage, 89-92. Proclamé aux Indes; va en Aragon et en Catalogne pour s'y faire reconnaître, 101-103.

Mariage célébré à Turin, IX, 100. Renouvelé à Figuières; scène fâcheuse, 105-109; X, 25. Défend l'habit espagnol, IX, 138, 195. Reconnaît Jacques III, 297. Va à Barcelone, 306. Projet de passage en Italie pour y commander ses armées, 306-307. Délibération sur ce sujet, X, 23, 34-46. Départ, voyage, arrivée à Naples, 150-156. Reçoit le légat du pape; va à Livourne, 162-165. Complots à Naples contre lui, 166-170, 176. Entrevue à Livourne avec les princes de Toscane, 170-171. Reçu par la cour de Savoie à Alexandrie; cérémonial, 171-175. A Milan et en Lombardie, 176-177, 216-217. Louis XIV lui envoie six officiers pour veiller sur lui, 176-177. Rejoint l'armée du duc de Vendôme; va à Crémone; assiste au combat de Luzzara, 217-234. Au siège de Guastalla; va s'embarquer à Gênes; repasse par la Provence et le Roussillon, 233-235, 391-392. Rentre à Madrid, 385. Réforme de cérémonial au conseil, 384-385. Supprime les anciennes gardes des rois d'Espagne, et crée des compagnies de gardes du corps, VIII, 169; IX, 213-214; X, 168-169, 176-177, 386-388; XI, 322-324; XXVI, 177. Rétablit le duc d'Orléans dans l'ordre de succession à la couronne d'Espagne, XI, 6-7. Donne la Toison à Boufflers et fait Bedmar conseiller d'État, 132. Le Portugal se déclare contre lui, 220-221. Empire que la princesse des Ursins prend sur lui et sur la reine, 223 et suiv., 249 et suiv., 320-321.

Préparatifs de guerre, XI, 315-316. Campagne de Portugal (1704), XII, 75-76, 96-97. Mme des Ursins renvoyée, 76 et suiv. Distinctions à Tessé, au comte de Toulouse et au maréchal de Cœuvres, 281-282. Travaille à obtenir le retour de Mme des Ursins, 392 et suiv. Sa confiance pour Maulévrier, XIII, 21. Conspiration de Leganès, 56-60. Envoie Aguilar en France, 172. Autorise Tessé à céder sa gran-

desse à son fils, 302-303. Au siège de Barcelone, 356-360. Est obligé de le lever, 396-400. Obligé de passer par la France pour rentrer en Espagne, 400-402. Revient à Madrid, 404. Rejoint l'armée de Berwick, 405-406. Envoie ses pierreries en France, 407.

Campagne de 1706, 409-410. Madrid occupé par les Portugais et repris, 410. Exile la reine douairière à Tolède, puis à Bayonne, 446, 449. Reçoit un gros envoi d'argent du Mexique, XIV, 284. Traite le duc d'Orléans en infant à Madrid, 407. Apprend la victoire d'Almanza; donne la grandesse et la Toison à Berwick, 422, 434-435. Abolit les privilèges de l'Aragon, 443-444. Pension donnée à Vaudémont, XV, 35. Naissance de son premier fils, 229. Perd le royaume de Naples; sa statue renversée, 231-232. Hérite des droits du comte d'Egmont, 274-275. Donne la Toison à Bay, 287. Pensionne la duchesse de Mantoue, XVI, 158. Rupture avec la cour de Rome (1709), XVII, 214. Le prince des Asturies juré par les cortès, 378-379. Affaire du rappel des troupes françaises d'Espagne, XVIII, 21 et suiv. Prétendue conspiration du duc d'Orléans; arrestation de Flotte, 45-63.

Campagne de 1709, XVIII, 137-138. Demande au Roi de lui donner Vendôme pour commander ses armées, XX, 104, 108-110. Campagne d'Aragon; bataille de Saragosse, 104-109, 112-113. Madrid abandonné; la cour à Valladolid, 117. Prodiges de fidélité des Espagnols, 117-121. Crée des capitaines généraux, 127. Joint l'armée de Vendôme, 128. Rentre à Madrid, va voir le marquis de Mancera, 130. Victoire de Brihuega et de Villaviciosa, 131-139. Ses tapisseries volées par Stanhope, XX, 135. Fin de la campagne, 147-148. Récompenses accordées pour la prise de Girone, 296-297. Fait payer les dettes du duc d'Albe, XXI, 329-330. Donne les Pays-Bas à l'électeur de Bavière, 337. Se butte pour la paix à obtenir une souveraineté pour Mme des Ursins, XXII, 140. Campagne de 1711, 143. Difficultés avec la cour de Rome, 171-172, 268-270. Le duc de Noailles lui propose une maîtresse, 182-189. Donne avis de poison au Dauphin, 243. Donne la Toison d'or à Ducasse, XXIII, 19. Demande un général pour remplacer Vendôme, 90. Ses renonciations à la couronne de France exigées par les alliés, 122-127, 180-181.

Maladie et mort de la reine; chagrin et deuil du roi qui se retire au palais de Medina-Celi, XXIV, 177-181. Mme des Ursins le séquestre de la cour; son confesseur Robinet l'avertit des menées de la princesse, XXIV, 215-218. Ses recreadores, 217-218. Projet de remariage avec la princesse de Parme, 219-221. Fait donner part de son mariage au roi son grand père, 303-304. Mariage célébré

à Parme, XXV, 92-95. Fait un présent à Berwick, 149. Disgrâce de Mme des Ursins; il épouse à Guadalajara la princesse de Parme, XXVI, 100-115. Changements à sa cour, 115-117, 167-178. Se réconcilie avec le duc d'Orléans, 170-171, 243.

Portrait et caractère, VIII, 103; XI, 229-232; XII, 66. Son caractère faible, XI, 230. Lenteur et paresse d'esprit, 230. Froid et sérieux comme un Espagnol, VIII, 103, 216. Son flegme au feu, X, 222-223. Sa piété, XI, 230-231. Sa continence, IX, 108. Sa santé, X, 34; XI, 231; XX, 113. Français qui le suivent en Espagne, VIII, 115; IX, 102; XI, 250. Son confesseur, VIII, 228-232. Son coucher, X, 25. Son souper, 172-174. Ses chasses, VIII, 167; IX, 218; XII, 58. Jouant au mail, 58. Ses carrosses, IX. 182; XIV, 407.

Ses rapports avec Louis XIV; sa soumission pour son grand père, XII, 405; XIII, 303; XIV, 422; XVIII, 102. Affection de Monseigneur pour lui, XVI, 329; XVIII, 27, 28, 72; XXI, 84. Son union avec le duc de Bourgogne, VII, 303; XXI, 267. Dominé par la reine, qui le gouverne absolument, XI, 229-233, 238, 241-242; XII, 58-59, 76-78, 392-393; XIII, 21. Relations avec Mme de Maintenon, VII, 330-331. Influence de la princesse des Ursins sur lui, XI, 227, 232; XII, 66, 94, 224, 280, 389-390, 406; XIII, 75-76; XX, 103; XXIV, 215-218.

Relations avec le duc d'Abrantès, VIII, 137; avec le duc d'Ayen, 63; avec le duc de Beauvillier, 297; IX, 276; XVIII, 74; avec Louville, VIII, 216-217; IX, 307; X, 23-24, 175; XI, 240-241, 247; avec Maulévrier, XIII, 23. Son favori le duc del Arco, IX, 181; XXVI, 171-172. Son goût pour le duc d'Harcourt, X, 29, 87, 153.

PHILIPPE Ier, roi de France, XVIII, *243.

PHILIPPE III le Hardi, roi de France, V, *195.

PHILIPPE IV le Bel, roi de France, V, *186. Relations avec le pape Clément V, 186.

PHILIPPE V le Long, roi de France, XXV, *332.

PHILIPPE VI de Valois, roi de France, V, *195, 196; X, 189; XVIII, 228; XXIII, 153-154; XXVII, 84.

PHILIPPE III d'Évreux, roi de Navarre, V, *195, 196.

PHILIPPE (don), infant d'Espagne, XXIII, *80. Sa naissance, 79-80. Son baptême, IX, 241, 265.

PHILIPPINES (les îles), IX, *143.

PHILIPSBOURG (la place de), II, *143. Siège de 1689, XXVIII, 58. Passage de l'armée en 1694, II, 151. Le maréchal de Lorge y est malade, 296. Saint-Simon y joint l'armée (1696), III, 119-120. Dispositions de Choiseul pour sa défense, 223-224, 227, 230, 232. Les Capucins, II, 15, 300. Citée, I, 89; II, 143, 144, 149; III, 121, 245; IV, 159,

173; VI, 161, 429; X, 245; XI, 306; XII, 266, 294; XIII, 106; XVI, 5; XVII, 102.

PIANEZZE (le (château de), XIV, *48, 49, 62.

PIASTRE MEXICAINE (la), XXIII, 106.

PICARDIE (la). Gentilshommes, I, 226, 249; XII, 149; XIX, 339; XX, 248. Places fortes, I, 178-179. Gouvernement, VII, *49; XII, 418, 419; XVII, 70. Commandement, XXII, *109. Lieutenance générale, XXII, *109, 111. Intendance, III, 283, 285. Citée, XII, 265; XIII, 261; XIV, 20; XV, 424; XVI, 270, 279; XVII, 398; XVIII, 149, 393; XX, 12, 36, 353.

PICARDIE (le régiment de), II, 153, *301; IV, 220; XXV, 150.

PICQUIGNY (les seigneurs de), XXIV, 79-81. La maison de Picquigny, XXII, 149.

PICQUIGNY (Charles-François d'Albert, duc de), † 1731, XX, *158; XXVII, 249.

PICQUIGNY (Marie-Sophie de Courcillon, duchesse de), puis de Rohan-Rohan, XX, *158.

PICQUIGNY (la terre de), III, *284; V, 346.

PIÉMONT (le), II, 134; III, 127; VII, 217, 226; X, 25; XII, 33, 129; XIV, 13, 85, 217; XIX, 131.

PIÉMONT (Victor-Amédée-Joseph-Philippe de Savoie, prince de), VI, *191, 192; VIII, 90. Régent pendant l'absence de son père; dureté de celui-ci; mort du prince, XXIV, 146; XXVI, 158-161.

PIÉMONT (le régiment de), III, *35; XIV, 51; XX, *224, 225.

PIENNES (Charles d'Halluin, seigneur de), V, *223-225.

PIENNES (Florimond d'Halluin, marquis de), V, *223-224. Sa femme Marguerite-Claude de Gondy, 224.

PIENNES (Louis de Brouilly, marquis de), † 1640, VI, *330.

PIENNES (Gilonne d'Harcourt, marquise de). Voyez Fiesque (la comtesse de).

PIENNES (Antoine de Brouilly, marquis de), † 1676, XIV, *118: XVIII, 231.

PIENNES (Françoise Godet des Marais, dame de Launay-Gravé, puis marquise de), II, *207; XIV, *119; XVIII, 231.

PIENNES (Mlle de). Voyez Châtillon (la marquise de), Aumont (la duchesse d'), Guerchy (la marquise de).

PIERRE (saint), VII, 244.

PIERRE IV, roi d'Aragon, V, *195; XV, *291.

PIERRE LE CRUEL, roi de Castille, VIII, *197, 198, 200, 203; XV, 290-291.

PIERRE Ier le Grand, czar de Moscovie, V, *50. Ses voyages; réception des ambassadeurs anglais; entrevue avec l'Empereur; est rappelé dans son pays par une conspiration, 50-54. Fait admettre la Moscovie parmi les grandes puissances, VI, 140. Ses guerres contre Charles XII et les Suédois, X, 144; XIV, 108, 111; XVIII, 219, 220; XVI, 401. Battu par les Turcs; est sauvé par sa femme, XXII, 134-137. Mariage de son fils,

169. Son gendre Holstein, XVII, 18, 306. Son portrait, V, 50. Cité, XI, 31.

PIERRE Ier, roi de Portugal, VIII, *130.

PIERRE II, roi de Portugal, VI, *240. Détrône son frère et épouse sa belle-sœur, 240-241; VIII, 126; XV, 123. Sa mort, XIV, 249. Sa bâtarde, VIII, 127. Cité, 135.

PIERRE-ENCISE (le château de), XIII, *44-45; XVII, 13; XX, 205; XXI, 336; XXII, 168.

PIERREVIVE (Marie-Catherine de). Voyez Gondy (Mme de).

PIÈTRE (Simon), médecin, IV, *296.

PIÈTRE (Geneviève-Philippe). Voyez Aubigné (la comtesse d').

PIÈTRE (la famille), IV, *297.

PIFFONDS (Louis-Georges de Johanne de Saumery, marquis de), XVII, 357, *624. Sa vilaine action à l'égard de la duchesse de Beauvillier, XXV, 72-74.

PIGHETTI (le comte), envoyé de Parme, XXV, 121.

PIGNAN (Anne-Renée d'Estrades, marquise du), XX, *255.

PIGNATELLI (la maison), VII, 244, 263; VIII, 219; XV, 275. Voyez Innocent XII, pape, Monteleon (le duc de), Bisaccia (le duc de).

PIGNEROL (la ville de), I, *272. Bombardée par le duc de Savoie, 272; II, 309. Les fortifications en sont rasées, III, 133. Occupée par Gévaudan (1705), XII, 420. Retraite de l'armée française, XIV, 61. Prison de Foucquet, X, 106; XVII, 415; de Lauzun, I, 32, 121; X, 213; XVIII, 422. Gouvernement, XIV, 118; XXIV, 133.

PIMENTEL (la maison de), VII, 256, 263; XVII, 72. Voyez Benavente.

PIMENTEL (Jean-Antoine, comte de), † 1708, IV, *146. Défend Barcelone et est fait marquis de la Floride, 146, 147, 156. Cité, XIV, 426.

PINART (la famille), XVI, 438. Voyez Comblizy.

PINART (Claude), secrétaire d'État, XIV, *201; XXIII, 35.

PINCRÉ (Jeannette de). Voyez Penchrec'h.

PINEY (la terre de), II, 24, *499. Le duché, II, 41, 43, 66-68, 93; III, 90, 93, 107, 114; XXI, 181.

PINEY (François de Luxembourg, duc de), † 1613, II, *24. Ses deux femmes: Marguerite-Diane de Lorraine-Aumale, Marguerite de Lorraine-Vaudémont, 19, *25. Cité, 19, 21, 23-26, 96, 123.

PINEY (Henri de Luxembourg, duc de), † 1616, II, 19, *28, 123. Sa femme Madeleine de Montmorency, *28.

PINEY-LUXEMBOURG (les ducs de). Voyez Luxembourg.

PINON DE QUINCY (Anne), intendant de Bourgogne, XVII, *201.

PIOMBINO (Olympe Ludovisi, princesse de), XXV, *95. Accompagne la nouvelle reine d'Espagne, 95-96.

PIÑOZ, député catalan, XXII, *170.

PIPER (Charles), chancelier de Suède, XIII, *318; XIV, 110-111; XVIII, 219-220.

PIQUET (le jeu de), V, 80; X, 372; XIII, 285.
PISANI (Alvise), ambassadeur de Venise, VII, *7, 332, 341.
PISE (le traité de), V, 12.
PISTOIE (la ville de), XXIII, *395.
PISTOLE (la), monnaie, I, *140; IV, 152; VIII, 179.
PIZZIGHETTONE (la ville de), XIV, *89; XV, 233; XX, 140.
PLACETS AU ROI (les), XXVII, 12.
PLANCHAT (le hameau du), XXIV, *17.
PLANQUE (Barthélemy de), XX, *296.
PLASENCIA (la ville de), XII, *95.
PLASSCHENDAELE (le village de), XVI, *193, 355, 359; XVII, 5.
PLATON (le philosophe), XVII, *155.
PLATTENBERG (Frédéric-Christian de), évêque de Munster, XVI, *408.
PLEINTHEIM (le bourg de), XII, *171. Bataille dite d'Hochstedt, 171-179, 182, 189, 200-203, 349.
PLÉNEUF (Jean-Étienne Berthelot de), XIII, *426; XVI, 22.
PLÉNEUF (Agnès Berthelot de). Voyez Prye (la marquise de).
PLESSIS (Pierre du Vernay du), écuyer du Roi, III, *123, 124.
PLESSIS-BELLIÈRE (Suzanne de Bruc, marquise du), XI, *259. Amie de Foucquet; sa disgrâce, 259-260; XII, 451-452.
PLESSIS-BESANÇON (Bernard du), XXIV, *140.
PLESSIS-CHAMANT (la terre du), I, *138, 195.
PLESSIS-CHÊNET (la terre du), VI, *370.
PLESSIS-LIANCOURT. Voyez Liancourt.
PLESIS-PRASLIN (César de Choiseul, maréchal du), † 1675, III, 12. Gouverneur de Monsieur, XXIII, 362. Sa femme Colombe le Charron, III, *11.
PLESSIS-PRASLIN (Alexandre de Choiseul, comte du), † 1672, III, *11. Fils du maréchal, tué devant Arnheim; sa veuve, Marie-Louise Leloup de Bellenave, devient marquise de Clérambault, 11-12; XXIII, 362.
PLESSIS-PRASLIN (Marie-Louise Leloup de Bellenave, comtesse du), III, *11. Voyez Clérambault (la marquise de).
PLESSIS-PRASLIN (César-Auguste de Choiseul, duc du), † 1684, III, *12. Tué devant Luxembourg, 12-13; XXIII, 362.
PLEURS (Just de Pontallier, baron de), et sa femme Diane de Luxembourg, II, *23.
PLOMBIÈRES (les eaux de), VII, *241; X, 54; XVIII, 170; XXVI, 208.
PLOSKO (le palatinat de), IV, *202. Évêque, *202.
PLOUY (le château de), XVI, 307.
PLOYANTS (sièges). Voyez Sièges.
PLUVAULT (Louis-Joseph Boyer de Chanlecy, marquis de), † 1706, XIV, 36, *37.
PÔ (le fleuve du), IX, 53; X, 71, 75-76, 85; XI, 158; XIII, 90, 159; XIV, 7, 11, 13, 14, 43, 58, 63; XVI, 456.
POÊLE MORTUAIRE (le), XXI, *86. Poêle de mariage, I, 93; IV, 310; XV, 73; XIX, 351.
POIGNY (Joseph d'Angennes, marquis de), et sa femme Anne-

Marie-Thérèse de Loménie, V, *98.

POILLE (Jacques), XII, *360.

POINT-DU-JOUR (le cabaret du), XIV, *353.

POINTIS (Jean-Bernard-Louis Desjean, baron de), IV, *212. Expédition de Carthagène, 212-216; XI, 335; XIV, 349; XXIII, 20. Campagne de 1704, XII, 223. Au siège de Gibraltar, 384; XIII, 25. Sa mort, XIV, 349-350. Enrichi par ses prises, IV, 216; XI, 335.

POINTS DE DENTELLE (les), V, *88.

POISONS (l'affaire des), II, 43-44, 88; XIV, 176; XXII, 85.

POISSY (le prieuré de), XIV, *288. Changement d'abbesse; résistance des religieuses, 288-293.

POITIERS-SAINT-VALLIER (la maison de), XXVI, *121.

POITIERS (Diane de), duchesse de Valentinois, XIV, *191, 195.

POITIERS (Ferdinand-François, comte de), et sa femme Françoise d'Anglure, XXVI, *121.

POITIERS (Ferdinand-Joseph de Poitiers de Rye d'Anglure, comte de), XXVI, *121. Épouse Mlle de Malauze, 121-122.

POITIERS (Marie-Geneviève-Henriette-Gertrude de Bourbon-Malauze, comtesse de), IV, *36; XXVI, 120-122.

POITIERS (la ville de). Siège de 1569, XII, 72. L'ordre du Calvaire y est fondé, XV, 128. Bureau des finances, I, 34. Prisons, XXIII, 61. Tombeau des Rochechouart, XV, 104. L'évêché, V, *78. Évêque : voyez Saillant (François-Ignace de Baglion de). Citée, XIV, 407.

POITOU (le). Mis en état de défense, I, 130; II, 140. Conversions forcées, XII, 153. Gentilshommes, V, 301; XIV, 274. Gouvernement, III, *316; VII, 21; XIX, 342, 345. Commandement, IX, *7; X, 119. Lieutenance générale, XII, *152. Cité, V, 214; VII, 22, 23, 51, 81; XI, 124; XIV, 269; XVI, 67; XVII, 341; XVIII, 379; XXII, 167.

POLASTRON (Jean-Denis, comte de), † 1706, XIII, *307. Sa mort, sa famille, 307.

POLASTRON (Jean-Baptiste, comte de), † 1706, XIV, *36. Tué devant Turin, 36.

POLASTRON (Louis, marquis de), † 1707, XIV, *419. Tué à Almanza, 419.

POLASTRON (Jean-Baptiste, comte de), † 1742, XIII, *307. Gouverneur du Dauphin fils de Louis XV, 207. Blessé à Barcelone, XXIV, 378.

POLICE (la). Voyez Lieutenant général de police.

POLIGNAC (la maison de), XIII, *214.

POLIGNAC (Melchior, abbé puis cardinal de), III, *301. Envoyé en Pologne; négociations pour l'élection du prince de Conti, 301-302; IV, 132-136, 176-177, 186, 196, 204-206. Rappelé; ses équipages pris à Dantzick; don du Roi en compensation, 207-208; VII, 357. Disgracié, est envoyé à son abbaye de Bonport, IV, 211-212. Revient à la cour, VIII, 300. Anecdote sur la pluie de Marly qui ne mouille point, XIII, 211-216; XX, 49. Amoureux de la duchesse de

Bourgogne, XIII, 216-217, 325, 332-333. Intrigues pour arriver à l'intimité du duc de Bourgogne, 217-220. Fait auditeur de rote, 249, 332; XVI, 410-411. S'occupe des affaires du cardinal de Bouillon, XIII, 215. Aventure avec l'abbé de Caumartin, 332. Son départ pour Rome, 332-333. Cherche à s'insinuer dans la familiarité des ducs de Chevreuse et de Beauvillier, XV, 474-477. Intrigues pour le chapeau; obtient la nomination du roi d'Angleterre, XV, 171-173; XVI, 408-413; XIX, 9. Le pape Clément XI le regarde favorablement, XVI, 410, 411, 413. Revient de Rome; s'insinue auprès du duc de Bourgogne, XIX, 11-14. Conversation avec le prince sur le jansénisme, XXI, 387. On pense à l'envoyer comme ambassadeur en Espagne, XX, 149. Employé aux négociations de Gertruydenberg, XVII, 177, 399; XIX, 14-17. Plénipotentiaire pour la paix; va à Utrecht; discussions avec le maréchal d'Huxelles, XXII, 158, 234; XXIV, 9. Déclaré cardinal, XXIII, 268-270. Reçoit la calotte, 270-271. Reçoit l'abbaye de Corbie, 373. Maître de la chapelle du Roi; en prête le serment, 407-408. Reçoit le bonnet de cardinal, 409. Discours au Roi à la tête de l'Académie française, 409. S'entremet auprès du cardinal de Noailles à propos de la Constitution Unigenitus, XXV, 131.

Portrait et caractère, XIII, 211-215; XIX, 11-12. Sirène enchanteresse, XIII, 220; XV, 476; XIX, 13. Lié avec le duc et la duchesse du Maine, XIII, 215. Protégé par Torcy, VIII, 310; XIII, 215, 332; XVI, 412; XIX, 11.

POLIGNAC (Françoise de Mailly, marquise de), XVII, *31. Son mariage, 352.

POLIGNAC (Scipion-Sidoine-Apollinaire-Armand-Gaspard, vicomte de), † 1739, X, *301. Blessé à Friedlingue, 301. Sa conduite avec sa femme, XIII, 431-432; XVII, 352.

POLIGNAC (Marie-Armande de Rambures, marquise de), XIII, *431. Sa mort, ses aventures, ses relations avec Monseigneur, 431-432.

POLIGNAC (la terre de), XIII, *432.

POLINIER (le P. Jean), XVI, *391, 392.

POLOGNE (la). Guerres contre l'ordre Teutonique, VII, 361-362. Élection du roi en 1669, XI; 137; en 1672, III, 294, 307; XV, 125. Mission de Callières, III, 294-295. Compétition pour le trône en 1696; mission de l'abbé de Polignac; candidature du prince de Conti, III, 301-308; IX, 132-138, 176-212. Voyage du czar, V, 53. Paix de Carlowitz, VI, 108. Élection de Stanislas en 1704, XII, 157-158. Guerre contre la Suède, XIV, 107. Invasion des Moscovites, XX, 215. La Pologne se qualifie de république, IX, 135.

Ambassadeurs en France, XV, 149. Ambassadeurs et envoyés de France: voyez Bé-

thune (le marquis de), Bezenval (le baron de), Bonsy (le cardinal de), Châteauneuf (l'abbé de), Polignac (l'abbé de). Armée, IV, 182, 202, 206. Beuveries à la polonaise, 203. Cardinaux polonais; droit de nomination, III, 307, 326; IV, 205; XI, 137; XV, 154, 157, 168-174, 204; XVI, 410, 413. Couronne royale gardée à Cracovie, IV, 199-200. Couronnement et pompe funèbre des rois, 133, 199, 200. Diètes, IV, 181,*182, 200, *201. Échanson de la couronne, 203. Évêques, XV, 170-171.

Grand chancelier, 151. Grand enseigne, 152. Grand et petit général, IV, *179, 182; XV, 149. Grand maréchal, XV, 149. Grand veneur, IV, 182. Indigénat, XV, 155. Interrègne, IV, 181. Noblesse, 196, 206. Nonces de la noblesse, *185. Nonces du pape, VII, 244. Palatinats, IV, *180-184. Les piastes, III, *304. Le primat, IV, 135, 181, 184, 200; V, 45; XV, 171. Rois : voyez Auguste II, Boleslas Ier, Casimir IV, Jean Sobieski, Jean Casimir, Michel Wisniowiecki, Sigismond III. Reines : voyez Arquien (Marie-Casimire de la Grange d'), Autriche (Marie-Josèphe d'), Gonzague (Louise-Marie de), Opalinska (Catherine). Le sénat, IV, *180. Les sénateurs, III, 295; IV, 180, 182, 184; XV, *170. Les starosties, *155. Les Universaux, IV, 200.

POLTAWA (la bataille de), XVIII, 219, *220.

POLTROT DE MÉRÉ (Jean), V,*208; XV, 121.

POMÉRANIE (la), II, 240.

POMEREU (Auguste-Robert de), † 1702, IV, *16. Conseiller au conseil des finances, 16; VII, 234. Premier intendant en Bretagne; y réussit, VI, 262; X, 290. Candidat aux sceaux, VI, 255, 261. Conseiller d'État, XIX, 372. Sa mort, X, 289. Caractère; ami de Saint-Simon et de son père, IV, 16, 261-262; X, 290. Sa femme Agnès Laisné, IV, *16.

POMEREU (Alexandre-Jacques de), gouverneur de Douay, XIX, *372.

POMONE (la déesse), I, 155.

POMPADOUR (Léonard-Philibert, vicomte de), † 1634, XVI,*84; XX, 156-157. Ses trois femmes : Marguerite de Montgommery, Marguerite de Rohan-Guémené, Marie Fabry, *157.

POMPADOUR (Jean IV, marquis de), †1684, XVI,*84; XX, 156, 157.

POMPADOUR (François, chevalier de), XX, *158.

POMPADOUR (Léonard-Hélie, marquis de), † 1732, VII, *37. Son mariage avec Mlle de Navailles, 36-37. Marie sa fille à Courcillon, XVI, 83. Est fait menin du Dauphin et reparaît à la cour, 88-89. Porte la queue du prince de Conti, XVII, 262. Aux obsèques du duc d'Alençon, XXIII, 377. Désigné pour l'ambassade d'Espagne, XXV, 147. Sa satisfaction, 148. Ne va pas en Espagne, XXVI, 116-117. Caractère, XVI, 83-88; XXIII, 220.

POMPADOUR (Gabrielle de Montault-Navailles, marquise de), VII, *37. Son mariage, 37. Son rôle dans le mariage de sa nièce Elbeuf avec le duc de Mantoue, XII, 243-246. Marie sa fille à Courcillon; reparaît à la cour; est bien vue de Mme de Maintenon, XVI, 83-87. Patronne la duchesse de Mantoue, XVIII, 118, 119, 123. Est nommée gouvernante des enfants du duc de Berry, XXIII, 219-221. Obsèques du duc d'Alençon, 377; d'une fille de la duchesse de Berry, XXIV, 285. Portrait et caractère, XVI, 83-84, 88-89. Ses minauderies, XII, 244.

POMPADOUR (Pierre, abbé de), XX, *156. Sa singularité, 156-157.

POMPADOUR (Marie, demoiselle de). Voyez Saint-Luc (la marquise de).

POMPADOUR (Françoise, demoiselle de). Voyez Courcillon (la marquise de).

POMPADOUR. Voyez Laurière.

POMPONNE (Simon Arnauld, marquis de), ministre, † 1699, I, *40. Sa carrière, VI, 332-350. Ambassadeur en Suède et en Hollande, 333-336. Secrétaire d'État des affaires étrangères; III, 299; IV, 34, 269; V, 355; VI, 335-337; XII, 40. Reçoit les postes à la retraite de Le Peletier, III, 142; IV, 274. Lutte avec Colbert et Louvois, VI, 338-343. Sa disgrâce, 340-349. Marie sa fille au marquis de Torcy, III, 142-144. Est rappelé par Louis XIV comme ministre d'État sans charge; travaille avec Torcy aux affaires étrangères, III, 142-143; VI, 348-350; XVII, 416. Désire se retirer, IV, 269. Voit le maréchal de Salon, VI, 222, 225, 227-228. Sa mort, 331, 350-351. Portrait et caractère, 337-338. Aimé du Roi, XVII, 418. Fait travailler sous lui son fils l'abbé, XII, 315. Ses relations avec les autres ministres, VI, 350. Ami de Beauvillier et de Chevreuse, V, 147; VI, 350; de le Peletier, IV, 269; du duc Claude de Saint-Simon, VI, 353. Pas heureux dans ses enfants, 353-354. Son vêtement, XI, 347. Son logement à Versailles, VI, 350. Aime sa terre de Pomponne, 342-343.

POMPONNE (Catherine Ladvocat, marquise de), VI, *351. Sa mort, XXII, 248. Caractère, VI, 351; VII, 38.

POMPONNE (Antoine-Joseph Arnauld, chevalier de), † 1693, VI, *353, 354.

POMPONNE (Henri-Charles Arnauld, abbé de), VI, *354. Aumônier du Roi, 354. Ambassadeur à Venise, XII, 315-316. Se retire à Florence, XIX, 22. Ne peut être évêque; est fait conseiller d'État d'église, XXII, 166-167.

POMPONNE (Nicolas-Simon Arnauld, marquis de), † 1737, VI, *354. Marie sa fille à M. de Cayeux, XXVI, 198-199. Portrait, VI, 354.

POMPONNE (Catherine-Félicité Arnauld de). Voyez Torcy (la marquise de).

POMPONNE (Catherine-Constance-

Émilie Arnauld, demoiselle de). Voyez Cayeux (la marquise de).
POMPONNE (la terre de), III, *142; VI, *342, 344, 349.
POMPONNE (l'hôtel de), à Paris, III, *144; VI, 353.
PONS (Renaud-Constant, marquis de), † 1741, XIX, *26. Achète un guidon des gendarmes, 26 (Les autres renvois indiqués dans les tables particulières de chaque volume se rapportent au suivant, Louis de Pons).
PONS (Charlotte-Louise d'Hostun de Verdun, marquise de la Baume, puis marquise de), XII, *34.
PONS (Louis de Pons-Saint-Maurice, marquis de). Notice dans le tome XXIX. Maître de la garde-robe du duc de Berry, XX, 216; XXVI, 201. Assiste aux obsèques du Dauphin, XXI, 343; à celles du duc de Bourgogne, XXIII, 52; à celles du duc de Berry, XXIV, 260.
PONS (Marie-Guyonne de Rochefort-Théobon, marquise de). Notice dans le tome XXIX. Est faite dame de la duchesse de Berry, XXVI, 201.
PONS (Antoinette de). Voyez Miossens (la baronne de).
PONS (Bonne de). Retirée chez le maréchal d'Albret; il est son amant; il la marie avec Heudicourt, III, 216, 219-220; XXIV, 188, 196; XXVIII, 197. Voyez Heudicourt (la marquise d').
PONS (Élisabeth de). Voyez Miossens (la comtesse de).
PONS (Charles-Louis de Lorraine-Marsan, prince de), † 1755, XXIV, 172. Épouse Mlle de Roquelaure, 172-173.
PONS (Élisabeth de Roquelaure, princesse de), XVI, *95. Son mariage, XXIV, 172-173.
PONT (Charles de Quellenec, baron du), V, *213.
PONTALIE (la maison de), dans le parc de Versailles, XI, *113.
PONT-À-MARCQ (le village de), XVI, *298, 309-311, 329, 334, 490.
PONT-À-MOUSSON (la ville de), XV, *38; XVIII, 118; XXIII, 92. Les Visitandines, XV, *38.
PONTARLIER (la ville de), XV, 133, 134, 142.
PONT-À-TRESSIN (le village de), XVI, *298.
PONTCARRÉ (Pierre-Nicolas Camus de), X, *200, 201; XIII, 207-208.
PONTCHARTRAIN (Paul Phélypeaux de), † 1621, VI, *268, 269; XIV, 270.
PONTCHARTRAIN (Louis Ier Phélypeaux de), † 1685, VI, *269. Dépouillé de sa charge par son oncle, 269-270, 275; VII, 142. Son dénuement, VI, 272, 274, 277. Son rôle dans le procès de Foucquet, VI, 271-272. Sa femme Marie-Suzanne Talon, *292. Cité, XIV, 270.
PONTCHARTRAIN (Louis Phélypeaux, comte de), ministre, puis chancelier de France, I, *52. Sa famille; débuts de sa carrière, VI, 268-282. Son portrait, 282-283. Ses relations avec Harlay, Chaulnes et Boucherat comme premier président à Rennes, III, 287-290; VI, 278-279. Secrétaire d'État de la marine, annonce au Roi la défaite de la Hougue, I, 52-53. Prévient

[Pontchartrain *suite*]

d'Aquin de sa disgrâce, 287-288. Affaire de la Vauguyon, 297. Obtient pour son fils la survivance de sa charge, 299. Sa lettre au Parlement sur le procès de M. de Luxembourg contre les pairs, II, 48-49. Intervient dans l'affaire de la réception de l'évêque de Noyon à l'Académie française, 200-201. Mariage de son fils avec Mlle de Roye, IV, 35-47, 56, 57. Reçoit une gratification, 58. Devient contrôleur général sur la proposition de le Peletier, IV, 265; VI, 280. Affaire de dom Gervaise à la Trappe, V, 405-406. Ambassade marocaine, VI, 140. Entretient le maréchal de Salon, 225, 227. Candidat aux sceaux, 255. Désire quitter les finances, 283, 287-288.

Est nommé chancelier, VI, 288-291. Garde son logement au château, 289, 464. On ne le nomme plus que le Chancelier, 322. Hommage du duc de Lorraine, 392-395. Monseigneur au bal chez lui, VII, 60. Procès de l'évêque de Chartres contre son chapitre, 177-178. Obtient le râpé de l'ordre du Saint-Esprit, 188-189. Se prononce pour l'acceptation du testament de Charles II, 294, 297, 303-307. Prend congé du roi d'Espagne, 339. Est opposé à la capitation, VIII, 246. Assiste à l'ouverture du testament de Monsieur, 356. Battu en brèche par Mme de Maintenon et les jésuites, X, 27, 28, 395, 397; XXVIII, 259. Tenue chez lui d'un conseil extraordinaire à l'occasion du voyage de Philippe V en Italie, X, 33, 38-39, 44, Affaire Aubercourt, 202. Dispute avec les évêques pour des questions de librairie, 392-397; XV, 368. Ne s'occupe des affaires d'Espagne, XII, 57. Affaire de la succession du duché d'Aiguillon, 345, 347-38. S'unit à Harcourt en faveur de Mme des Ursins, 396-398 Favorable aux idées de paix; son mot vulgaire à ce sujet, XIII, 172. Procès Saint-Simon et Brissac, 197, 206-207. Procès Guémené-Rohan, XIV, 152, 158-164. Accorde l'autorisation d'imprimer l'Histoire de la maison d'Auvergne, 244; XVI, 127. Opposé aux idées de Boisguilbert et de Vauban, XIV, 326-327, 334. Affaire de la démission du premier président Harlay, 366, 367, 382. Emploie Desmaretz aux finances, XV, 365, 376, 379. Désapprouve la nomination de Poulletier comme intendant des finances, 386-387. Favorable à l'expédition d'Écosse, 407. Refuse le legs de Thévenin, XV, 441-442; XVI, 398. Son intervention dans l'affaire de l'enlèvement de Mlle de Roquelaure, 101, 106, 109-110. Ordre qu'il reçoit du Roi à la mort de Mansart, 48. Détourne son fils de la retraite, 142 et suiv. Intervient pour le Parlement au sujet de l'affaire des blés, XVII, 200. Opposé à l'envoi des vaisselles à la Monnaie, 406. Sa conduite lors de la disgrâce de Chamillart, 437 et suiv., 472.

[Pontchartrain *suite*]

Sa situation affaiblie; le Roi se lasse de lui, XVIII, 7, 16, 85-88. Partisan du rappel des troupes d'Espagne, 26. Prépare le procès criminel contre le duc d'Orléans, 77-79. Son mot à Amelot revenant d'Espagne, 102-103. Menacé de disgrâce, 270. Procès du cardinal de Bouillon; entrevue avec le duc son frère, XX, 4, 51-53, 65-66. Son avis sur l'impôt du dixième, 177-178. Affaire du duché d'Antin, XX, 285. Donne à Saint-Simon des nouvelles de Monseigneur, XXI, 14. Chargé du partage de sa succession, 91. Règlement de cette succession, XXII, 32. Sa situation à la cour après la mort de Monseigneur, XXI, 281-282. Projet de règlement pour les duchés-pairies; il en parle à Saint-Simon, XXI, 144 et suiv. Le Roi le lui demande, 163. Examine ce projet avec Saint-Simon, 175-193. Lettres qu'il échange à ce propos avec Saint-Simon, 210-220, 241-248. Soutient son fils contre Saint-Simon, 360-362. Obtient l'érection de Chaulnes en duché pour le vidame d'Amiens, XXII, 152-154. Cherche à apaiser Saint-Simon irrité contre son fils, XXIII, 308-310. Second mariage de celui-ci; il force Saint-Simon à y assister, XXIV, 49-51. Un homme se tue devant lui, 171-172. Affaire de la préséance de Saint-Simon sur La Rochefoucauld; plaisanterie qu'il fait à Saint-Simon, 205-206. Pense à quitter sa charge; fait agréer sa démission au Roi et se retire à l'Institution de l'Oratoire, 305-310. Causes de sa retraite, 311-312. Pension qu'il reçut, 309. Le Roi soulagé par son départ, XXVIII, 91.

Son portrait, VI, 282-283. Traits de caractère, X, 398; XIV, 326; XVI, 127; XVIII, 77; XIX, 304; XXIV, 307. Mot plaisant sur les ducs de Chevreuse et de Beauvillier, XXV, 63-64. Rapports avec son fils; chagrins que celui-ci lui cause, XII, 323, 325; XVIII, 75, 84-85; XX, 65. Ses efforts pour le calmer après la mort de sa femme, XVI, 141, 143-149.

Goût et estime du Roi pour lui, VIII, 73; X, 397-398; XII, 397; XVIII, 85-86. Travaille seul avec le Roi après le Conseil, 77, 80. Règlement de ses journées, XXI, 172-173. Son rôle au Conseil, XVIII, 16. Siège au conseil des finances, XX, 171. Est assis au conseil des dépêches, XIV, 315; XXVIII, 343.

Mal avec Beauvillier; discussions fréquentes avec lui au Conseil sur les affaires religieuses, V, 378; VI, 287; X, 30, 407, 413; XII, 396-397; XV, 404; XVIII, 16, 40; XXI, 282, 286, 366-367, 374. Saint-Simon les réconcilie, 385-386, 392-393; XXII, 73-82. Brouillé avec Chamillart, X, 407, 413; XII, 396; XVII, 180. Inimitié avec Châteauneuf, VII, 142. Aversion de Colbert, VI, 277. Mal avec Godet des Marais, VII, 177-178; XVIII, 84, 234. En-

nemi des Jésuites, XVI, 141; XVIII, 9, 84, 270. Plaît d'abord à Mme de Maintenon, puis encourt sa disgrâce, VI, 267-268, 282, 286; X, 27, 39; XII, 397; XV, 368; XVIII, 7, 16, 84-85. En bons termes avec Monseigneur, VI, 193; X. 39; XVII, 417; XVIII, 75, 86, 87; XXI, 58, 74. Éloigné du duc d'Orléans, XVIII, 75, 408; XIX, 241, 247. Opposé aux Sulpiciens, VII, 177; XVIII, 9. Fait faire des affaires de finances à la maréchale de Noailles et à sa fille par ordre du Roi, IX, 21-22; XXVII, 49.

Relations d'amitié avec le duc Claude de Saint-Simon, II, 261; IV, 276. Relations intimes avec Saint-Simon, X, 407; XI, 359-361, 367; XIII, 110, 172; XV, 68, 375, 387; XVI, 124, 127, 140, 146; XVII, 445; XVIII, 2, 40, 42, 301, 377, 391; XX, 194-195. Demande l'amitié de Saint-Simon, V, 377-379. Consulté par lui sur sa démission, X, 57-61. Conseils qu'il lui donne au sujet de l'ambassade de Rome, XIII, 236-240. L'oblige à faire visite à Monsieur le Duc, XVII, 270-271. Approuve son voyage en Guyenne, XVIII, 2. Conversation avec Saint-Simon sur l'affaire du duc d'Orléans en Espagne, 77-79. Conversation avec Saint-Simon sur sa propre situation, XVIII, 85-89. Détourne Saint-Simon de se retirer de la cour, 294-297, 391-392. Saint-Simon lui confie son projet de séparer le duc d'Orléans de Mme d'Argenton, 322. Choix de la duchesse de Saint-Simon pour dame d'honneur de la duchesse de Berry, XIX, 241, 300, 305-306, 330. Loge Saint-Simon chez lui à Versailles, XVIII, 296, 321; XIX, 253, 306. Son amitié pour Mme de Saint-Simon, V, 376-377.

Ses amis: Bagnols, XVI, 78; les Bignon, VIII, 72-73; Bossuet, X, 399; les Bouillons, XVI, 127; les Caumartin, II, 194; IV, 5, 7, 10; VI, 262; Mlle de Chausserais, XVIII, 381; le duc de Chevreuse, XV, 404; la maréchale de Clérambault, X, 101; les Estrées, XI, 15, 16; la Feuillade, III, 118; IX, 311; le Haguais, XVI, 64-65; le maréchal d'Harcourt, XII, 396-398; XVII, 163; XVIII, 7, 75; le maréchal d'Huxelles, XIX, 16; l'abbé de Langeron, XX, 85; Louvois, VI, 282; Mme de Roquelaure, XVI, 101; la princesse de Soubise, XIV, 158; Torcy, XII, 397; XVIII, 9; la princesse des Ursins, XII, 406; XVIII, 75; le maréchal de Villeroy, XIV, 311; la Vrillière, VII, 142, 144, 145.

Son costume, XIV, 368. Étiquette de son hôtel, VI, 322. Sa maison fréquentée par les courtisans, 41. Loge à Versailles au château et non à la Chancellerie, VII, 61. Son appartement à Fontainebleau, VI, 289; XVI, 142; à l'Institution de l'Oratoire, 140. Passionné pour son château de Pontchartrain, XXI, 172. Séjours qu'il y fait, XIII, 207; XVI, 100-101. Fait

ériger cette terre en comté, VI, 322.

Pontchartrain (Marie de Maupeou, chancelière de), V, *377. Ne peut se consoler de la mort d'un fils, I, 300. Tour qu'elle joue à Breteuil, VI, 41-42. A un tabouret à la cour, 315. On ne l'appelle plus que la Chancelière, 322. Donne un bal à la duchesse de Bourgogne, VII, 60. Fait la noce de la Vrillière, 188. La princesse d'Harcourt vient chez elle faire des excuses aux duchesses, VI. 87-88; VII, 43. Ses conseils à son mari, VI, 283-284, 286; XVIII, 85-89. Ses relations avec la maréchale de Clérambault, X, 101. Exhortations à son fils après la mort de sa femme, XVI, 145, 147-148. Consultation avec Saint-Simon sur la disgrâce redoutée pour son fils, XVIII, 85-89. Cherche à détourner Saint-Simon de ses projets de retraite, 294-297. Lui offre un logement dans son appartement, 296, 298. Cherche à apaiser Saint-Simon irrité contre son fils, XXIII, 310. Sa mort, son caractère, ses charités, XXIV, 227-233. Traits de caractère, VI, 283-285; XVIII, 88. Excelle à recevoir, VII, 61. Manière dont elle voit le Roi, VI, 318-319. En bons termes avec Mme de Maintenon, 282, 286; XIX, 334; XXVIII, 259. Relations avec Saint-Simon et sa femme, V, 377; X, 407; XV, 223; XVI, 140, 147-148. Son amitié pour le Haguais, XV, 64-65.

Pontchartrain (Jérôme Phélypeaux, comte de Maurepas, puis de), I, *299. Relations d'enfance avec Saint-Simon, II, 261-262. Il trahit le secret du mariage de celui-ci, 270-271. Ses voyages d'instruction, IV, 35-36. Obtient la survivance de la charge de secrétaire d'État de son père, I, 299-300. Pense à épouser Mlle de Royan, ou Mlle de Quintin, ou Mlle de Malauze, II, 261, 277; III, 37; IV, 36-39. Épouse Mlle de Roye, IV, 46-49, 56-58. Prend le nom de Maurepas, 58. Est fait secrétaire d'État en titre, VI, 289. Se fait appeler le comte de Pontchartrain, 322. Intervient dans la querelle entre les Jésuites et les Bénédictins, 432. Apprend au duc de Bouillon la disgrâce du cardinal, VII, 198.

Mécontent de n'être pas fait ministre, VII, 359. Obsèques de Monsieur; assiste à l'ouverture de son testament, VIII, 326, 356. Mariage du duc de Mantoue, XII, 234-237. Son hostilité contre le comte de Toulouse, qui veut le perdre; est sauvé par sa femme, 323-327. Succession du duché d'Aiguillon, 344-345. Fait une niche à l'abbé d'Estrées, 375-376. Il s'unit à Harcourt en faveur de Mme des Ursins, 396-398. Raccommodé avec le maréchal de Cœuvres, mais brouillé avec M. d'O, XIII, 11-12. Ruine volontairement la marine, 128-129, 395. Envoie à du Charmel un ordre d'exil, 275-277. Donne une fête à Vendôme, 293. Scan-

daleux éclat avec Chamillart, XV, 221-224. Se raccommode avec M. d'O, 340. Fait manquer l'expédition d'Écosse, 407, 413-415, 432. Met les scellés chez Mansart, XVI, 48. Son rôle lors de l'enlèvement de Mlle de Roquelaure, 106.

Mort de sa femme; veut se retirer; ses extravagances et ses faussetés, XVI, 139-149. Sa conduite au retour de Flandre du duc de Bourgogne, 469, 470, 473. Procédés honnêtes à l'égard de Chamillart lors de sa disgrâce, XVII, 472. Son rôle dans les cabales de la cour, XVIII, 7. Est menacé dans sa place, 84-87. Expédie les lettres de pairie de Villars, XIX, 5; et l'arrêt réglant le rang des princesses, 77-78. Affaire du duché de l'évêque de Metz, 122, 127. Crée les archives de la marine, 364. Son rôle dans l'affaire des prétentions de la maison de Bouillon, XX, 64-66. Il fait remettre le Conseil lors de la mort de Monseigneur, XXI, 23. Sa situation à la cour à cette époque, 282-283. Discussion à son sujet entre Beauvillier et Saint-Simon, XXI, 373-375. Ceux-ci le sauvent de la disgrâce, 381-391. Il prend part à l'affaire des mariages Conti et Bourbon, XXIV, 40.

Son mariage avec Mlle de Verderonne, XXIV, 49-51. Reçoit une gratification du Roi, 123. Fait l'inventaire des pierreries du duc de Berry, 272. Prétendu ambassadeur de Perse qu'il présente au Roi, XXVI, 127-129, 138, 135; XXVII, 179. Chasse vilainement son commis la Chapelle, XXVI, 136-137. Est hostile au duc d'Orléans, 352. Saint-Simon est décidé à le faire chasser, XXVII, 59-50. Il se joue de lui et de ses inquiétudes, 205-209. Le Roi lui ordonne de faire porter son cœur aux Jésuites, 278.

Son portrait et son caractère, XII, 323-324; XXI, 376-381. Traits de caractère, IV, 36; XV, 368; XVI, 139; XIX, 229. Son rôle au conseil des finances, XX, 171-172. Travaillant avec le Roi chez Mme de Maintenon, XVI, 469-470. Entretient le Roi des scandales de Paris; sa jalousie contre Argenson; son espionnage, XII, 324; XVIII, 84; XXI, 319-320, 379; XXVIII, 138. Désagréable au duc de Bourgogne, qui ne veut travailler avec lui, XXI, 319-320. Détesté de la duchesse de Bourgogne; anecdote, XXI, 282-283; XXII, 285. Abhorré de tous, XII, 397; XV, 222-224; XVIII, 84-85. Fléau des siens; désole son père et sa mère, XII, 323-324; XVIII, 75, 84, 85; XX, 65. Traite mal sa femme, XII, 324-326; XVI, 139, 145. Borgne, I, 300; II, 261; XXI, 283.

Ses relations avec Saint-Simon, X, 407; XII, 327; XV, 227; XIX, 229, 308. Lui écrit de la part du Roi, XIII, 204. Affaire de Saint-Simon avec le duc de Mortemart, XVII, 84-87. Se mêle de la nomination de Mme de Saint-Simon comme

dame d'honneur de la duchesse de Berry, XIX, 303-305. Sa conduite dans l'affaire des milices de Blaye et des officiers garde-côtes, XVII, 445; XXI, 347-363. Nouveau dissentiment avec Saint-Simon, qui jure de le perdre, XXIII, 305-311.

Liaison et parenté avec le maréchal de Bezons, XXVII, 206-207. Vendu aux Bouillons, XX, 64, 66. Mal avec Chamillart, X, 140, 407; XV, 414; XVII, 180. Compétitions avec lui, XXI, 351-352. Mal avec Châteauneuf, VII, 142. Ami de Châteaurenault, XI, 23. En grande mesure avec le duc de Chevreuse, XV, 404. Liaison avec Effiat, XXVII, 206-207. Mal avec tous les Estrées, XII, 375. Anecdote avec Fieubet, XI, 352. Ami d'Harcourt, XII, 396-398. Ménage les Jésuites et n'en est pas aimé, XVI, 141; XVIII, 84; XX, 334; XXI, 282. Relations avec Mme de Maintenon, qui ne l'aime pas, XV, 368; XXI, 283. Ménage les Sulpiciens, XVIII, 84. Ami de Tessé; sa correspondance bouffonne avec lui, XV, 226-227; XVIII, 15. Jaloux de Torcy, XII, 397. Mal avec le comte de Toulouse, 324-327, 375, 397; XIII, 11; XV, 340. Relations avec le P. de la Tour, XVI, 141.

Son logement à Fontainebleau, XV, 407; XVI, 149.

PONTCHARTRAIN (Éléonore-Christine de la Rochefoucaul-Roye, comtesse de), IV, *47. Sa naissance, XV, 247. Son mariage, IV, 46-49, 56-58; V, 376. Est admise auprès de la duchesse de Bourgogne, IV, 303. Relations avec son mari; implore pour lui le comte de Toulouse, XII, 324-326, 376; XIII, 11; XV, 240; XVI, 139, 145; XVIII, 84. Son intime liaison avec Mme de Saint-Simon, V, 376-377; X, 407; XVI, 138, 140, 142, 149; XX, 64. Pénitente du P. de la Tour, XVI, 141. Sa mauvaise santé, XV, 235-236; XVI, 138-141, 149. Sa mort, 142. Portrait et caractère, V, 376; XII, 324; XVI, 138-139. Éloge que le Roi fait d'elle, XV, 247. Citée, V, 378; XI, 151; XVI, 106; XX, 64.

PONTCHARTRAIN (Hélène-Rosalie-Angélique de l'Aubespine, demoiselle de Verderonne, comtesse de), deuxième femme du précédent, XXI, *379. Son mariage, XXIV, 49-51.

PONTCHARTRAIN (Charles-Henri Phélypeaux, abbé de), † 1734, XXI, *382.

PONTCHARTRAIN (Paul-Jérôme Phélypeaux, chevalier puis marquis de). † 1775, XXI, *382.

PONTCHARTRAIN (la terre et le château de), VI, 203, 322, 378; X, 101-102; XIII, 207, 236; XVI, 64-65, 100-101, 105, 141-145, 147-149; XVIII, 85, 294, 297; XXI, 172· XXII, 76; XXIV, 51, 231-232.

PONTCHARTRAIN (l'hôpital de), XXIV, *230-231.

PONTCHARTRAIN (l'hôtel de), à Paris, VI, *271; XV, 441.

PONTCHÂTEAU (Sébastien-Joseph du Cambout, abbé de), V, *177.

PONT-DE-BEAUVOISIN (le bourg du), III, *157, 268, 269; X, 266.
PONT-DE-COURLAY (François de Vignerot, marquis du), XII, 346.
PONT-DE-L'ARCHE (le bourg du), IV, *211; VIII, 300.
PONT-DE-VAUX (le duché de), XXI, *140.
PONTGOUIN (le château de), XXII, *256.
PONTHIERRY (le hameau de), X, *271.
PONTHIEU (le sieur de), XXIII, *37.
PONTHIEU (le), XX, 208-210.
PONTOISE (la ville de), XIV, 215; XVI, 124; XVII, 89; XVIII, 243. Prieuré de Saint-Martin, II, *205; XVI, 125, 126; XXVI, 141. Maison des Jésuites, XIII, 10-*11.
PONTORSON (la ville de), I, *266.
PONT-SAINT-ESPRIT (le). Gouvernement, XVI, *58.
PONT-SAINTE-MAXENCE (la ville et la seigneurie de), I, *281; XVIII, *397.
PONT-SOUBISE (Charles de Quellenec, baron du) et sa femme Catherine de Parthenay-L'Archevêque, V, *213.
POPELINIÈRE (Jacques-Claude Darrot, marquis de la), XV, *278. Sa femme, née Laugeois, 278.
POPELINIÈRE (Jean-Baptiste Darrot, marquis de la), XV, *278.
POPOLI (Rostaing Cantelmi, duc de), VIII, *301. Présenté au Roi; demande l'ordre du Saint-Esprit, 301-302. Étouffe la révolte de Naples, IX, 302; X, 157. Bien accueilli par Philippe v dans cette ville, 156. Est fait chevalier du Saint-Esprit, 156. Capitaine des gardes du corps de Philippe v, XI, 323. Campagne de 1705, XIII, 165. Est nommé capitaine général, XX, 127. A la couverture du duc de Ruffec, IX, 197. Campagne de Catalogne (1714), XXIV, 283. Cité, X, 401.
PORQUEROLLES (le gouvernement de), XXIII, *69.
PORTAIL (la famille). Plaisanterie de Mlle Rose, VIII, 32.
PORTAIL (Antoine III), conseiller au Parlement, † 1713, II, *73. Rôle dans le procès du duc de Luxembourg, 73, 123; V, 85. Nargué par le président Rose, VIII, 32-33.
PORTAIL (Antoine IV), † 1736, V, *85; VIII,*32. Obtient la charge d'avocat général, V, 85. Épouse la petite-fille du président Rose, VIII, 32. Devient président à mortier, XIV, 383. Rose se moque de lui, VIII, 32-33. Affaire du bonnet, XXVI, 13. Caractère, V, 85. Cité, XIV, 36.
PORTAIL (Rose-Madeleine Rose, dame), VIII, *31. Son mariage; sa conduite, méprise son mari, 31-33. Hérite de son frère, XIV, 36.
PORTALÈGRE (la ville de), XII, *134.
PORTE (la Sublime). Voyez Turquie.
PORTE (la famille de la), XIX, 135; XXIII, *208. Voyez Meilleraye (la).
PORTE (François de la), XXIII, *208. Avocat de l'ordre de Malte

et de la famille de Richelieu, 209-210.

PORTE (Charles de la), XXIII, *209.

PORTE (Amador, commandeur de la), † 1644, XXIII, *209. Sa fortune, 213.

PORTEMANTEAUX DU ROI (les), XIV, *105.

PORTES (Antoine-Hercule de Budos, marquis de), † 1629, I, *138. Son mariage; sa mort devant Privas, 138-139, 195; II, 280; XV, 64-65, 71; XVII, 233; XXIII, 12. Sa femme Louise de Crussol, plus tard marquise de Saint-Simon, I, *138; XV, 65.

PORTES (Marie-Félice de Budos, demoiselle de), I, *195. Ne pardonne jamais à sa sœur d'avoir épousé Claude de Saint-Simon; sa mort, son caractère, son testament, 195-196, 281; XV, 65-69, 75.

PORTES (Pierre de), XXII, *164.

PORTES (Philippe des), poëte, IX, *321.

PORTE-VEZINS (Charles, marquis de la), XVIII, *379-380. Sa femme, Madeleine-Louise Gargan, au bal à Versailles, IV, *319.

PORTE-VEZINS (Anne-Ursule de Cossé-Brissac, marquise de la). Se remarie à M. de Chausserais, XVIII, *379.

PORTIQUE (le jeu du), IV, *313, 316.

PORTLAND (Jean-Guillaume Bentinck, comte de), II, *329. Favori du prince d'Orange, 329-330; IV, 228-230. Arrête le maréchal de Boufflers après la prise de Namur, II, 329-330, 332. Conférences avec le maréchal de Boufflers pour la paix, IV, 228-233, 239; V, 55, 59, 62. Son ambassade en France, IV, 276; V, 59-68; XXVIII, 24. Distinctions qu'on lui accorde, V, 65-68. Dégoûts qu'il reçoit, 68-70. Son départ, 70-71. Va visiter les places de Flandre, 72. Supplanté par Albemarle auprès du roi Guillaume, 72; VI, 214-215. Sa retraite en Hollande, VII, 210; X, 134. Son portrait, IV, 228; V, 61.

PORTLAND (le comté de), IV, 229.

PORT-LOUIS (le gouvernement du), XXIII, *202; XXIV, 318.

PORT-MAHON (la ville de), XIV, *282. Le comte de Villars s'en empare, 282-283. Reprise par l'Archiduc, XVI, 170-171; XVII, 7.

PORTOCARRERO (la maison), VII, 249. Armoiries, XVIII, 229.

PORTOCARRERO (Louis-Emmanuel Fernandez Boccanegra, cardinal), VI, *113. Apprend à Harcourt le testament du roi d'Espagne en faveur du prince de Bavière, 113-114. Est à la tête du conseil d'État, VII, 249. Grand autrichien, mais ennemi déclaré de la reine, 257, 270; VIII, 68, 105-106, 220. Son rôle dans le testament de Charles II et les affaires de la succession, VII, 270-271, 273, 277-280, 283-287. Fait partie de la junte de régence, 313-315, 375. Fait exiler la reine, Mendozze, Oropesa et l'Amirante, VIII, 68, 104-107, 204. Gouverne en attendant le nouveau roi, 214, 216.

Se lie avec Harcourt, 104; XI, 239. Reçoit Philippe V au Buen-Retiro, VIII, 102. Sa joie du succès de sa politique, 204. Sa haine contre Monteleon; affaire de la saccade du vicaire, 211, 220-228. Ancien ami de la princesse des Ursins; s'entend d'abord bien avec elle, X, 94-95, 178. Gouverne en l'absence du roi, IX, 102; X, 178-179. Reçoit l'ordre du Saint-Esprit, 203-204; XI, 1, 135. Est fait colonel du régiment des gardes à cheval, 234, 236, 240. Dissentiments avec Mme des Ursins, 232-235, 239, 251. D'abord hostile au cardinal d'Estrées, se réunit à lui contre la princesse, 233, 235, 240. Est forcé de quitter le despacho et se retire, 246-247; XII, 58. Se réfugie à Tolède (1706); son dévouement au roi, XIII, 406, 408-409. Sa mort, son humble sépulture, XVIII, 229-229. Portrait et caractère, VII, 256-257. Ami de Villafranca, 270. Déteste Frigilliana, VIII, 209.

PORTOCARRERO (Pierre), patriarche des Indes, VIII, *214, 220.

PORTO-ERCOLE (la ville de), XXIII, *92.

PORT-ROYAL (le couvent de), à Paris, II, *190. Mlle de Choin y est enfermée, 190. Opposition de ce monastère à celui des Champs, XVIII, 277-279, 281, 284. Mme de Maubuisson y est élevée, XVII, 94, 97.

PORT-ROYAL DES CHAMPS (le monastère de), XVIII, *278. Voyage de Mareschal; rapport qu'il fait au Roi, XI, 106-108. Le P. de la Chaise le ménage, XVII, 47; XVIII, 271. Attaques du P. le Tellier et des jésuites; discussions sur la grâce; paix de Clément IX et formulaire; résistance des religieuses, qui refusent d'accepter la bulle Vineam Domini, 251-276. Le monastère est privé de sacrements, puis détruit militairement et les religieuses dispersées, 277-286. Violation des sépultures, 285. Son genre de piété est celui des gens de goût, XII, 114. Opinion du Roi sur les religieuses, XI, 108; XVIII, 272. C'est un crime d'y aller ou d'y être attaché, VI, 216; XI, 112; XII, 115. La comtesse de Gramont le fréquente sans crainte, VI, 215-218; XI, 211. Retraite d'Arnauld d'Andilly, VI, 332. Sépultures de Racine et du chevalier de Coislin, 176-177. Sentiments de Saint-Simon à son égard, XXII, 6-7.

Les Solitaires; leurs ouvrages, leur dispersion, XVIII, 257-259; XXIII, 183; XXVIII, 223.

PORTSMOUTH (Louise-Renée de Penancoët de Keroualle, duchesse de), V, *56. Maîtresse de Charles II, roi d'Angleterre; services qu'elle rend à la politique française, XI, 343-346. Revenue en France, est faite duchesse à brevet, V, 56-57. Menacée d'exil pour propos contre Mme de Maintenon; sauvée par Courtin, XI, 345-346. Son homme d'affaire Orry, X, 389.

PORTUGAL (le). Conquête par Phi-

lippe II, VIII, 115. Projet d'en faire roi le duc de Savoie, 126-127. S'allie avec la France, 255-256. Rompt avec l'Espagne et reconnaît l'Archiduc, XI, 220-221, 223, 262, 298. L'Archiduc y débarque, XII, 54-55, 213. Campagnes sur les frontières de Portugal en 1704, XII, 75, 96, 133-135, 214. L'Archiduc est mécontent de la cour, XIII, 116. Campagne de 1705, 123, 163. Berwick est envoyé pour y commander, 300, 318. Campagne de 1706, 405-413; de 1707, XIV, 427-428; de 1709, XVII, 381-382. Succès des Espagnols en 1710, XX, 108-109, 115. Perte de Miranda en 1711, 350-351. L'Amirante, retiré en Portugal y meurt, XIII, 54. Paix d'Utrecht, XXIII, 351.

Ambassadeurs d'Espagne, VI, 373; en Espagne, VIII, 110. Ambassadeurs de France : voyez Amelot, Châteauneuf, Chavigny, Estrées (l'abbé de), Rouillé de Marbeuf. Ambassadeurs en France : voyez Cascaës, Ribeyra (le comte de). Armoiries, VIII, *192. Branches de la maison de Bragance, 130; de la maison de Cadaval, 140. Cardinaux portugais, XV, 332-333. Conseil et conseillers d'État, VIII, 129; XI, 220. Ducs, VIII, 124. États généraux, 131. Flotte, 127. Général de la cavalerie, 123-124. Grand maître de la maison du Roi, 124. Nonce du pape, XIII, 249. Palais du Roi, VIII, 129. Ports de mer, XI, 221.

Rois : voyez Alphonse II, Alphonse IV, Alphonse V, Alphonse-Henri VI, Édouard, Emmanuel, Jean Ier, Jean II, Jean IV, Jean V, Pierre Ier, Pierre II, Sébastien.

Reines : voyez Autriche (Marie-Anne-Josèphe d'), Bavière-Neubourg (Marie-Sophie-Élisabeth de), Guzman (Louise-Marie-Françoise de), Lancastre (Philippe de).

PORTUGAL (la maison de). Branches établies en Espagne, VIII, 108 et suivantes.

PORTUGAL (Catherine de), reine d'Angleterre, X, *346. Retirée en Portugal; elle y meurt, XIII, 304-305.

PORTUGAL (Marie de), reine d'Espagne, VIII, *197.

PORTUGAL (Marie-Madeleine-Josèphe-Thérèse-Barbe, infante de), reine d'Espagne, XXIV, *100.

PORTUGAL (Élisabeth-Marie-Louise-Josèphe, infante de), VI, *241, 242; VIII, 126.

PORTUGAL (Thérèse-Josèphe, infante de), XII, *23. Sa mort, 23.

POSNANIE (la), IV, *185.

POSTES (la surintendance des), III, *142; VI, 351. Le secret des postes; viol des lettres, II, 188; III, 142-143; XXIII, 134; XXVIII, 139-141. Fermiers, XVI, 46; voyez Rouillé, Pajot. Jours de départ, III, 289.

POT DE RHODES (la maison), XI, *185, 202; XIII, 423-424; XXIII, 267; XXVI, 67. Voyez Rhodes.

POT (Regnier), XI, *185.

POTIER (la famille), II, 50; VI, 414-415; XIII, 132. Voyez

Gesvres, Novion, Ocquerre, Tresmes.
POTIER (Nicolas Ier), II, *28.
POTIER DE GROSLAY (Nicolas II), † 1501, II, *28.
POTIER DE BLANCMESNIL (Jacques), † 1555, II, *28.
POTIER DE SCEAUX (Antoine), secrétaire d'État, † 1621, II, *27.
POTIER (Augustin), évêque de Beauvais, XIII, *131.
POTOCKI (Joseph, comte), IV, *179. Son rôle dans l'élection du prince de Conti en 1697, 179, 182.
POTON (la famille), XV, *134; XIX, 57; XXIV, 141.
POTTENDORF (le bourg de), XXIII, *245.
POUDRES (la conspiration des), en Angleterre, XXIII, *291.
POUGY (le château de), II, *26.
POULDUC (la terre du), XIV, 167, 168. Voyez Rohan-Poulduc.
POULLETIER (Jacques), intendant des finances, XV, *386. Opposition de Pontchartrain à sa nomination, 386,387.
POUPART (le sieur), secrétaire du premier président Harlay, III, 104, 108.
POUR (la distinction du). Explication; prétendu par les ambassadeurs au camp de Compiègne, V, 354-358; XIII, 315; XV, 313.
POURPRE (le), maladie, II, *294; XX, 329.
POUSSAY (le chapitre noble de), II, *41.
POUSSAY (l'abbesse de), Voyez Séméac (Mlle de).
POUSSIN (Jean-Baptiste), VIII, *253. Chargé de négociations en Angleterre, 253; IX, 299.
POUZZOLES (la ville de), X, *155.
POWIS (William Herbert, duc de), XXIII, 290. Incendie de son hôtel à Londres, 287.
POZZOBUONO (le colonel), XII, *405.
PRACOMTAL (Armand, marquis de), I, *240. Campagne de 1693, 240. Doit faire partie de l'expédition projetée en Angleterre, III, 57. Fait lieutenant général; reçoit un cadeau de Portland, IV, 232. Campagne d'Italie (1701), IX, 1. Au siège de Landau, XI, 300-301. Tué à la bataille de Spire, 302. Son gouvernement de Menin, 303; XIV, 29. Protégé par Boufflers et par Mme de Maintenon, 302-303.
PRACOMTAL (Catherine-Françoise de Mornay-Montchevreuil, marquise de), XI, *303.
PRADO (Jean de Sousa, comte de), VII, *43. Perd sa femme, XXIV, 51. Sa famille, 52-54.
PRADO (Françoise de Neufville-Villeroy, comtesse de), VII, *43. Sa mort, XXIV, 51.
PRADO (Antoine III de Sousa, comte de), † 1722, XXIV, *53.
PRAGELAS (la vallée de), I, *276.
PRASLIN (Charles de Choiseul, marquis de), † 1626, II, *26.
PRASLIN (Gaston-Jean-Baptiste de Choiseul d'Hostel, marquis de), † 1705, I, *269. Colonel de Royal-Roussillon, 269. Brigadier de cavalerie, se distingue en Flandre (1695), II, 327. Sert à l'armée du Rhin (1697), IV, 158, 163, 174. Sa belle conduite à l'affaire de Crémone, X, 68,

75, 84, 90. Est fait lieutenant général, 86. Jalousie contre lui, 90. Est tué à Cassano, XIII, 98-99. Ami de Saint-Simon, X, 85-86; XIII, 99.

PRASLIN. Voyez Choiseul-Praslin, Plessis-Praslin.

PRÉCIGNY (la famille de), XV, 304.

PREMIER (Monsieur le). Voyez Beringhen (le marquis de), premier écuyer du Roi.

PREMIER AUMÔNIER du Roi (la charge de), III, *82; IV, 119-123; VII, 198; X, 281-282; de la duchesse de Bourgogne, III, 159; XII, 54; de Monsieur, VIII, 272, 366-367; du duc de Berry, XX, 219; de la duchesse de Berry, 221.

PREMIER BARON DE FRANCE (la qualité de), II, 237; XIV, 234.

PREMIER CHIRURGIEN du Roi (la charge de), XIV, 103.

PREMIERS COMMIS (les), III, *157.

PREMIER ÉCUYER DU ROI (la charge de), I, *144. Voyez Beringhen.

PREMIER ÉCUYER DE LA GRANDE ÉCURIE (la charge de), I, *104.

PREMIER ÉCUYER DU ROI (le), en Espagne, VIII, 165-168.

PREMIERS GENTILSHOMMES DE LA CHAMBRE (les quatre), I, *134, 144; VI, *401-402; XI, 295; XIV, 105-106; XVII, 374-376; XXIV, 201; XXVIII, 331, 346.

PREMIER MAÎTRE D'HÔTEL du Roi (la charge de), VIII, *162; XII, 86.

PREMIER MÉDECIN DU ROI (la charge de), I, *288; de Monseigneur, X, 291; XX, 228-230; des fils de France, XIV, 318-319.

PREMIER MINISTRE (la charge de). Inconvénients, XXVII, 217-218. Le Roi n'en veut pas, IV, 77.

PREMIER PRÉSIDENT DU PARLEMENT (le). Voyez Parlement. Son hôtel, II, *75.

PREMIER PRINCE DU SANG (le titre de), VIII, 360-361.

PREMIER VALET DE CHAMBRE du Roi (la charge de), IV, *352. Voyez Bontemps, Blouin, Chamarande, Nyert.

PREMIER VALET DE GARDE-ROBE (la charge de), IV, *354; VIII, *46.

PRÉMONTRÉS (l'ordre des), V, *363.

PRESBOURG (la ville de), XI, 31, *157, 370; XII, 30; XXV, 146.

PRÉSIDES DE TOSCANE (les), VII, *120.

PRÉSIDENT DU PARLEMENT (le Premier). Voyez Parlement.

PRÉSIDENTS A MORTIER (les), au Parlement, II, *110; XIV, *383. Leur origine; leur place aux lits de justice; leur prétention de représenter le Roi, XXV, 244-246. Commencements de l'affaire du bonnet avec les ducs et pairs, XXVI, 1-59. Ils ne représentent pas le Roi, 61-62. Voyez Parlement.

PRÉSIDIAUX (les), XVII, *203.

PRESTRE (la famille le), XI, *27; XII, 356. Voyez Vauban.

PRÉTENDANT (le). Voyez Jacques III, roi d'Angleterre.

PREUILLY (Raymond-Louis de Crevant, marquis de), XVII, *358.

PRÉVOST (l'abbé), XXIV, *325.

PRÉVÔT DES MARCHANDS (la charge de), à Paris, II, *28; IV, 259; VI, 258; VIII, 148; XIV, 439;

XV, 252; XVI, 325, 426; XVII, 452; à Lyon, VI, 323; XIII, 259.
Prévôt de Paris (la charge de), V, *137; XXV, 299.
Prévôts (les), XXIII, *62.
Prié (Hercule-Joseph-Louis de Turinetti, marquis de), XVI, *407. Plénipotentiaire de l'Empereur à Rome, 407. Sa conduite hautaine, XVII, 35-38, 215; XXII, 171. Reçoit l'ordre de l'Annonciade, XVII, 36.
Priego (Jean-Just-Ferdinand-Joseph de Croÿ, comte de), et sa femme Marie-Bethléem-Ferdinande Lanti, XXIV, 95, *96.
Priego (Nicolas Fernandez de Cordoue, marquis de), XX, *300. Devient duc de Medina Celi, 300.
Primi. Voyez Saint-Mayol.
Prince (le titre et la qualité de), XVII, 71; XX, 58. Origine du nom de Monsieur le Prince, XVII, 278-281. Extinction de ce nom, 278.
Prince (Louis Ier de Bourbon, prince de Condé, dit Monsieur le), † 1569, IV, *49. Est le premier à porter ce nom, XVI, 278, 283. Son mariage avec une Longueville, XVII, 281. Est tué à Jarnac, 279; XVIII, 210; XXVI, 369.
Prince (Henri Ier de Bourbon, prince de Condé, dit Monsieur le), † 1588, XV, *306. Ainsi appelé, XVII, 279, 283. Épouse Charlotte de la Trémoïlle, XV, 306. Sa mort, XVII, 280.
Prince (Henri II de Bourbon, prince de Condé, dit Monsieur le), † 1646, XVII, *280. Porte ce nom, 283. Sous Henri IV est l'héritier de la couronne, XVIII, 409; XXIII, 7, 9, 10. Son gouverneur choisi par le Roi, XVIII, 409. Son mariage, XVII, 273. Il était réfugié hors de France à la mort d'Henri IV; sa conduite, XXV, 253; XXVII, 96-97. Procès de légitimité que lui intente le comte de Soissons, XV, 118; XXII, 105. Claude de Saint-Simon conseille à Louis XIII de le prendre comme premier ministre, I, 168. Campagnes de 1638-1639, 180. Mariage de son fils, 165. Sa conduite à la mort de Louis XIII et pour la régence d'Anne d'Autriche, XXV, 255-256; XXVII, 99-101, 147, 148. Fait enregistrer par ruse le duché de la Rochefoucauld, XXI, 224-228. Son cœur porté dans l'église des Jésuites XVII, 266. Ses biens médiocres, 273. Son rang, ses préséances et privilèges, VI, 383, 423-424; IX, 271; X, 173; XIV, 412.
Prince (Louis II de Bourbon, prince de Condé, le Grand Condé, dit Monsieur le), † 1686, I, *78. Son nom de Monsieur le Prince, XVII, 281, 283. Son gouverneur, XVIII, 412. Épouse la nièce de Richelieu, I, 165. Intervient dans le mariage Chabot-Rohan, XIV, 137, 139. Sa conduite pendant la Fronde; son arrestation; son emprisonnement à Vincennes et au Havre, I, 167-168; II, 39; V, 242; XVII, 92; XXIII, 71-72; XXIV, 194; XXVIII, 196. Sa retraite en Flandre, XX, 325.

[Prince (Monsieur le) *suite*]

Battu par Turenne à diverses reprises, XIV, 219-221. Anecdote relative à don Juan et à Charles II d'Angleterre, IX, 228-231; XIV, 413-414. Reproche à Chavigny ses trahisons, I, 177. S'entremet entre le duc de Coislin et le premier président de Novion, X, 277-279. Son hostilité contre Louvois, XVII, 467; XXVIII, 111-112. Intervient dans le procès de séparation du duc de Brissac et de sa femme, I, 209; XIII, 192. Sa mort et ses obsèques, XVII, 148, 253, 258. Son cœur à l'église des Jésuites, 266.

Sa crainte du Roi et des ministres, XXVIII, 102. Sa séance au Parlement; il usurpe le traversement du parquet, II, 106-107; XIV, 412; XXIV, 350. Ses efforts inutiles pour apprendre l'art de la guerre à son fils, XVII, 243-244. Ses maximes, 254. Il compense ses fautes par ses grandes actions, XVIII, 215. Accroissement de ses biens, XVII, 274.

Sa liaison avec les Chamilly, XI, 10. Son attachement pour la duchesse de Châtillon, II, 38. Estime pour le maréchal de Choiseul, XX, 325. Amitié pour le prince de Conti, XVII, 223; pour le P. Dechamps, 45. Sa confiance en Gourville, XI, 124-125. Amitié pour le maréchal de Gramont, XII, 81; pour le maréchal de Lorge, X, 326, 332-333; pour le maréchal de Luxembourg, II, 40-43; pour la princesse Palatine, XVII, 92-93; pour la Rochefoucauld, 343; pour Claude de Saint-Simon, I, 180.

PRINCE Henri-Jules de Bourbon, prince de Condé, dit Monsieur le), † 1709, I, *36. Ses noms de Monsieur le Duc et Monsieur le Prince, XVII, 278, 281, 283. Est élevé chez les jésuites, 250. Son gouverneur, XVIII, 412. Épouse la princesse Palatine, XVII, 93, 275. Au siège de Namur, I, 36-37, 46. Marie sa fille au duc du Maine, 100 et suiv. Sert sous le Roi en Flandre (1693), 130. Enlève au marquis de Saint-Simon la capitainerie d'Halatte, 137-141; XVII, 233-234. S'entremet entre les ducs de Richelieu et de Luxembourg, II, 89-90. Se plaint au Roi de la conduite de sa belle-fille Madame la Duchesse, III, 320. Ne parvient pas à raccommoder M. de la Rochefoucauld et l'évêque d'Orléans, IV, 119. Heureux de l'élection du prince de Conti au trône de Pologne, 192-193. Signe l'acte de mariage du duc de Bourgogne, 311.

Reçoit à Chantilly le comte de Portland, V, 71. Bal donné à la duchesse de Bourgogne, VII, 53. Farce qu'il fait au duc de Luxembourg, 57-60. Reçoit le titre de premier prince du sang, VIII, 360-361. Obsèques de sa fille Mlle de Condé, 234. Donne à Monsieur le Duc sa maison de Saint-Maur, IX, 309. Visite la princesse des Ursins, XII, 401. Difficultés avec le Parlement de Bourgogne, XIII, 433-434. Favorable à Saint-Si-

mon dans son affaire avec Mme de Lussan, XV, 76 et suiv.; XVIII, 387. Ses prétentions sur le Montferrat, XVI, 156. S'oppose à la prétention du duc de Lorraine sur Charleville, 159. Ne prend pas le deuil d'un fils du duc du Maine, 339-340. S'oppose au mariage de sa fille avec Vendôme, XVII, 236-237; XIX, 100-112. Insiste près de Mme de Lesdiguières pour qu'elle épouse le duc de Mantoue, XII, 234-235. Sa dernière maladie et sa mort, XVII, 230, 251-254. Son testament, 253, 272. Ses obsèques et son deuil, 257-270. Sa grosse fortune, 275. Sa succession; procès entre ses enfants, XVIII, 415-417, 429; XIX, 102, 106, 202-203; XX, 235; XXVI, 218.

Portrait et caractère, XVII, 230 et suiv. Ses singularités; anecdotes, 244-248. Conduite avec son confessenr; se met sous la direction du P. de la Tour, 248-251. Ses tours au président Rose; réplique de celui-ci, VIII, 26-30. Ses prétentions de rang, XVII, 294. Sa crainte du Roi; sa platitude à l'égard des ministres, XVII, 239; XXVIII, 102. Sa frugalité et son avarice, XVII, 239. Son attention à ses affaires; cultive les magistrats, 239. Ses goûts de lettres et de sciences, 241. Ses dîners prêts tous les jours en quatre lieux différents, 238-239. Il n'a pas les entrées du cabinet; dort à la porte, XVII, 235; XXIV, 345. Sa conduite à l'égard de l'évêque de Senlis frère de Chamillart, 234. Son talent pour les fêtes, V, 349; XXVI, 99. Son gouvernement de Bourgogne; ses fonctions, VI, 134; XIII, 433-434; XVII, 202; XIX, 61.

Sa conduite envers sa femme; la tyrannise, XVII, 237-238, 248. Sa dureté pour ses enfants; contrainte qu'il exerce sur ses filles, 236-237, 253-255. Ménage sa belle-fille la Duchesse, 236. Sa bâtarde Mlle de Guénani mariée à Lassay, XIX, 49; XX, 356, 358. Ses maîtresses; anecdote de la marquise de Richelieu, XVII, 241-243. Sa passion pour Mme de Nevers; anecdote, 241-242; XXVI, 99.

Ses sentiments à l'égard de Monsieur, VIII, 346; du prince de Conti, XVII, 130, 237. Sa jalousie contre le duc d'Orléans; malice du Roi, XV, 431-433. Il n'aime pas le duc du Maine, XVII, 235, 236. Malice qu'il leur fait après leur mariage, XVIII, 421-422. Ses relations avec la Rochefoucauld, XVII, 343. Son amitié pour le poëte Santeul, IV, 249, 250. Ses sentiments pour les jésuites; il en a toujours auprès de lui, 239, 256. Son beau domaine de Chantilly, 233, 254. Sa maison du Petit-Luxembourg, XIX, 256. Son logement à Marly, 223.

PRINCES DU SANG (les), en France, I, *28. Assistent au mariage du duc de Chartres, 94. Approuvent la création d'un rang intermédiaire pour les bâtards entre eux et les ducs, II, 108. Sont écartés du commandement

des armées, IV, 143-144; VIII, 269. Leurs assemblées contre les tabourets concédés par Anne d'Autriche et contre les honneurs accordés aux Bouillons, V, 249-251. Assistent à l'hommage du duché de Bar par le duc de Lorraine, VI, 393-395. Prennent congé du duc d'Anjou partant pour l'Espagne, VII, 343. Aux obsèques de Monsieur, VIII, 366, 369. Leur attitude dans la querelle entre le prince de Conti et le grand prieur, V, 315-316. Leur bassesse à l'égard de Vendôme, XIII, 293-294. Ils enlèvent aux ducs le service de la communion du Roi, XV, 236-241. Les bâtards leur sont égalés, XVII, 300; XIX, 191, 230; XX, 236. Le duc du Maine en obtient le rang pour ses enfants, XIX, 91-94; XX, 359-360. Leur conduite au mariage de Vendôme, XIX, 113, 115. Leurs démêlés de préséance avec la duchesse d'Orléans, XIX, 62 et suiv. Règlement de leur rang, XXI, 147. Obsèques du duc et de la duchesse de Bourgogne, XXII, 339 et suiv. Affaire du bonnet avec les présidents à mortier, XXVI, 6 et suiv., 17-19, 28-30, 46 et suiv. Sont réunis autour du Roi mourant, XXVII, 265. Leur jeunesse les rend incapables de s'opposer aux entreprises des bâtards, 80.

Ils sont déclarés par Henri III pairs de naissance, XXI, 189, 191; XXV, 209. Seuls reconnus comme princes par le Parlement, XX, 61. Leur nom de Monseigneur, XVII, 302. Leur titre d'Altesse Sérénissime, 305, 306, 309. Leurs distictions en Sorbonne, V, 267; X, 277. Dispensés de servir dans les mousquetaires, I, 28. Acceptent tous les grades militaires sauf celui de maréchal de France, XVI, 30.

Cérémonial avec la duchesse de Bourgogne, XX, 110-111; avec les fils et filles de France, XIV, 411; XVIII, 319. Leur cérémonial entre eux, XIX, 103. Ils ne mangent avec le Roi qu'aux festins de noces, XXVIII, 335. Leur rang au bal de la cour, VII, 58. Épousent les bâtardes du Roi, I, 58. Signent les contrats de mariage, XIX, 65. Laissent les carrosses entrer dans leur cour, II, 347. Privilèges de leurs obsèques, XVII, 80. Garde de leur corps, 148. Eau bénite, 142. Visites de deuil qu'on leur fait en manteau, XV, 333-336; XVII, 272. Privilèges de leurs domestiques, III, 204, 207; XVII, 263, 264. Leur appartement à Versailles, XIX, 105.

Leur prééminence sur les souverains non rois, VI, 383-384. Prétentions et usurpations de rang, XV, 333-336; XVII, 154, 258-262; XXII, 24-25. Ne prêtent pas le serment de pair, II, 106. Assistent aux réceptions des ducs et pairs, III, 99; X, 48, 50. Entreprises de la maison de Lorraine contre eux, VI, 421. Visités par les ambassadeurs, II, 113; VII, 8. Sont couverts à l'audience de ceux-

ci, VI, 424; IX, 272. Ont le privilège du *pour*, V, 358. Age requis pour leur admission à l'ordre du Saint-Esprit, XX, 235. Leur droit de présentation à cet ordre, XXIII, 5-8. Ils y servent de parrains, XX, 236.

Leur réception au Parlement, II, 107. Prérogative du traversement du parquet, II, 106-107; XXIV, 350. Entreprises des présidents du Parlement contre eux, XXV, 279-285. Cérémonial des saluts avec les présidents, 292-294. Nouvelle entrée pour eux aux lits de justice, 299.

Leurs femmes : voyez Princesses du sang.

PRINCES ÉTRANGERS (les), I, *202; III, *21. Comment leur rang s'est établi en France; il était inconnu jusqu'aux Guises, III, 81; VI, 26; VII, 316; IX, 224; XIV, 236; XV, 53. Le Parlement ne les connaît pas, IV, 19; X, 252-253; XIV, 217; XX, 59, 61, 63. Ils n'ont en Espagne ni rang ni distinctions, IV, 290, 291; IX, 132, 152, 224; XVI, 431. Ils n'ont de rang qu'en France, IX, 256-257. Leurs rangs et privilèges, VI, 20; XII, 12; XV, 335; XIX, 89. Ils sont couverts aux audiences des ambassadeurs, VI, 416, 424; IX, 268. Cérémonial avec les nonces, XIII, 110-111. Leurs fiançailles dans le cabinet du Roi, XXIII, 315, 317-318. Prennent l'Altesse, VIII, 34. Les secrétaires d'État leur écrivent Monseigneur, VI, 124-125. Jouissent du *pour*, V, 358. Ne reconnaissent point la juridiction des maréchaux de France, XXIV, 19-31. Leur rang dans l'ordre du Saint-Esprit, V, 334; IX, 256; XVII, 83. Leurs distinctions en Sorbonne, V, 267-270, 274-277, 289.

Prétentions des princes lorrains et leur origine, VI, 71 et suiv., 421; XI, 355. Leurs compétitions avec les ducs, II, 259; VI, 425; XII, 36-37. Rang accordé aux Bouillons; leurs prétentions, V, 250; VI, 129; X, 249, 252; XIV, 214, 230-232; XVII, 332; XX, 15, 24, 28, 53, 60. Le Roi fait biffer sur les registres des curés la qualité de prince prise par les Bouillons, 46. Rang accordé aux Monaco, III, 21, 36; IV, 28; aux Rohans, III, 36; V, 240-251, 335; VII, 80; aux La Trémoïlle, XIII, 315. Mazarin le fait offrir à Claude de Saint-Simon, I, 202.

Affaire de l'audience du légat Chigi, V, 13-19. Ils n'assistent pas à l'hommage du duché de Bar, VI, 393. Aux obsèques de Monsieur le Prince, XVII, 153, 267. Dangers de ce rang donné à des gentilshommes français, XX, 32, 45. Ils sont favorisés par Anne d'Autriche, V, 14; par le Roi, VI, 75; par Monsieur, VIII, 333. Le duc de Bourgogne est hostile à leurs prétentions, XXI, 65-66, 275.

PRINCES DU SOGLIO (les), à Rome, V, *99.

PRINCESSE (Éléonore de Roye,

princesse de Condé, dite Madame la), IV, *49; XII, 230.

Princesse (Françoise d'Orléans-Longueville, princesse de Condé, dite Madame la), XVII, *281.

Princesse (Charlotte-Catherine de la Trémoïlle, princesse de Condé, dite Madame la), VII, *236; XII, 230; XV, 306; XXIII, 7.

Princesse (Charlotte-Marguerite de Montmorency, princesse de Condé, dite Madame la), I, *139. Son mariage, XVII, 273. Son rôle pendant la Fronde, I, 221-222. Ses relations avec Claude de Saint-Simon, 197. Ses enfants, XV, 65. Sa mort, II, 39. Son affection pour sa maison, 37.

Princesse (Claire-Clémence de Maillé-Brezé, princesse de Condé, dite Madame la), I, *165; XIII, *32; XVII, *274. Son mariage, I, 165. Son aventure avec Rabutin; elle est enfermée à Châteauroux, XIII, 32. Ses grands biens, XII, 229.

Princesse (Anne, palatine de Bavière, princesse de Condé, dite Madame la), I, *101. Son mariage, XVII, 93. Mariage de sa fille avec le duc du Maine, I, 101. Se brouille avec sa sœur la duchesse de Hanovre, 110-111. Visitée par le Roi et la cour lors de la mort des enfants du duc du Maine, V, 132; XVI, 339. Son rôle dans le procès de Saint-Simon contre Mme de Lussan, XV, 76-77. Maladie, mort et obsèques de son mari, XVII, 248, 253, 272. Soigne son gendre Conti, 137. Procès de la succession de son mari; ne peut remettre la paix dans sa famille, XVIII, 416; XX, 315, 322. Mort et obsèques de son fils, XIX, 56, 78, 103. Ne peut empêcher le mariage de sa fille avec Vendôme, XIX, 110-113. Au mariage du duc de Berry, 353. Sa ruse au deuil de Monseigneur, XXI, 125-126. Aux obsèques de la Dauphine, XXII, 343. Désolée des procès entre ses enfants; obtient du Roi d'y mettre fin par un double mariage, XXIV, 34-38. Intervient dans l'affaire du bonnet, XXVI, 53-55.

Portrait physique et caractère, XVII, 237-238; XVIII, 416; XX, 315; XXIV, 35. Sa bêtise et son peu d'influence, XVI, 260; XXII, 275; XXIV, 35; XXVI, 6, 53. Sa piété, XVII, 249-250. Contrainte dans laquelle la tient son mari; ses mauvais traitements, 237-238, 248-250, 253, 255. Son affection pour son gendre et pour sa petite-fille Conti, XVII, 130; XXIV, 32. Ses grands biens, XVII, 275; XVIII, 416. Son rang au cercle, VI, 90. Admise au grand couvert, XV, 254. Relations avec l'abbesse de Maubuisson, XVII, 96. Son fils a de la considération pour elle, XIX, 51. Ses dames et filles d'honneur, III, 207-208; IV, 321; XVII, 263. Son nain, XIX, 58.

Princesses (les), filles du Roi. Leur rang; distinctions qu'elles obtiennent, III, 138; V, 63-64; XVIII, 369; XIX, 290. Dis-

putes entre elles, II, 181-182, 368-374. Au camp de Compiègne, V, 360, 364. Mme de Vaudémont les visite, XV, 48. Entrent dans le cabinet du Roi après son souper, VIII, 321; XVI, 198, 324, 496; XIX, 76; XXVIII, 360. Leur orgueil, XV, 81. Relations avec Mme des Ursins, XII, 435. Elles ménagent la princesse d'Harcourt, X, 376. Elles reçoivent une leçon de la duchesse de Gesvres, X, 357-358. Leurs relations avec Mme de Saint-Géran, III, 319. Réprimandées par Mme de Maintenon, XXVIII, 244, 280. Courtisent Nanon Balbien, III, 169. Leur signature, 138-139. Leur table, XIX, 215-216. Voyez Conti (la princesse de), Duchesse (Madame la), Orléans (la duchesse d').

PRINCESSES DU SANG (les). Différences de traitement avec les filles du Roi, III, 138; VIII, 237. Au mariage de Mademoiselle, VI, 12. Aux obsèques de Monsieur, VIII, 367-368. Leur compétition de rang avec les filles de la duchesse d'Orléans, XVIII, 404; XIX, 61 et suiv. Décision du Roi qui règle le rang des princesses du sang entre elles, 70-77, 80-83. Au mariage du duc de Vendôme, 113, 115. A celui du duc de Berry, 351, 355-356.

Leur rang et leurs distinctions, I, 129; XI, 296; XIV, 405, 411; XV, 333; XVI, 264, 434; XIX, 347. Elles se devancent par aînesse, VI, 90. Leur place aux cercles et aux bals rangés, VI, 90; XII, 438. Circonstances où elles mangent à la table du Roi, I, 94; IV, 322; XV, 241, 244, 253. Leurs places aux tables de Marly, 241-242. N'entrent pas dans le cabinet du Roi après son souper, XIII, 155; XIX, 75. Vont dans le carrosse du Roi, V, 354. Longueur de la queue de leur robe, XIX, 88. Deuil et obsèques, I, 127; XII, 111; XV, 145, 336. Garde de leur corps, XVII, 148. La Reine les visite en cas de deuil, XII, 8-9, 11. Distinctions qu'elles accordent aux duchesses, VI, 320. Leur signature, III, 139. Leurs carrosses, V, 353. Leurs housses, XIV, 412-413. Leurs dames et filles d'honneur, III, 138; VI, 243.

PRINCESSES ÉTRANGÈRES (les). Compétition avec les duchesses; affaire de la duchesse de Rohan et de la princesse d'Harcourt, VI, 71 et suiv. Affaire de la quête, XI, 354 et suiv. Leur rang, leurs privilèges, leurs prétentions, I, 127; II, 275; IV, 313; V, 339; IX, 269; X, 260; XII, 7; XIV, 230, 251, 362; XV, 242; XVII, 148; XVIII, 122; XIX, 89, 351; XX, 361.

PRINCIPAUTÉS (Les érections de), en France, V, 226-227.

PRIOLO (Benjamin), I, *183. Son histoire de la minorité de Louis XIV, 183-185.

PRIOR (Mathieu), XXV, *99. Donne part de l'avènement de Georges Ier, 99-100. Trahit ses amis en Angleterre, XXVI, 186.

PRIVAS (la ville de), I, 139, 195; II, 280; XV, 64.

PROBLÈME (le). Auteur de ce libelle; il est brûlé par arrêt du Parlement, VI, 98-100, 103-104; VIII, 82; XIII, 264-265, 275.

PROCUREUR GÉNÉRAL. Voyez Chambre des comptes, Parlement.

PROCUREUR DU ROI de la ville de Paris (la charge de), IV, *297.

PROCUREURS (les), XIV, *370.

PROPAGANDE (la congrégation de la), à Rome, XXIII, *395.

PROSERPINE (la déesse), I, 73.

PROTÉE (le dieu), XV, *4, 60.

PROTESTANTS (les). Interdiction de se marier avec des catholiques, VI, 136-137. Révolte des protestants des Cévennes, XI, 66-68, 80-85; voyez Cévennes. Révocation de l'édit de Nantes; dragonnades, XIII, 252-253; XXVIII, 224-232. Leur député à la cour, IV, *21. Facilité des princes protestants à embrasser la religion catholique, XIV, 113.

PROUSTIÈRE (Jérôme Gourreau, abbé de la), VI, *306. Son rôle auprès de Chamillart, 306; XVI, 399; XVII, 443, 444, 450, 460.

PROUSTIÈRE (Jérôme Gourreau, chevalier de la), XVI, *399. Surnom donné au comte de Marsan, 399.

PROVENCE (la). Menacée par les ennemis, I, 41. Campagne de 1694, II, 159. Visitée par les princes en 1700, VII, 326; VIII, 236. La reine d'Espagne la traverse, IX, 103; XI, 223. Invasion de 1707, XV, 211-221. Puissance du connétable de Lesdiguières dans ce pays, XI, 198. Influence de l'archevêque d'Aix, VIII, 278.

Gouvernement, III, 22; XXIII, 175; XXIV, 201. Les États, VIII, 278. Lieutenants généraux, XII, *288, 428; XIII, 434; XVIII, 230-231. La charge de sénéchal de Provence, XIX, *133.

Citée, II, 94, 219, 250; III, 199; VI, 222; XII, 93, 429; XV, 122, 327; XVII, 216; XX, 79; XXIV, 62, 134, 147.

PROVINCES-UNIES (les). Voyez Hollande.

PRUSSE (la). Prusse ducale et Prusse royale, VII, 362, 365, 366, 370. Entrée dans la maison de Brandebourg, 361-362. Érigée en royaume, 366-368. Rois: voyez Frédéric Ier, Frédéric II, Frédéric-Guillaume Ier.

PRUSSE (Albert de Brandebourg, grand maître de l'ordre teutonique et duc de), † 1568, VII, *362.

PRUSSE (Albert-Frédéric de Brandebourg, duc de), † 1618, VII, *365. Sa femme Marie-Éléonore de Clèves, *365, 366.

PRUTH (le), fleuve, XXII, *134.

PRYE (Louis, marquis de), XXII, *350. Parrain du jeune Louis XV, 350. Nommé ambassadeur à Turin; ses appointements, XXIV, 121. Épouse Mlle Berthelot de Pléneuf, 122.

PRYE (Agnès Berthelot de Pléneuf, marquise de), XV, *198. Son mariage; sa beauté, XXIV, 122-123. Son rôle sous Mon-

sieur le Duc; est renversée par Fleury, XV, 198, 201.

PRYEMSKI (le polonais), IV, *203.

PUCHOT DES ALLEURS (la famille), IV, *283. Voyez Alleurs.

PUERTO-PEDRO (le village de), XXVI, *236.

PUIGUION (François de Granges de Surgères, marquis de), XVI, *188. A Audenarde et dans la campagne de 1708, 188, 352, 355, 367-368.

PUISEUX (la terre de), XXIII, *36.

PURMEREND (la seigneurie de), XV, 275.

PURNON (Claude Bonneau de), VIII, *376. Son rôle dans l'empoisonnement de Madame Henriette d'Angleterre, 376-378.

PUSSORT (Henri), conseiller d'État, † 1697, II, *78. Chargé des affaires de Saint-Simon, 78. Sa mort, son portrait, IV, 13-15.

PUY (Isaac du), gentilhomme du duc de Bourgogne, II, *345. Est disgracié, V, 154; XVII, 312.

PUY (le sieur du), capitaine de cavalerie, I, *249.

PUY (la ville du), XIII, 432. Évêque: voyez Conflans-Saint-Remy (Godefroy-Maurice de).

PUYGUILHEM (la seigneurie de), en Armagnac, et ses seigneurs, XII, *264.

PUYGUILHEM. Voyez Lauzun.

PUYGUYON. Voyez Puiguion.

PUYLAURENS (Antoine de l'Age de) Voyez Aiguillon (le duc d').

PUYROBERT (François Guy, seigneur de), I, *226. Lieutenant-colonel du régiment Royal-Roussillon, 226-227, 251, 268.

PUYSÉGUR (Jacques de Chastenet, marquis de), † 1682, XI, *316. Ses mémoires, 317.

PUYSÉGUR (Jacques-François de Chastenet, marquis de), I, *233. Connu et apprécié du Roi comme lieutenant-colonel de son régiment, V, 159; XI, 317; XII, 61; XVII, 311. Sa famille, sa carrière, ses capacités, XI, 317-319. Campagne de 1693, I, 233. Son rôle et ses fonctions auprès du maréchal de Luxembourg, II, 230; V, 159-160; XVI, 225; XVII, 311. Est fait gentilhomme de la manche du duc de Bourgogne, V, 158-159; XVII, 321-322. Fait arrêter les troupes hollandaises dans les villes des Pays-Bas, VIII, 51; XXVIII, 93-94. Opposé à l'alliance de l'électeur de Bavière, XI, 70. Est fait chevalier de l'Ordre, 318-319. Est envoyé en Espagne comme adjoint à Berwick; son rôle, XI, 316; XII, 61-62. Est dupé par Orry, 62-68, 96, 214, 225. Campagne de Portugal (1704), 133. Au siège de Barcelone, XIII, 395. Rappelé d'Espagne et envoyé en Flandre, XIV, 20-21. Campagne de 1707, XV, 174-175. Reçoit le gouvernement de Condé, 278. Fait un voyage en Flandre avec Chamillart (1708), XVI, 1. Prépare la campagne avec Vendôme, 23, 32-33. Campagne de 1708; son rôle auprès de Vendôme et du duc de Bourgogne, 176, 182, 188, 212-214, 217, 223, 225. Éclate contre Vendôme; conversation avec le Roi sur la campagne de Flandre XVII, 310-316. Devient maré-

chal de France sous Louis xv, XI, 318; XVII, 312. Son franc-parler avec le Roi, XI, 317-318. Ami de Beauvillier, XVI, 34, 137; XVII, 312. Ses terres de Soissonnais, 314.

PUY-VAUBAN (Antoine le Prestre, comte de Vauban, dit du), XIX, *401. Au siège de Béthune, 402-403.

PUYZIEULX (Pierre Brûlart de Sillery, vicomte de), secrétaire d'État, †1640, V, *87. Sa disgrâce, XI, 201, 203; XII, 316, 318; XIX, 344; XXII, 253; XXIII, 212.

PUYZIEULX (Charlotte d'Estampes-Valençay, vicomtesse de), V, *87. Son influence à la cour; son caractère; sa manie de manger des dentelles, 87-88; XII, 316-322; XV, 453; XXIII, 227-228.

PUYZIEULX (Roger Brûlart, marquis de), †1719, III, *206. Gouverneur d'Huningue en 1696; garde le haut Rhin, III, 245. Ambassadeur en Suisse, IV, 285; VI, 205; XII, 320-321. Son rôle dans le procès entre le prince de Conti et Mme de Nemours au sujet de Neuchâtel, XII, 1-2. Combat les prétentions de l'électeur de Brandebourg, XV, 138, 143-144. Fait chevalier de l'Ordre, XII, 321-322, 351; XV, 453. Conseiller d'État, XIV, 287. Désire quitter son ambassade, XV, 453. Sa familiarité avec le Roi, XII, 316, 320-321. Cité, IV, 92, 195; V, 86; XII, 379; XIV, 419.

PYRÉNÉES (les), XII, 62; XIV, 276; XVI, 163; XVIII, 59, 73, 139.

PYRÉNÉES (la paix des), II, 39; VI, 113; VII, 271, 302, 347; VIII, 61, 210; XI, 124; XII, 112; XIV, 198; XVII, 93; XXIII, 123, 124.

Q

QUADT (le brigadier), † 1693, I, *227. A l'armée de Flandre, 227-228. Est tué à Neerwinden, 253.

QUADT DE LANDSCRON (Guillaume-Henri de), XVIII, *169. Combat de Rumersheim, 169.

QUATREBARBES (la maison de), XI, *340.

QUATRE-NATIONS (le collège des), VI, *238.

QUÉBEC (la ville de), VI, 166, 170 ; XIV, 270.

QUEICH (la), rivière, III, *232.

QUELEN (la famille de), I, 204, 293.

QUENOQUE. Voyez Knoque.

QUENTIN (Jean), premier valet de garde-robe du Roi, IV, *351, 353, 354.

QUENTIN (Marie-Angélique Poisson, dame), première femme de chambre de la duchesse de Bourgogne, III, *159. Intermédiaire entre sa maîtresse et Maulévrier, XII, 275 ; XIII, 326-327, 329. Service qu'elle rend à Mme de Saint-Simon, XIX, 241. Elle est chargée de la garde-robe de la duchesse, XXII, 236. Reçoit une pension, 401. Son caractère, IV, 351. Très liée avec le maréchal de Tessé, XII, 275 ; XIII, 329.

QUENTIN. Voyez Vienne (la).

QUERCY (le). Sédition de 1707, XIV, 318.

QUESNEL (le P. Pasquier), II, *359. Son livre des *Réflexions morales sur le Nouveau Testament* et sa condamnation, 359 ; XVII, 47-48 ; XX, 336 et suiv. ; XXIII, 389-393. Il est arrêté à Bruxelles ; réussit à s'échapper ; ses papiers sont saisis, XI, 117-120 ; XIII, 274. Ses relations avec l'archevêque de Reims, XI, 120-121. Mandement de l'évêque de Fréjus contre lui et sa réponse, XXVI, 89. Cité, XXI, 297, 298 ; XXII, 145, 147 ; XXVIII, 296.

QUESNOY (la ville du), I, *228. Sa prise par Turenne en 1655, XIV, 221. Séjour de la cour (1693), I, 228. Assiégé et pris par le prince Eugène (1712), XXIII, 92-93. Repris par Villars, 104, 173. Gouverneurs, XXIV, 85 ; XXVI, 71. Cité, I, 279 ; XVIII, 191, 200.

QUÊTE A LA CHAPELLE (la). Querelle entre les duchesses et les princesses étrangères à ce sujet, XI, 354-370 ; XII, 35, 37.

QUEUE (Bernard de Prez, baron de la), XII, *106. Épouse Louise de Maisonblanche, bâtarde du Roi, 106-107.

QUEUE (la terre de la), XII, *106 ; XXI, 8.

QUEUE DES ROBES ET DES MANTEAUX (la). Leur longueur ; officiers qui portent celle des princesses, IV, *309, 310 ; VI, 10 ; VII, 335 ; IX, 212 ; XIV, 391 ; XVI, 377 ; XVII, 143, 144, 262 ; XIX, 84, 87, 88, 347.

QUEVILLY (Thomas de Becdelièvre, marquis de), XIII, *203.

QUICHOTTE (don), XV, *227; XVI, 399.

QUIÉRASQUE (la ville de), XIV, *5.

QUIÉTISME (l'affaire du), IV, 67-73, 82-91, 95, 96, 103-107; V. 110-115, 142-157, 165-168, 328-329; VI, 147-160, 373, 374; VII, 151-152. Voyez Fénelon.

QUIÉTISTES (les), IV, *61. Le Roi ne les aime pas, XV, 370.

QUIÉVRAIN (le bourg de), XVIII, 173, *174.

QUIMPER (l'évêché de) ou de Cornouaille, XIV, *141. Évêque : voyez Rohan (Claude de).

QUINCHE (la), rivière. Voyez Kinzig.

QUINQUINA (le), VII, *346; XV, 235; XXIII, 197.

QUINSON (Jean-Raymond de Villardis, marquis de), XXIII, *356.

QUINTANA (Martin-Dominique de Guzman, marquis de), VIII, *61. Voyez Montalègre.

QUINTIN (Henri Gouyon de la Moussaye, comte de), V, *30. Sa famille, sa mort, sa femme, 30-32; VI, 431.

QUINTIN (Suzanne de Montgommery, comtesse de), puis de Mortagne, II, *214. Son premier mariage; son caractère; se remarie avec Mortagne, V, 30-36.

QUINTIN (Guy de Durfort, comte de). Voyez Lorge (le duc de).

QUINTIN (Geneviève-Marie de Lorge, demoiselle de). Voyez Lauzun (la duchesse de).

QUINTIN (la terre de), II, *267; V, *31. Duché, X, 414.

QUIROS (Bernard-François, comte de), IV, *236. Sa mort; sa carrière, XVII, 39-40.

R

RAAB ou JAVARIN (la ville de), IV, *177 ; XXIII, 254.

RABEL (l'eau de), XXIV, *250.

RABELAIS (François), XXVI, *298.

RABLIÈRE (François de Bruc de la), XII, *253. Sa mort, 253.

RABUTIN (Jean-Louis de), XII, *28. Page de Madame la Princesse, se sauve en Autriche, XIII, 32-33. Est fait feld-maréchal, XII, 28. Ses campagnes contre les Mécontents de Hongrie, XIII, 31-32 ; XV, 188.

RABUTIN (Dorothée-Élisabeth de Holstein-Wissembourg, comtesse de), XIII, *33.

RACHES (Louis de Montesquiou, prince de). Voyez Artagnan (le chevalier d').

RACINE (Jean), II, *59. Corrige les factums du maréchal de Luxembourg, 59, 74. Chargé d'écrire l'histoire du Roi, VI, 173, 179. Sa mort ; sa funeste distraction à l'égard de Mme de Maintenon cause sa disgrâce, 170-176. Enterré à Port-Royal-des-Champs, 176. Apprécié par Saint-Simon, 170-171. Voyez Athalie, Esther.

RACONIS ou RACONIGI (la ville de), XIV, *6.

RADZIEIOWSKI (Michel, cardinal), IV, *134. Part qu'il prend à l'élection du prince de Conti au trône de Pologne, 134-135, 181, 184-185, 194, 199-200, 206, 209. Est remboursé de ses dépenses, VII, 357.

RADZIWILL (Charles-Stanislas, prince), IV, *184.

RADZIWILL (Stanislas-Casimir, prince), XV, *152. Sa femme Marie-Casimire de Béthune, plus tard princesse Sapieha, 151-*152.

RADZIWILL (Jacob). Voyez Zamoski.

RAFFETOT (Alexandre de Canouville, marquis de), † 1682, XX, *155. Sa femme Henriette-Catherine de Gramont, *155.

RAFFETOT (N. de Canouville, comte de), fils, XX, *156.

RAFFETOT (Antoine-Alexandre de Canouville, marquis de), † 1739, XX, *155. Sa femme Henriette-Françoise de Pertuis, *154.

RAGOTZI (Sigismond Ier), † 1613, VIII, *309 ; XXIII, *242-243.

RAGOTZI (Georges Ier, prince), † 1648, VIII, *308 ; XI, 263 ; XII, 309 ; XXIII, 243. Ses femmes, N. Bethlen et Suzanne Lorantffy, *244.

RAGOTZI (Sigismond II, prince), † 1652, XXIII, *244. Sa femme Henriette-Marie de Bavière, *244.

RAGOTZI (Georges II, prince), † 1660, VIII, *308 ; XII, 309. Sa carrière, XXIII, 244. Sa femme Sophie Bathori, *244.

RAGOTZI (François Ier, prince), † 1676, VIII, *307 ; XXIII, 244, 245.

RAGOTZI (Hélène-Aurore-Véroni-

que Zrinyi, princesse), puis comtesse Tekeli, femme du précédent, VIII, *307; XXIII, 245, 248. Épouse le comte Tekeli, 250-251. Sa mort, 253.

RAGOTZI (François-Léopold, prince), † 1735, VIII, *309. L'Empereur le fait arrêter (1701), 309-310. Épouse une princesse de Hesse, 311. Se déclare chef des Mécontents et soulève la Hongrie contre l'Empereur, XI, 263, 272, 279; XIII, 31, 364. Proclamé prince de Transylvanie, XII, 309; XV, 184. Refuse de traiter avec l'Empereur, 188. Succès sur les Impériaux, XVI, 402. Il est soutenu par le Roi, XII, 310. Se réfugie en France, XXIII, 240-242. Sa famille, ses aventures, 242-257. Sa vie en France, 257-262. Pensions qu'il reçoit de la France et de l'Espagne, 261. Sa pension augmentée, XXIV, 274. Portrait et caractère, XXIII, 259-261. Son hôtel à Paris, *262.

RAGOTZI (Charlotte-Amélie de Hesse-Rheinfels, princesse), VIII, *311; XXIII, 254-256.

RAGOTZI (Joseph, prince), † 1738, XXIII, *255.

RAGOTZI (Georges, prince), † 1756, XXIII, *255.

RAIN (la ville de), XII, *141, 143.

RAISIN (Françoise Pitel de Longchamp, dame), XVI, *380. Maîtresse de Monseigneur, 380-381; XXI, 72.

RAKOCZY. Voyez Ragotzi.

RAMBOUILLET (la terre et le château de), XII, *339. Acquise par le comte de Toulouse, XIII, 129-130, 428. Il s'y retire à la mort de sa mère, XV, 105. Séjours du Roi, XXIII, 171; XXIV, 303. Séjour de la duchesse d'Orléans, XV, 240. Domaine agrandi, XXIII, 192.

RAMBOUILLET (le duché de). Érection en faveur du comte de Toulouse, XXIV, 357.

RAMBOUILLET (l'hôtel de), VII, *33.

RAMBURES (la maison de), XIII, *431; XX, 89.

RAMBURES (Daniel-Alexandre, chevalier de), XV, *424. Campagne d'Écosse, 424-426.

RAMILLIES (le village de), XIII, *371. Bataille de Ramillies, récit, XIII, 371-385. Citée, 395, 413, 454; XIV, 17-18, 20, 86, 117, 304-308, 312; XV, 137, 408; XVI, 154, 208, 209, 217, 223, 316, 327, 390, 392; XVII, 40, 429; XXVIII, 96.

RANCÉ (Armand-Jean Bouthillier de), abbé de la Trappe, II, *15. Conte de son amour pour Mme de Montbazon et de sa conversion, V, 293-296. Se retire à la Trappe et réforme l'abbaye, II, 16, 361-363; V, 294, 391; VIII, 84; XXV, 143. Son sentiment sur la doctrine de Fénelon publié à son insu par Bossuet; regrets qu'il en éprouve, V, 168-172. Sentiments à son égard des amis de Fénelon, 174. Il se démet et choisit son successeur, III, 64-65. Affaire de dom Gervaise, V, 386 et suiv. Il refuse de recevoir la béate Rose, VIII, 82-86. Sa mort, VII, 240-243. Anecdote de son portrait fait de mémoire

par Rigaud, III, 253-264. Son intime liaison avec les deux ducs de Saint-Simon, II, 14-16; III, 263; V, 390, 399-401; VII, 242-243; VIII, 85. Considération dont il jouit à Rome et à l'étranger, V, 404; VIII, 88. Loué par Louis XIV, VII, 242. Ses relations avec le cardinal de Retz, V, 295; le cardinal de Bouillon, 404; M. de Saint-Louis, XXV, 143; avec Barrillon, évêque de Luçon, VI, 183. Directeur de Mme de Guise, III, 64. Son opinion sur le jansénisme guide celle de Saint-Simon, XXII, 4. Sa plaie à la main, 264; V, 397. Ses ouvrages, III, 64; V, 390. Sa Vie par Marsollier, XVI, 118-119.

RANDAN (Gaston-Jean-Baptiste de Foix-Candalle, duc de), † 1665, I, *191; XI, 292.

RANDAN (le duché de). Voyez Foix-Randan.

RANDAN (la terre de), I, *190; XI, 291.

RANES (Nicolas d'Argouges, marquis de), † 1678, V, *259; XII, 283, 286; XVI, 447; XXIII, 267.

RANES (Charlotte Bautru, marquise de), puis princesse de Montauban, V, *259. Voyez Montauban.

RANES (Louis d'Argouges, marquis de), † 1748, XII, *287. Maréchal de camp, 286-287.

RANTZAU (Josias, maréchal de), XX, *254.

RANTZAU (Jacques-Armand, comte de), VII, *184. Amant de la duchesse de Luxembourg; son duel, 184, 186.

RANUZZI (Ange-Marie), nonce du pape, XV, *269.

RÂPÉS DE L'ORDRE DU SAINT-ESPRIT (les). Voyez Saint-Esprit.

RARAY (Henri de Lancy, baron de), IV, 33; XIX, *90. Sa femme Catherine d'Angennes de la Loupe, gouvernante des filles de Gaston d'Orléans, IV, *33.

RARAY (la terre de), XIX, *90.

RASILLY (la famille de), XVI, 153; XX, *214.

RASILLY (Gabriel, marquis de), † 1712, XV, *225. Doit accompagner le duc de Bourgogne en Provence (1707), 225. L'accompagne dans la campagne de Flandre, XVI, 19, 21, 152, 153, 211, 294. Est fait premier écuyer du duc de Berry, XX, 214. Sa mort et sa dépouille, XXII, 264-266. Ses enfants, *266.

RASILLY (Colombe Ferrand, marquise de), VII, *346. Sa mort, XVI, 152-153, 294.

RASILLY (Michel-Gabriel, marquis de), † 1716, XXII, *266.

RASTADT (la ville et le château de), IV, *160, 165; XII, 205. Conférences pour la paix entre le prince Eugène et Villars, XXIV, 130, 181-184. Cité, XXV, 99; XXVI, 360; XXVII, 19.

RATABON (Martin de), évêque d'Ypres, XXIII, *356. Nommé évêque de Viviers; son caractère, 357.

RATHSAMHAUSEN (Mme et Mlle de), VI, *15, *16.

RATISBONNE (la ville de), V, *48; X, 382; XVIII, 242. La diète

impériale, XI, 70, 152; XIV, *251 ; XVI, 268 ; XIX, 27.
RATTENBERG (le château de), XXIII, *248.
RAUCOURT (la seigneurie de), XIV, *190, 196 ; XX, 55.
RAVAILLAC (François), XVII, *395.
RAVENNE (la bataille de), IX, *120 ; XXIV, 185.
RAVIGNAN (Joseph de Mesmes, comte de), XVI, *447. Fait maréchal de camp, 447. Dans Tournay investi, XVIII, 20. Est envoyé à la cour par les ennemis après la capitulation de la ville, 144-145. Est mis en liberté, 158. Vient rendre compte au Roi, 174. Bat un convoi des ennemis, XIX, 411-412. Défend Bouchain, XXII, 128-132. Sa carrière, 129.
RÉ (l'île de), III, *137 ; XXIII, 213.
REBÉ (Claude-Hyacinthe de Faverges, marquis de), I, *255.
REBENAC (François de Pas, comte de), † 1694, IV, *321. Marie sa fille, V, 117. Cité, XX, 249, 251.
REBENAC (Catherine-Charlotte de Pas, demoiselle de), IV, *321. Voyez Souvré (la marquise de).
REBOURS (Jean le), † 1680, VI, *301. Sa femme Élisabeth-Anne Compaing, *301.
REBOURS (Alexandre le), † 1736, VI, *305. Fait intendant des finances, XII, 160 ; XVII, 449. Bragelongne meurt chez lui, XXIV, 175.
REBOURS (Élisabeth-Thérèse le), Voyez Chamillart (Mme).
REGEVEUR GÉNÉRAL DU CLERGÉ (la charge de), XXII, *84.
RECEVEURS GÉNÉRAUX DES FINANCES (les), XX, *161.
RECKHEIM (François, comte de), VII, *90, 95, 101.
RECKHEIM (Élisabeth de Fürstenberg, comtesse de), VII, *90.
RECOURT (la maison de), XII, *416. Voyez Rupelmonde.
REFFUGE (Pompone, marquis de), † 1712, XXIII, *117. Sa mort, sa science généalogique, 117-119.
REFFUGE (Henri-Pompone, marquis de), † 1766, XXIII, *119.
REFFUGE (Marie-Charlotte, demoiselle de). Voyez Luc (la marquise du).
RÉGALE (la), XII, 412, *622.
RÉGENCES (les), XXVII, 92-95. Voyez Conseil de régence.
RÉGENT (le). Voyez Orléans (le duc d').
RÉGIMENTS (les). Vente et achat, I, 283. Agrément du Roi nécessaire, I, 29 ; XXVIII, 108. Fixation du prix par le Roi, XX, 225. Nouvelles levées, XIII, 170; XVII, 420. Régiments réformés à la paix, X, 52. Cassés par punition, XII, 202. Les régiments royaux dans la cavalerie, I, *113. Les régiments gris, *227. Les régiments étrangers, XIII, *232.
REGNAULT (N. Deslandes de), XVIII, *51. Agent du duc d'Orléans en Espagne ; est arrêté, 51-54, 57, 58, 62, 63, 68, 69. Mis en liberté, XXVI, 169-171.
REGNIER DES MARAIS (François-Séraphin, abbé), XXIV, *59. Sa mort, ses ouvrages, 59-61.
REHNSKIOLD (Charles-Gustave),

général suédois, XIII, *317. Sa victoire sur les Saxons et les Moscovites, 317-318.

Reims (la ville de), XI, 121; XIII, 439; XIV, 359. L'archevêché, V, *276. Cambray en est séparé, XIX, 42. Sedan, Mouzon et Bouillon en relevaient, XIV, 195-196; XX, 55. Archevêques : leur rang comme pairs, II, 113. Ils donnent au roi l'ordre du Saint-Esprit, XI, 208. Voyez Barberini (Antoine), Estampes-Valençay (Léonor d'), Guémené (Armand-Jules de Rohan-), Guise (le cardinal de), Mailly (le cardinal de), Nemours (Henri, duc de), Renaud, Tellier (Charles-Maurice le). Coadjutoterie, V, 282. Abbaye de Saint-Nicaise, XV, *61. Abbaye de Saint-Remy, XIX, *42; XX, 88; XXIV, 7.

Reims (le duché-pairie de). Son origine, XXV, 210, 219.

Reine-infanterie (le régiment de la), II, 212; X, *97; XIV, 8-*9; XXIII, 71.

Relingue (Ferdinand, comte de), XII, *219. Tué à Malaga, 219, 222.

Rembrandt (le peintre), XI, *41; XVIII, 306.

Remiremont (l'abbaye de), XXI, *270.

Remiremont (l'abbesse de). Voyez Lillebonne (Béatrix-Hiéronyme de Lorraine, demoiselle de).

Renau d'Éliçagaray (Bernard), X, *241. Sa carrière, son portrait, son caractère, XIII, 27-31. Il s'oppose à ce que les galions soient conduits à Vigo, XI, 241. Envoyé au siège de Gibraltar, XIII, 25-27. Aventure avec Saumery, XVII, 359. Il est envoyé à Malte, XXVI, 136. Son école de marine, XII, 425; XIII, 30; XXVI, 305. Ses relations avec Malebranche, XIII, 30-31.

Renaud, archevêque de Reims, XIV, *196; XX, 55.

René d'Anjou, roi de Sicile, † 1480, XIV, *185, 186; XV, 27, 301; XIX, 133; XXV, 232.

Renel (Louis iii de Clermont d'Amboise, marquis de), † 1677, IX, *11. Épouse Mlle de Croissy; sa mort, 11. Ne reçoit pas l'ordre du Saint-Esprit, XXVIII, 28.

Renel (Marguerite-Thérèse Colbert de Croissy, marquise de), VII, *358. Son mariage ; perd son mari, IX, 11. Se remarie au duc de Saint-Pierre, XI, 336. Voyez Saint-Pierre (la duchesse de).

Renel (Louis iv de Clermont d'Amboise, marquis de), † 1702, IX, *11.

Renel (Henriette Fitzjames, marquise de), belle-fille du précédent, XIX, *377.

Renepont (Dominique de Pons de), XIV, *82. Tué à Castiglione, 82.

Reneville (Jean-Baptiste de Limoges, comte de), VI, *145. Ruiné au jeu ; disparaît, et est retrouvé en Bavière, 145-146; XII, 252.

Rennes (le parlement de). Voyez Bretagne (le parlement de).

Renonciations (l'affaire des). Exigées du roi d'Espagne et des ducs de Berry et d'Orléans par

les alliés au traité d'Utrecht, XXIII, 122-127. Formes qu'elles doivent revêtir; mémoire de Saint-Simon, 128-156. Le roi d'Espagne les jure devant les cortés, 180-181. Réflexions sur leur validité, 322-324. Séance des Renonciations au Parlement, 324-343. Moyen de les faire confirmer par les États généraux, XXVII, 70-73.

RENSCHILD. Voyez Rehnskiold.

RENTES SUR L'HÔTEL-DE-VILLE (les), V, *126. Réduction des payements en 1708, XVII, 205-206. Citées, XII, 423; XXVII, 75.

RENTY (Gaston-Jean-Baptiste, baron de), † 1648, XIX, *396.

RENTY (Jean-Jacques, marquis de), † 1710, III, *236. Sert à l'armée du Rhin, 236; IV, 158, 170. Sa mort, son portrait, XIX, 396-397; XX, 325.

RENTY (Jean-Jacques II, marquis de), † 1756, XIX, *397.

RETHEL (la ville de). Sa prise en 1653, XIV, 220.

RETZ (Albert de Gondy, maréchal de), † 1602, V, *224; XII, 359.

RETZ (Henri de Gondy, duc de), † 1659, XV, *128; XVI, 387. Il obtient une érection nouvelle de son duché, XXVI, 191. Ses deux filles, XV, 128.

RETZ (Pierre de Gondy, duc de), † 1676, XV, *129. Devient duc de Retz en épousant sa cousine, XXVI, 191. Sa compétition avec le duc de la Rochefoucauld, XXI, 199-200.

RETZ (Catherine de Gondy, duchesse de), femme du précédent, III, *18; XV, 128.

RETZ (Jean-François-Paul de Gondy, cardinal de), coadjuteur de Paris, V, *243. Ses relations pendant la Fronde avec la duchesse de Chevreuse et la princesse de Guémené, 243. Son intimité avec l'abbé de Rancé, 295. Sa terre de Commercy, où il se retire pour faire pénitence, XV, 39. Sa passion pour la maréchale de la Meilleraye, XIX, 137. Cité, V, 284; VII, 200; XV, 129; XXII, 114.

RETZ (le duché de), XV, 129; XXI, *199, 228-229. Nouvelle érection, XXVI, 191.

RETZ DE BRESSOLLES (Joachim-Louis, chevalier de), † 1735, XVI, *368. Apporte la nouvelle de la prise de Leffinghem, 368; celle de la capitulation de Tournay, XVIII, 143-144.

REVEL (Charles-Amédée de Broglie, comte de), † 1707, IV, *170. Se brouille avec le maréchal de Choiseul (1697), 170-171. Sa conduite à l'affaire de Crémone, X, 69, 74-78, 81. Est récompensé par l'ordre du Saint-Esprit, 86, 156. Sa mort, XV, 277-278.

REVEL (Louise-Julie Potier de Gesvres, comtesse de), XV, *277. Ses querelles avec la marquise de Gesvres, sa nièce, XXIII, 65; XXV, 150.

REVENTLAW (Christian, comte de), XIII, *348.

RÉVÉRENCES de deuil et de cour, (les), V, *20; IX, *195; XVII, 261; XIX, 73. Révérences en Espagne, IX, 209-210.

REVERSIS (le jeu de), VII, *62.

REYBENDER. Voyez Rhebinder.

Reynie (Gabriel Nicolas de la), lieutenant de police, † 1709, IV, *10. Se retire ; point élevé où il a porté ses fonctions, 10-12. Il est chargé d'interroger le P. la Combe et Mme Guyon, V, 165. Candidat à la place de chancelier, VI, 255, 262. Compétition avec l'archevêque de Reims pour le décanat du Conseil, XI, 353-354. Désigné pour exécuteur testamentaire de la duchesse de Brissac, XIII, 192. Préside la chambre de l'Arsenal contre les faussaires, XIV, 242-243. Sa mort et sa famille, XVII, 376-377. Son portrait et caractère, IV, 11-12; VI, 262; XI, 353. Cité, XIV, 379.

Reynold (François de), colonel des gardes suisses, XXVII, *114.

Rhebinder (Bernard-Othon), XVIII, *140.

Rheinfelden (la ville de), XVIII, *164.

Rheinfels (la forteresse de), II, *173 ; XI, 219.

Rhin (le). Le passage du Rhin en 1672, II, 124-125 ; III, 81, 294 ; X, 205 ; XII, 283 ; XV, 125, 390 ; XVII, 332 ; XX, 195 ; XXVIII, 10. Armées et campagnes du Rhin, I, 272 ; II, 141-153, 291 et suiv. ; III, 223 et suiv. ; X, 245-247, 293 et suiv. ; XI, 152, 217-219, 300-306 ; XII, 136-139, 266-267 ; XIII, 87-90, 355-356 ; XIV, 135 ; XV, 177-184 ; XVI, 135, 177 ; XIX, 365, 415 ; XXIII, 382 ; XXIV, 67. Le Vieux-Rhin, I, *26 ; II, 153.

Rhingraves (les), X, *270.

Rhodes (l'île de), IX, 162.

Rhodes (Guillaume Pot, seigneur de), † 1603, XI, *185.

Rhodes (Charles Pot, marquis de), V, *19. Prévôt et grand maître des cérémonies de l'ordre du Saint-Esprit, 19 ; XI, 186, 193, 200, 202 ; XVII, 109. Sa mort, sa famille, son caractère, XIII, 423-425.

Rhodes (Anne-Marie-Thérèse de Simiane de Gordes, marquise de Moncha, puis de), II, *365 ; XIII, 424-425. Brouillée avec sa fille, XXVI, 68.

Rhodes (Marie-Louise-Charlotte Pot de), XIII, *425. Épouse le prince d'Isenghien, XXIII, 267. Voyez Isenghien (la princesse d').

Rhône (le), XV, 226.

Rhônelle (la), rivière, XVIII, *191.

Rhubarbe (la), XXVII, *164.

Ribeyra-Grande (Louis de Camera, comte de), ambassadeur de Portugal à Paris, XXVII, *191. Sa mère, Constance-Émilie de Rohan-Soubise, *192.

Ribeyre (Antoine de), conseiller d'État, † 1712, II, *85. Commissaire au procès des pairs contre M. de Luxembourg, 85-86. Son gendre La Bourdonnaye, XVIII, 112. Sa mort, XXIII, 172. Sa femme Catherine Potier de Novion, II, *86.

Ricard de Genouillac (la famille), XV, *165.

Ricard de Genouillac (Jacques Ier), † 1493, XV, *165.

Ricard de Genouillac (Jacques II), † 1546, XV, *165.

RICCIA (Jean-Baptiste de Capoue, prince della). Enfermé à Vincennes, X, 157.

RICHEBOURG (Jacques de Luxembourg, marquis de), † 1487, XXIV, *85.

RICHEBOURG (Guillaume de Melun-Espinoy, marquis de Risbourg ou), † 1735, XIII, *360. Défend Badajoz, 360-361. Commande sur la frontière de Portugal, XX, 115.

RICHEBOURG (Charles-Bonaventure Quantin de), XVIII, *113. Nommé à l'intendance de Rouen, 113.

RICHELIEU (Louis du Plessis, seigneur de), † 1551, XXIII, *209.

RICHELIEU (François du Plessis, seigneur de), † 1590, et sa femme Suzanne de la Porte, XXIII, *210.

RICHELIEU (Armand-Jean du Plessis, cardinal de), I, *146. Sa famille, XXIII, 210-211. Commencement de sa fortune, 212-213. Il est présenté à la cour par Mme de Guercheville, III, 214. Son entrée aux affaires, XIX, 344. Journée des dupes, I, 156-157, 165. Il conseille mal à propos la retraite au Roi après la prise de Corbie, 159-161. Sa maladie de 1632, 166-168. Sa timidité dans l'affaire du Pas-de-Suse, 172-173. Il célèbre le mariage de Gaston d'Orléans, V, 222. Marie sa nièce Brezé au duc d'Enghien, I, 165. Sa réception au Parlement comme duc et pair, XXI, 224-226. Il fait ériger le duché d'Aiguillon pour sa nièce Combalet, XII, 345. Saison qu'il fait aux eaux de Forges, XV, 236. Convertit le duc de la Trémoïlle, 307-308. Crée l'Académie française, VI, 273. Sa mort, I, 181.
Sa politique, XXVII, 5-6. Ses relations avec Anne d'Autriche, qui le déteste, I, 188-189; XI, 291; XIX, 344. Ses relations avec le duc Claude de Saint-Simon, I, 146, 156-157, 179-180; VI, 317; avec le maréchal de Gramont, XII, 81. Protège Chavigny, I, 176, 179; Charost, XXII, 106-107. Fait poursuivre le surintendant la Vieuville, XIX, 344. Favorise ses parents, VI, 316. Ses écrits de controverse, XV, 307. Ses tableaux, I, 155. Ses pages, XX, 314. Cité, I, 11; VII, 10; XII, 318; XIV, 205.

RICHELIEU (Jean-Baptiste-Amador de Vignerot du Plessis, marquis de), † 1662, XII, *343.

RICHELIEU (Armand-Jean de Vignerot du Plessis, duc de), † 1715, II, *17. Est fait chevalier d'honneur de la Dauphine grâce à Mme de Maintenon; vend cette charge à Dangeau, III, 186, 221; XXVIII, 194. Son rôle dans le procès des pairs contre M. de Luxembourg; son affaire personnelle avec le maréchal, II, 70-71, 75-78, 82-83, 87-90. S'oppose à la réception du duc de Luxembourg, II, 237. Plaidoyer de son avocat dans cette affaire, III, 94. Épouse en troisièmes noces la marquise de Noailles, X, 112; XX, 303. Son rôle dans l'affaire de M. d'Antin et du duché d'Épernon, 282

283. Présente son fils Fronsac à la cour, 304. Le fait mettre à la Bastille, 305. Il l'en fait sortir, XXIII, 79. Son aventure à la séance des Renonciations au Parlement, 340-342. Brouillé avec sa femme ; se retire chez Cavoye, XXIV, 152-153. Marie sa fille à M. de Clefmont, 242-243. Sa mort, XXVI, 194.

Ses relations anciennes avec Mme de Maintenon, II, 89 ; XX, 304 ; XXVIII, 194. Ses entrées familières chez elle, 243-244. Ami des Saint-Simon, II, 71-72 ; de l'abbé Testu, XIII, 421. Ses procès, II, 76. Désordre de ses affaires, X, 112-113. Ses grosses pertes au jeu, III, 186. Anecdote d'un lavement intempestif, II, 79. Ancienneté de sa pairie, 17.

RICHELIEU (Anne Poussart de Fors du Vigean, dame de Pons, puis duchesse de), III, *53. Son premier mari, XXVIII, 196. Ses relations avec Mme Scarron lui font obtenir la charge de dame d'honneur de la Reine, puis de la Dauphine, III, 218, 221 ; XVIII, 106 ; XXIV, 192 ; XXVIII, 194, 234. Sa mort, III, 178. Amie de l'abbé Testu, XIII, 421.

RICHELIEU (Anne-Marguerite d'Acigné, duchesse de), V, *331 ; XXVI, 194.

RICHELIEU (Marguerite-Thérèse Rouillé, marquise de Noailles, puis duchesse de), V, *137. Épouse le duc de Richelieu, X, 114. Marie sa fille avec son beau-fils Fronsac, XX, 303. Brouillée avec son mari, XXIV, 152. Citée, XXV, 116.

RICHELIEU (Louis-Armand-Jean de Vignerot du Plessis, marquis de), † 1730, XII, *343. Enlève Mlle Mazarin, 343. Hérite de sa tante la duchesse d'Aiguillon ; ses prétentions au duché-pairie, 344-348. Son caractère, 344.

RICHELIEU (Marie-Charlotte de la Porte-la-Meilleraye-Mazarin, marquise de), XII, *343. Est enlevée par le marquis de Richelieu ; ses désordres, 343-344 ; XIII, 103. Maîtresse de Monsieur le Prince ; lui propose de faire assassiner le comte de Roucy, XVII, 242-243.

RICHELIEU (Louis-François-Armand de Vignerot du Plessis, duc de Fronsac, puis de), † 1788, X, *113. Voyez Fronsac (le duc de).

RICHELIEU (Anne-Catherine de Noailles, duchesse de Fronsac, puis de), III, *123. Voyez Fronsac (la duchesse de).

RICHELIEU (Marie-Catherine-Armande du Plessis, demoiselle de). Voyez Clefmont (la comtesse de).

RICHELIEU (les hôtels de), à Paris, II, 79 ; XXIV, *152 ; XXVIII, 193-194.

RICHEMONT (Arthur, connétable de), VI, *379, 380, 402, 409.

RICHER (Edmond), XI, *120. Ses livres, sa condamnation, 120.

RICHMOND (Charles Lennox, duc de), V, *57 ; XIX, 380.

RICHMOND (la ville de), XXVI, *258.

RICOS-HOMBRES (les). Voyez Espagne.

Ricous (Louis-Gaspard de), VIII, *249. Envoyé en Bavière, 249-250. Sa mort, XVIII, 108.

Rieux (Claude, sire de), et sa femme Catherine de Laval, XV, *304.

Rieux (Paul-Hercule, comte de), XVI, *98. Témoin au mariage du prince de Léon avec Mlle de Roquelaure, 98.

Rieux (la terre de), en Languedoc, XIII, *435.

Rigaud (Hyacinthe), peintre, III, *254. Son portrait de l'abbé de Rancé fait de mémoire, 254-264.

Rigaud de Vaudreuil (la famille), XXIII, *222. Voyez Vaudreuil.

Rigoville (Louis de Vasson, marquis de), XII, *252. Sa mort, 252.

Rioseco (les ducs de), IX, 150. Voyez Amirante de Castille (l').

Riparfonds (Étienne Gabriau de), avocat, II, *70. Conseille les pairs dans leur procès contre le maréchal de Luxembourg, 70-75, 79, 100, 120, 121 ; III, 105. Son rôle dans le mariage de Saint-Simon, II, 269.

Ripperda (Jean-Guillaume, baron de), XXI, *136.

Risbourg. Voyez Richebourg.

Ritschau (le général), danois, XII, *165.

Rivarolles (Joseph-Philippe de Saint-Martin d'Aglié, marquis de), XII, *108. Sa mort, son portrait, anecdote, 108-109.

Rivarolles (Charles-André de Saint-Martin d'Aglié, marquis de), XII, *109.

Rivas (Antoine de Ubilla, marquis de), VII, *252. Secrétaire des dépêches universelles, 252. Sa capacité, son portrait, 261. Sa participation à la rédaction du testament de Charles II d'Espagne, 280-287. En envoie un extrait à Blécourt, 293. Soutient le cardinal Portocarrero, 315. Philippe V le fait asseoir au Conseil et lui donne le titre de marquis de Rivas, X, 384-386. Il est l'âme du gouvernement, XI, 226. La princesse des Ursins le fait renvoyer, 240, 250-252 ; XII, 58-59, 431-432. Sa mort, XI, 252. Cité, VIII, 194 ; XI, 321.

Rivau (Jacques III de Beauvau, marquis du), † 1702, XXI, *118. Sa femme Diane-Marie de Campet, *119.

Rivière (Louis Barbier de la), évêque-duc de Langres, V, *279. Son rôle auprès de Monsieur Gaston, 279-282. Est fait garde des sceaux de l'ordre du Saint-Esprit, XI, 204.

Rivière (Michel Poncet de la), évêque d'Angers, XXI, *344.

Rivière (le château de la), XXII, *256.

Rivoli (la ville de), II, 93, *500.

Rizzini (l'abbé Gaspard), envoyé de Modène, VI, *315.

Roanne (la ville de), XV, *192.

Roannois. Voyez Rouannez.

Robe des magistrats (la), IV, *9 ; des conseillers d'État, XVII, 111 ; XX, 318.

Robes à paniers (les), XXIII, *287.

Robes de chambre (les), IX, *296.

Robecq (Jean II de Montmorency, comte d'Estaires et prince de),

† 1631, XXIV, *72. Sa femme Madeleine de Lens, *72.

Robecq (Eugène de Montmorency, prince de), † 1683, XXIV, *72, 73.

Robecq (Philippe-Marie de Montmorency, prince de), † 1691, XXIV, *73. Sa femme, Marie-Philippine de Croÿ-Solre, *73.

Robecq (Charles de Montmorency, prince de), XXIV, *70. Épouse Mlle de Croÿ-Solre ; sa famille, 70-76. Sa fortune en Espagne, 74-76. Est un des recreadores du roi, 217-218.

Robecq (Isabelle-Alexandrine de Croÿ-Solre, princesse de), IV, *320 ; XXIV, *70. Son mariage, 70. Dame du palais de la reine d'Espagne, XXV, 159.

Robecq (Anne-Auguste de Montmorency, comte d'Estaires, puis prince de), † 1745, XX, *296. Apporte la nouvelle de la prise de Girone et reçoit la Toison, 296. Sa fortune en France et en Espagne, XXIV, 76.

Robecq (la terre de), XXIV, *71.

Robert (François, abbé), XXIII, *341. Conseiller clerc en la grand chambre du Parlement ; affaire du bonnet, XXVI, 13.

Robert (Claude), procureur du Roi au Châtelet, X, *409. Fait le mariage du duc de Lorge avec la fille de Chamillart, 409.

Robert de la Fortelle (Louis), président à la chambre des comptes, XIV, *122. Mariage de ses filles ; son portrait, 122-123.

Robinet (le P. Pierre), confesseur du roi d'Espagne, XXIV, *216. Hostile à Mme des Ursins ; ses paroles hardies au roi, 216-218. Est chassé d'Espagne ; se retire à Strasbourg, XXVI, 168-169.

Roche (Claude-Étienne de la), premier valet de chambre du duc d'Anjou, VII, *345. L'accompagne en Espagne, 345 ; VIII, 42-43. Est fait secrétaire de l'Estampille, 182-183, 233 ; XI, 250.

Roche (Jeanne Bosc, dame de la), VIII, *43. Gouvernante du valet de chambre Bontemps, 42-43.

Roche-Aymon (Antoine, comte de la), † 1697, XIV, *346. Sa femme Marie de Lusignan-Lezay, *346.

Roche-Bernard (Jean de Laval, seigneur de la), XV, *301, 302.

Roche-Bernard (la seigneurie de la), XV, 296.

Rochebonne (Charles de Châteauneuf, comte de), XXII, *87.

Rochebonne (Charles-François de Châteauneuf de), évêque-comte de Noyon, XXIII, *331. Assiste à la séance des Renonciations, 331.

Rochechouart (la maison de), III, *145 ; XV, *355. Ses armes et livrées, X, *148. Voyez Chandenier, Faudoas, Jars, Mortemart, Montpipeau, Vivonne.

Rochechouart (Louis-Paul de Rochechouart, prince de Tonnay-Charente, puis duc de), † 1731, XXV, *75.

Rochechouart (Jean-Baptiste de Rochechouart, comte de Maure, puis de), † 1757, XIII, *310.

Son mariage avec Mlle Colbert de Blainville, 310.
ROCHECHOUART (Marie-Madeleine-Gabrielle de). Voyez Fontevrault (l'abbesse de).
ROCHECHOUART (N. de), garde-marine, XV, 468.
ROCHECOURBON (Mlle de la). Voyez Motte-Houdancourt (la comtesse de la).
ROCHE-EN-ARDENNE (le comté de la), XXII, *138.
ROCHEFORT (la maison de), en Guyenne, XVI, 393.
ROCHEFORT (Louis d'Aloigny, marquis de), † 1657, XXIII, *11.
ROCHEFORT (Henri-Louis d'Aloigny, maréchal de), † 1676, I, *84. Sa fortune, son mariage, 83-84. Est fait capitaine des gardes du corps, II, 284. Arrête Lauzun, XXIV, 159. Sa liaison avec Louvois; est fait maréchal de France, X, 339. Sa mort, 339, 346.
ROCHEFORT (Madeleine de Montmorency-Laval, maréchale de), I, *81. Sa famille, son portrait, ses alliances, 81-83. Son mariage, 84. Dame d'atour de la Dauphine de Bavière, 86-87; XXVIII, 234. Dame d'honneur de la duchesse de Chartres, puis d'Orléans, I, 76, 81-82, 87; XIX, 312. Confidente des amours du Roi et de Mme de Soubise, I, 85; V, 256; XXVIII, 184. Vise la place de dame d'honneur de la Dauphine, XXVIII, 234. Est écartée de la même charge auprès de la duchesse de Bourgogne, III, 171-172. Disgrâce de sa fille Blanzac, 172-173. Heureuse du retour de celle-ci, VI, 54-55. Apoplexies de son fils, 55. Perd son fils, IX, 16. Maîtresse de Louvois, I, 85. Anecdote avec lui, XXVIII, 73. Est admise aux après-soupers du Roi, XIX, 76. Son influence sur la duchesse de Villeroy, XVI, 262. Amie de la maréchale de Lorge, IV, 304. Relations avec Saint-Simon; récits qu'elle lui fait, I, 86; V, 256; XII, 273; XIII, 188; XXVIII, 73. Citée, II, 356; III, 175, 176; VI, 120; XII, 18, 111; XX, 94.
ROCHEFORT (Louis-Pierre-Armand d'Aloigny, marquis de), † 1701, III, *181. Menin de Monseigneur, 181. Attaques d'apoplexie; sa mort, ses débauches, VI, 55; IX, 16.
ROCHEFORT (Alexandre de Rohan, marquis de Marigny et comte de), † 1638, V, *229. Son rang à l'ordre du Saint-Esprit, 239, 267; XIV, 204; XXIII, 11, 111-112.
ROCHEFORT (Jean-Baptiste de Larlan, président de), X, *23. Son mariage avec Marie-Madeleine Courtin, 22-23.
ROCHEFORT (Hercule Bidault, sieur de), directeur d'une académie de jeunes gens, I, *27.
ROCHEFORT-SUR-MER (le port de), XIII, *28.
ROCHEFORT-EN-YVELINE (le comté de), V, *229.
ROCHEFORT-THÉOBON (la famille de), X, *104.
ROCHEFOUCAULD (la maison de la), IV, *47. Usage d'accumuler tous les biens sur le fils aî-

né, XXIII, 227. Efforts pour obtenir le rang de princes étrangers, 230-231. Ruinée, mais redevenue une des plus puissante du royaume, XVII, 237. Regorge de bénéfices ecclésiastiques, XV, 325. Caractère rogue des aînés, XVII, 338 ; XXV, 139. Qualités des cadets, V, 129. Amitié constante avec les Lamoignons, XXVI, 241. Citée, XVII, 350. Voyez Anville, Blanzac, Durtal, Marcillac, Montendre, Rocheguyon, Roucy, Roye, Verteuil.

ROCHEFOUCAULD (François III, conte de la), † 1572. IV, *48. Tué à la Saint-Barthélemy, 48. Sa femme Charlotte de Roye, *48.

ROCHEFOUCAULD (François V, duc de la), † 1650, XXI, *225; XXIII, 12; XXIV, 156. Enregistrement par surprise de son duché au Parlement, XXI, 225-229. Ses enfants, XXIII, 227. Sa femme Gabrielle du Plessis-Liancourt, XXIV, *156.

ROCHEFOUCAULD (François, cardinal de la), XVII, *344, 345.

ROCHEFOUCAULD (Charles-Hilaire, chevalier de la), † 1651, XXIII, *227.

ROCHEFOUCAULD (Louis de la), évêque de Lectoure, † 1654, XXIII, *227.

ROCHEFOUCAULD (Jean-Baptiste, chevalier de la), † 1672, XXIII, *228.

ROCHEFOUCAULD (François VI, duc de la), † 1680, *219. Son rôle pendant la Fronde et sa disgrâce, 220 ; V, 85 ; XII, 319; XVII, 330-332. Ses relations avec la duchesse de Longueville, I, 220. Le Roi ne lui a jamais pardonné, XVII, 331. Services que lui rend Gourville, XI, 124-125. Ne peut obtenir le rang de prince étranger, XVII, 331-332; XXIII, 230-231. Caractère, V, 85; XII, 319; XVII, 329, 331. Sa liaison avec Mme de la Fayette, XIII, 313. Ses relations avec Claude de Saint-Simon, I, 219-222. Ses terres de Poitou, XI, 124. Ses enfants, XXIII, 228. Ses Mémoires, I, 219.

ROCHEFOUCAULD (Andrée de Vivonne de la Châtaigneraie, duchesse de la), XXIV, *155.

ROCHEFOUCAULD (Henri, abbé de la), † 1708, V, *130. Reçoit les abbayes de son neveu, 130-131. Sa passion pour la chasse ; surnommé l'abbé Tayaut, 131 ; XVI, 425-426. Sa mort, son caractère, 425-426. Cité, XXIII, 227 ; XXIV, 164.

ROCHEFOUCAULD (François VII, d'abord prince de Marcillac, puis duc de la), † 1714, I, *118. Prend part au combat du faubourg Saint-Antoine, XVII, 330. En Guyenne pendant la Fronde, XXV, 38. Ses débuts à la cour ; commencement de la faveur du Roi, XVII, 329, 331 ; XXIV, 158-160. Confident de ses amours, XVII, 333-334; XXIV, 161. Gouverneur de Berry, grand maître de la garde-robe et grand veneur ; billet amical du Roi, XVII, 332-333, 343 ; XXIV, 160. Son mariage, XVII, 329. Il est blessé au passage du Rhin, X, 205.

Fait donner à M. de Lorge le bâton de maréchal de France, 337. Chargé par le Roi de faire au duc de Choiseul des remontrances au sujet de sa femme, I, 118-119.

Son rôle actif dans le procès des pairs contre le maréchal de Luxembourg, II, 51, 62-64, 68-71, 75, 77, 81, 84-92, 120, 122, 237-240 ; III, 96, 100-102, 105-110. Apaise la querelle entre les ducs de Vendôme et d'Elbeuf, II, 104. S'oppose à la réception du duc de Luxembourg au Parlement, 237. Est chargé par le Roi de faire comprendre au maréchal de Lorge la nécessité de ne plus servir, 368. Le Roi lui donne une place derrière lui dans les cérémonies, III, 80-81. Querelle avec M. de Coislin, évêque d'Orléans, à ce propos, IV, 119-121, 123. Il donne asile au P. de Chevigny à Liancourt, V, 22-23. Refuse de montrer à Portland la meute du Roi, 69-70.

Projet de marier un de ses fils à Mlle d'Aubigné, V, 129 ; XVII, 329. Soutient la prétention de Cossé au duché de Brissac, V, 65, 65. Affaire de Mme d'Armagnac et de la duchesse de Saint-Simon, VI, 80, 83. Intervient en faveur de Mme de Blanzac, 134. Son attitude lors de la condamnation de Fénelon, 153. Augmentation de ses appointements, 193-194. Il empêche Harlay d'être chancelier, 257 ; XIV, 367, 382, 384. Saint-Simon le consulte sur l'opportunité de quitter le service, X, 57-61. Blâme l'accompagnement du duc de Bourgogne pour aller à l'armée, 183. Tombe de cheval à la chasse, 205. Obtient un brevet de retenue sur ses charges, XI, 76.

S'oppose aux prétentions du marquis de Richelieu sur le duché d'Aiguillon, XII, 347. Exécuteur testamentaire de la duchesse de Montbazon, XIII, 430. Dispute de fonctions avec le duc de Tresmes, XIV, 105-106. Fait donner l'abbaye du Bec à son petit-fils, XV, 325. Empêche le duc de Chevreuse d'entrer au Conseil, 404. Son mot au Roi sur la fausse couche de la duchesse de Bourgogne, 472, 473. Ne peut obtenir le rang de prince étranger, XVII, 331-332 ; XXIII, 231.

Devient goutteux et aveugle ; se retire de la cour, XVII, 328, 340, 343-346. Fait part maladroitement au Roi de menaces contre sa vie, 395. Donne sa vaisselle d'argent, 404. Devenu à charge au Roi, XXIV, 166. S'oppose aux prétentions de M. d'Antin sur le duché d'Épernon, XX, 273, 278. Prétend la garde-robe du Dauphin, XXI, 112-113. Son procès de préséance avec Saint-Simon, X, 50-51 ; XIX, 6-7 ; XXI, 182, 193-241 ; XXIV, 96-98. Son singulier procédé à la réception de celui-ci au Parlement, XXI, 202-203. Obtient du Roi la transmission du duché de la Rocheguyon à un cadet, XXIII,

230-236. Reçoit du Roi un don de quatre cent mille livres, XXIV, 123. Sa mort, 155.

Sa fortune, sa famille, son caractère, XVII, 329-346 ; XXIV, 155-164. Portrait physique, XVII, 329 ; XXIV, 158. Sa roguerie sauvage, IV, 56 ; X, 28. Ses demandes continuelles, III, 80-81. Envieux de tout, IV, 93 ; X, 28 ; XV, 388 ; XVII, 343 ; XXIV, 166-167. Son avarice et ses prodigalités, XII, 188 ; XVII, 337, 339. Ses dettes, que le Roi paye plusieurs fois, V, 128-129, 304 ; VI, 194 ; XVII, 335 ; XXIV, 164. Sa faveur auprès du Roi, I, 220 ; II, 58 ; III, 193 ; IV, 102, 105, 155, 339 ; VI, 82 ; X, 205 ; XI, 75-76 ; XII, 320-321 ; XIV, 382, 384 ; XV, 325 ; XVII, 331-335 ; XXIV, 159-161. Appelé l'Ami du Roi, XVII, 334. Son assiduité auprès de lui : ne découche jamais de Versailles, II, 71-72 ; III, 96 ; XVII, 340 ; XX, 91 ; XXIV, 166. Ses scènes ridicules au Roi, XVII, 395, 404. Aime les jansénistes, V, 22-23. Beau trait au sujet de l'évêque de Saint-Pons, XXIV, 168. Ses retraites aux Loges, XII, 36-37. Sa conduite dure avec ses enfants, XVI, 426 ; XVII, 338-339 ; XXIII, 229. En proie à ses valets, VI, 194 ; XI, 75 ; XVII, 339, 341, 343, 345-346 ; XXIV, 162, 164-165. Joue aux échecs avec un de ses laquais, 164-165. Ses Ennuyeux, 162, 166.

Ses relations : protège Bachelier, XXIV, 162-163. Son inimitié et sa jalousie contre les ducs de Chevreuse et de Beauvillier, II, 58 ; IV, 93 ; X, 28 ; XV, 404. Ami du prince de Conti, XVII, 343. Protège, puis chasse de chez lui Fornaro, XIX, 125-126. Relations avec Gourville, XI, 126. Jaloux de Monsieur le Grand, III, 182. Ami de lord Greffin, XV, 423 ; du maréchal d'Harcourt, X, 28 ; de Lamoignon, XIV, 382, 384. Son respect pour la mémoire de M. et Mme de Liancourt, V, 22-23. Aime le maréchal de Lorge, II, 368 ; 51, 337. Mal avec Louvois, XVII, 336-337. Hostilité à l'égard de Mme de Maintenon, V, 123, 124 ; XV, 388 ; XVII, 328, 334 ; XXIV, 161. Familier de Monseigneur, XXI, 74. Bien avec Mme de Montespan, V, 123 ; XVII, 334, 336, 342. N'aime les Noailles, XV, 388. Lié avec Monsieur le Prince, XVII, 343. Son amitié pour son oncle l'abbé de la Rochefoucauld, XVI, 425-426. Sert de père aux enfants du comte de Roye, IV, 55-56 ; XII, 188. Protège Saint-Hérem, III, 26 ; IX, 64. Ses relations avec les Saint-Simon, I, 222 ; II, 71 ; VI, 82 ; X, 51 ; XVII, 328 ; avec l'évêque de Soissons Sillery, IV, 92-93 ; avec MM. de Sillery et de Puyzieulx, XII, 320-321. Ami de Mme de Thiange, XV, 356 ; de Torcy, XII, 321.

Son appartement à Versailles, II, 239 ; XVII, 341. Son château de Liancourt, IV,

93 ; V, 23 ; XII, 320. Sa terre de Verteuil, III, 154. Rang d'ancienneté de sa pairie, II, 18, 57.

ROCHEFOUCAULD (Jeanne-Charlotte du Plessis-Liancourt, duchesse de la), femme du précédent, IV, *339 ; XIII, 430 ; XV, 31 ; XVII, 70, 72 ; XXIV, 156, 157.

ROCHEFOUCAULD (Charles, chevalier de la), † 1691, V, *130 ; XXIII, 228 ; XXIV, 164.

ROCHEFOUCAULD (François VIII, duc de la Rocheguyon, puis de la) et sa femme le Tellier de Louvois. Voyez Rocheguyon (le duc et la duchesse de la).

ROCHEFOUCAULD (Guy, chevalier puis comte de la), † 1730, XXIII, *108, 229.

ROCHEFOUCAULD (Charles-Maurice de la), XXIII, *229.

ROCHEFOUCAULD (Alexandre de la Rochefoucauld, comte de Durtal, duc de la Rocheguyon et de la), † 1762, XXIII, *19. Voyez Rocheguyon (le duc de la).

ROCHEFOUCAULD (Marie-Catherine, demoiselle de la), XI, *125. Sœur du duc François VII, 125-126. Sa mort, XXII, 161. Citée, XXIII, 228 ; XXIV, 163. Ses sœurs : voyez Anville (Mlle d'), Marcillac (Mlle de).

ROCHEFOUCAULD (Catherine de la), abbesse, XXIII, *227.

ROCHEFOUCAULD (Gabrielle-Marie de la), abbesse, XXIII, *227.

ROCHEFOUCAULD (Marie-Élisabeth de la), abbesse, XXIII, *227.

ROCHEFOUCAULD (Anne-Françoise de la), religieuse, XXIII, *227.

ROCHEFOUCAULD (Antoinette-Jeanne de la), XXIII, *227.

ROCHEFOUCAULD (Louise de la), XXIII, *227.

ROCHEFOUCAULD (Madeleine, demoiselle de la), XXIII, *230.

ROCHEFOUCAULD (l'hôtel de la), à Paris, V, *86 ; XI, 126 ; XVII, 344 ; XXII, 161 ; XXIII, 228 ; XXIV, 208 ; XXVI, 364.

ROCHEFOUCAULD (le duché de la). Son érection ; dispute de préséance avec celui de Saint-Simon, XXI, 193-241. Enregistré par surprise au Parlement 223-229.

ROCHEGUDE (Charles de Barjac, seigneur de), XI, *372. Arrêté comme fanatique, 372-374.

ROCHEGUYON (François de Silly, comte de la), † 1628, XXIII, *11.

ROCHEGUYON (Henri-Roger du Plessis, comte de la), † 1646, XVII, *70. Sa femme Anne-Élisabeth de Lannoy, IV, *339 ; XXIV, 156.

ROCHEGUYON (François VIII de la Rochefoucauld, duc de la), puis duc de la Rochefoucauld, I, *256. Duc vérifié en 1679, XXII, 112. Son mariage avec la fille de Louvois, XVII, 336. Assiste au jugement du procès entre le prince de Conti et Mme de Nemours, III, 6. Obtient la survivance des charges de son père, XI, 76. Est présent à l'arrivée du duc de Bourgogne revenant de Flandre, XVI, 468. Aux obsèques du prince de Conti, XVII, 149, 152. Son rôle dans les cabales de la cour en 1709, XVIII, 8, 17, 40. Il est opposé au rappel des troupes d'Espagne, 28. Sa liaison

avec Saint-Simon, XVII, 411; XVIII, 43. Hostile aux prétentions de M. d'Antin sur le duché d'Épernon, XX, 265-268, 273-274. Mécontent de l'édit des duchés pairies; se refroidit envers Saint-Simon, XXI, 255-256. Sa situation à la cour après la mort de Monseigneur, 279-280. Perd son fils aîné, XXIII, 107. Obtient de céder son duché à son second fils Durtal, 234. Arrête un mémoire contre Saint-Simon, XXIV, 96-98. Mort de son père; devient duc de la Rochefoucauld, XXIV, 155. Vend sa charge de grand veneur au comte de Toulouse et reçoit une pension 170-171. Est débouté par le Roi de sa prétention de préséance sur Saint-Simon, 204-208. Hérite de Mme de Vaudémont, 375. Son rôle dans l'affaire du bonnet, XXVI, 4, 8, 10, 11, 24-25. Marie son fils à Mlle de Toiras, XVXI, 241-242. Est hostile au duc d'Orléans, 348.

Son caractère, XXIV, 169; XXVII, 234. Familier de Monseigneur, XXI, 74. Ami du prince de Conti, XVII, 149. N'aime ni Torcy ni Beauvillier, XVIII, 17, 40. Ami des valets de chambre Bachelier et Blouin, XI, 75; XX, 265. Ses enfants, XXIII, 229-230. Son duché, XXII, 112. Cité, XIX, 124; XXI, 248.

ROCHEGUYON (Madeleine-Charlotte le Tellier de Louvois, duchesse de la), II, *131. Devient duchesse de la Rochefoucauld, XXIV, 169. Son mécontentement contre Saint-Simon, 208.

ROCHEGUYON (Roger de la Rochefoucauld, abbé de la), † 1717, XV, *325. Reçoit l'abbaye du Bec, 325. Ses nombreuses abbayes, XXIII, 107, 229. Refuse d'entrer dans les ordres; discussion avec sa famille; meurt en Hongrie, 230-237.

ROCHEGUYON (Alexandre de la Rochefoucauld, comte de Durtal, puis duc de la), XXIII, *19. Épouse Mlle de Toiras, XXVI, 241-242. Voyez Durtal.

ROCHEGUYON (Élisabeth-Marie-Louise-Nicole de Bermond du Caylar de Saint-Bonnet, demoiselle de Toiras, duchesse de la), XXVI, *241. Son mariage, sa famille, 241-242. Présentée au Roi; prend son tabouret, XXVII, 179-180.

ROCHEGUYON (le duché et le château de la), XVII, *337; XXIII, 233-235; XXVI, 369.

ROCHELLE (la ville de la). Siège par Louis XIII, I, 161; V, 214, 220; X, 409; XV, 307-308; XVI, 27; XXVII, 98. Placée sous les ordres de Chamilly, X, 119. Françoise d'Aubigné y débarque à son retour d'Amérique, VII, 22; XXVIII, 190. Citée, XIII, 428; XVI, 124, 125, 442; XX, 340, 345, XVIII, 98.

Gouvernement, VII, *26, 32; XI, 14; XII, 228; XIV, 264, 392; XIX, 35. Commandement, IX, *7; XXIV, 204. Diocèse, XX, 341. Évêque: voyez Champflour (Étienne de).

ROCHEPOT (Louis le Goux de la

Berchère, comte de la), XX, *221. Achète la charge de chancelier du duc de Berry, 221-222.

ROCHEPOT (Marie-Charlotte Voysin, comtesse de la), XIX, *34. Est admise dans les carrosses du Roi, XX, 221-222. Son père lui fait donner une pension, XXIII, 354.

ROCHESTER (Laurence Hyde, comte de), X, *133.

ROCHE-SUR-YON (N. de Bourbon-Conti, prince de la), † 1698, V, *131.

ROCHE-SUR-YON (Louise-Adélaïde de Bourbon-Conti, demoiselle de la), XVII, *131. Assiste au mariage du duc de Berry, XIX, 353. Aux obsèques de la Dauphine, XXII, 346. Porte la queue de la mante de sa sœur à son mariage, XXVII, 40. Est la seule du sang royal qui n'ait pas de sang bâtard dans les veines, XXVIII, 310.

ROCROY (la ville de). Gouvernement, IV, *124.

RODDES (Charles-Nicolas Richer de), XIV, *275. Cherche des mines d'or, 275.

RODEZ (l'évêque de). Voyez Lézignem (Paul-Louis-Philippe de).

RŒULX (la terre de), XXIV, *82.

ROGRES DE CHAMPIGNELLES (la famille de), XX, *216. Voyez Champignelles.

ROHAN (la maison de), V, *183. Son origine, sa généalogie, ses diverses branches, 183 et suiv. Ses prétentions au rang des princes étrangers, 222-223, 240, 289; VI, 124, 234; VII, 80; XI, 292; XIII, 429; XIV, 150, 153-154, 170; XVII, 308; XX, 59-60; XXVIII, 41. La prétendue descendance de Conan Mériadec, XIV, 170-174. Prend l'Altesse, XVII, 309. Tentative qu'ils font au deuil de Monseigneur, XXI, 124. Mémoire que Saint-Simon rédige sur cette maison, XX, 60; XXII, 61. Branche du Poulduc ou du Gué-de-l'Isle, XIV, 166-169. Armes de la maison de Rohan; les mâcles, V, *219; XIV, 171.

Voyez Frontenay, Garnache (la), Gué de l'Isle, Guémené, Gyé, Léon, Marigny, Montauban, Montbazon, Rochefort, Soubise.

ROHAN (Alain VI, vicomte de), † 1303, V, *185; XIV, 167-168. Sa femme Thomasse de la Roche-Bernard, *167.

ROHAN (Alain VII, vicomte de), † 1353, et sa femme Jeanne de Rostrenem, V, *194.

ROHAN (Jean Ier, vicomte de), † 1395, et ses deux femmes Jeanne de Léon et Jeanne de Navarre, V, *194, *195.

ROHAN (Alain VIII, vicomte de), † 1429, V, *194. Sa femme Béatrix de Clisson, *187.

ROHAN (Alain IX, vicomte de), † 1462, V, *187-189, 191, 192, 194. Sa première femme, Marguerite de Bretagne, *187, 189. Sa seconde femme, Marie de Lorraine de Vaudémont, *188, 192.

ROHAN (Jean II, vicomte de), † 1516, V, *192-193, 197, 201; XIV, 141. Sa femme Marie de Bretagne, *192.

[Rohan *suite*]

ROHAN (Jacques, vicomte de), † 1527, XIV, *141.

ROHAN (Claude de), évêque de Quimper, † 1540, XIV, *141.

ROHAN (François de), archevêque de Lyon, † 1536, V, *198; XXV, 211.

ROHAN (René Ier, vicomte de), † 1552, V, *201. Son mariage avec Isabelle d'Albret, héritière de Navarre, 201, 204, *205, 212, 221.

ROHAN (René II, vicomte de), † 1575, V, *205, 212. Sa femme Catherine de Parthenay-l'Archevêque, *212.

ROHAN (Henri, duc de), † 1638, V, *215. Est créé duc et pair; épouse la fille de Sully et devient chef des huguenots, 215-217. Ses négociations et ses campagnes, XIV, 143. Sa fille et son duché, 134-135. Cité, V, 220; XIV, 141.

ROHAN (Marguerite de Béthune, duchesse de), V, *217. Épouse le duc Henri de Rohan, 217-218. Sa dispute avec la duchesse d'Halluin au mariage de Monsieur Gaston, 222-223. Mariage de sa fille avec Henri Chabot, 218-219; XIV, 134-138. Son prétendu fils Tancrède, 135.

ROHAN (Tancrède de), XIV, *135. Sa légitimité prétendue; sa mort, 135-136.

ROHAN (Henri Chabot, sieur de Sainte-Aulaye, duc de), † 1655, III, *313; V, *218. Épouse Marguerite de Rohan et devient duc de Rohan, 218-219; XIV, 134-138, 141-146, 151. Sa mort, 139. Ses filles : voyez Soubise (la princesse de), Espinoy (la princesse d'), Coëtquen (la marquise de).

ROHAN (Marguerite de Rohan, duchesse de), III, *312; V, *218. Son mariage avec Henri Chabot, 218-219; XIV, 134-138. Son rang et ses prétentions, 150. Son rôle à la cour, V, 253. Sa liaison avec Turenne et ses neveux Duras et Lorge, 254. Sa prédilection pour sa fille Soubise, XIV, 140. Elle est l'âme du parti huguenot, V, 254; X, 327.

ROHAN (Louis Chabot, duc de), † 1719, II, *18. Ses voyages pendant sa jeunesse, IX, 253-254; XIV, 23-24. Son mariage avec Mlle de Vardes, 148. Il ne reçoit pas l'ordre du Saint-Esprit en 1688; motifs de cette exclusion, 147-150; XVII, 83. S'unit aux autres dans le procès contre le maréchal de Luxembourg, II, 70, 71, 75, 79, 111, 118, 120-121. Il s'oppose à la réception du duc de Luxembourg au Parlement, 237, 239-242. Il refuse d'assister à la réception du duc du Maine, 111. Affront que lui fait Madame la Duchesse, IV, 308. Au camp de Compiègne, V, 354. Opposé aux prétentions de Cossé sur le duché de Brissac, VI, 63-67, 70. Affront fait à sa femme par la princesse d'Harcourt; il se plaint au Roi, 80-86. En mauvais termes avec sa sœur la princesse de Soubise, XIV, 140, 147, 149, 151; XV, 345; XVI, 100. Se réconcilie avec elle, VII, 108. Mariage de sa

fille avec le comte de la Marck, 107-109. Procès que lui intente le prince de Guémené au sujet du nom et des armes de Rohan, XIV, 134-165. Accorde au Roi de ne pas exiger l'hommage personnel du prince de Guémené, 165-166. Aventure avec le premier président Harlay, 373-374. Brouillé avec son fils à propos de la comédienne Florence; intervention du Roi, XV, 341-346. Affaire du mariage de son fils le prince de Léon avec Mlle de Roquelaure, XVI, 94-96, 100, 108-113. Obtient la substitution de ses biens de Bretagne, 113-114. Assiste au mariage du duc de Berry, XIX, 351. Marie sa fille au prince de Berghes, XX, 70-71. S'abstient dans l'affaire des prétentions de M. d'Antin au duché d'Épernon, 282-283. Assiste à la séance des Renonciations, XXIII, 332. Reçoit M. et Mme du Maine à l'hôtel de Rohan, 351. Marie son troisième fils à Mlle de Jarnac, XXVI, 199.

Son caractère difficile, II, 240; VI, 65; XIV, 140, 146, 148. Son avarice, II, 70. Compte ses filles pour rien, VII, 109. Antipathie du Roi pour lui, IV, 309; VI, 81; XIV, 147-148, 156, 166; XV, 345-346; XVI, 109. Il n'a pas de logement à Versailles, VI, 80. Ses relations avec Saint-Simon, II, 72. Il préside la noblesse aux États de Bretagne alternativement avec le duc de la Trémoïlle, XV, 341. Ses terres de Bretagne, II, 119, 120. Rang d'ancienneté de sa pairie, 18.

ROHAN (Marie-Élisabeth du Bec-Crespin de Vardes, duchesse de), II, *86. Son mariage, XIV, 148. Affront que lui fait la princesse d'Harcourt et réparation qu'elle en obtient, VI, 77-88. Sa conduite dans le procès intenté à son mari par les Rohans, XIV, 155, 162. Le Roi ne l'aime pas, VI, 81; XVI, 109. Citée, II, 120.

ROHAN (Anne Chabot de). Voyez Soubise (la princesse de).

ROHAN (Louis, chevalier de), † 1674, V, *297. Sa conspiration, 297; XIII, 429; XXIII, 113-114; XXVIII, 104.

ROHAN (Armand-Gaston-Maximilien de Rohan, abbé de Soubise, puis cardinal de), V, *232. Distinctions qu'il obtient en Sorbonne, 288-291; VII, 83-84; XVII, 309. Intrigues de sa mère pour sa fortune, VII, 86. Menées qui le font élire chanoine de Strasbourg, puis coadjuteur de l'évêque cardinal de Furstenberg, 77-83, 99-101. Son sacre comme coadjuteur, IX, 9-10. Rôle dans le procès du prince de Guémené et du duc de Rohan, XIV, 154, 155, 162. Persécute dom Lobineau pour les prétentions de sa maison, 173. Devenu évêque de Strasbourg, 273. Le Roi lui donne sa nomination au cardinalat; intrigues à ce sujet, XIII, 415; XVI, 412; XVII, 76, 78. Rôle dans l'affaire de Saint-Simon et du duc de Mortemart, 86. Sa nomination de cardinal, XXIII,

79. Reçoit la calotte rouge des mains du Roi, 95. Obtient la liberté d'Albemarle, 109. Place spéciale que le Roi lui donne à la chapelle, 271. Contribue à faire adoucir les preuves du chapitre de Strasbourg, 273. Célèbre le mariage de sa nièce avec le fils du maréchal de Tallard, 321-322. Fait grand aumônier; prête serment, 407. Démarche du P. le Tellier auprès de lui à propos de la constitution Unigenitus; ses hésitations; se laisse entraîner par Tallard, XXIII, 396-407. Donne l'hospitalité au cardinal Gualterio, XXIV, 8. Bénit les mariages des princes de Bourbon et de Conti, 40-41. Contribue à l'élévation à la pairie des princes de Rohan et d'Espinoy, XXV, 126-127. Ses intrigues contre le duc d'Orléans, XXVI, 269-270. Saint-Simon conseille au Régent de l'écarter du conseil des affaires ecclésiastiques; conduite à tenir à son égard, XXVII, 20, 22-23, 26, 29. Les relations avec la cour de Rome lui sont permises, 31. Donne au Roi les derniers sacrements, 261-263. Paroles que le Roi mourant lui adresse à propos de la Constitution; il empêche le cardinal de Noailles de voir le Roi, 266-271. Dernière messe du Roi, 278. Il l'assiste à ses derniers moments, 292.

Son caractère; son portrait, son éducation; doit tout au cardinal de Noailles, XXIII, 398-401. Sa beauté; ses dons de séduction; fils de la Fortune et de l'Amour, VII, 81, 83, 84; IX, 10; XIV, 154-155. Son ambition, XXVII, 20, 26. A peu de relations avec Mme de Maintenon, XXVIII, 245. Lié avec Van Holl, XXV, 161.

ROHAN (Hercule-Mériadec de Rohan-Soubise, prince de), † 1749, II, *126; V, *232. Son mariage avec la princesse de Turenne; mot de Mme Cornuel, II, 126-130. Reçoit la charge de capitaine des gendarmes de la garde, XI, 339. Campagne de 1706; le Roi le questionne sur Ramillies, XIV, 117. Affaire de Saint-Simon et du duc de Mortemart, XVII, 86. Essaie de marier sa fille avec un Matignon, 77-78. Aux obsèques de Monsieur le Prince, 265, 267. A l'armée de Flandre en 1710, XIX, 407. Ses vues sur une fille de la duchesse de Bourbon pour son fils, XXI, 273-276. Essaie des galanteries avec la duchesse de Bourgogne, 274-275. Mariage de sa fille avec le fils du maréchal de Tallard, XXIII, 314-316, 320-322. Assiste aux conférences de Rastadt, XXIV, 130. Est créé duc de Rohan-Rohan, XXV, 124-129. Sa réception au Parlement, 188-189. Son second mariage avec la maréchale de Chaulnes, XX, 159.

Son caractère, XIV, 117. Sa liaison avec les Lillebonne, XV, 16; XXI, 274. Ami d'Albemarle, XXIII, 109. Sa parenté avec Mme de Bournonville, XIII, 126. Ses constructions à l'hôtel de Guise, XXI, 273.

Rohan (Anne-Geneviève de Levis, princesse de Turenne, puis de), I, *129. Son remariage avec le prince de Rohan ; ses galanteries, 126-129. Mot de Mme Cornuel, 129-130. Sa liaison avec Mme d'Argenton, XVIII, 310, 392-393.

Rohan (Guy-Auguste, chevalier de), puis comte de Chabot, † 1760, XIV, *142. Voyage en Angleterre, 142-143.

Rohan-Chabot (Louis-Marie-Bretagne-Dominique, prince de Léon, puis duc de), † 1791, XXVI, 240.

Rohan (Anne, demoiselle de), V, *215.

Rohan (Henriette, demoiselle de), V, *214.

Rohan-Guémené (Marie-Éléonore de), abbesse de la Trinité de Caen, XXIII, *185.

Rohan-Guémené. Voyez Guémené.

Rohan-Gyé (François de), archevêque de Lyon, V, *198, 199.

Rohan-Gyé. Voyez Gyé.

Rohan-Montbazon (la branche de), XXIII, 111-112. Voyez Montbazon.

Rohan-Poulduc (la branche de), XIV, *167.

Rohan-Poulduc (Isaac de), XIV, *168. Sa mère et sa femme ; procès sur son nom, 168-169.

Rohan-Soubise (Charlotte-Armande de), XXIII, 314.

Rohan-Soubise (Louise-Françoise de). Voyez Meilleraye (la duchesse de la).

Rohan-Soubise (Marie-Isabelle-Gabrielle de). Voyez Tallard (la duchesse de).

Rohan-Soubise. Voyez Soubise.

Rohan (le duché de), II, *111 ; V, *216 ; XXI, *140. Son érection en duché-pairie, XIV, 134, 138-139, 141, 172. Prétentions pour son ancienneté, XXI, 140.

Rohan (les hôtels de), à la place Royale, à Paris, IV, 309 ; XXIII, 351, *352. L'hôtel de de Rohan à Versailles, XIV, 162.

Roi (le régiment d'infanterie du), I, *29, 41, 46, 57, 252 ; III, *185 ; V, 159, 160 ; XII, 61, 317 ; XIII, *119 ; XIV, 390 ; XVII, 311 ; XVIII, 187 ; XX, 246 ; XXVIII, 108, 119.

Roi très chrétien (le titre de), VI, *26, 244, 245.

Rois (les). Leur titre de Majesté XVII, 303. Tous les biens de leurs sujets leur appartiennent, XX, 169-173. Égalité des rois élus et des rois héréditaires inventée par Mazarin, XXIV, 320-321.

Rois de France (les). Leur majorité ; ordonnance de Charles v, XXV, 251. Leur autorité dans leur royaume, VIII, 146-147 ; XIV, 436-438. Leurs relations avec la cour de Rome, VII, 203 ; XIII, 109. Les rois de France et les cardinaux, VII, 200 ; XX, 40-41. Se font représenter aux enterrements des princes du sang, XVII, 143-144. Leurs frères sont appelés Monsieur, 291. Leurs obsèques à Rome, XXII, 334-335.

Rois (la fête des), à Versailles, VIII, 14-15.

ROISSY (Jean-Jacques II et Henri II de Mesmes, seigneurs de). Voyez Mesmes.

ROLLAND (Pierre Laporte, dit), chef des Camisards, XII, *117, 119.

ROMAINS (le titre de Roi des), I, *112.

ROMAINS (l'archiduc Joseph, roi des), plus tard l'empereur Joseph Ier, III, *134. Prend Landau (1704), XII, 266, 313-314. Succède à son père Léopold, XIII, 33, 34, 39. Voyez Joseph Ier.

ROMAINVILLE (Charles-François le Camus de), II, *151. A l'armée du Rhin en 1694, 151, 167. Nommé inspecteur de la cavalerie, 213.

ROME (la cour de). N'approuve pas la révocation de l'édit de Nantes, XXVIII, 231. Est irréductible à toute opposition et veut tout faire ployer, VII, 203; XIII, 232. Ses entreprises réprimées par le Parlement, XXV, 247-248. Sentiments de Saint-Simon sur le pouvoir des papes, XXII, 5-7. Règles à suivre pour les relations de la cour de Rome avec le clergé français, XXVII, 29-31. Argent qu'elle tire d'Espagne, XVII, 214. Saint-Simon est désigné pour l'ambassade de Rome, XIII, 232 et suiv.

Les congrégations de cardinaux, V, 110-111; XII, 39. La Chancellerie romaine, XIX, *20. La Pénitencerie, *20. L'Inquisition et ses prisons, IV, 61; XIII, 71, 72, 74. La Chambre apostolique, XVI, *268. Les Signatures, XIX, *20. Les avocats consistoriaux, VII, 354. Les consulteurs du Saint-Office, X, *127.

ROME (la ville de). Prise par le connétable de Bourbon, IV, 43. Les sénateurs de Rome, VII, 354. Franchises du quartier des ambassadeurs, V, 43. Couvent de la Minerve, VII, 48; XII, 39. Collège des Jésuites, VII, 167; XV, 124; XVII, 61. Le Noviciat des Jésuites, VII, *105; XXVI, 148. Le palais Orsini, V, *105.

ROMMILLEY (la famille de), XI, *5.

RONCOVERI (Alexandre), évêque de Borgo-San-Donnino, XIII, *287-289.

RONGÈRE (Hyacinthe de Quatrebarbes, marquis de la), XI, *340. Chevalier d'honneur de Madame; sa mort, 340-341; XXIII, 15.

RONQUILLO (François), XII, *432. Gouverneur du conseil de Castille, 432-433; XIII, 176. Membre de la junte de gouvernement, XVIII, 98. Est destitué de sa place au conseil de Castille; obtient une pension, XXIV, 145. Exilé, 246.

RONQUILLO (Pierre), † 1710, fils du précédent, XIV, *422.

RONSARD (Pierre de), IX, *321.

ROOKE (Georges), vice-amiral anglais, I, *267; XII, *212. Campagne de 1693, I, 267. Est battu à Velez-Malaga, XII, 212, 216-218, 221.

ROOSEBEKE (le village de), XVI, *453.

ROQUE DE VARANGEVILLE (la famille), X, *22.

ROQUEBRUNE (le bourg de), en Provence, II, *94.

ROQUELAURE (Antoine, maréchal de), † 1625, I, *205; XIV, *263; XVI, 101.

ROQUELAURE (Gaston-Jean-Baptiste, duc de), † 1683, II, *254. Son gouvernement de Guyenne, 254. Ses affaires embarrassées, XXIV, 173.

ROQUELAURE (Gaston-Jean-Baptiste-Antoine, comte de Biran et duc de), † 1738, II, *232. Est fait duc à brevet après son père; son mariage avec Mlle de Laval; son mot à la naissance de sa fille aînée, XIII, 182. Réconcilie le maréchal de Luxembourg avec MM. de Vendôme, II, 232. Insulté par Vendôme, il n'en demande pas réparation et se laisse raccommoder, 246-250. Il se fait battre en Flandre et essaie de se justifier, XIII, 79-81, 182-183, 370. Va commander en Languedoc, 301. Enlèvement de sa fille par le prince de Léon; mariage régularisé, XVI, 94-114. Secourt Agde et Cette avec les milices du Languedoc, XX, 99-101. Plaisant de profession; ses bouffonneries, II, 246, 249; XIII, 183; XIX, 116. Marie sa seconde fille avec le prince de Pons, XXIV, 172-173. Sa fortune rétablie par sa femme, 173.

ROQUELAURE (Marie-Louise de Montmorency-Laval, duchesse de), II, *249. Amour du Roi, qui la marie à Biran-Roquelaure, XIII, 182; XVI, 102; XIX, 300; XXVIII, 185-186. Son étrange propos sur son mari pour sa dispute avec Vendôme, II, 249. Admise auprès de la duchesse de Bourgogne, IV, 302. Au bal, 319. Affaire de l'enlèvement de sa fille par le prince de Léon, XVI, 94-114. Proposée pour dame d'honneur de la duchesse de Berry, XIX, 300-301. Ses grands airs; sa hauteur, XIII, 183-184; XVI, 103; XIX, 301. Son habileté en affaires, XXIV, 173. Amie du chancelier de Pontchartrain, XVI, 101; de Mme de la Vieuville, 96, 99, 100.

ROQUELAURE (Françoise, demoiselle de), XVI, *94. Sa naissance, XIII, 182. Enlevée par le prince de Léon; l'épouse, XVI, 94-114. Laide et bossue, 95, 103. Voyez Léon (la princesse de).

ROQUELAURE (Élisabeth, demoiselle de). Au couvent, XVI, *95. Épouse le prince de Pons, XXIV, 172-173. Voyez Pons.

ROQUELAURE (l'hôtel de), à Paris, XXIV, *173.

ROQUE-SAINT-CHAMARAN (Antoine de Peyronenc de la), I, *217.

ROQUETTE (la famille de), XIV, *293.

ROQUETTE (Gabriel de), évêque d'Autun, VI, *131. Dispute avec l'abbé de Cîteaux pour la présidence des États de Bourgogne, 131-133. Sa mort, son caractère, sa prétendue guérison par le roi d'Angleterre, XIV, 293-297. Original de Tartufe, 294.

ROQUETTE (Henri-Emmanuel-abbé de), XIV, *297. Aumô,

nier de la princesse de Conti; ses relations avec son oncle, 297-298.

Rosalie (l'évêché de), XII, *41; XXIV, 59. Évêque : voyez Lionne (Artus de).

Rose (Catherine d'Almayrac, dite la béate), VIII, *79. Ses aventures, ses dupes, son voyage à la Trappe; est chassée de Paris, 79-88; XXV, 63.

Rose (Toussaint), VIII, *22. Secrétaire du cabinet, sa mort, son caractère, 22-33. Ses relations avec le Roi et les gens de la vieille cour, 24, 27-28. Aventure avec Monsieur le Prince, 26-30; XVII, 233. Nargué par M. de Duras, VIII, 30-31. Mariage de sa petite-fille avec un Portail, 31-33. Mort de son petit-fils, XIV, 36. Amitié pour Saint-Simon, VIII, 33.

Rose (le marquis de), gouverneur de Barcelone, XIII, 117.

Roseau (le château du), XVI, 307.

Rosen (Reinhold de), † 1667, XI, *31-32.

Rosen (Conrad, maréchal de), † 1715, II, *142. Sa noblesse d'origine; son mariage, XI, 31-32, 379. Approuve la création des inspecteurs de cavalerie, II, 210. Dédommagé d'une confiscation perdue par la paix, V, 134. Au camp de Compiègne, 372-373. Choisi pour accompagner le duc de Bourgogne à l'armée; il s'en excuse habilement, X, 181-182, 194. Est fait maréchal de France, XI, 8-9, 30-31, 34. Grand-croix de Saint-Louis, 33. Est fait chevalier du Saint-Esprit, XII, 357, 379. Sa mort, sa retraite, son caractère, XXVI, 256-257. Traits de caractère et portrait, II, 210; X, 181-182; XI, 32-33. Parle mal français et blâme son fils de le bien parler, 33. Estimé du Roi, 33. Ami de Saint-Simon, II, 142; IV, 174-175; XI, 34. Sa maison de Strasbourg, II, 142; IV, 174-175; XI, 34.

Rosen (Marie-Sophie de Rosen, maréchale de), XI, *32.

Rosen (Reinhold-Charles de), † 1744, fils du précédent, XI, *33; XXVI, 256.

Rosen (Marie-Béatrice-Octavie de Grammont, marquise de), XXVI, *257. Sa conduite avec son beau-père, 257-258.

Roses (la ville de), I, *272. Siège et blocus, 272; XIII, 301.

Rosmadec (Sébastien IV de), gouverneur de Nantes. Sa mort, IX, *7.

Rosny (Maximilien II de Béthune, marquis de), † 1634, XI, *199. Son mariage avec Françoise de Créquy, 199.

Rospigliosi (la famille), XVIII, 263. Voyez Clément IX.

Rossignol (Antoine), XIII, *149.

Rossignol (Charles-Bonaventure), XIII; *149. Président aux requêtes du palais; sa mort, son talent de déchiffreur, 149-150.

Rostaing (la maison de), II, 183. Leur lèpre, IX, 72.

Rote (le tribunal de la), I, *287; V, *36; XI, 188; XIII, 69, 72, 249; XVI, 410.

Roth (le village de), II, *148-150, 297.

ROTHELIN (la maison d'Orléans-), V, *201 ; XXV, 299.

ROTHELIN (François Ier d'Orléans-Longueville, marquis de), † 1548, V, *200. Son mariage avec Jacqueline de Rohan-Gyé, 200-201, 227.

ROTHELIN (François II d'Orléans, marquis de), † 1601, XXV, *299.

ROTHELIN (Henri II d'Orléans-Longueville, marquis de), † 1691, VII, *36. Épouse Gabrielle-Éléonore de Montault-Navailles ; sa mort, 36.

ROTHELIN (Philippe d'Orléans-Longueville, marquis de), † 1715, XXVI, *254.

ROTHELIN (Alexandre d'Orléans-Longueville, chevalier puis marquis de), † 1764, XIX, *413. Prend part à la campagne de 1710, 413.

ROTTEMBOURG (Conrad-Alexandre, comte de), XXV, *187. Envoyé en Prusse, 187.

ROTTWEIL (la ville de), XI, *90 ; XII, 139.

ROTURIERS (les). Leur origine, XXV, 194.

ROUANNEZ (Louis Gouffier, duc de), † 1642, III, *315.

ROUANNEZ (Artus Gouffier, duc de), † 1696, III, *315. Obligé de se défaire du gouvernement de Poitou, XIX, 345. Sa mort, son caractère, sa retraite en dévotion ; cède son duché à M. de la Feuillade, III, 315-319.

ROUANNEZ (Louis Gouffier, chevalier, puis comte de), XII, *145. Campagne de 1704, 145.

ROUANNEZ (le duché de), III, *318 ; XV, 192 ; XX, 279 ; XXV, *235.

ROUCY (Charles de la Rochefoucauld-Roye, comte de), † 1605, IV, *48 ; V, 376.

ROUCY (Julienne-Catherine de la Tour d'Auvergne, comtesse de), V, *31.

ROUCY (François II de la Rochefoucauld-Roye, comte de), † 1721, II, *336. Sa conduite à la bataille de la Marsaille, XII, 188. Sert en Allemagne (1702), X, 90. Campagne de 1703, XI, 300. Prend part à la bataille d'Hochstedt, XII, 188-189 ; XVII, 174 ; XIX, 120. Volontaire à l'armée de Flandre en 1709, XVII, 174. Sa liaison avec la marquise de Richelieu, XVII, 243. Assiste aux obsèques de Monsieur le Prince, 265, 267. Opposé à la succession de l'évêque de Metz au duché de Coislin, XIX, 120-123. A la mort de Monseigneur, XXI, 38. Sa situation à la cour, 278. Aux obsèques du duc de Bourgogne, XXIII, 48, 53. Projet de mariage de son fils avec Mlle de Monaco ; rompu, XXIV, 42-48. Il le marie avec Mlle Huguet, XXV, 97. Ses affaires embarrassées, XXIV, 46. Familier de Monseigneur, III, 193 ; XIX, 120 ; XXI, 74 ; et de Mlle Choin, XIV, 397. Bien traité de son oncle le maréchal de Lorge, XII, 188. Portrait et caractère, III, 193-194 ; XVII, 243 ; XIX, 120. Mot sur l'abbé de Grancey, XIV, 76.

ROUCY (Catherine-Françoise d'Ar-

pajon, comtesse de), III, *178. Faite dame du palais de la duchesse de Bourgogne, 159, 179-180, 192. Contribue au mariage de sa belle-sœur avec Jérôme de Pontchartrain, IV, 57. Propose d'admettre Mme de Saint-Simon dans l'intimité de la duchesse de Bourgogne, 304. Son procès contre le marquis d'Ambres, V, 146-147; XXI, 308. Avertit Saint-Simon de la perfidie du duc de Gesvres à son égard, VI, 407. Sa colère de ce que son mari n'est pas fait lieutenant général, X, 90. Prévient Saint-Simon du mécontentement du Roi contre lui, XI, 358-359. Sa conduite à la mort de sa belle-sœur Pontchartrain, XVI, 142-148. Avertit Saint-Simon des calomnies des Lorraines, XVII, 84. A la mort de Monseigneur, XXI, 38. Insulte la duchesse de Berry, XXII, 265. Les procès de sa maison, XXIV, 46. Hostile à Beauvillier, V, 146-147; XXI, 308. Portrait et caractère, III, 192-193.

ROUCY (Louis de la Rochefoucauld, chevalier de), † 1751, IV, *47.

ROUCY (Louis-Armand-François de la Rochefoucauld-Roye de Blanzac, comte de), puis duc d'Estissac, † 1783, XIX, *286.

ROUEN (la ville de). Assemblée des notables, XI, *200. Désordres au sujet des blés, XX, 278; XXI, 257-258. Séjour qu'y fait le cardinal de Bouillon, XVI, 118, 119, 123, 126; XX, 36. Ragotzi y arrive et y est reçu sans honneurs, XXIII, 240-242.

Archevêché, X, *199. Est soustrait à la primatie de Lyon, 198-200. Archevêques : voyez Aubigny (Claude-Maur d'), Colbert (Jacques-Nicolas), Tavannes (Nicolas de Saulx-), Tressan (Louis de la Vergne de).

Abbaye de Saint-Ouen, XI, *198; XVI, 114, 118; XX, 10; XXVI, 141. Le couvent de Bellefonds, III, *322. La Chartreuse, V, *82. Chambre des comptes, XXIV, 302. Intendants de Rouen, VI, 296; XVIII, 113; XXI, 257.

Parlement : la majorité de Charles IX y est proclamée, XXV, 251; XXVII, 107. Le procès de Saint-Simon contre son beau frère Brissac y est jugé, XIII, 196-208. Procès du testament de Mme de Coëtanfao, XXVI, 205-206. Anecdote sur un président, 225-226.

ROUERGUE (le), III, *177.

ROUERGUE (le régiment de), V, *370; XXVI, 363.

ROUET (Louise de la Béraudière, demoiselle du), XI, *187.

ROUGE (le), fard, III, *165.

ROUILLAC (Jacques Goth, marquis de), II, *96; XX, 289. Sa femme Hélène de Nogaret de la Valette, II, *96.

ROUILLAC (Louis de Goth, marquis de), † 1662, II, *96; XX, 263, 289.

ROUILLAC (Jean-Baptiste-Gaston de Goth, marquis de), dit le duc d'Épernon, II, *97. Ses prétentions au duché d'Éper-

non; son caractère, 97-98; XX, 262-263. Veut marier sa fille avec le comte d'Estrées, II, 99-100.

Rouillac (Élisabeth-Régine de Goth, demoiselle de), dite la duchesse d'Épernon, II, *98. Ses prétentions au duché d'Épernon; cherche à épouser le comte d'Estrées, 98-100; IX, 68; XX, 259-260.

Rouillé (les familles), XXV, 116, *479-480. Les Rouillé des Postes, XXVII, 139-140.

Rouillé (Marguerite-Thérèse). Voyez Noailles (la marquise de), Richelieu (la duchesse de).

Rouillé (Marie-Anne). Voyez Bullion (Mme de).

Rouillé du Coudray (Hilaire), IX, *18. Fait directeur des finances, son caractère; sa liaison avec les Noailles, 18-23. Conseiller d'État surnuméraire, XI, 256. Ses parties secrètes avec le maréchal de Noailles, XVI, 378. Débauché et érudit, XVII, 178; XXIII, 78.

Rouillé de Marbeuf (Pierre), XI, *314. Son ambassade en Portugal, 314-315. Sa mission à Bruxelles auprès de l'électeur de Bavière, XII, 308. Ses négociations en Hollande, XVII, 178-179, 399, 401-402, 413. Sa mort, XXIII, 78. Son caractère, ses qualités, XI, 315; XII, 308-309; XVII, 178; XXIII, 78.

Roule (le faubourg du), à Paris, XV, *277.

Roure (Jacques de Beauvoir de Grimoard, comte du), XXV, *120. Sa mort, 120.

Roure (Louis-Pierre-Scipion de Grimoard, comte du), † 1733, II, *136.

Roure (Louis-Scipion de Grimoard, marquis du), † 1690, II, *136.

Roure (Marie-Anne-Louise de Caumont-la-Force, marquise du), II, *136. Ses amours avec Monseigneur et avec le marquis de Créquy; est chassée de la cour, 136-138.

Rousseau de la Parisière (la famille), XXVI, *90. Voyez Parisière.

Rousselaere (la ville de), XVI, *359.

Rousselet de Châteaurenault (la famille), XI, *22. Les premiers Châteaurenault, XII, *357-358. Voyez Châteaurenault.

Roussillon (Louis de Bourbon, comte de), et sa femme Jeanne, légitimée de France, IV, *45.

Roussillon (le). Armées de Roussillon de 1707 à 1712, XIV, 303; XVI, 386; XVIII, 30, 139, 399; XIX, 416 et suiv.; XX, 223; XXIII, 217. Gouvernement, V, *126; XIII, 177, 402-403; XVIII, 407. Lieutenance générale, XXIII, *356.

Roussillon (le régiment de). Voyez Royal-Roussillon.

Rouville (Louis, marquis de), gouverneur du Fort-Louis, II, *143.

Rouvroy (Pierre, marquis de), † 1670, XV, *456.

Rouvroy (Jean-Auguste, marquis de), † 1729, XV, *462.

Rouvroy (Jean-Baptiste, marquis

de), † 1744, XV, *456. Capitaine de vaisseau, tente de se faire reconnaître de la même maison que Saint-Simon, 455-467. Sa femme Renée-Thérèse d'Abon, *458.

Rouxel. Voyez Grancey, Médavy.

Rovere (le comte de), VI, *191.

Rovere (la maison de la), III, *3. Voyez Jules II.

Royal-Allemand (le régiment), I, *255; XXIII, 279.

Royal-cavalerie (le régiment), XXIII, *109.

Royal-Étranger-cavalerie (le régiment), VI, *429.

Royal-infanterie (le régiment), XI, 303, *304; XII, 178; XXIII, 103.

Royal-Italien (le régiment), XII, *453.

Royal-Roussillon (le régiment de), I, *113, 225, 238, 239, 249, 268; XIII, 232; XVI, 194.

Royale (la place), à Paris, I, *147; II, 33, 79; IX, 66; XIII, 43; XVIII, 133, 134.

Royan (Gilbert de la Trémoïlle, marquis de), XI, *182. Sa femme Anne Hurault de Cheverny, *182.

Royan (Georges de la Trémoïlle, marquis de), VII, *65. Sa femme Yolande-Julie de la Trémoïlle-Noirmoutier, *63; XVI, 152.

Royan (Marie-Anne de la Trémoïlle, demoiselle de), II, *260. Voyez Châtillon (la duchesse de).

Royaumont (l'abbaye de), XI, *21; XVII, 473.

Roye (Frédéric-Charles de la Rochefoucauld, comte de), † 1690, III, *194. Retiré en Danemark à la suite de la révocation de l'édit de Nantes; y est fait grand maréchal; aventure qui le fait passer en Angleterre; il devient comte de Lifford, IV, 49-53. Sa vie à Londres; sa mort, 54-55; XIV, 212; XXVI, 119.

Roye (Isabelle de Durfort-Duras, comtesse de), III, *194. Aventure en Danemark; retirée en Angleterre; mariage de sa fille avec Jérôme de Pontchartrain, IV, 52 et suiv. Amitié du maréchal de Lorge pour elle, X, 327, 330. Sa mort, sa famille, XXVI, 119-120.

Roye (Louis de la Rochefoucauld, marquis de), † 1748, XI, *151. Lieutenant général des galères; épouse Mlle Ducasse, 151, 334-336. Conduit les troupes au siège de Villefranche, XII, 420. Mène Tessé à Gênes sur ses galères, XVI, 275. Cité, XXVI, 120.

Roye (Marthe Ducasse, marquise de), XI, *151.

Roye (François IV de la Rochefoucauld, comte de), † 1725, XXIII, *53. Aux obsèques de la Dauphine, 53. Projet de mariage avec Mlle de Monaco; rompu, XXIV, 42-48. Il épouse Mlle Huguet, XXV, 97.

Roye (Élisabeth-Marguerite Huguet, comtesse de), XXV, *97. Son mariage, 97.

Roye (Barthélemy de la Rochefoucauld, chevalier de), II, *336. Apporte la nouvelle de la prise de Leffinghem, XVI, 368.

Capitaine des gardes du duc de Berry, XX, 213. Postule la charge de premier écuyer de ce prince, XXII, 264-265. Aux obsèques du duc, XXIV, 260. Cité, XXVI, 120.
Roye (Charlotte de la Rochefoucauld, demoiselle de), † 1743, IV, *50; XXVI, 119.
Roye, Péronne et Montdidier (le gouvernement de), XXIV, *88.
Rozel (César-Armand, marquis du), † 1726, I, *284.
Rozel (Alexis-François, chevalier du), I, *236. Bat le comte de Tilly, 236. Vend son régiment de cavalerie à Saint-Simon, 282-283. Sert à l'armée de Flandre en 1706, XIV, 30-31. Lieutenant général; à la bataille d'Audenarde et à la retraite, XVI, 191-192, 224-225.
Rubelles (le village de), III, *70. Voyez Bonneau de Rubelles.
Rubentel (la famille de), III, *322.
Rubentel (Denis-Louis, marquis de), † 1705, I, *243. A Nerwinde, 243. Est disgracié; portrait et caractère, III, 319, 323-325. Sa mort, XII, 462.
Rubi (le marquis de), chef catalan, XXVI, *236. Rend l'île de Majorque, 236-237.
Rubicon (le), XIX, *22.
Rue (le P. Charles de la), IV, *85. Son sermon devant le Roi contre le quiétisme, 85-86. Est choisi comme confesseur de la duchesse de Bourgogne, VII, 168; XIII, 10, 11. Ses sentiments sur les doctrines de Fénelon, IV, 88; XIX, 208. Ami du cardinal de Bouillon, XX, 12. Prononce l'oraison funèbre de Monseigneur, XXI, 345. La duchesse de Bourgogne au lit de la mort refuse de se confesser à lui; sa conduite loyale, XXII, 275-276, 338. Nommé confesseur du duc de Berry, XXIII, 46. Prononce l'oraison funèbre de la Dauphine, 54. Assiste le duc de Berry à la mort, XXIV, 250-252. Sa maison de campagne à Pontoise, XIII, 10.
Ruffec (Aymerie de Rochechouart, marquise de), I, *213; XV, 100.
Ruffec (Philippe de Volvire, marquis de), † 1585, XII, *71. Sa femme Anne de Daillon, *71.
Ruffec (Jacques-Louis de Rouvroy-Saint-Simon, vidame de Chartres et duc de), V, *317. Fils aîné de Saint-Simon; sa naissance, 317. Titré vidame de Chartres, 324. Sa liaison avec le jeune Maisons, XXIV, 331; XXVII, 162. Malade, IX, 198. Va en Espagne et y reçoit la Toison d'or, 178, 220, 236. Épouse la princesse de Bournonville; négociations du mariage, XIII, 125; XXVII, 244-252.
Ruffec (Catherine-Charlotte-Thérèse de Gramont, princesse de Bournonville, puis duchesse de), XIII, *125. Son mariage, XXVII, 244-252. Voyez Bournonville (la princesse de).
Ruffec (Armand-Jean de Rouvroy-Saint-Simon, marquis de), † 1754, VI, *220. Second fils de Saint-Simon; sa naissance, 220. Sa liaison avec le jeune Maisons, XXIV, 331; XXVII,

162. Est fait grand d'Espagne; sa couverture, VIII, 167-168; IX, 130, 178-184, 187-188, 194-199, 205, 206, 212; XXI, 334. Malade en Espagne, 220. Aventure du faux-marquis de Ruffec, XXVI, 291-294.

RUFFEC (la ville et le marquisat, de), I, *213; VI, 220-221; XVIII, 294.

RUFFEY (Anne-Louis Damas, marquis de), X, *56. Prend part à l'expédition d'Écosse, XV, 419. A la bataille d'Audenarde, XVI, 193. Lieutenant général et sous-gouverneur du jeune roi, XXVIII, 314-315. Se prétend de la maison de Damas, 314.

RUMESNIL (Louis de Mailly, seigneur de), XXIV, *92.

RUMERSHEIM (la bataille de), XVIII, 165 et suiv.

RUPELMONDE (Philippe-Eugène-François de Boulogne de Licques, comte de), XII, *416.

RUPELMONDE (Maximilien-Philippe-Joseph de Recours de Lens, comte de), † 1710, XII, *414. Il épouse Mlle d'Alègre; son extraction; anecdotes sur sa femme, 414-418. Il est tué à Brihuega, XX, 299.

RUPELMONDE (Marie-Marguerite-Élisabeth d'Alègre, comtesse de), XII, *414. Son mariage; portrait, caractère, anecdotes, 414-418. Est faite dame du palais, 417. Sa pension d'Espagne, XX, 299.

RUPELMONDE (Yves-Marie de Recours de Lens, comte de), † 1745, XII, *418. Sa femme Marie-Chrétienne-Christine de Gramont, *418.

RUPELMONDE (la seigneurie de), XII, *416.

RUREMONDE (la ville de), X, *192. Évêché, XXIV, *67. Évêque : voyez Ongnies d'Estrées de Rollencourt (A. d').

RUSSEL (Édouard), amiral anglais II, *158.

RUSSIE (la). Voyez Moscovie (la).

RUVIGNY (Henri Ier de Massué, marquis de), † 1689, IV, *20. Ses négociations; rejette l'offre du Roi de rester en France à la révocation de l'édit de Nantes, sa mort, 22-24. Histoire du dépôt confié à Harlay, 25; XIII, 139; XIV, 371.

RUVIGNY (Henri II de Massué, marquis de), puis comte de Galway, I, *260. Pris et relâché à Nerwinde, 260. Voyez Galloway.

RUZÉ (Guillaume), XXVI, *369.

RUZÉ DE BEAULIEU (Martin), XI, *197; XXVI, *369.

RUZÉ (les armes des), XXVI, *370. Voyez Effiat.

RYSWYK (le château de), IV, *142.

RYSWYK (la paix de). Négociations, II, 242-245; III, 134, 274, 279, 285, 299; IV, 16, 20, 130, 139, 174, 220, 226-239.

Citée, IV, 290, 335, 347; V, 55, 62, 142; VI, 116, 185, 254, 259; VII, 117, 296; VIII, 1, 261; IX, 290, 291; X, 52, 109, 126, 245, 304; XI, 337, 349; XII, 45; XIV, 197; XV, 28, 194; XVIII, 242; XXVI, 66, 259; XXVIII, 24, 86.

S

SAARBRÜCK (la ville et le château de), XXIII, *279.
SABATIER (Pierre), évêque d'Amiens, XIII, *419.
SABIONETTE (le duché de), XI, *336, 337.
SABLÉ (Philippe-Emmanuel de Montmorency-Laval, marquis de), † 1640, I, *81. Sa femme Madeleine de Souvré, *84.
SABLÉ (Louis-François Servien, marquis de), † 1710, X, *8. Ses débauches, sa mort, XIX, 392-393; XXIII, 121.
SABLÉ (le marquisat de), XIX, *393.
SACCADE DU VICAIRE (la), en Espagne, VIII, 220-222.
SACRE DES ROIS (le). Fonctions des pairs et cérémonial, III, 316; VI, 416; XXI, 188-189.
SACRÉ COLLÈGE (le). Voyez Cardinaux (les).
SAGONNE (Philippe de l'Aubespine, comte de), I, *25.
SAGONNE (M. de). Voyez Mansart de Sagonne.
SAILLANS (la maison de), XIV, *178.
SAILLANS (Jean-Philippe d'Estaing, comte de), † 1723, I, *257; III, *96. Blessé à Nerwinde, I, 257. Ami de M. de Luxembourg, III, 96. Gouverneur de Metz, XXIII, 176.
SAILLANT (François-Ignace de Baglion de), évêque de Tréguier, puis de Poitiers, V, *78-79.
SAILLY (Aymard-Louis, marquis de), XV, *193. Campagne de 1707 dans le comté de Nice, 193, 212.
SAINCTOT (la famille), XXIV, *10.
SAINCTOT (Nicolas II), I, *93. Maître des cérémonies; au mariage du duc de Chartres, 93. Ses bévues de cérémonial; sa fausseté dans l'affaire du légat Chigi; ses registres erronés, V, 5-11, 16-19, 37. Mène la princesse de Montbéliard, VI, 314. Sa mort, son caractère, sa famille, XXIV, 10-12. Cité, VI, 57.
SAINCTOT (Étienne), conseiller au Parlement, XXIV, *11.
SAINCTOT (Étienne), sieur de Pingré, XXIV, *12.
SAINCTOT (Nicolas-Sixte, chevalier de), XXIV, *12.
SAINCTOT (Claude-Catherine), XXIV, *12. Voyez Tour d'Apchier (la comtesse de la).
SAINT-ADON (N. Péchot de), XIII, *308. Son jeu; son suicide, 308.
SAINT-AIGNAN (François de Beauvillier, duc de), † 1687, I, *134. Sa carrière, sa fortune, sa famille, XXV, 37-40. Sa charge de premier gentilhomme de la chambre, II, 3; XI, 297. Achète le gouvernement du Havre, VII, 32. Aventure de sa fille l'abbesse de la Joie, IX, 3-4. Ses deux mariages, XI, 3-4; XIV; 123; XVI, 58. Sa faveur auprès du Roi, XI, 4, 297. Ami de Claude de Saint-Simon, 134; II, 2; du cardinal d'Arquien,

XV, 148. Malin compliment du comte de Gramont, XIV, 265; XXV, 49.

Saint-Aignan (Antoinette Servien, duchesse de), XI,*3; XVI, 58; XXV, 39.

Saint-Aignan (Françoise Geré de Laubépine de Rancé, duchesse de), XI, *3. Son mariage, 3-4. Sa modestie et sa vertu, XXV, 39.

Saint-Aignan (Pierre de Beauvillier, chevalier de), † 1664, V, *102. Tué en duel, 102; IX, 96; XXV, 40.

Saint-Aignan (Louis de Beauvillier, comte de), fils du duc de Beauvillier. Sa mort, XIII, 178, 313; XIV, 123.

Saint-Aignan (Paul-Hyppolite de Beauvillier, duc de), † 1776, XIV, *123. Donations que lui fait son frère le duc de Beauvillier; il épouse la fille de Besmaus, 123-124; XIX, 35-36; XX, 291. Blessé à Audenarde, XVI, 194. Devient premier gentilhomme de la chambre du duc de Berry, XX, 213. Est opposé aux prétentions de M. d'Antin sur le duché d'Épernon, 268, 278. Est reçu au Parlement comme duc, XX, 291-295. Accompagne le duc de Berry à la séance des Renonciations, XXIII, 327-330, 332, 343. Aux obsèques du duc d'Alençon, 377. Reçoit la survivance du gouvernement de Loches, XXIV, 274. Donations que lui fait Mme de Beauvillier, XXV, 75. Sa mission auprès de la nouvelle reine d'Espagne, 123. Il l'accompagne jusqu'à Madrid, 158; XXVI, 103. Envoie un courrier pour annoncer la disgrâce de Mme des Ursins, 113. Est nommé ambassadeur en Espagne, 117.

Saint-Aignan (Marie-Geneviève de Monlezun de Besmaus, duchesse de), XIV, *124, 126.

Saint-Aignan (François-Honorat-Antoine de Beauvillier, abbé de), évêque de Beauvais, XIV, *123. Se fait d'église, 123. Nommé évêque de Beauvais; ses bulles; sa conduite et sa chute, XXIII, 373-376; XXV, 66.

Saint-Aignan-sur-Cher (le château de), VIII, *91, 94.

Saint-Albans (Charles Beauclerc, duc de), V, *55. Sa mission à Paris, 55-56, 59; XIX, 380.

Saint-Albin (Charles, abbé de), archevêque de Cambray, fils naturel du Régent, XV, 343, *613.

Saint-Amand (l'abbaye de), XX, *69, 302.

Saint-Amand-les-Eaux (le bourg de), XIV, *16. Pris par Montesquiou (1712), XXIII, 101. Les eaux de Saint-Amand, XIV, *16, 30.

Saint-Amans (Arnaud de), XII, *288. Fermier général, marie sa fille à M. de Grignan, 288-289.

Saint-André-des-Arcs (l'église), à Paris, XVII, *141, 146, 149.

Saint-André d'Écosse (l'ordre de) ou du Chardon, XXVI, *187.

Saint-André de Fontenay (l'abbaye de), VI, *93.

Saint-Ange (le château de), appartenant aux Caumartin, VI, *263; XIX, 84.

Saint-Ange (le château), à Rome, XVI, 278.

Saint-Antoine (le faubourg), à Paris, III, 46; XIV, 136, 219, 387; XV, 95; XVII, 294, 330; XVIII, 133; XIX, 254.

Saint-Antoine (le combat du faubourg), I, *127, 204; II, 39; XIV, 136, 219, 387; XVI, 58; XVII, 294, 330.

Saint-Antoine (le couvent du Petit), à Paris, XI, *43; XIV, 396; XIX, 10; XXI, 75, 95.

Saint-Antoine des Champs (l'abbaye de), à Paris, X, *103.

Saint-Antoine des Champs (Marie-Anne-Gabrielle-Éléonore de Bourbon-Condé, abbesse de), XVII, *277; XIX, 91.

Saint-Aulaire (Louis de Beaupoil de), † 1709, XVIII, *167. Tué à Rumersheim, 166-167.

Saint-Aulaire (François-Joseph Beaupoil, marquis de), XXI, *129. Harangue le Roi au nom de l'Académie française, 129.

Saint-Aulaye (M. de). Voyez Rohan (Henri Chabot, duc de).

Saint-Aulaye (la terre de), XIV, *136.

Saint-Barthélemy (la), IV, *48; V, 213; XXVIII, 231.

Sainte-Bazeille (Charles d'Albret, seigneur de), XXIV, 190.

Saint-Benoît (l'ordre de), XIV, 237. Ses causes commises au Grand Conseil, XX, 4. Voyez Bénédictins.

Saint-Benoît-sur-Loire (l'abbaye de), X, 379.

Saint-Bernard (l'ordre de), V, 294.

Sainte-Brigitte (le fort de), à Pignerol, I, 273.

Sainte-Catherine (les hauteurs de), près Toulon, XV, 213, 215, 217, 218.

Sainte-Cécile (Jean-Baptiste Spinola, dit le cardinal de), VII, *353.

Saint-Chamant (François de), XXIV, *208. Son voyage en Espagne; sa mort, 208-209.

Saint-Chamond (Melchior Mitte de Miolans, marquis de), † 1649, XXIII, *7. Chevalier de l'ordre du Saint-Esprit, 7.

Saint-Chamond (Armand-Jean Mitte de Chevrières, marquis de), † 1685, IV, *37.

Sainte-Chapelle du Palais (la), à Paris, XXIII, 54, *328, 342. La charge de trésorier, *328.

Sainte-Chapelle. Voyez Bourbon l'Archambault, Vincennes.

Saint-Christophe (l'île de), XIII, *361.

Saint-Claude (l'abbaye de), XXV, *164.

Saint-Cloud (le village de), XIV, 355; XIX, 268. Les Bénédictines, XIX, *388. Maison qu'y achète l'électeur de Bavière et séjour qu'il y fait, XXIV, *69, 266, 317; XXV, 147, 186; XXVI, 137.

Saint-Cloud (le château de). Madame Henriette y meurt, VIII, 374-375. Le Roi s'y retire après la mort de la Reine, XXVIII, 210. Visite de Portland, V, 68; du duc de Lorraine, VI, 389. Monsieur y meurt, VIII, 322-327, 366. Vie qu'y mènent Monsieur et Madame, 334-338, 368. Embellissements faits par Monsieur, II, 259; VIII, 335, 346. La décoration est l'œuvre

de Béchameil, XI, 96. Le duc d'Orléans en hérite, 358. Cour tenue par la duchesse d'Orléans, X, 207. Visite de l'électeur de Bavière, XVIII, 226, 298, 314, 315. Déclaration du mariage de la duchesse de Berry, XIX, 282, 288-291. Soupers scandaleux du duc d'Orléans, XVIII, 297-298; XX, 98-99.

Le salon, XIX, 289. Cabinet de Madame, VIII, 336. Jardins et parterres, XIX, 269, 292, 293, 296. La Ménagerie, *268. L'Orangerie, *269, 289, 290, 292.

Saint-Cloud (le duché de), X, *48; XXII, 113.

Saint-Contest (Michel Barberie de), XXI, *370.

Saint-Contest (Dominique-Claude Barberie de), XXI, *370. Saint-Simon y pense pour remplacer Torcy, 370. Plénipotentiaire au congrès de Baden, XXIV, 202, 271. Son portrait, XXI, 370.

Sainte-Croix (l'abbé de). Voyez Molé (François).

Sainte-Croix de la Bretonnerie (l'ordre de), XXVII, *190.

Saint-Cyr (la maison de), II, *208; XVIII, *232. Sa fondation par Mme de Maintenon; ses commencements à Noisy, XVIII, 232-233; XXVIII, 232-233. Fénelon est sacré dans la chapelle, II, 346. Affaire de Mme Guyon et du quiétisme, III, 41-44; IV, 103; V, 144. Séjour de la duchesse de Bourgogne, VI, 192. Représentations d'Esther et d'Athalie, VI, 171-173; XXVI, 220. La comtesse de Soissons demande à s'y retirer, XV, 276. Montrée à l'électeur de Cologne, XX, 243; au prince de Saxe, XXVI, 220. Saint-Simon est d'avis de la conserver après la la mort de Louis XIV, XXVII, 113. Mme de Maintenon s'y retire avant la mort du Roi, 282, 289, 291.

Direction de Mme de Maintenon, XXVIII, 219. Elle y va presque chaque jour et y donne des audiences, 246, 248-249. Séjours qu'elle y fait, VI, 413; VII, 144; VIII, 78; X, 134-135; XIV, 277; XV, 47, 258; XVII, 444; XIX, 231, 233, 264; XX, 307; XXI, 10. Dépend du diocèse de Chartres, III, 40-41. Direction de Godet des Marais; ses séjours, III, 41; V, 401; XVI, 444-445; XVIII, 233, 235. Direction de la Chétardye, 240. Administration des revenus et affaires temporelles, II, 207-208; III, 40; VI, 297-299; X, 297; XVII, 456; XVIII, 235; XX, 334; XXIII, 192. Intendance, XIV, 380. Conditions pour y entrer, XX, 308. Demoiselles employées par Mme de Maintenon comme secrétaires, et mariées par le Roi, XII, 423; XXVIII, 274.

Saint-Denis (l'abbaye de). Son nom de Saint-Denis en France et ses mouvances, II, 238; XIV, 234. Abjuration de Henri IV, XI, 280; XX, 21. La mense abbatiale est unie à Saint-Cyr, XVIII, 233. Service annuel de Louis XIII, I, 183, 224; XVI, 129; XXI, 242. Obsèques, service et bout-de-l'an de Monsei-

gneur, XXI, 86-87, 342-344; XXIII, 51. Obsèques et service du duc et de la duchesse de Bourgogne, XXII, 345-347; XXIII, 48-51. Service du duc de Berry, XXIV, 324-325. Obsèques de princes et princesses du sang, I, 128, 204; II, 39; III, 66; XXII, 72, 352; XXIII, 377. Mausolée de Turenne; le Roi fait enlever les ornements princiers mis par les Bouillons, XIV, 231-232; XX, 46-48, 54, 60, 64.

SAINT-DENIS (la ville de). Couvent des Annonciades, XX, *198. La plaine Saint-Denis, XV, *254.

SAINT-DENIS (la porte), à Paris, XVIII, *130; XXII, 347.

SAINT-DENIS EN BROCQUEROYE (la bataille de), XX, *253.

SAINT-DOMINGUE (l'île de), IV, *213, 215.

SAINTE-ÉLISABETH (le couvent de), à Paris, XXIV, *56.

SAINT-ESPRIT (l'ordre du). Création, institution, charges, officiers, etc., V, 266; XI, *171 et suiv. Uni à l'ordre de Saint-Michel, 178-179. Statuts, VIII, 285; IX, 256; XI, 191, 192, 205; XV, 43; XX, 15, 20. Nombre des chevaliers, XI, 192, 211. Institué pour la noblesse, XII, 353, 358-359. Gens que le Roi écarte parce qu'il ignore leur noblesse, III, 26; XXVIII, 28. Huguenots exclus, V, 266. Compatible seulement avec la Toison et la Jarretière, VII, 340.

Droit de présentation des princes, XI, 340; XII, 376, 378; XV, 166; XVI, 137; XX, 236; XXIII, 5-18. Age requis; dispenses, V, 237; XI, 148, 192, 198; XX, 235. Preuves de noblesse; dispenses, VIII, *282-285; XI, 172, 178, 182-183, 186, 192-193; XII, 361, 363, 379-380; XX, 19-20. Preuves des grands officiers, XI, 178. Commissaires pour les preuves, VIII, 284. Catinat et la Hoguette le refusent par l'impossibilité de faire les preuves, VIII, 282-287; XII, 361-364; XV, 284. Les bâtards n'y sont admis, sauf ceux des rois, XV, 43.

Réceptions de chevaliers, III, 308; IV, 132; VIII, 287, 302; X, 156; XI, 2, 351, 375; XII, 380-381. Parrains, XX, 236; XXIV, 346. Réponse à faire en recevant le collier, XVI, 57. Chevaliers reçus par commission, III, 328; XVIII, 231.

Rangs et préséances; prétentions des princes lorrains et étrangers, I, 61; II, 57, 102-103; III, 1; V, 229, 239, 263-267, 334; VI, 124; VII, 111; IX, 256-257; XI, 183-184, 205; XII, 376-379; XIV, 150, 200, 201, 204, 208; XVII, 83; XXIV, 91.

Porté par les rois enfants, XII, 322; XIII, 461. Reçu par les rois le lendemain de leur sacre, XI, 208; XIV, 391. Donné aux fils de France enfants, VI, 58; XIX, 30. Donné aux infants d'Espagne à leur naissance, XIV, 411. Donné au duc du Maine à seize ans, XXIV, 345-346. Avant quinze

ans au comte de Toulouse, 348. Serment des rois grands maîtres, VIII, 285; XX, 15. Serment des nouveaux chevaliers, XII, 351.

Brevet de promesse de la première place vacante, VIII, 302; XI, 84-85, 206-207, 209-210; XII, 73-74; XXVI, 207. Permission de le porter avant la réception, III, 308; V, 40; VI, 213; X, 156, 204; XI, 1, 135, 380; XVI, 375-376; XX, 238. Démissions et dégradations, V, 44; VII, 196, 199, 245-246; XX, 15, 18, 20; XXII, 175. Prétentions de la gendarmerie, XXIII, 4-5. Pension des chevaliers, XI, 192.

Promotions: première de 1578, III, 214; V, 267; IX, 256; XIV, 199-200; — de 1579 avec les prélats et cardinaux, XII, 73; XIV, 349; — de 1581, XII, 71; — de 1594, XVIII, 245; — de 1595, XVI, 56-57; — de 1597, V, 229; XXIII, 34; — de 1619, II, 103; V, 237-239, 262, 267; VI, 168; XI, 201; XII, 316; XIII, 53; XIV, 204, 270; XV, 64; XXII, 105; — de 1633, VII, 21; XX, 157; XXII, 224; XXIII, 214.

Promotion de 1661, I, 205; II, 168; III, 328; IV, 101; V, 334; VI, 358; VII, 23, 27; XI, 45; XII, 259; XIII, 434; XIV, 118, 391, XV, 147, 166; XVIII, 231; XIX, 50; XX, 157, 236; XXII, 107, 222; XXIII, 71, 167; XXIV, 378; XXV, 38.

Promotion de 1688, I, 61, 80, 98, 109, 205, 292; II, 48, 57, 205; III, 48, 69, 161, 186-187; IV, 294; V, 261-265; VI, 124; IX, 47, 64, 320; X, 348; XI, 13, 40, 45-46, 148; XII, 110, 153-154, 259, 287, 355; XIII, 147; XIV, 147, 150, 268; XV, 69, 395; XIX, 342; XX, 236, 238; XXII, 91, 269; XXIII, 20, 68, 164, 208; XXIV, 88, 378; XXV, 50, 118; XXVI, 278, 371.

Promotion de 1696, III, 1-2; de 1697; XI, 198; — de 1701, VIII, 270-271, 282, 286; — de 1702, X, 203, 205. Promotion des maréchaux en 1705, XII, 352-361, 364, 375; de 1711, XX, 235. Promotion de 1724, VII, 93; XII, 155, 193-194, 354-356; XIII, 99, 147, 312; XIV, 274, 351; XVIII, 205-206; XX, 225, 257; XXI, 137; XXIV, 63; XXV, 117; — de 1728, XXI, 321; — de 1739, XI, 318-319; — de 1743, XXIV, 138.

Promotions individuelles, I, 303; II, 331, 354; III, 49; IV, 103; V, 40, 105; VII, 350; VIII, 287; X, 86; XI, 2, 173; XII, 92, 322, 356; XV, 150-151, 453; XIX, 401, 415; XX, 223; XXIII, 159; XXV, 268. Promotions d'étrangers; chevaliers non régnicoles, V, 42; VI, 34, 125-126; VII, 256; XI, 192; XXII, 174; XXVI, 306.

Chapitres, cérémonies, processions et fêtes, III, 2; V, 264; VI, 417; VIII, 284-286; X, 203; XI, 1, 174, 176, *182-184, 201; XII, 322, 354, 365, 381-382; XIII, 44; XIV, 147; XVI, 375, 386; XVII, 28; XXI, 324; XXIV, 149;

XXVIII, 367. Communion des chevaliers, 373. Festins et repas, VI, 417 ; XI, *184. Registres et papiers, V, 264 ; XI, 184-185; XIV, 150. L'office du Saint-Esprit, XXVIII, 337. Places des chevaliers aux réceptions des pairs au Parlement, XXV, 313.

Commandeurs, cardinaux et prélats, VII, 199; X, 204; XI, 1, 134-135, 177-178, 185, 189, 192, 210-213; XII, 70-73; XIX, 43; XX, 15, 16, 20, 221; XXV, 164.

Charges et grands officiers, XI, 171-217. Râpé des charges et vétérans, origine, VI, 188-189, 251; XI, 194 et suiv., *208-211; XVII, 112. Grand aumônier; charge unie à celle de grand aumônier de France, VII, 157; VIII, 271; XI, *172 et suiv.; XVI, 117; XX, 19-21, 24.

Chancelier et garde des sceaux, VI, 251-252; VIII, 19; X, 107-108; XI, 173, 176, 178, 183-187, 189, 191, 193, 203-205, 210-211; XII, 379; XXII, 258; XXIV, 150.

Grand trésorier, III, 143-144; VIII, 19; XI, 174, 176, 177, 183-185, *192-193, 196-197, 202, 207, 215; XIV, 101; XV, 348; XXIV, 124.

Prévôt et grand maître des cérémonies, XI, 169, 173, 176, 183-186, 193, 200, 215, 348; XVII, 99; XXII, 226, 227, 233; XXVI, 194.

Intendant, VIII, *21. Greffier, V, 136, 264; VII, 188-189; XI, 174, 176, 177, 183-184, *192-193, 200, 202, 207, 209; XIII, 5-6; XV, 317; XX, 20; XXII, 235; XXIV, 124. Les huissiers, XIV, 270-271.

Costume et habits, XI, *174-175; XIII, 351; XXVIII, 373. Manteaux, XI, *176-177, 214-215. Le collier, V, 40; XI, 176, *205, 211, 213-215; XIX, 17. Le cordon bleu ou ruban; manières diverses de le porter, I, *95; II, 354; VII, 157, 199, 351; XI, 175, 214-216; XIV, 356; XVI, 116-117; XVII, 109, 111; XIX, 30, 395; XX, 15, 19; XXIV, 146; XXVIII, 372-373. Croix, VII, 199; XI, 175; XVI, 117-118; XX, 15, 19. Plaque brodée, IV, 102. Marques aux armoiries; abus, IX, 170; XI, 211-217; XV, 342; XVI, 118.

SAINT-EUSTACHE (l'église), à Paris, III, 168; VIII, *244; XXVIII, 192, 274. Curé: voyez Marlin (Pierre).

SAINT-ÉVREMOND (Charles de Marquetel de Saint-Denis, sieur de), VI, *236. Sa mort; cause de sa disgrâce et de son exil en Angleterre; ses relations avec la duchesse Mazarin, 236; XI, 258-262.

SAINT-EXUPÉRY (le village de), XXIV, *17.

SAINT-FARGEAU (le duché de), I, *125.

SAINT-FRÉMOND (Jean-François Ravend, marquis de), III, *235. Campagne de 1696 et 1697 à l'armée du Rhin, 235, 246-247; IV, 163, 167. Au combat de Carpi, IX, 53, 78-79. Campagne de 1704, XII, 25. Son rôle dans

la querelle d'Albergotti et de la Feuillade, XIV, 71. Apporte la subvention de l'électeur de Bavière, XVI, 20. A Haguenau en 1709, XVIII, 158. Conduit un détachement en Allemagne, XXI, 337. Poursuit un parti ennemi en Champagne, XXIII, 92.

SAINT-GALL (l'abbaye de), IV, *107; XXVI, 164.

SAINT-GAUDENS (la ville de), XII, *264.

SAINT-GELAIS (la maison de), XIV, 347, *348.

SAINT-GELAIS-LUSIGNAN (Gilles de), XXII, *224.

SAINTE-GENEVIÈVE (l'abbaye de), à Paris, III, *151; XIV, *34; XVII, 344, 396, 397; XVIII, 391; XIX, 47.

SAINTE-GENEVIÈVE (la communauté de). Voyez Miramionnes (les).

SAINT-GEORGES (le chevalier de). Nom pris par Jacques III, roi d'Angleterre, XV, 430; XVI, 21. Voyez Jacques III.

SAINT-GEORGES (la famille de), XII, *152. Voyez Vérac.

SAINT-GEORGES (Claude de), archevêque de Tours, puis de Lyon, I, *285. Son procès de primatie contre l'archevêque de Rouen, X, 198-200. Ses bénédictions dans les rues, 266. Sa mort, son caractère, XXIV, 278.

SAINT-GEORGES DE BOSCHERVILLE (l'abbaye de), II, *125; IV, 123; XV, 125; XXV, 299.

SAINT-GÉRAN (Suzanne Aux-Épaules, maréchale de), XIII, *452.

SAINT-GÉRAN (Bernard de la Guiche, comte de), I, *145. Sa mort subite, sa curieuse blessure, son caractère, III, 68-69.

SAINT-GÉRAN (Françoise-Madeleine-Claude de Warignies, comtesse de), I, *145. Perd son mari; son caractère, sa conduite légère, III, 60-70. Disgraciée pour un souper avec Madame la Duchesse, 319-322. Retirée au couvent de Bellefonds; est rappelée à la cour, VI, 134-136. Opération de la fistule, XVIII, 302. Contribue au mariage de M. de Clefmont, XXIV, 242-243. Pension, 318. Liée avec Mme de Maintenon, XIX, 334. Relations avec Saint-Simon, XVIII, 298, 302, 376; avec le cardinal de Fleury, VI, 50.

SAINT-GERMAIN (le faubourg), à Paris, XX, 317.

SAINT-GERMAIN L'AUXERROIS (la paroisse de), à Paris, XIX, 318. Curé : voyez Brue (M. la).

SAINT-GERMAIN-BEAUPRÉ (Henri Foucault, seigneur de), † 1678, XX, *314. Son cousin le Bailleul, XXIV, 239. Sa femme Agnès le Bailleul, IX, *13; XX, 313-314.

SAINT-GERMAIN-BEAUPRÉ (Louis Foucault, marquis de), † 1719, IX, *13; XX, 311, 313. Sa femme Hélène Ferrand de Janvry, *313.

SAINT-GERMAIN-BEAUPRÉ (Armand-Louis-François Foucault, marquis de), † 1752, XX, *311. Son mariage avec Anne-Bonne Doublet de Persan, *312-314.

SAINT-GERMAIN-BEAUPRÉ (Armand-Louis-Joseph Foucault, chevalier de), VII, *41.

SAINT-GERMAIN EN LAYE (le château de), I, 78, *353; II, *15. Séjour de la cour, XI, 350, 351; XIII, 135-137; XIV, 288; XXVIII, 131. Son heureuse situation; Louis XIV l'abandonne pour Versailles, XXVII, 170-171; XXVIII, 156, 159. Assemblées du clergé qui s'y tiennent en 1695 et en 1700, II, 347; VII, 164. Saint-Simon projette d'y tenir les États généraux, XXVII, 87. Cité, I, 183; II, 15, 197; VII, 164; XII, 7, 13; XIV, 361; XVII, 272, 281.

Résidence de la cour d'Angleterre, I, 78; II, 275; III, 58; IV, 187, 238; V, 24, 55, 63, 70, 72; VI, 248; VII, 115, 164, 330, 337; VIII, 98-99, 320, 362; IX, 287, 292, 293, 296; XI, 257; XII, 63, 204, 266, 450-451; XIII, 107, 124, 221; XV, 272, 276, 349, 415, 416, 418, 420, 421, 423, 431, 432; XVI, 3, 412, 475; XVII, 21; XXVIII, 373-374.

Gouvernement, I, 108; VI, 168; XIII, 417; XIV, 270. Forêt, VI, 226; XII, 36; XIII, 135; XIV, 288. Capitainerie des chasses, I, *151; XIII, 417; XXIV, 327. Hôtel de Noailles, XIV, 277.

Curé : voyez Benoist (M. de).

SAINT-GERMAIN DES PRÉS (l'abbaye de), à Paris, VII, *96; XII, *74. L'abbé de Soubise y est sacré évêque, IX, 10. Possédée par Jean Casimir, roi de Pologne, XXII, 166; par le comte du Vexin, qui y meurt, XXIV, 342; par le cardinal de Fürstenberg, XII, 74, 92; par le cardinal d'Estrées, qui y meurt, XXV, 163-164, 179. Donnée au cardinal de Bissy, 187; XXVI, 229, 231. L'abbatial, XXIV, 342; XXV, 183.

SAINT-GERMER-DE-FLY (l'abbaye de), XXIII, *375.

SAINT-GHISLAIN (la ville de), XIV, 221; XVI, *464.

SAINT-GRATIEN (la terre de), X, *119-120, 306; XII, 360; XV, 284; XXII, 267.

SAINT-HÉREM (François-Gaspard de Montmorin, comte de), † 1701, III, *26. Grand louvetier et gouverneur de Fontainebleau; vend sa charge à Heudicourt, 26, 220; IX, 64; XXVIII, 197. Sa mort; son portrait, IX, 63-67. Écarté de l'Ordre par le Roi, qui méconnaît sa naissance, 64-65, XXVIII, 28.

SAINT-HÉREM (Anne le Gras, comtesse de), IX, *64. Portrait et anecdotes, 65-66.

SAINT-HÉREM (Charles-Louis de Montmorin, marquis de), † 1722, III, *25. Son mariage avec une parente de Mme de Saint-Simon, 24-25. Il a la survivance du gouvernement de Fontainebleau et une pension du Roi, IX, 66. Grand ami de Saint-Simon, 67. Sa pension est augmentée, XXIV, 98 Il avertit Mme de Saint-Simon d'une calomnie du duc de Noailles, XXVII, 226.

SAINT-HEREM (Marie-Geneviève Rioult de Douilly, marquise de), III, *24. Son mariage, 24-25.

SAINT-HERMINE (Hélie, marquis de), I, *88; VI, 162; XIV, 259.

Saint-Hermine (Louis-Henri, comte de), † 1707, XIV, *259. Sa mort, 259.

Saint-Hermine (Mlle de). Voyez Mailly (la comtesse de).

Saint-Hilaire (Armand de Mormès de), XVI, 298, *679. Commande l'artillerie de l'armée de Flandre en 1708, 298, 307-309, 314. Son influence dans le corps de l'artillerie, XXVII, 114.

Saint-Honoré (l'église), à Paris, VI, *104. Les canonicats, XIII, 265. Le cloître, VIII, 82.

Saint-Honoré (la porte), à Paris, I,*216-218; XXII, 347; XXIII, 345.

Saint-Hubert (la fête de), XIV, *104.

Saint-Jacques (l'abbaye de), près Provins, XXII, *261-263.

Saint-Jacques (l'abbé de). Voyez Aligre (François d').

Saint-Jacques (le faubourg), à Paris, II, 94, 181; III, 66; VII, 234; IX, 68; XII, 235.

Saint-Jacques (l'ordre de), en Espagne, XIII, *175; XXVI,*175. Manière de porter le cordon, 176.

Saint-Jacques de Compostelle (l'archevêché de), VIII, *169, 170; X, 243.

Saint-James (le palais de), à Londres, V, *60; XX, 353.

Saint-Jean (Ferdinand de Moncade, duc de), XVIII, *99.

Saint-Jean (Jean de Sotomayor, comte de), XVII, *382.

Saint-Jean (René de Gogué, sieur de), gouverneur de Louis de Saint-Simon, I, 34, *249.

Saint-Jean (le secrétaire d'État). Voyez Bolingbroke.

Saint-Jean (le feu de la), IV, *273.

Saint-Jean d'Angely (la ville de), V, *276; XVI, 27; XVII, 130; XXIII, 7; XXIV, 350.

Saint-Jean de Beverlay (le village de), XIV, *168.

Saint-Jean-en-Grève (la paroisse de), à Paris, XVII, 80.

Saint-Jean de Jérusalem (l'ordre de). Voyez Malte (l'ordre de).

Saint-Jean de Luz (la ville de), VII, 326; VIII, 60, 61, 64; X, 29; XIV, 409; XXVI, 109, 110.

Saint-Jean-Pied-de-Port (la ville de), XXIII, *3; XXV, 157.

Saint-Joseph (la communauté de), à Paris, III, *330. Fondée par Mme de Montespan, 330; XII, 41; XV, 91, 101; XXVIII, 232.

Saint-Josse-sur-mer (l'abbaye de), X, *18.

Saint-Just (le village de), III, *319.

Saint-Laurent (Nicolas-François Parisot de), précepteur du duc de Chartres, I, *62-65; XXVI, 275.

Saint-Laurent-des-Eaux (le bourg de), XIII, *63.

Saint-Lazare (l'ordre militaire de), I, *302; III, 191; XII, 109.

Saint-Lazare (la maison de), à Paris, I, *135; II, 19, 32, 42; XV, 332, 333. Voyez Mission (la congrégation de la).

Saint-Léger (Étienne de Rouvroy-Saint-Simon, baron de), I, *178, 179.

Saint-Léger (Edme Bonnet, sieur de), XIV, *61.

SAINT-LÉGER (Léonard de Courbon, seigneur de), XXIV, *189. Son duel, 189; XXVIII, 196.

SAINT-LÉGER-EN-YVELINE (la terre de), VI, *203. Le haras, 203. La forêt, XIX, 31; XXIII, 191-192; XXVIII, 130.

SAINT-LOUIS (Louis le Loureux de), III, *256. Ancien brigadier de cavalerie; sa conversion; sa retraite à la Trappe; sa mort, 256; V, 390, 391, 395, 402; VIII, 83-84; XIII, 266-267; XXV, 142-145. Estimé du Roi et de Turenne, V, 391; XVI, 120. N'est pas dupe de la béate Rose, VIII, 86. Il cherche à convertir le cardinal de Bouillon, 120. Commensal de Saint-Simon à la Ferté, XXI, 4.

SAINT-LOUIS (l'ordre de), I, *302. Création, 302; XII, 109, 253. Promotion de 1703; le Roi cherche à le relever, XI, 68. Insigne ou cordon rouge, II, 332; XVIII, 168; XIX, 403. Enlevé à un officier indigne, XVII, 7. Pensions sur l'ordre, XII, 149; XVI, 447; XXVII, 124. Saint-Simon veut le rendre moins commun, XXII, 328. Les grands croix, IV, *283. Promotions de grands croix, I, 278; IV, 283; VI, 121; XI, 33; XII, 109, 253, 314; XIII, 80, 307, 429; XVI, 447; XVIII, 97; XIX, 403. Leur petit nombre, XXVII, 119. Grand croix portée avant la vacance, XIII, 80; XVI, 447; XIX, 403. Les commandeurs, II, *332; XIII, 229, 429.

SAINT-LOUIS (l'île), à Paris, et l'église, VIII, *69.

SAINT-LUC (Timoléon d'Espinay, maréchal de), † 1644, VI, *168.

SAINT-LUC (François Ier d'Espinay, seigneur de), XXV, *168.

SAINT-LUC (François II d'Espinay, marquis de), † 1670, VI, *168. Sa femme Anne de Buade, *168.

SAINT-LUC (Louis d'Espinay, abbé de), † 1684, VI, *50.

SAINT LUC (François III d'Espinay, marquis de), † 1694, VI, *168, 169. Sa femme Marie de Pompadour, I, *211; VI, 169; XVI, 84; XX, 157.

SAINT-MAGLOIRE (le séminaire), à Paris, VII, *84, 85; XVI, 423; XXIII, 400; XXVIII, 287.

SAINT-MAIGRIN (Jacques Ier de Stuer de Caussade, marquis de), † 1671, I, *202. Sa carrière, son portrait, sa liaison avec Claude de Saint-Simon, 202-205, 293. Sa femme Marie de Roquelaure, *205.

SAINT-MAIGRIN (Jacques II de Stuer de Caussade, marquis de), † 1652, I, *204. Sa carrière; ses campagnes, sa mort, 204; VI, 92; XVI, 58.

SAINT-MAIGRIN (Élisabeth le Féron, marquise de), I, *204. Voyez Chaulnes (la duchesse de).

SAINT-MAIGRIN (Marie de Stuer de Caussade, demoiselle de), I, *204. Voyez Broutay (la comtesse du).

SAINT-MALO (la ville de). Bombardée, I, 300; II, 310. Gouvernement, XXIII, *202.

SAINTE-MARIE (les Filles de) ou de la Visitation. Couvents de Paris, V, 75, *76; VIII, 363; XII, 235; XV, 1. Couvent de Chaillot, IX, *293, 294; XII, 343; XIX, 388; XXII, 224;

XXIII, 32, 230; à Meaux, IV, 63; à Moulins, V, 100; en Lorraine, XV, 38.

SAINTE-MARIE-DU-MONT (Henri-Robert Aux-Épaules, seigneur de), I, 192, *193.

SAINTE-MARIE DU MONT (la terre de), IX, *17; XIII, 450.

SAINT-MARS (Bénigne d'Auvergne, seigneur de), XVI, 386, *683. Gouverneur de la Bastille, sa mort, 386.

SAINT-MARTIN (M. de), commissaire des guerres, XX, 351.

SAINT-MARTIN (la porte), à Paris, XVIII, *130.

SAINT-MARTIN-DES-CHAMPS (le prieuré de), à Paris, XXVI, *94.

SAINT-MARTIN DE PONTOISE (le prieuré de), II, *205. Voyez Pontoise.

SAINT-MAUR (la congrégation de), XIV, *237.

SAINT-MAUR DES FOSSÉS (le château de), IX, *308-309; XIX, 285; XXII, 271. Maison de la Touanne et de Gourville, IX, 308, 309; XIX, 57, 285-287.

SAINTE-MAURE (la famille de), XV, 304. Ses armes, XXIV, *78. Voyez Montausier.

SAINTE-MAURE (Honoré, comte de), III, *205. Menin de Monseigneur, 205-206. Cadeau que lui fait ce prince, VII, 187-188. Admis aux parvulos de Meudon; familier de Mlle Choin et de Monseigneur, XIV, 397; XVII, 298; XIX, 336; XX, 185; XXI, 74. Pension qu'il reçoit de lui, 68-69. Perdu à sa mort, XXII, 278. Devient premier écuyer du duc de Berry, 265-266. Aux obsèques du duc de Bourgogne, XXIII, 49, 52; du duc de Berry, XXIV, 260. Conserve les livrées et les voitures de ce prince après sa mort, XXVI, 219.

SAINT-MAURIS (Claude-Joseph, comte de), X, *53, 55, 58.

SAINT-MAURIS (Charles-César, marquis de), X, *53; XI, 90.

SAINT-MAURIS (le régiment de), VII, 52.

SAINT-MAXIMIN (le village de), en Provence, XV, 217.

SAINT-MAYOLE (Jean-Baptiste Primi-Visconti, comte de), XII, *240, *603. Rôle dans le mariage du duc de Mantoue, 240.

SAINTE-MENEHOULD (la ville de), XXIII, 92.

SAINT-MENOUX (l'abbaye de), XV, *103.

SAINTE-MESME (Guillaume-François-Antoine de l'Hospital, marquis de), XII, *15. Sa mort; sa réputation de savant, 15-17.

SAINT-MICHEL (N. de Gravina, duc de), IX, *145, 146.

SAINT-MICHEL (l'ordre de), XI, *179. Réuni au Saint-Esprit, 179. Déprécié, XII, 368; XXII, 328. Chancelier, XI, 178. Grand croix, XV, 299.

SAINT-MIHIEL (la ville de), XXIII, 92.

SAINT-NECTAIRE. Voyez Senneterre.

SAINT-NECTAIRE (la terre de), III, *27.

SAINT-NICAISE (l'abbé de). Voyez Guise (Claude de).

SAINT-NICOLAS-AUX-BOIS (l'abbaye de), XXV, *164; XXVI, 96.

SAINT-OFFICE (la congrégation du),

à Rome, V, *111, 167 ; XXVI, 155. Voyez Inquisition.

SAINT-OLON (François Pidou de), VI, *138. Son ambassade au Maroc, 138-140. Est chargé de surveiller le comte de Waldstein prisonnier, XI, 133, 134.

SAINT-OMER (la ville de), XVII, 5 ; XX, 238 ; XXIV, 73 ; XXVIII, 15. Évêque : voyez Valbelle (Louis-Alphonse de).

SAINT-OMER (Jeanne de), dame de Beuvry, XXIV, *71.

SAINT-OUEN (la plaine de), XXI, 87.

SAINT-PATER (Jacques le Coustelier, marquis de), XIV, *83. Combat de Castiglione, 83. Défend Toulon, XV, 211-212.

SAINT-PAUL (le sieur de), XV, *256. Tué en duel, 256.

SAINT-PAUL (l'église), à Paris, III, *68 ; XII, 300. Curé : Gilles le Sourd, XII, 296.

SAINT-PÉTERSBOURG (la ville de), XV, 211, 440.

SAINT-PIERRE (Charles Castel, baron de) et sa femme Madeleine Gigault de Bellefonds, XIII, *452.

SAINT-PIERRE (Louis-Hyacinthe de Castel, comte de), † 1748, VIII, *321. Son origine, XIII, 450-452 ; XXVI, 305. Ancien capitaine de vaisseau, cassé pour sédition, XII, 425 ; XIII, 30 ; XXVI, 305. Vient annoncer au Roi l'accident de Monsieur, VIII, 321. Sa dispute avec Nancré pour la charge de capitaine des suisses du duc d'Orléans, XII, 425-428. Devient premier écuyer de la duchesse d'Orléans ; ses prétentions, XIII, 449-452. Son insolence à l'égard du duc d'Orléans, XII, 428 ; XXVI, 304-305. Son caractère, XII, 425-426 ; XIII, 450-451.

SAINT-PIERRE (Françoise-Jeanne de Kerven-Kerfily, comtesse de), XII, *425. Sa famille, ses prétentions pour Marly ; sa faveur auprès de la duchesse d'Orléans ; son caractère, XII, 425-428, 449 ; XIII, 451 ; XIV, 105 ; XXVI, 305.

SAINT-PIERRE (Louis-Sébastien de Castel de), marquis de Crèvecœur, XXIII, *104. Apporte la nouvelle de la prise du fort de Scarpe, 104.

SAINT-PIERRE (François-Marie Spinola, duc de), X, *216. Reçoit Philippe V à Milan, 216-217. Achète la grandesse et épouse Mme de Renel, XI, 336-337. Son fils est arrêté en Espagne, XX, 129. Son caractère, XI, 337-338. Sa première femme Isabelle Spinola de los Balbasès, XI, *336.

SAINT-PIERRE (Marguerite-Thérèse Colbert de Croissy, marquise de Renel, puis duchesse de), VII, *358. Voyez Renel (la marquise de). Son mariage avec le duc de Saint-Pierre, XI, 336-337. Sa beauté, 338.

SAINT-PIERRE D'ARENA (le faubourg de), à Gênes, XXII, *175.

SAINT-PIERRE DE BEAUJEU (l'abbaye de), XXVI, *141.

SAINT-POL (Louis de Luxembourg, connétable de), II, *20 ; XXIV, 79. Sa femme Marie de Savoie, II, *20.

SAINT-POL (Charles-Paris d'Or-

léans, comte de) et duc de Longueville, † 1672, II, *124. Sa candidature au trône de Pologne en 1671, III, 294, 307. Tué au passage du Rhin, II, 124-125; XV, 125, 136.

Saint-Pol-Hécourt (Marie-Antoine, chevalier de), XI, *134. Victoires navales et mort, 134; XIII, 166-167.

Saint-Pons de Tomières (l'évêché de), XXIII, *359. Évêque : voyez Montgaillard (P.-J.-F. de Percin de).

Saint-Pouenge (Jean-Baptiste Colbert, seigneur de), † 1663, III, *27. Sa femme Claude le Tellier, *27; VI, 277.

Saint-Pouenge (Gilbert Colbert, marquis de), † 1706, I, *113. Annonce au Roi la mort de Barbezieux, VIII, 12. Accompagne Monseigneur dans la campagne de 1693, X, 349. Grand trésorier de l'Ordre, vend sa charge VIII, 19-21. Marie son fils, X, 110-111. Sa mort, XIV, 101. Ses fonctions, son travail avec le Roi, I, 112, 263; III, 27-28; IV, 154; VIII, 20. Sa liaison avec Louvois, XVII, 105; XXVIII, 20; avec le chevalier de Nogent, XV, 389; avec Sourdis, X, 111-112; XI, 45; avec le Tellier, VI, 276. Cité, II, 244; XV, 262.

Saint-Pouenge (François-Gilbert Colbert de). Voyez Chabanais (le marquis de).

Saint-Quentin (la ville de). Gouvernement, XXIII, 34.

Saint-Quentin (la bataille de), V, 266; XXV, 336.

Sainte-Reine (les eaux de), V, *351.

Saint-Remy (Antoine II de Conflans, marquis de), XVI, *439.

Saint-Remy (Michel II de Conflans, marquis de), † 1712, XVI, *440-441; XXIII, 35-36. Sa femme Marguerite Daguesseau, XVI, *440; XXIII, 36.

Saint-Roch (l'église), à Paris, II, 273; XVII, 395. Curé: voyez Coignet (Denis).

Saint-Romain (Melchior de Haroc de Senevas, dit le marquis e l'abbé de), XXIII, *33.

Saint-Ruhe (Charles Chalmot de), II, *168. Commande l'armée d'Irlande, 168. Marié à la maréchale de la Meilleraye; elle se plaint au Roi de ses brutalités, XIX, 135-137.

Saint-Ruhe (la famille de), XIX, *136.

Saint-Sacrement (le couvent des Filles du), à Paris, XII, *342-343.

Saint-Sacrement (la fête du), XXVIII, *367-368.

Saint-Saire (la terre de), XXVI, *247.

Saint-Sébastien (la ville de), VIII, *62.

Saint-Sernin (Jean-Benoît-César-Auguste des Porcelets de Maillane, marquis de), XIII, *319.

Saint-Silvestre (Louis du Fau de Satilieu, marquis de), II, *216. Directeur de la cavalerie, 216. Son régiment, 53.

Saint-Simon (la maison de Rouvroy-), I, 143, 152, 202; XII, 403; XIII, 106; XVII, 63; XVIII, 312; XIX, 294.

Saint-Simon (Louis de Rouvroy, seigneur de), † 1643, I, *143. Refuse l'ordre du Saint-Espri

et le fait donner à son fils, 150. Sa mort, 195. Cité, 137, 213.

SAINT-SIMON (Charles de Rouvroy, marquis de), † 1690, I, *25. Gouverneur et capitaine de Senlis et d'Hallatte; il en est dépouillé par Monsieur le Prince, 136-141; XVII, 233-234. Ses campagnes, I, 141-142. Est fait chevalier du Saint-Esprit, 150-151. Sa mort, 134. Ses relations avec son frère le duc, 195; II, 281. Sa parenté avec les Condé, 222. Son mariage avec la marquise de Portes, 138; XV, 65. Son amitié pour le marquis de Raray, XIX, 90.

SAINT-SIMON (Louise de Crussol, marquise de Portes, puis de), I, *138. Son mariage, 138, 195; XV, 65. Sa mort, II, 280-281. Portrait et caractère, I, 142; II, 281. Parenté avec les Condé, XVII, 233-234.

SAINT-SIMON (Claude de Rouvroy, duc de), † 1693, I, *21. Sa famille, 143. Origine de sa faveur auprès de Louis XIII, 143-147. Charges et gouvernement que le Roi lui donne, 148-149, 151. Il est fait duc et pair et chevalier du Saint-Esprit, 149-151. Sa réception au Parlement, XXI, 198-199. Premier gentilhomme de la chambre, vend cette charge, I, 151-152; III, 70; XVII, 374. Achète la terre de Saint-Simon, I, 152. Ses commandements militaires, 152-153. Demande grâce pour le duc de Montmorency, qui lui laisse un tableau, 154-155. Son rôle dans la journée des Dupes, 156-157; VII, 206. Louis XIII le réprimande pour un manque d'égards envers le duc de Bellegarde et à propos de Mme de Hautefort, I, 162-164. Cause de son intimité avec les princes de Condé, 166-168. Au Pas-de-Suse, 172-174. Cherche à renverser Chavigny, 178-180. Se retire à Blaye; lettres chiffrées que lui écrit le Roi, 180. Va servir en Catalogne et au siège de Fontarabie, 180-181. Rappelé à la cour, il assiste à la mort de Louis XIII, qui le fait grand écuyer, 181-183. Aux obsèques du Roi, 186. Manière dont Chavigny le frustre de sa charge; il provoque le comte d'Harcourt, 187-189. Vend à Beringhen sa charge de premier écuyer, 194. Son premier mariage avec Diane de Budos, 195-197; XV, 65. Sa fidélité durant la Fronde; il fortifie Blaye et conserve cette place au Roi, I, 198-203. On lui offre le bâton de maréchal ou le rang de prince étranger; il refuse, 202. Revient à Paris, 206. Sa fille la duchesse de Brissac, 206-211. Son second mariage avec Charlotte de l'Aubespine, 211-214. Refuse pour elle une place de dame du palais, 214. Son duel avec Vardes, 214-219. Sa dispute avec le duc de la Rochefoucauld, 219-222. Ses dernières années; son pouvoir dans son gouvernement de Blaye, 222-224. Présente son fils au Roi et le fait entrer dans les mousquetaires, 28-33. Il est parrain du prince de Conti à l'ordre du Saint-Esprit, XXIV, 346. Discussion avec Sourdis

[Saint-Simon *suite*]

pour son gouvernement, XXVIII, 74. Refuse de reconnaître les Rouvroy pour ses parents, XV, 459-463 Prend part au procès des ducs contre M. de Luxembourg, II, 64-65. Sa maladie à Blaye; sa mort, I, 133-136.

Ses qualités. I, 135-136, 148, 154, 175-176. Sa reconnaissance envers Louis XIII; il assiste toujours à son anniversaire, 224-225; XVI, 129; XXI, 242. Sa parenté avec les Condés, I, 197; VII, 235; XV, 71. N'a aucune liaison avec l'hôtel de Condé, VII, 234-235. Son intimité avec son frère aîné le marquis, I, 142. Lettres de Colbert qui le traitent de Monseigneur, VI, 126-128; XIV, 227; XXII, 15-16; XXVIII, 40-41. Récits qu'il fait à son fils, I, 156 et suiv.; II, 365; VII, 206; XII, 337.

Son gouvernement de Blaye, I, 197, 223-224; VI, 126; VIII, 281; XXVIII, 74. Fait dessécher les marais de Blaye, XII, 149. Sa terre de Saint-Simon, I, 142. Achète la Ferté-Vidame et bâtit le château, III, 151; V, 324. Son hôtel à Paris, XI, 106. Sa provision de vin, XV, 398. Sa vaisselle d'argent, XVII, 411.

Ses domestiques: son gentilhomme Tourville; fait sa fortune, I, 165-166. Son gentilhomme la Bourlie, XII, 148-149. Il fait la fortune de Bontemps père et de Nyert, 170-176; XVIII, 95. Son écuyer Cléran, XXVIII, 84. Son secrétaire du Fresnoy, I, 168-169. Ses chirurgiens Bienaise et Arnaud, 169-170. Son intendant Tessé, I, 33; II, 51. Son intendant Grouchy, XXIV, 124-125.

Ses amis et ses relations: le comte d'Aubigné, IV, 296; le comte Bagliani, X, 144; le président le Bailleul, IX, 14; l'abbé Bailly, V, 379; l'évêque de Luçon Barrillon, VI, 183; M. de la Bazinière, XXII, 227; le conseiller d'État Bignon, II, 269-270; IV, 1; le valet de chambre Bontemps, I, 135; VIII, 45; M. de Bourlémont, XIII, 417; Cavoye, II, 81; le marquis de Chandenier, III, 151; l'avocat Chardon, XII, 254; le duc de Chaulnes, II, 71; le maréchal de Choiseul, III, 119; le duc de Coislin, X, 281; les Colbert, VII, 136; Mme Damond, II, 268; Desmaretz, VII, 136-137; XIII, 330; XXI, 287; le duc de la Force, II, 71; le duc de Gesvres, VI, 403, 408; l'archevêque de Sens la Hoguette, VIII, 280; le chevalier de la Ilhière, IV, 124; le cardinal de Janson, XXIII, 366; le marquis de Laigle et sa famille, IV, 33; XIX, 90; Louville, II, 4; le duc de Luynes, XXIII, 185; les vieux Mailly, XIII, 106; le chirurgien Mareschal, XI, 106; Mme de Marey, VI, 409; les Matignon, 239; Maupertuis capitaine des mousquetaires, I, 30; le maréchal de la Meilleraye, I, 153; XXIII, 214; Du Mont, qu'il protège et pousse, XIII, 321, 323; XX, 181, 184; la marquise de Montespan, I, 214; le duc de Montmorency, 155; Mlle de Mont-

pensier, XXIV, 31; les Navailles, VII, 38; le contrôleur général le Peletier, IV, 270; les Phélypeaux, VI, 272; le conseiller d'État Pomereu, IV, 16; VI, 262; X, 290; le ministre Pomponne, VI, 353; le contrôleur général Pontchartrain, II, 261; M. de Raray, II, 33; XIX, 90; le duc de Richelieu, II, 71-72; l'évêque de Poitiers Saillant, V, 79; le duc de Saint-Aignan, I, 134-135; II, 2; le marquis de Saint-Maigrin, I, 202; le président de Sève, II, 172; les Talon, VI, 272; XIII, 230; le conseiller Thésut, XV, 398; le président de la Tresne, XXIII, 75; M. de Vaillac, XV, 166-167; Voysin père, XVII, 452; les la Vrillière, VII, 146; XIII, 211; XXVII, 60. Inimitié de Bassompierre contre lui, I, 157-158.

Saint-Simon (Diane-Henriette de Budos, duchesse de), I, *195, 196, 210-211; II, 281; III, 334; XII, 337; XV, 65-66, 71; XXIII, 12.

Saint-Simon (Charlotte de l'Aubespine de Châteauneuf d'Hauterive, duchesse de), I, *21. Sa famille, 212-213. Élevée chez la duchesse d'Angoulême, 211; III, 23, 61; XXIV, 56. Son mariage, I, 213-214. Choisie comme dame du palais de la Reine; refuse, 214; XV, 100. Éducation qu'elle donne à son fils, I, 23 et suiv. Elle le confie aux jésuites, XVII, 62. Cherche à l'empêcher d'entrer dans le service, I, 28, 33. Le détourne de faire usage de ses lettres d'état contre M. de Luxembourg, II, 78-79. Cherche à le marier; le marie avec Mlle de Lorge, 1-3, 13, 260, 268-269, 274. Accompagne le corps de Mlle de Condé; dispute de préséance avec la duchesse de Châtillon, VII, 234-236. Remerciements de Monsieur le Prince, 237-238. Accompagne son fils à Rouen pour un procès, XIII, 208. Affaire des prétendus Rouvroy, XV, 460. Son fils lui confie ses plans pour la rupture du duc d'Orléans et de Mme d'Argenton, XVIII, 309, 322. Éloge que son fils fait d'elle, I, 23, 211, 214; II, 63, 273. Ses relations intimes avec lui, I, 251; II, 78-79; XIX, 287, 293, 297; avec sa belle-fille, II, 274-275; XVI. 142; XIX, 297. Va peu à Versailles, VII, 237.

Relations avec le comte d'Aubigné, IV, 296. Amie de la duchesse de Bracciano, princesse des Ursins, II, 260-261; V, 106; XII, 403. Relations avec Desmaretz, VII, 137. Ses amis Matignon, VI, 239. Amie de Mme de Marey, VI, 409. Parente de Mme de Montespan, XV, 100-101. Amie de l'évêque de Poitiers, Baglion de Saillant, V, 79. Relations avec les Phélypeaux et les Talon, VI, 272. Amie de Mme de Thiange, XV, 354 Sa parenté avec la duchesse de Richelieu Acigné, V, 331; avec Verderonne, VIII, 70. Relations avec Vaillac, XV, 167. Son écuyer, I, 240. Sa terre de Ruffec, VI, 221. Ses étangs de la Ferté, II, 120.

Saint-Simon (Louis de Rouvroy, duc de), † 1755, I, *21.

I. Sa famille, sa vie privée, son caractère.

Naissance, parents, éducation première, I, 21-25. Porte d'abord le nom de vidame de Chartres, V, 317, 324. Son nom et ses armes, XV, 460. Sa prétention de descendre des Vermandois, I, 202. Son gouverneur, 34, 69, 249. Son tuteur M. Bignon, II, 270; IV, 1; VI, 271; XIII, 192. Va à l'académie de Mesmont, I, 27. Souvenir d'enfance, XV, 167. Son père le mène à l'anniversaire de Louis XIII à Saint-Denis; il n'y manque jamais, I, 224; XVI, 129-130; XXI, 242.

Perd son père; obtient ses gouvernements; bienveillance du Roi, I, 133-136. Ses visites de deuil à cette occasion, XV, 335. Hérite de sa sœur la duchesse de Brissac, I, 22, 210. Procès avec les héritiers de son beau-frère, qu'il gagne au parlement de Rouen, XIII, 191-209. Cossé lui demande pardon de ce procès, XVII, 378.

Songe à se marier; tentative infructueuse pour une fille de Beauvillier, II, 1-13. Nouveaux projets de mariage, 13, 260-261. Épouse Mlle de Lorge, 262-276. Trahison de Pontchartrain à ce sujet, 270-271. Propos gaillard du Roi, 280. Éloges qu'il fait de sa femme; son union intime avec elle, II, 268; XI, 366; XIII, 240; XVI, 141-142; XIX, 187, 315, 319. Naissance de sa fille, III, 250. Naissance de son fils aîné, V, 317; de son second fils, VI, 220. Liaison de ses enfants avec le fils du président de Maisons, XXIV, 331; XXVII, 162. Son fils aîné épouse la princesse de Bournonville, XIII, 125; XXVII, 243-252. Son gendre le prince de Chimay, XIV, 393.

Mort de son beau-père le maréchal de Lorge, X, 321-325. Il est opposé au mariage de son beau-frère avec Mlle Chamillart, X, 402-410. Difficultés avec sa belle-mère, 405, 409, 410, 412. Opéré pour un abcès à la suite d'une saignée, XII, 49-52. Aventure avec le duc de Mortemart, XVII, 81-88. Récuse la parenté des Rouvroy, XV, 455-467.

Son caractère droit et franc, XXII, 199; XXVII, 149. Son ignorance en finances, 32. Va rarement au Palais, 157. Son goût pour l'histoire, I, 25-26. Connaît l'allemand, II, 142, 166. Sa livrée, XIX, 306.

II. Ses biens, terres, hotels, gouvernements; ses voyages.

État embarrassé de sa fortune; dettes et affaires de la succession de son père, II, 3, 78. Sa terre de la Ferté-Vidame, II, 14-15, 120. Ses créances sur la succession de Mlle de Portes; procès avec Mme de Lussan, XV, 64-69, 74-81

Sa demeure à Paris, XI,*106;

[Saint-Simon *suite*]

XIII, 209; XVII, 198; XXVII, *246. Tableau qui lui vient du duc de Montmorency, I, 155. Ses tableaux à la Ferté, XII, 337.

Son gouvernement de Blaye, VII, 146. Difficultés qu'il a à ce sujet avec le maréchal de Montrevel, XVIII, 3-4. Celui-ci refuse l'arbitrage de Boufflers, 89-90. Nouvelles discussions avec Montrevel, XXI, 347, 350. Il obtient un règlement du Roi sur ses droits de gouverneur, XXIII, 297-304. Affaires avec Pontchartrain au sujet des officiers garde-côtes et des milices de Blaye, XXI, 347-363; XXIII, 305-311. Son gouvernement de Pont-Sainte-Maxence, I, 281.

Voyages et séjours à la Ferté, X, 207, 211; XII, 35; XIII, 202, 209; XIV, 74; XV, 78, 240; XVI, 141, 368, 370, 444-445; XVII, 270; XVIII, 5, 286-287, 291, 294; XIX, 138; XX, 191; XXI, 1, 4, 158; XXIII, 54-60. Ses commensaux à la Ferté, XXI, 4. Il y reçoit Chamillart et ses filles, XVIII, 5, 286-287.

Ses séjours annuels à la Trappe; il y va toujours à Pâques, II, 16, 361; III, 110, 253 et suiv.; VIII, 84-85; XII, 35; XV, 78. Il y rencontre la béate Rose, VIII, 84-86. Voyages au au château de Pontchartrain, XVIII, 294-297; à Dampierre, XVII, 357; XXI, 305; à l'Étang chez Chamillart, XIII, 380-381; XIV, 420; XV, 372; à Courcelles chez Chamillart et à la Flèche, XVIII, 287-291; à Vaucresson, XXI, 305; à Rouen, XIII, 203; XXVIII, 136; à Dieppe et à Cany, XIII, 208; aux châteaux de la Loire, XVI, 150-152; à Villeroy, 285. Saison à Plombières, X, 54; à Forges, XV, 235-240.

III. Événements de sa vie publique jusqu'en 1715.

Il assiste à la dédicace de la statue de la place des Victoires, XXVIII, 51.

1691. Parle à Louvois le jour de sa mort et assiste après à la promenade du Roi, XXVIII, 74-77. Est présenté au Roi par son père, I, 28-30. Entre aux mousquetaires, 30. Monte la garde chez le Roi, 33.

1692. Sa première campagne, son équipage, ses gentilshommes, I, 33-34. Au siège de Namur, 34 et suiv.; XXVIII, 334. Donne un exemple de discipline; est complimenté par le Roi, I, 43-45. Manque d'être tué par son ami Coëtquen, 55-57. Assiste aux préliminaires du mariage du duc de Chartres, 68, 69, 72-74. Complimente Madame, 75. Achète une compagnie de cavalerie, 112-114.

1693. Campagne de Flandre; ses camarades, I, 225-228. Apprend le départ du Roi de l'armée, 232-234. Prend part à la bataille de Nerwinde et en fait un récit, 238-252, 261. Demande un régiment pour le chevalier de Montfort, 268-269. Revient de l'armée et s'arrête chez l'évêque de Noyon Cler-

[Saint-Simon *suite*]

mont-Tonnerre, 279-281. Achète un régiment de cavalerie, 282-284.

1694. Va à l'armée d'Allemagne, II, 135-136. Visite Strasbourg et est reçu chez le maréchal Rosen, 141-142. Campagne de 1694, 142-152, 161-162, 165-172.

1695-1697. Campagne de 1695 en Allemagne; maladie du maréchal de Lorge, II, 294, 296-308, 335-336. Assiste au procès du prince de Conti contre Mme de Nemours, III, 6. Campagne de 1696, 119-120, 238-239, 246, 248-249. Revient de l'armée; calomnie répandue contre lui, 251-253. Fait faire le portrait de l'abbé de Rancé par Rigaut, 253-264. Assiste à l'arrivée de la princesse de Savoie, 264. Campagne de 1697, IV, 157 et suiv., 217-223. Mariage du duc de Bourgogne, 308, 320.

1698-1701. Avertit le duc de Beauvillier de l'orage formé contre lui, V, 146-149. Aventure avec le duc de Charost à propos de Rancé, 172-177. Au camp de Compiègne, 354, 357, 362, 365-371. Assiste à une farce faite à Tessé par Lauzun, 362-364. Son intervention dans l'affaire de dom Gervaise à la Trappe, 386-410. Affaire de Mme d'Armagnac avec la duchesse de Saint-Simon; audience que Saint-Simon a du Roi, VI, 80-84. Noirceur du duc de Gesvres à son égard, 401-410. Songe à accompagner le duc d'Anjou en Espagne, VII, 317. Envoie Helvétius pour soigner Beauvillier malade, VIII, 91.

1702-1705. Est reçu comme pair au Parlement; pièges qu'il y évite, X, 47-52. Quitte le service par dépit de n'être pas fait brigadier, 52-62. Fait une préface pour le recueil des médailles du règne de Louis XIV, 115-117. Intervient auprès de Chamillart en faveur des comtes de Roucy et de Blanzac, XII, 189. Dénonce à Beauvillier les manèges de l'abbé de Polignac, XIII, 218-220; XV, 474-477.

1706-1707. Est désigné pour l'ambassade de Rome, mais n'y va pas, XIII, 232-246. Apprend le désastre de Turin; son chagrin, XIV, 74-75. Fait visite aux Crozat à l'occasion du mariage du comte d'Évreux, 263. Apprend la nouvelle de la victoire d'Almanza, 420-421.

1708. Est opposé au mariage de Cany avec Mlle de Mortemart, XV, 362-369. Son rôle dans la nomination de Desmaretz aux finances, 372-382. Manière dont il apprend la destination du duc de Bourgogne pour l'armée de Flandre, XVI, 1-2. Conversation avec Beauvillier à ce sujet, 6-19. Ses craintes pour la situation de Chamillart; conseil qu'il lui donne, 79-82. Son intervention lors de l'enlèvement de Mlle de Roquelaure, 104-106. Il est de nouveau question de lui pour l'ambassade de Rome, 272. Il voit la lettre de Campistron sur Audenarde, 232. Sa conduite à la cour lors du déchaînement contre le duc de

[Saint-Simon *suite*]

Bourgogne, 240-243, 249, 250, 257, 267, 281-282, 301, 468, 475-476. Son pari imprudent à propos du siège de Lille, 301-305, 445; XVIII, 293, 295, 299. Le duc de Beauvillier l'empêche de quitter la cour malgré les calomnies répandues contre lui, XVI, 368-370.

1709. Conseil qu'il donne à Beauvillier pour le sauver de la disgrâce, XVII, 160-167. Hiver rigoureux; anecdote, 195-196. Obsèques du prince de Conti; calomnie sur son compte, 142, 146. Son rôle dans la réception du maréchal de Boufflers comme duc au Parlement, 217-226. Envoie sa vaisselle d'argent à la Monnaie, 410-411. Son rôle à l'occasion de la disgrâce de Chamillart, 416-417, 421, 430-432, 436-438, 445-447, 462-464, 470-471. Songe à se retirer de la cour et à aller passer deux ans en Guyenne, XVIII, 1-5. Nouvelle conversation avec Beauvillier sur les intrigues de l'abbé de Polignac, 11-14. Entretien avec le même sur les cabales de la cour, 33-41. Pense de plus en plus à quitter la cour; conversation de sa femme avec la duchesse de Bourgogne, 89 et suiv. Calomnie de M. d'O contre lui, 96-97. Sages conseils du Chancelier sur ses projets de retraite, 291-297. Se décide à rester à la cour; fait demander par Mareschal une audience au Roi, 299-302. L'obtient; récit de l'audience, 311-314, 376-377, 382-392.

1710. Conseil qu'il donne au maréchal de Bezons sur la place de gouverneur du duc de Chartres, XVIII, 407-413. Son intervention dans l'affaire du rang des princesses du sang, XIX, 61, 67-69, 78-79. Premières mesures qu'il prend pour le mariage du duc de Berry avec Mademoiselle, 79-83. Il assiste à la réception de Villars au Parlement, 109. Va au Parlement avec le duc de Coislin; anecdote, 116-119. Part qu'il prend aux intrigues du mariage du duc de Berry, 189-214, 220-237, 251-287. Remerciements que lui adressent le duc et la duchesse d'Orléans et Mademoiselle, 287-292. Affaire du choix de Mme de Saint-Simon comme dame d'honneur de la duchesse de Berry; résistance de Saint-Simon; il cède contraint et forcé, 237-248, 293-298, 300-321, 325-328. Le Roi lui en parle lui-même, 328-334. Visite chez Mme de Maintenon à cette occasion, 334-335. Cherche à faire nommer Mme de Cheverny dame d'atour, 323-324. Assiste au mariage, 351. Ses regrets d'avoir contribué à cette union, 358-359; XXVI, 316-317. Assiste à la réception de Berwick au Parlement; anecdote, XIX, 382-384. Il est calomnié auprès de Monseigneur; en est averti par Du Mont, et sauvé par la duchesse de Bourgogne, XX, 181-195.

1711. Réception du duc de Saint-Aignan au Parlement; anecdote, XX, 291-294. Ses sentiments à l'annonce de la

[Saint-Simon *suite*]

maladie de Monseigneur, XXI, 7-8. Sa conversation avec la duchesse d'Orléans, 16-18. Il apprend la mort de Monseigneur; tableau du salon de Versailles, 23-42. Harcourt lui avoue ses sentiments sur les bâtards, 160-161. La duchesse de Bourgogne lui apprend que Mlle de Lillebonne est nommée abbesse de Remiremont, 271-272. Sa situation à la cour à la mort de Monseigneur, 304-306. Il réconcilie le duc de Beauvillier avec le chancelier de Pontchartrain, 385-386, 392-393; XXII, 73-82. Règlement de la succession de Monseigneur, 32-37. Il demande la charge de capitaine des gardes du corps, 102. Est désigné comme gouverneur du duc de Bretagne, 120. Est introduit auprès du duc de Bourgogne par Beauvillier; ses relations avec le prince, 2-4, 9-29, 37-42, 60-64. Il le réunit au duc d'Orléans, 45-60.

1712. Voit le duc de Bourgogne pour la dernière fois, XXII, 298. Mort du prince; affliction de Saint-Simon; il veut quitter la cour, 304, 355-357; XXVII, 1, 8. Il se retire à la Ferté pendant cinq semaines, XXIII, 54-60.

1713-1714. Affaire des Renonciations, XXIII, 128-156. Séance au Parlement à ce sujet, 332-337, 340-342. Deuil de la reine d'Espagne, XXIV, 181. Déclaration de l'habilité des bâtards à succéder à la couronne; curieuse scène du président de Maisons; compliment de Saint-Simon aux bâtards, 334-338. Beauvillier pense à se l'adjoindre pour l'éducation du Dauphin, XXV, 32-34. Sa situation à la cour après la mort de Beauvillier, 76-85. Aventure avec Desmaretz, 77-79. Le P. le Tellier lui propose d'être commissaire du Roi au futur concile, 135-136.

1715. Il apprend la mort de Fénelon, XXVI, 71. Manège du maréchal de Villeroy avec lui, 338-341. Manège du P. le Tellier avec lui dans les derniers temps du Roi, 352-354. Il refuse la place de chef du futur conseil des finances, engage le duc d'Orléans à y mettre le duc de Noailles, et est désigné pour le conseil de Régence, XXVII, 32-33, 47-50. Maisons lui propose de supprimer le testament de Louis XIV, 149-157. Il apprend au duc de Noailles sa destination sous la régence, 167-168. Folles propositions que lui fait celui-ci sur le gouvernement, Versailles et les jésuites, 168-172, 193-199. Conduite conseillée par Saint-Simon au duc d'Orléans pour la revue de la gendarmerie, 202-204. Il se joue de Pontchartrain, 205-209; et de Desmaretz, 209-210. Le duc de Noailles lui demande de le faire premier ministre, 215-218. Voit le Roi dans sa dernière maladie, 257. Prévient le duc et la duchesse d'Orléans de l'extrémité du Roi, 261-262. Sa place au conseil de régence; anecdote sur une séance de ce conseil, XI, 19-20.

[Saint-Simon *suite*]

IV. Relations avec le Roi ; sa vie a la cour.

Bienveillance du Roi pour lui, I, 135-136 ; III, 250. Danse pour la première fois, I, 76. Aux bals de la cour ; danse avec Mlle de la Ferté, la princesse de Conti, Mlle de la Trémoïlle, II, 80-81, 133, 134. Premier voyage à Marly (1695), 368. Est presque toujours à Versailles, presque jamais à Paris, VI, 62 ; XIII, 111, 453. Audience qu'il a du Roi sur l'affaire de Mme d'Armagnac, VI, 82-84. Assiste à tous les bals de la cour (1700), VII, 61-62. Est bien traité du Roi, qui l'emmène à Marly, et lui accorde souvent la distinction du bougeoir, X, 48, 54, 63, 66.

Cesse d'être admis à Marly (1702), X, 63-65 ; XI, 357. Colère du Roi contre lui à propos de l'affaire de la quête ; audience qu'il en obtient, 358-370. Raccommodé avec le Roi, XII, 51. Retourne à Marly, XII, 335, 401, 460 ; XIII, 324, 329. Marques de bienveillance du Roi pour lui, XV, 240. Quitte la danse et n'est plus invité à Marly, 372.

Est perdu auprès du Roi (1708), XVI, 305, 444, 445 ; XVIII, 1, 2, 292-293. Éconduit de Marly, XVII, 84 ; XVIII, 4, 60. Causes de l'éloignement du Roi pour lui, 94-96. Audience qu'il obtient du Roi par Mareschal, 299-302, 311-314, 376-377, 382-392. Admis de nouveau à Marly, et y va dorénavant toujours, XIX, 11, 138. Rappel des audiences qu'il obtint du Roi, XXVIII, 48. Il tient table ouverte à la cour, XIX, 338. Sa correspondance ouverte à la poste, XXIII, 134.

Ses divers logements au château de Versailles, XIII, 108-109, 330 ; XVII, 155 ; XVIII, 4, 296-297 ; XIX, 306, 338 ; XXI, 16 ; XXIV, 111-112 ; au château de Marly, XXI, 266 ; XXII, 303 ; XXVI, 243-244. A Fontainebleau, loge chez Pontchartrain, XV, 407 ; XVI, 149.

V. Relations avec les princes de la maison royale.

Monseigneur ; embarrras de Saint-Simon avec lui et sa cour, XXI, 1-4. Visites rares à Meudon, XV, 229 ; XVII, 378, 417 ; XIX, 334 ; XXI, 1-2.

Le duc de Bourgogne : Saint-Simon bien vu du prince, XV, 79 ; XVI, 468, 469, 490 ; XVIII, 42, 299 ; XIX, 330 ; XX, 189. Conversation avec Beauvillier au sujet du duc de Bourgogne ; mémoire écrit par Saint-Simon, XIX, 139-189. Intimité et entretiens avec le prince en 1711 ; mémoires qu'il lui communique ; il est surpris chez lui par la duchesse, XXII, 2-4, 9-29, 37-64. Ses mémoires au prince brûlés, 357-361.

La duchesse de Bourgogne : Saint-Simon bien vu de la princesse, mais sans privance, XV, 79 ; XVI, 257, 337 ; XIX, 102-103 ; XXI, 271. Sa situation avec elle en 1712, XXII, 59-

[Saint-Simon *suite*]

60. Il parle au duc de Beauvillier de ses écarts de conduite, XIII, 331.

Mme de Maintenon : aversion qu'elle a pour Saint-Simon grâce au duc du Maine, X, 215 ; XIII, 245 ; XVIII, 95-96 ; XXII, 43-44. Unique visite qu'il lui fait, XIX, 334-335. Son mot sur le bon et le mauvais ange de cette dame, XVII, 69.

Le duc d'Orléans : Saint-Simon est élevé avec le duc de Chartres, I, 28, 64, 261. Reprise de leurs relations et commencement de liaison intime, X, 200-212. Sa façon d'être avec le prince, XIII, 453-454, 458. Il correspond avec lui pendant la campagne d'Italie, 455 ; XIV, 74, 88. Leur conversation après le désastre de Turin, 90-93. Leur correspondance chiffrée, 426-427 ; XVI, 150, 467. Il instruit le prince des intrigues de la cour en 1708, 467. Rôle de Saint-Simon lors de l'affaire du duc d'Orléans en Espagne, XVIII, 47-49, 52-53, 56, 58, 62-63. Sa fidélité au prince dans ses disgrâces ; conseils qu'il lui donne, 66-69 ; XXII, 398-399 ; XXV, 82-83. Il dit au chancelier son avis sur le procès qu'on veut faire au duc d'Orléans, XVIII, 77-80. Il forme le projet de faire rompre la liaison du prince avec Mme d'Argenton, 305-311. Il se fait aider par Bezons ; conversations avec le prince ; il obtient la rupture, 314-372. Il l'apprend à la duchesse de Villeroy, 372-376. Il devient le confident du ménage d'Orléans, XIX, 61, 219-220. Sa conduite habituelle à leur égard, 293. Il écrit sous la dictée du prince ou fait des brouillons de lettres pour lui, 69, 224. Il ne l'appelle jamais Monseigneur, XVII, 301. Prévient le duc d'Orléans des bruits qui courent sur ses relations avec sa fille, XXII, 49-52. Le Roi approuve l'intimité de Saint-Simon avec le prince, XXV, 154-155. Confiance entière du prince pour lui, XXVII, 143.

La duchesse d'Orléans : Saint-Simon n'a pas de relations particulières avec elle, quoique bien vu d'elle, XIII, 453 ; XV, 77. Commencement de leur liaison intime, XVIII, 374-375, 377. Conversation qu'il a avec elle, 400-403. Leur intimité à propos du mariage du duc de Berry, XIX, 82, 312-316 ; XX, 188. La princesse le questionne sur les projets politiques de son mari, XXVI, 330-337 ; XXVII, 142-149 ; sur les intentions des ducs et pairs, 174-175.

Madame : pas de relations avec elle ; visites de courtoisie rares, XXVI, 326.

Le duc du Maine et les bâtards du Roi : horreur de Saint-Simon pour les rangs successifs donnés aux bâtards, X, 213-214 ; XVIII, 424 ; XIX, 194. Avances inutiles du duc du Maine à son égard, X, 212-216 ; XIII, 244. La duchesse d'Orléans s'efforce de les lier ensemble, XVIII, 418-421. Sa situation à l'égard du prince ; il

le fréquente peu, 421-424, 429; XXV, 2. Affaire du rang des enfants du duc du Maine, XIX, 98-108. Nouvelles avances du ménage du Maine à l'égard des Saint-Simon, 106-108. Relations avec le duc du Maine à propos de l'affaire du bonnet, XXVI, 1-2. Dures paroles que lui adresse Saint-Simon, 55-59.

Les Condés : peu de liaison de Saint-Simon avec les Condés, VII, 235. Relations avec Monsieur le Prince et Madame la Princesse, XV, 76-77. Il est mal avec Monsieur le Duc et Madame la Duchesse, XV, 76-78, 80-81, 117; XVI, 304; XVII, 270-271; XVIII, 93; XIX, 89-90, 192; XX, 188, 316. Relations avec le prince de Conti, XV, 81.

VI. — SES IDÉES RELIGIEUSES ET POLITIQUES; SES PLANS DE GOUVERNEMENT.

Son sentiment sur Rome et sur les libertés de l'église gallicane, VI, 155; XXII, 5-7. Son opinion sur le jansénisme, XXI, 387-388; XXII, 5-8. Élevé par les jésuites, il est en bons termes avec eux, XVII, 62-63; XVIII, 42; XXII, 4. Ses sentiments à leur égard, 7-8. Singulières conversations entre lui et le P. le Tellier à propos de la Constitution Unigenitus, XXIV, 107-119. Projet pour la conduite du Régent sur cette question, XXVI, 252-253. Il ne croit pas à l'infaillibilité du Pape, VI, 219.

Ses plans pour arriver à la paix en 1705, XIII, 171-172. Son ignorance en affaires de finances, XV, 380-381; XXVII, 32-33. Son plan de gouvernement par des conseils; il se rencontre avec le duc de Chevreuse, XVII, 154-158. Ses vues sur l'abandon de l'Espagne et la continuation de la guerre, XVIII, 21-23. Discussion sur les ministres entre lui et Beauvillier, XXI, 363-381. Il sauve Pontchartrain perdu, 381-390. Conversation avec Beringhen sur les Pontchartrain, 391-394. Idées politiques qu'il suggère au duc de Bourgogne, XXII, 13-29. Discussion et mémoire sur la forme à donner aux Renonciations, XXIII, 128-156.

Ses réflexions sur le gouvernement à établir à la mort du Roi, XXVII, 1-10. Projet des conseils du gouvernement, 10-16. Il les soumet au duc d'Orléans et en discute le projet avec lui, 17 et suiv. Conduite qu'il lui suggère à l'égard du cardinal de Noailles, de la Constitution, des Jésuites et du nonce, 19-29. Examen des remèdes à apporter à la situation financière; il penche pour la banqueroute, 34 et suiv. Il engage le duc d'Orléans à choisir par avance les membres des divers conseils, 51-53. Il lui propose MM. de Charost et de Nesmond pour l'éducation du jeune roi, 53-55. Conseils qu'il lui donne sur le conseil de régence et les secrétaires d'État,

55-63. Pousse le duc d'Orléans à réunir les États généraux; avantages qu'il y trouve, pour les questions de finances et la déchéance des bâtards, 63-92. Conseils qu'il lui donne sur la déclaration de la régence et sur la suite de son gouvernement, 92-141. Ses idées sur les survivances, les brevets de retenue, les récompenses militaires, 117 et suiv.

VII. Affaires relatives a la dignité ducale.

Attaqué avec quinze autres pairs par M. de Luxembourg pour le rang d'ancienneté; ensemble du procès, II, 16-101, 113-123, 236-246; III, 89-111. Le duc de la Trémoïlle le sollicite malgré sa jeunesse de se joindre à eux contre Luxembourg, II, 63-64. Son rôle dans le procès, 71-72, 75-76, 85-87, 121, 238-241. Sa déférence à cette occasion envers le maréchal de Luxembourg, 64-65, 81-84, 90. Il donne ses lettres d'état, II, 76-81. Il s'oppose à la réception du duc de Luxembourg, 237. Son rôle dans la dernière phase du procès, III, 89 et suiv., 96, 100, 103, 106. Son mémoire au Roi après le jugement, 106-109.

Il s'aperçoit de la méprise de la tapisserie représentant l'audience du légat Chigi, V, 16. Son intervention pour faire passer à Cossé la dignité de duc de Brissac, IV, 62-71. Affaire de Mme de Saint-Simon avec Mme d'Armagnac, 79 et suiv. Affaire de la quête, XI, 354-370. Il déjoue une habileté du prince de Soubise aux obsèques du maréchal de Duras, XII, 301. Son rôle dans l'affaire de la succession d'Aiguillon; mémoire qu'il fait pour le Chancelier, 344-348. Affaire de la communion du Roi, XV, 238-241. Sa fureur à propos du duché donné à Villars, 387; XVIII, 302-303. Il est consulté par lui sur les questions de pairie, XIX, 7.

Articles qu'il propose au Roi contre la maison de la Tour d'Auvergne à l'occasion de la trahison du cardinal de Bouillon, XX, 54 et suiv. Mémoire sur les prétentions des maisons de Lorraine, de Rohan et de la Tour, 60. Son rôle dans l'affaire des prétentions de d'Antin sur le duché d'Épernon, 264-290. Mémoire sur les prétentions de Matignon au duché d'Estouteville, 285.

Affaire du règlement sur les duchés-pairies : le Chancelier lui parle de l'ancien projet; notes de Saint-Simon, XXI, 145-158. Il en cause avec le maréchal de Boufflers, 162. Discussion avec le duc de Chevreuse sur le rang de son duché, 169-171. Examen du projet de règlement avec le Chancelier, 175-193. Suite de l'affaire; lettres échangées avec le Chancelier; promulgation de l'édit, 210-220, 241-248.

Mémoire sur les pertes arri-

vées à la dignité de duc et pair, XXII, 60-64. Dispute de préséance avec le duc de la Rochefoucauld, XXI, 182, 193-241. Mémoire de celui-ci contre Saint-Simon, XXIV, 96-98. Le procès est porté devant le Roi et jugé en faveur de Saint-Simon, 204-208.

Commencements de l'affaire du bonnet, XXVI, 1-2, 7-12, 22, 25-30, 33-34, 55-59.

VIII. Son ambassade en Espagne.

Il va en Espagne comme ambassadeur extraordinaire pour le mariage du Roi avec l'infante; allusions à son voyage, VIII, 150-151, 160-161, 182, 206; IX, 131, 138, 145-146, 177, 238, 279; XVII, 304; XVIII, 229; XX, 302. Est fait grand avec son second fils, IX, 178, 279. Ses patentes, 147. Ne peut trouver une terre pour y asseoir sa grandesse, 154-155. Sa couverture et celle de son second fils; cérémonie, VIII, 167; IX, 130, 179-199. Réception de son fils à la Toison d'or, 236-237. Il assiste aux chapelles et aux diverses cérémonies de cour, 205-206, 212, 216; au baptême de l'infant don Philippe, 265; à des réceptions d'ambassadeurs, 163. Étiquette dont il jouit à la cathédrale de Tolède, 220-221. Visite le château de Ségovie, XXIII, 64. Ses études sur la grandesse en Espagne, IX, 157-158.

IX. Ses relations, ses amis, ses ennemis.

Il cultive toujours les anciens amis de son père, II, 276; V, 379; X, 144, 290; XII, 254.

Mal avec M. d'Armagnac, XI, 364. Ami d'Armenonville, XI, 256; XV, 381, 382, 385-386. Mal avec d'Antin, XVIII, 93, 95, 385-386; XIX, 192; XX, 269-276. Relations avec le duc d'Aumont, XIII, 201. Amis: le président le Bailleul, IX, 14; le marquis de Bar, XIII, 379; M. de Beauvau-Craon, V, 385-386. Sans liaison avec Barbezieux, X, 52.

Commencement et origine de son amitié avec le duc de Beauvillier, I, 135; II, 1 et suiv., 12-13. Leur liaison et leur union intime, V, 146 et suiv., 172; VI, 218; IX, 32-33; XIII, 238; XVI, 20; XVII, 160 et suiv., 186; XVIII, 42; XIX, 35; XX, 73-74; XXII, 1-2. Il ne fait rien sans son avis, XI, 361. Partage sa douleur lors de la mort de ses enfants, XIII, 177-179. Il le réconcilie avec le chancelier de Pontchartrain, XXI, 385-386, 392-393; XXII, 73-82. Son excès de déférence pour lui, XXIII, 149-152. Il intervient auprès de Piffonds en faveur de Mme de Beauvillier, XXV, 72-74.

Amis: le marquis de Beringhen, XVI, 51, 54; XVIII, 43; XIX, 251; le duc de Béthune, VI, 218; la comtesse de Beuvron, X, 104; XVI, 394;

[Saint-Simon *suite*]

Bignon de Blanzy, XVIII, 43; XIX, 253; le prince de Birkenfeld, II, 143-144, 171 ; le marquis de Biron, XVI, 199 ; Mme de Blanzac, XII, 188, 273 ; XV, 81 ; XVI, 145 ; XIX, 285.

Le valet de chambre Blouin est son ennemi, XVIII, 95. Relations avec Boisguilbert ; il obtient son rappel d'exil, XIV, 341. Ami de Bontemps, VIII, 45 ; du maréchal de Boufflers, XVII, 217 ; 470-471 ; XVIII, 218 ; XIX, 211, 325. Il s'entremet entre lui et les ducs de Chevreuse et de Beauvillier, XVIII, 31, 33, 38-42. Relations avec les Bouillons, XVI, 115 ; XX, 4. Il va avec eux à des sollicitations de juges, XI, 78-79. Reçoit le cardinal de Bouillon à la Ferté, XVI, 115-116, 119-124.

Amis : l'apothicaire Boulduc, XXII, 302 ; XXIV, 248 ; le chevalier Bourke, XII, 447-448 ; Bréauté, XVI, 425 ; la Bruyère, III, 85 ; le comte de Bryas, XI, 131 ; le diplomate Callières, XIII, 170-171, 236.

Chamillart d'abord sans liaison avec lui, X, 62, 85. Il lui demande son amitié ; leur intimité constante, 64, 406-407, XI, 256 ; XII, 51 ; XIII, 188, 239, 277-278 ; XV, 223 ; XVI, 204 ; XVII, 186 ; XVIII, 42. Faveurs qu'il obtient de lui pour d'autres, XIII, 209-210. Son rôle lors de la disgrâce de Chamillart, XVII, 416-471. Il lui fait conserver sa pension, XXVII, 192. Son intimité avec ses filles, XVII, 81.

Lié avec Chandenier, III, 151. Relations avec l'avocat Chardon, XII, 254. Amitié avec du Charmel, XIII, 263. Lui conseille d'aller voir le Roi, 268-269. Affaire de son exil, 275-278. Ami du duc de Charost, V, 175 ; IX, 32 ; XII, 335 ; XVII, 86 ; XXI, 173, 304 ; XXII, 104 ; XXVII, 54 ; du duc de Chaulnes, II, 71, 240, 256 ; de Mlle de Chausserais, XVIII, 382 ; de M. de Cheverny, 279.

Sa liaison intime avec le duc de Chevreuse, V, 172 ; IX, 32-33 ; XI, 367 ; XII, 209 ; XVI, 20 ; XVII, 386 ; XVIII, 42 ; XX, 188 ; XXII, 1-2. Il découvre que le duc est ministre d'État, XV, 402-403. Ami du maréchal de Choiseul, III, 120, 250, IV, 158-159, 174 ; XX, 323 ; de M. de Coëtanfao, XX, 219 ; XXI, 16 ; XXVI, 219 ; XXI, 16 ; XXVI, 202. Hérite par fidéi-commis de Mme de Coëtanfao ; procès avec les héritiers ; cadeau du mari, 202-207. Ami de Coëtquen, I, 55 ; du duc de Coislin, X, 281. Anecdote sur ce dernier, 271-272. N'a pas de relations avec Cossé, VI, 66 ; ni avec Daguesseau, XIV, 380-381. Il cherche à porter celui-ci à la première présidence, 380-382.

Ami de Mme Damond, II, 268. Relations avec Dangeau, XIII, 259. Sa liaison ancienne avec Desmaretz, VII, 137 ; XI, 256 ; XIII, 330 ; XV, 373 ; XXI, 287. Refroidissement entre eux, 287-288. Aventure avec

lui ; brouille complète, XXV, 77-79. Relations avec le greffier Dongois, X, 50 ; avec le conseiller Dreux, 51. Son amitié avec Mme Dreux, fille de Chamillart, XVII, 387 ; XX, 279. Relations avec le maréchal de Duras, XII, 297.

N'a pas de liaison avec le marquis d'Effiat, XVIII, 297. Est victime de la fourberie de celui-ci, XXVI, 209-211. A été élevé avec le prince d'Espinoy, XII, 258 ; XV, 16. Fort bien avec Fagon ; assiste à une de ses attaques d'épilepsie, VIII, 95-96. Bien avec Fénelon, quoique sans liaison avec lui, XVIII, 42 ; XXI, 304 ; XXVI, 82. Ce prélat le craint, quoiqu'il l'ait lié avec le duc d'Orléans, XXV, 57-58 ; XXVI, 81-82. Sans liaison avec la Feuillade, XVII, 88. Ami du médecin Finot, 247. Relations avec le cardinal de Fleury, XV, 197, 201-209. Ami de Mme de Fontaine-Martel, X, 210 ; XIX, 271 ; de Mme de Fontenilles, XXV, 22.

Lié avec l'évêque de Chartres Godet des Marais, V, 379-380 ; XXII, 4. Ami du jeune comte de Grignan, III, 77 ; XII, 287 ; du nonce Gualterio ; leur correspondance, VII, 19 ; XIII, 110-114 ; XXIV, 6 ; de M. le Guerchoys, XIII, 202 ; XVIII, 161 ; de Guiscard, XII, 149 ; de M. le Haguais, XVI, 65-66.

Relations avec le maréchal d'Harcourt, XVII, 167 ; XVIII, 43 ; XXVII, 78. Se tient en garde contre lui, XII, 396. Ami de Mme de Harouys, VI, 378 ; du président d'Hocqueville, XIII, 203, 208-209 ; de l'archevêque de Sens la Hoguette, VIII, 280. Intimité avec le duc d'Humières, XIII, 204-205 ; XIX, 33 ; XXI, 173.

Ami du chevalier de la Ilhière, IV, 123-124 ; du cardinal de Janson, XXIII, 366 ; du maréchal de Joyeuse, II, 171, 294 ; du marquis et de la marquise de Laigle, XIX, 90 ; XXIII, 360 ; de la duchesse de Lesdiguières-Duras ; la pousse à épouser le duc de Mantoue, XII, 234-235, 237. Ami de Mme de Levis, XII, 209. Intime avec sa belle-sœur la duchesse de Lorge, XXIV, 277.

En mauvais termes avec les princes Lorrains, XIII, 245-246. Sa liaison avec Louville, II, 4 ; III, 251 ; IV, 147 ; IX, 307 ; XIII, 236. Fait avec lui le tour du canal de Fontainebleau, IX, 307. Sa déférence pour le maréchal de Luxembourg, II, 234-235. Brouillé avec le duc de Luxembourg, VII, 59 ; IX, 49. Se raccommode avec lui, XXVII, 235-236. Discussion à un sermon avec la maréchale de Luxembourg, IX, 67-68. Ami de tous les Mailly, IV, 304 ; du comte de Mailly, VI, 164 ; de l'abbé de Mailly, archevêque d'Arles, IV, 304-305, 349 ; XIII, 106-108 ; XX, 77. Il le fait nommer à Arles, XIII, 108 ; lui évite une disgrâce, 114. Le président de Maisons réussit à se lier avec lui, XXIV,

[Saint-Simon *suite*]

331 et suiv. Amitié avec le chirurgien Mareschal, XI, 106; XIV, 381; XVIII, 300; XIX, 232; XXII, 363. Parenté et amitié avec Mme de Marey, VI, 409-410; XVIII, 343; XIX, 272, 358. Ami du marquis de Marillac, XI, 2; de Marivault, XVIII, 246; du maréchal de Marcin, IX, 32. Mal avec le comte de Marsan, XII, 52.

Ami du jeune Maulévrier, II, 326; de Mélac, X, 288-289; du marquis de Mirepoix et de son frère, VI, 234-235; de du Mont, XIII, 322; XVIII, 43; XX, 182-187, 191; de M. de Montbron, I, 99; du duc de Montfort, XI, 369; XII, 206, 209-210; du jeune Morstein, II, 326. Intimité avec la duchesse de Mortemart-Colbert, XVII, 88. Relations avec Nancré, XIV, 75, 90.

En mesures avec le maréchal de Noailles, XIII, 277; XVI, 24. Bien avec la maréchale, XVIII, 405; XXII, 199. Époque de sa liaison avec le duc de Noailles, XVIII, 404-406. Comment il se lie avec lui, XXII, 199-201. Il le raccommode avec le duc d'Orléans, 201-203. Il le lie avec le duc de Beauvillier et le Dauphin, 203-210. Noailles recherche sa société, XXVI, 359-360. Conduite perfide du duc de Noailles à son égard; brouille entière entre eux; raccommodement par le mariage du duc de Ruffec et de la nièce de Noailles, XXVII, 219-253. Relations, puis liaison avec le cardinal de Noailles, X, 49, XXII, 210-211; XXVII, 240.

Ami de Mme de Nogaret, VII, 148; XII, 278; XV, 10; XIX, 102; XXI, 279; XXII, 42. Sans relations avec d'O, XIX, 99. Ami du contrôleur général le Peletier, IV, 270; de Permillac, VI, 147; de Pomereu, IV, 16; VI, 262; X, 290; du président Pontcarré, XIII, 207.

Sa liaison avec le chancelier de Pontchartrain, qui lui demande son amitié, V, 376-379; XVI, 127, 140; XVII, 445; XVIII, 42-43; XX, 188, 194-195. Saint-Simon prend conseil volontiers de lui, XI, 360. Il va presque tous les soirs chez le Chancelier, XVIII, 77. Consultation que lui demande celui-ci au sujet de son fils, 85-89. Il raccommode le Chancelier avec le duc de Beauvillier, XXI, 385-386, 392-393; XXII, 73-82. Son amitié pour la Chancelière, XVI, 140. Commencement de ses relations avec Jérôme de Pontchartrain, II, 261-262. Sa conduite à l'égard de celui-ci quand il perd sa femme, XVI, 138-149. Difficultés avec lui à propos des officiers garde-côtes et des milices de Blaye; leur brouille complète, XXI, 347-363; XXIII, 305-311. Le Chancelier oblige Saint-Simon à assister au second mariage de Jérôme de Pontchartrain, XXIV, 49-51. Saint-Simon va le narguer peu avant la mort de Louis

[Saint-Simon *suite*]

XIV, XXVII, 205-209. Ami du marquis de Praslin, I, 269; X, 85, 87; XIII, 99.

Liaison avec l'abbé de Rancé; II, 13, 15-16; III, 253-254; V, 172, 386 et suiv. Fait faire le portrait de Rancé par Rigaut, III, 253-264. Chagrin qu'il éprouve à sa mort, VII, 240-243. Ami du marquis de Rochechouart-Faudoas; anecdote, IV, 224-226. Ami de la maréchale de Rochefort, XIII, 188. En bon termes avec le duc de la Rochefoucauld, X, 51. Lié avec le duc de la Roche-guyon, XVIII, 43. Refroidissement entre eux, XXI, 256. N'aime pas le duc de Roquelaure; propos sanglant à son égard, II, 249-250. Ami du maréchal de Rosen, qui le reçoit dans sa maison de Strasbourg, I, 141-142; IV, 174-175; XI, 34. Ami de la comtesse de Roucy, X, 105; XI, 358; XII, 188; du chevalier du Rozel, I, 282, 284.

Ami de Saint-Contest, XXI, 370; de Mme de Saint-Géran, XVIII, 302; du marquis de Saint-Hérem, III, 25; IX, 67; de la duchesse Sforze, XXVI, 311-312; des Talon, XIII, 230. Relations avec le P. le Tellier; avances que celui-ci lui fait, XVII, 64; XIX, 208, 220-221, 319. Sans liaison avec Tessé, XXVII, 78. Ami de Mme de Thiange, XV, 354. D'abord sans relations avec Torcy; comment se fait leur liaison, XII, 406; XIII, 236; XVII, 186; XXI, 369; XXVII, 58. Ami de Tracy, XII, 252; du duc de la Trémoïlle, II, 71; XVII, 373; de Mme d'Urfé, XVII, 84-86; XXI, 279.

Intimité avec la princesse des Ursins, duchesse de Bracciano, II, 260-261; V, 106; XII, 402-403, 437; XIII, 20-21; XVIII, 47. Entretiens qu'il a avec elle, XII, 403-404, 406, 435-436; XXVI, 181-182, 258-260. Sans liaison avec Vauban, XIV, 324. N'aime le prince de Vaudémont, XV, 58. Sa haine pour Vendôme, XIII, 293; XVI, 17, 482. Sans relations avec Mme de la Vieuville, XIX, 341. Relations avec Villars, signale la fausseté de ses Mémoires, X, 315-315; XXVII, 78. Bien avec la maréchale de Villars, XVII, 438, 445; XVIII, 302-303.

Son antipathie pour le maréchal de Villeroy, X, 413-414; XIV, 305; XVI, 390; XXVI, 338. Ami de la maréchale, VI, 67; X, 84; XI, 368; XII, 273; XIII, 198; XIV, 305; XVI, 390, 392-393. Ami du duc de Villeroy, X, 84, 413; XIV, 309; XVII, 161, 195-196; XVIII, 43, 94. S'efforce de le raccommoder avec Chamillart, XIV, 309-310. Refroidissement entre eux, XXI, 256. Intimité avec la duchesse de Villeroy, X, 84; XII, 273; XIV, 309; XVII, 161; XVIII, 43, 322; XXI, 129; XXII, 42. Élevé avec le chevalier et l'abbé de Villeroy, VII, 43; avec le jeune de Vins, VI, 353. Liaison avec la Vrillière, VII, 146;

XIII, 206-207, 211 ; XVI, 51 ; XVIII, 3 ; XXIII, 302 ; XXVII, 60. Ami du P. Wolf, II, 141.

X. SES MÉMOIRES.

Ses idées sur la façon d'écrire l'histoire, I, 1 et suiv. Où, quand et comment il commence ses Mémoires, I, 26 ; II, 175 ; VI, 208. Explications sur la manière dont il les écrit, XII, 56. Comment il s'instruit de tout à la cour, XVIII, 42-45. Affirme son souci de la vérité, XIV, 133 ; XXI, 7. Avoue son ignorance de certaines choses, XVIII, 214, 216-217. Hésite à insérer certains récits, XII, 269. S'excuse d'avoir oublié quelque chose, XV, 474. Allusion au terme de ses Mémoires, XVII, 366. Regrette de ne pouvoir les continuer jusqu'à la mort de l'empereur Charles VI, XV, 436. Sa petite écriture pour se suivre lui-même, XIX, 229.

Sources de ses récits. Son père, I, 146, 156, 159, 162-163, 173 ; II, 365 ; VII, 206 ; X, 282 ; XII, 337. Le roi Louis XIV, XII, 13. Les dames du palais de la duchesse de Bourgogne, X, 266, 413 ; XI, 357 ; XII, 273 ; XV, 251 ; XVIII, 44 ; XIX, 265. Sources non désignées, mais sûres, VIII, 355 ; XI, 139 ; XIII, 326 ; XV, 251 ; XVII, 102.

Le duc de Beauvillier, IV, 276 ; XV, 43 ; XVI, 95. Beringhen, XVI, 54 ; 16. Berwick, XIII ; 442. Bignon, XIX, 256 ; XXI, 65, 67. Le marquis de Biron, XVI, 199. Blanzac, XII, 178. Mme de Blanzac, XII, 273 ; XXVIII, 73. Le maréchal de Boufflers, XVI, 79. L'apothicaire Boulduc, XXII, 302, 362 ; XXIV, 248. Le diplomate Callières, XVI, 272. L'abbé de Caumartin, XIII, 327 ; XIV, 174. Chamillart, qui lui communique des dépêches, XIII, 369, 387 ; XIV, 306, 308, 315 ; XVIII, 149. La maréchale de Chamilly, XI, 215. Mme du Châtelet, XIII, 330. Mlle de Chausserais, XVIII, 382. Cheverny, VI, 370 ; XVI, 490 ; XXII, 302. La maréchale de Clérambault, X, 101-102. Clermont-Chaste, évêque de Laon, XI, 368-369. Le duc de Coislin, X, 281. Le prince de Conti, VII, 186 ; IX, 254 ; XI, 30. Desmaretz, XIII, 330. Mme Dreux, X, 413 ; XVI, 79. La duchesse de la Feuillade, X, 413. Le médecin Finot, XVII, 247, 254. L'intendant le Guerchoys, XVIII, 161. Le procureur général Joly de Fleury, VIII, 378. Le duc de Lauzun, X, 82 ; XIII, 135, 418 ; XVII, 331. Madame de Levis, XIII, 330. Le maréchal de Lorge, XIII, 341. Le duc de Lorge, XII, 276 ; XIII, 326. La duchesse de Lorge, X, 413 ; XII, 273 ; XVI, 267. Louville, IX, 307 ; XI, 314 ; XV, 62 ; XVI, 378. Le comte du Luc, XII, 196. M. de Mailly archevêque d'Arles, VI, 229. Mme de Mailly, XIII, 276 ; XXI, 111. Le duc du Maine, XX, 322. Le chirurgien

Mareschal, XI, 106; XIII, 76; XVI, 127-128; XVII, 52-53; XX, 169-170; XXII, 363; XXVII, 181, 192. M. de Mérinville évêque de Chartres, XVIII, 234, 236. Le premier président de Mesmes, XXV, 21-22. Du Mont, XVI, 44. Le duc de Noailles, XIII, 401. La maréchale de Noailles, XVII, 245. Mme de Nogaret, XII, 278; XIII, 330; XV, 10; XVI, 243, 257; XXI, 62, 111. Le duc d'Orléans, XIII, 460-463; XIV, 301, 425; XV, 400; XVI, 166. L'abbé de Pomponne, XXVIII, 73. Le chancelier de Pontchartrain, IV, 276; XX, 177. Jérôme de Pontchartrain, XII, 376; XV, 227; XVI, 470, 473. Priolo, I, 183. L'abbé de Rancé, V, 294. La maréchale de Rochefort, I, 85-86; V, 256; XII, 273; XXVIII, 73. Le maréchal de Tessé, XI, 309. Torcy et ses Mémoires, IV, 276; XII, 416-417; XIII, 236-238; XVII, 177-178. Le P. de la Tour, XVII, 138, 249. Le duc de la Trémoïlle, XVI, 92. Valincour, III, 291. Le maréchal de Villeroy, XI, 308. La maréchale, X, 413. Le duc de Villeroy, XVI, 79. La duchesse, X, 413; XII, 273; XIII, 330; XVI, 79. Le secrétaire d'État la Vrillière, V, 83; XVI, 54. Le marquis de Zuniga, XX, 146.

Faits et paroles dont il dit avoir été témoin oculaire et auriculaire, I, 116, 127, 253; IV, 120, 167, 296; V, 74-75, 83, 254, 337, 357, 362, 366 et suiv.; VI, 25, 120, 208-210, 271, 275, 289, 364, 366; VII, 59, 97, 101-102; VIII 19, 150-151; X, 87; XI, 19, 214; XII, 417; XIII, 169, 259, 380, 392; XIV, 432-433; XV, 431-432, 471-473; XVI, 34-36, 195-196, 235, 482; XVII, 114. 347, 357-359, 411; XVIII, 117, 229; XIX, 60, 179, 379. A partir du tome XX (1711), Saint-Simon ne parle plus guère que d'après ses souvenirs personnels.

Mentions des *Pièces justificatives* des Mémoires, IV, 104, 224; VII, 241; X, 67 note, 115 note, 301; XII, 158, 232; XV, 62, 460; XVI, 138, 205; XVII, 39, 78, 158, 178, 215, 399; XVIII, 23, 24, 170; XIX, 15, 17, 18, 61, 69, 101, 141, 224, 404; XX, 60, 101, 285-289; XXI, 134, 146, 194, 223, 251; XXII, 61, 140, 159, 179, XXIII, 122, 127, 128, 135, 136, 283, 323, 325, 351; XXIV, 130, 175, 182, 211; XXV, 206, 329; XXVII, 35, 45.

SAINT-SIMON (Marie-Gabrielle de Lorge, duchesse de), II, *266. Sa parenté avec les Bouillons, XVI, 115. Son mariage, II, 13, 262-276. Naissances de ses enfants, III, 250; V, 317, 332; VI, 79, 220. Mort de son grand-père Frémont, III, 249. Elle est admise auprès de la duchesse de Bourgogne; tracasseries à ce sujet, IV, 301-306. Au mariage du duc de Bourgogne, 308, 318, 322. Assiste à une discussion entre son mari et le

duc de Charost, V, 175-176. Conflit de préséance avec Mme d'Armagnac, VI, 79-87. Aux bals de la cour, VII, 61-62; XIII, 241-242. Aux soupers de Trianon, X, 64-65. Attirée à Saint-Cloud par la duchesse d'Orléans, 207. Réconciliation de son mari avec le duc d'Orléans, 210-211. Avances du duc et de la duchesse du Maine pour elle, 213-215. Sa douleur à la mort de son père, 325. Opposée au mariage de son frère avec la fille de Chamillart, 403. Affaire de la quête, XI, 355-357, 361. Obligée d'aller à la comédie le jour de la mort de son oncle Duras, XII, 299.

Procès de son mari contre le duc de Brissac, XIII, 200 et suiv. Son mari désigné pour l'ambassade de Rome, 235-244. Fait une saison à Bourbon, XV, 100, 117. Emmenée à Rambouillet par la duchesse d'Orléans, 240. Renonce à la danse, 372. Elle a une explication avec Chamillart à propos des affaires de finances des dames de Noailles, 381. Mort de son amie Mme de Pontchartrain, XVI, 138-149. Affaire de l'enlèvement de Mlle de Roquelaure, 104-106. Dispute de son mari avec le duc de Mortemart, XVII, 86. Visite de deuil à Madame la Duchesse, 270. Disgrâce de Chamillart, 446-447, 464.

Combat les projets de retraite de son mari, XVIII, 2, 291, 293-297. Conversation avec la duchesse de Bourgogne sur la situation de celui-ci à la cour, 90-94. L'approuve de vouloir demander une audience au Roi, 301, 377. Sa joie de la réussite, 391-392. Le dissuade de son projet de faire rompre le duc d'Orléans avec Mme d'Argenton, 309. Assiste à la naissance de Louis xv, XIX, 30. Désapprouve la communication du discours de son mari au duc de Bourgogne, 187-189.

Affaire du mariage du duc de Berry, 287, 288, 291. Elle est choisie pour dame d'honneur; sa résistance; audience qu'elle a de la duchesse de Bourgogne; elle est forcée d'accepter, 237-248, 291-313. Motifs qui la faisaient choisir; cabale contre elle; on l'accuse de jansénisme, 313-321. Elle est déclarée dame d'honneur et reçue par le Roi et Mme de Maintenon, 328-334. Visite à Monseigneur, 335-336. Appointements et grâces qu'elle reçoit, 337-339. Cérémonie du mariage, 352-357. Elle s'adresse à la duchesse de Bourgogne pour disculper son mari des accusations portées contre lui, XX, 192-194.

Elle avertit son mari de la maladie de Monseigneur, XXI, 4, 7. Son attitude à la mort de ce prince, 23, 25, 36, 42. Sa conduite comme dame d'honneur; affaire de l'huissier, 100, 102. Dispute avec la duchesse de Berry; conseils qu'elle lui donne, 103-106. Tombe malade, 183-184. Annonce à la duchesse de Chevreuse la nouvelle érection du

duché de Chaulnes, 246. Difficultés de son mari avec Jérôme de Pontchartrain ; ses conseils de modération, 355, 356, 361, 362. Scène que lui fait la duchesse de Berry, XXII, 50-51. Deuil de la duchesse de Bourgogne, 355.

Intervient dans le choix de la gouvernante des enfants du duc de Berry, XXIII, 219, 221. Elle est sollicitée par la Chancelière pour raccommoder son mari avec Pontchartrain, 310-311. Aide le duc de Berry pour son discours à la séance des Renonciations, 326-327. Console le prince de sa mésaventure, 346-347. Offre une collation au duc et à la duchesse de Berry, XXIV, 112, 118. Prend le deuil pour la reine d'Espagne, 181. Tombe malade de la rougeole, 245. Aux obsèques d'une fille de la duchesse de Berry, 285. Traite les affaires de son mari avec Desmaretz, XXV, 78. Le duc d'Orléans exige qu'elle ne voie pas Mme des Ursins, XXVI, 181. Se fait remplacer par Mme de Coëtanfao auprès de la duchesse de Berry, 201. Fait une saison aux eaux de Forges, 243. Prédictions que lui fait Boulainvilliers, 247. Revient de Forges ; voit le Roi pour la dernière fois, XXVII, 200. Est avertie de la noirceur du duc de Noailles à l'égard de son mari ; reproches qu'elle lui fait, 226-228. Mariage de son fils aîné avec la princesse de Bournonville, 244-252.

Portrait physique, II, 268. Éloge que son mari fait d'elle ; son mérite, ses qualités, leur union, XI, 366 ; XII, 437 ; XIII, 200, 240 ; XVI, 141-144 ; XVIII, 340, 392 ; XIX, 187, 297, 315, 316, 319, 328, 329 ; XXII, 42-43, 358. Confiance de son mari pour elle ; son heureuse influence, XV, 240 ; XVIII, 309, 311-312, 314 ; XIX, 187-189 ; XX, 190 ; XXI, 355-356.

Sa situation personnelle à la cour, XVI, 149 ; XVIII, 297 ; XXII, 8-9. Estime du Roi pour elle, IV, 304 ; X, 65 ; XII, 437 ; XVIII, 92, 297 ; XIX, 317, 332, 333, 355 ; XXIV, 261. Estime de Mme de Maintenon, XII, 437 ; XIX, 331-335. Amitié, confiance et familiarité de la duchesse de Bourgogne, XVI, 262 ; XVII, 446 ; XVIII, 90-97, 297, 299, 302, 392, 423 ; XIX, 241 et suiv., 296, 297, 309, 310, 316, 317, 332 ; XX, 190, 191, 194 ; XXII, 289-290. Elle supplée habituellement la duchesse du Lude auprès de la princesse et est désignée pour lui succéder, VII, 61 ; XII, 437 ; XVIII, 299 ; XIX, 331, 336 ; XXII, 42, 192, 290. Bien vue de Monseigneur, XX, 193. Admise à Marly, II, 368 ; V, 175 ; X, 64, 66 ; XII, 401, 460 ; XIII, 330 ; XVII, 83, 84 ; XVIII, 425 ; XIX, 138, 187, 287, 317. A Fontainebleau, IV, 301, 304, 306 ; X, 271 ; XXV, 98, 130. A Meudon, XIX, 335-336 ; XX, 193, 194. Relations avec la du-

chesse d'Orléans, X, 207, 210; XVIII, 401, 419-421. Confiance du duc de Berry, XXVI, 318. Relations avec le duc et la duchesse du Maine, X, 213, 215, 216; XVIII, 424, 427-429; XIX, 102, 106-108.

Relations : intimité avec les Beauvillier et les Chevreuse, VI, 218; XI, 367; XII, 310; XVI, 20; XXI, 305; XXII, 1-2; XXV, 74. Amie de Mme de Blanzac, XIX, 285, 287. Relations avec les Chamillart, X, 406, 412; XV, 381; XVII, 83; avec Madame la Duchesse, XV, 80-81, 117; XVII, 270-271; XIX, 89-90, 357; avec les Duras, XII, 297; XX, 284. Intimité avec sa sœur Lauzun, III, 117; XIX, 307, 331. Relations avec la duchesse de Lesdiguières, XII, 234; avec le chirurgien Mareschal, XI, 106; XVII, 53. Amitié avec Mmes de Lévis et de Montfort, XII, 209; avec Mme de Nogaret, VII, 148; XII, 278; XV, 10. Confiance en elle de la chancelière de Pontchartrain, XXIV, 230. Intimité avec Mme Jérôme de Pontchartrain, V, 376-377; X, 407; XVI, 138, 140, 142, 149. Relations avec Mme des Ursins, XII, 403, 406, 436, 437; XIII, 53; avec Mme de la Vieuville, XIX, 341; avec la maréchale de Villars, XVII, 438; XVIII, 302, 303; avec la maréchale de Villeroy, XVI, 285. Amitié avec la duchesse de Villeroy, XXI, 131.

Ses séjours à la Ferté, X, 207, 211; XIII, 202, 209; XIV, 74; XV, 240; XIX, 297; XX, 190, 191.

SAINT-SIMON (Marie-Gabrielle-de). Voyez Brissac (la duchesse de).

SAINT-SIMON (Eustache-Titus de Rouvroy, marquis de), † 1712, XXIII, *114. Sa mort et sa famille, 114-115.

SAINT-SIMON (Claude de Rouvroy-), comte de Vaux-sur-Meulan, † 1709, XXIII, *115.

SAINT-SIMON (Jacques-Louis de). Voyez Ruffec (le duc de).

SAINT-SIMON (Armand-Jean de). Voyez Ruffec (le marquis de).

SAINT-SIMON (Charlotte de), fille de l'auteur des Mémoires, plus tard princesse de Chimay, III, *250. Sa naissance, 250. Malade, XVI, 105.

SAINT-SIMON (Henri de Rouvroy, marquis de), † 1739, IX, *221. Accompagne Saint-Simon en Espagne, 221. Son aventure à Madrid, XXIII, 111. Lieutenant aux gardes, 115.

SAINT-SIMON (Claude de Rouvroy, abbé de), évêque de Metz, IX, *221. Accompagne Saint-Simon en Espagne, 221.

SAINT-SIMON (Nicolas de Rouvroy, comte de), † 1710, XXIII, *115.

SAINT-SIMON-MONBLÉRU (Louis de Rouvroy, comte de), I, 253. Tué à Nerwinde, 253.

SAINT-SIMON (le duché de), I, *152; VI, 66; VII, 235; XIII, 192; XIX, 302. Érection, XXI, 198-199.

SAINT-SIMON (les hôtels de), à Paris, XI, *106; XVIII, 309,

318; XIX, 324; XXVII, *246.
SAINT-SIMON (le régiment de), I, 26, 217; III, 120; IV, 164; X, 52-53.
SAINT-SIMON ET SAINT-JUDE (la fête de), I, *29.
SAINT-SULPICE (Gabriel-Jean-Nicolas, baron de), XVII, *377.
SAINT-SULPICE (Philippe-Emmanuel de Crussol, marquis de), XXVI, *199. Épouse Mlle d'Estaing, 199-200.
SAINT-SULPICE (Marie-Antoinette d'Estaing, marquise de), XXVI, *200.
SAINT-SULPICE (la congrégation et le séminaire de), II, *339. Leur soumission aux évêques; leur obéissance aveugle à Rome, II, 339; IV, 83; XVIII, 9; XX, 339-340; XXVIII, 288. Ignorance, grossièreté, platitude et mesquinerie, II, 339; IV, 300; XIII, 256; XX, 179-180; XXVIII, 287-288. Excelle en minuties et puérilités, IV, 273; VIII, 77. Saint-Simon les traite de barbes sales, VII, 179; XII, 88. Ennemis du jansénisme, II, 339; XII, 411; XIV, 302; XVIII, 232, 236-237, 269; XIX, 123; XX, 336. Leur rivalité avec l'Oratoire, XII, 407; XXVIII, 287. Leur envie secrète à l'égard des jésuites, IV, 83; XVIII, 9; XX, 336. Leur mauvaise influence sur le choix des évêques, V, 37; VIII, 77; XIII, 256, 419; XVII, 49; XVIII, 231-232; XX, 332. Ils sont favorables à la constitution Unigenitus, XXVIII, 295. Ils influent sur la nomination de Peletier comme premier président, XIV, 382-383; sur le choix du P. le Tellier comme confesseur du Roi, XVII, 55-56; XXVIII, 290. Leur rôle dans les cabales de la cour, XVIII, 9. Leurs attaques contre le cardinal de Noailles à propos du livre du P. Quesnel, XX, 330-345.
Relations avec Fénelon, II, 339-341; XVII, 56; avec Godet, évêque de Chartres, qui les protège et loge chez eux, III, 40; VII, 177-178; XVII, 56; XVIII, 235; XXVIII, 286-287; avec Mme de Maintenon, IV, 298; IX, 18; XXVIII, 293; avec le cardinal de Bissy, 289; avec Jérôme de Pontchartrain, XVIII, 84. Ils patronnent Armenonville, IX, 18. Élèves de leur séminaire, XX, 342-343, 345. Supérieur: voyez Leschassier.
SAINT-SULPICE (la paroisse), à Paris, XVIII, *240. Communauté de M. Doyen, IV, 298-299. Citée, XII, 408; XVII, 242, 252; XIX, 318-319. Curé: voyez Chétardye (M. de la).
SAINT-THIERRY (l'abbaye de), près Reims, XVIII, 273; XIX, 42.
SAINT-THOMAS (Charles-Victor-Joseph Carron, marquis de), III, *266.
SAINT-VALERY (Joseph-Emmanuel-Joachim Rouault, marquis de), † 1691, I, *104.
SAINT-VALERY (Marguerite-Angélique de Bullion de Montlouet, marquise de), I, *104. Dame d'honneur de la duchesse du Maine; sa famille, son portrait, 103-104.

SAINT-VALERY-SUR-SOMME (l'abbaye de), II, *343, 344.

SAINT-VALLIER (Pierre-Félix de la Croix de Chevrières, comte de), † 1699, VI, *232. Capitaine des gardes de la porte, 232-233 ; XV, 457.

SAINT-VALLIER (Jeanne de Rouvroy, comtesse de), VI, *233. Sa beauté ; cherche à se rattacher à la maison de Saint-Simon, XV, 457-462.

SAINT-VENANT (la ville de). Siège et capitulation, XIX, 411, 413, 415.

SAINT-VICTOR (l'abbaye de), à Paris, IV, *248, 350 ; IX, 12, 14 ; XIII, 106, 107 ; XXIII, 275 ; XXIV, 7.

SAINT-WANDRILLE (l'abbaye de), XVII, *55.

SAINTES (la ville de), I, 258.

SAINTONGE (la), I, 130, 148 ; II, 23, 140 ; XII, 229 ; XX, 340. Gouvernement de Saintonge et Angoumois, I, 258 ; VI, *211 ; XII, 172.

SAINTRAILLES. Voyez Xaintrailles.

SAISSAC (Louis Guilhem de Castelnau-Clermont-Lodève, marquis de), † 1705, V, *118. Épouse une sœur du duc de Chevreuse ; triche au jeu ; est banni de la cour, 118-121. Sa mort, XII, 457-458.

SAISSAC (Jeanne-Thérèse-Pélagie-Charlotte d'Albert de Luynes, marquise de), V, *118, 233 ; XII, 457-458.

SAISSAC (Constance de Guilhem de Castelnau de Clermont-Lodève, marquis de), † 1715, XII, *458.

SALA (Benoît, cardinal), évêque de Barcelone, XXIII, *268. Nommé cardinal ; son origine ; partisan de l'Archiduc, 268-270. Sa mort, son extraction, son caractère, XXVI, 226-228.

SALAMANQUE (la ville de), XI, 325 ; XX, 128.

SALANKEMEN (la bataille de), XIV, *252.

SALÉ (le port et les corsaires de), XV, *84.

SALERNE (Jean-Baptiste Salerni, dit le cardinal de), XXV, *112. Convertit le prince électoral de Saxe, 112-113.

SALES (Joseph, marquis de), XI, *311. Campagne de 1703, 311.

SALIGNAC (la maison de), XXVI, *71. Voyez Fénelon.

SALIGNY (Gaspard de Coligny, marquis de), XXIV, *194.

SALINES (la famille de), XV, *73.

SALIQUE (la loi), XXIII, 126, 153 ; XXV, 198, 332.

SALISBURY (la ville de), XXVI, *196. Évêché, VII, *205. Évêque : voyez Burnet.

SALLE (Louis Ier de Caillebot, seigneur de), XXIII, *164.

SALLE (Louis III de Caillebot, marquis de la), XXIII, *165.

SALLE (Louis II de Caillebot, marquis de la), † 1728, XV, *358. Maître de la garde-robe du Roi, XVI, 373-374. Vend sa charge à Seignelay, puis à Maillebois, XXIII, 1-2. Aux obsèques de la duchesse de Bourgogne, 50. Sa famille, sa fortune, son mariage, anecdotes, XXIII, 163-171. Son service de maître de la garde robe, 168.

SALLE (Jeanne-Hélène Gillain de

Benouville, marquise de la), XXIII, *169. Son mariage, sa famille, 169-171.

Salle (Marie-Louis de Caillebot, marquis de la), XXIII, *171. Ses deux femmes : Marie-Françoise-Charlotte de Benoise de Mareuil et Marie-Charlotte de Clermont-Roussillon, *171.

Salle (François de Caillebot de la), évêque de Tournay, VI, *159.

Salle (la terre de la), XXIII, *164.

Salle Royale (la), au Vatican, III, *133.

Salm (Charles-Théodore-Othon, prince de), † 1710, I, *112. Fait le mariage d'Amélie de Hanovre avec le roi des Romains, 112 ; VI, 186 ; XV, 188 ; XVII, 93 ; XX, 152. Disgracié, puis rappelé à la cour, XV, 188. Sa mort, XX, 153.

Salm (Marie-Louise, palatine de Bavière, princesse de), I, *112 ; VI, 186 ; XV, 188 ; XVII, 93 ; XX, 152.

Salm (Dorothée de), abbesse de Remiremont, XXI, *270.

Salm (la principauté de), XX, *153.

Salon (François Michel, dit le maréchal de), VI, *222. Son aventure extraordinaire, 222-231.

Saluces (le marquisat de), I, *175 ; VI, 333.

Saludie (Louis de Briançon, sieur de la), XXIII, *370. Ses filles, 370.

Salvatierra (la ville de), XII, *135.

Sambre (la), II, *160, 161.

Samogitie (la), VII, *362.

Sanadon (le P. Nicolas), XVI, *63. Ses relations avec Saint-Simon, dont il est le directeur, 62-64 ; XIX, 207-208, 329 ; XXII, 4.

San-Benedetto (le village de), XI, *165, 166, 273.

San-Cesareo (Jean-Baptiste Spinola, dit le cardinal de), VII, *351. Camerlingue, 351-352.

Sancerre (le gouvernement de), XV, 146.

Sancho Pança, XV, 227.

Sancy (Nicolas de Harlay, seigneur de), † 1629, XIII, *193.

Sandomir (le palatinat de), XV, 149.

Sandricourt (Louis-François de Rouvroy, marquis de), XII, *403. Sert en Espagne ; est protégé par Mme des Ursins, 403.

Sandvliet (le bourg de), XIII, *82.

San-Estevan de Gormaz (Mercure Lopez Pacheco, comte de), VII, *254. Fils de Villena, se distingue à l'assaut de Brihuega, et délivre par échange son père prisonnier, XX, 140. Fait capitaine des gardes du corps, XXII, 188.

San-Estevan de Gormaz (Catherine de Sandoval et Moscoso, comtesse de), XXII, *188.

San-Estevan del Puerto (François Benavidès, comte de), † 1716, VII, *250. Majordome-major de la reine d'Espagne, 259 ; IX, 92. Partisan du duc d'Anjou ; son rôle dans l'affaire de la succession d'Espagne, VII, 270, 273, 277-278, 286. Quitte la reine douairière,

VIII, 66, 219. Intervient dans le premier démêlé du roi et de la jeune reine, IX, 109. Accompagne Philippe v en Italie, X, 167, 172, 175. Caractère, VII, 258, 270.

San-Estevan del Puerto (Manuel-Dominique de Benavidès, comte de), † 1748, VII, *258, 259.

Sanguinet (Louis de), exempt des gardes du corps, I, *236.

San-Juan (Ferdinand de Moncade, duc de), XVIII, *99.

Sanlecque (Louis de), évêque de Bethléem, XXIV, *150. Sa nomination, 150-152.

San-Quirico (le bourg de), X, *161.

San-Salvador (le marquis de). Nom pris par le duc de Mantoue, XII, 101.

Santa-Croce (André de), nonce à Vienne, VI, *189.

Santa-Cruz (Alvare-Antoine-Bazan Benavidès et Velasco, marquis de), XXV, *158. Majordome major de la reine, 158-159 ; XXVI, 175.

Santa-Vittoria (le bourg et le combat de), X, *218-220.

Santeul (Jean-Baptiste de), IV, *248. Chanoine de Saint-Victor ; ses relations avec Monsieur le Prince et Monsieur le Duc ; farce qui cause sa mort, 248-251 ; XIX, 57. Relations avec le premier président Harlay, XIV, 379.

Santiago du Cap Vert (la ville de), XXIII, *106.

Santo-Buono (Carmen-Nicolas Caraccioli, prince de), † 1726, VIII, *150. Distinctions à la cour d'Espagne, 150-151. Fait vice-roi du Pérou, XXII, 143.

Sanzay (Marie-Anne Turpin de Crissé, demoiselle de), VIII, *237. Fille d'honneur de la princesse de Conti, mange avec la duchesse de Bourgogne, 237.

Saône (la), XV, 265. Camp pour les troupes, XXIV, 280.

Sapieha (la famille), VII, *378.

Sapieha (Jean-Casimir, prince), IV, *181. Grand général de Lithuanie, rôle dans l'élection de 1697, 181, 202, 204.

Sapieha (Alexandre-Paul, prince), XV, *152. Sa femme Marie-Casimire de Béthune, ex-princesse Radziwill, *152.

Saragosse (la ville de). Les États et le conseil d'Aragon s'y tiennent, VIII, 141 ; X, 151, 177 ; XIV, 442. Le roi d'Espagne y va recevoir les hommages de de l'Aragon, VIII, 141 ; IX, 102. Sédition, XIII, 224. Bataille de 1710, XX, 112-113 ; XXVIII, 97. Citée, XI, 225 ; XIII, 408 ; XX, 106, 108, 142, 148, 298 ; XXII, 143, 183.

Sardaigne (la). Philippe v y est proclamé, VII, 349. Livrée à l'Archiduc, XVI, 168-170. Vice-roi, VII, 250, 263 ; XVI, 168. Titre de roi de Sardaigne donné à Victor-Amédée de Savoie, XIV, 24 ; XVII, 305. Rois : voyez Charles-Emmanuel III, Savoie (Victor-Amédée II, duc de). Reine : voyez Hesse-Rhinfels (Polyxène de).

Saros (le comté de), XXIII, *242.

Sarre (la), rivière, III, 245, 246 ; IV, 222 ; XIII, 76 ; XIV, 117.

SARRE (le régiment de la), II, 211.

SARREBRUCK. Voyez Saarbrück.

SARRELOUIS (la ville de), IV, *223. Gouvernement, XIX, *401.

SASSENAGE (Marguerite de), maîtresse de Louis XI, IV, *45.

SASSENAGE (Ismidon-René, comte de), † 1730, II, *208. Premier gentilhomme de la chambre de Monsieur, 208. Épouse Mme de Morstin, V, 304. Intervient dans la querelle entre la Feuillade et Allergotti, XIV, 70-71. Vend sa charge à Armentières, XVI, 443. Aventure avec Saumery, XVII, 359.

SASSENAGE (Marguerite-Thérèse d'Albert de Chevreuse, comtesse de Morstin, puis de), II, *325. Son second mariage, V, 304.

SATORY. Voyez Sertori.

SAUBOLE (Roger de Cominges, seigneur de), † 1615, XII, *263. Sa femme Isabeau de Coucy, *264.

SAUCHOIR (l'abbaye du), XVI, *323.

SAUGE (la), plante, XXVII, *185.

SAUJON (Anne-Marie de Campet, demoiselle de), XXI, *119.

SAUMERY (Jacques de Johanne de), † 1709, VI, *362. Sa vie, son mariage, son caractère, sa mort, 362-364; XVII, 352-355; XXV, 70-71.

SAUMERY (Catherine Charron de Nozieux, dame de), VI, *363; XVII, 354; XIX, 323; XXV, 70.

SAUMERY (Jacques-François de Johanne de la Carre, marquis de), † 1730, VI, *360. Sa famille, sa carrière, devient sous-gouverneur des princes, puis menin du duc de Bourgogne, 357, 360-365; XVII, 356; XXV, 71-72. Accompagne le duc de Bourgogne en 1702, X, 181. Chargé de surveiller son entrevue avec Fénelon, 185. Sa vieille blessure, VI, 364; XVII, 355-357, 360. Il est nommé sous-gouverneur du jeune roi, XVII, 361; XXVIII, 313. Portrait, caractère, anecdotes sur ses ridicules, VI, 356-357, 364-366; X, 184; XII, 296-297; XVII, 355-360; XX, 220; XXV, 71-72.

SAUMERY (Marguerite-Charlotte de Monlezun de Besmaus, marquise de), VI, *366. Portrait et caractère; régente tout chez le maréchal de Duras; son surnom de la Connétable, 366-368; XII, 296-297; XIV, 126; XVII, 356-357.

SAUMERY (Jean-Baptiste de Johanne, comte de), XX, *220. Premier maître d'hôtel de la duchesse de Berry, 220-221. Ambassadeur en Bavière, XXV, 147.

SAUMERY (Jean-Baptiste-François de Johanne de), comte de Chemerolles, XXV, *72.

SAUMERY (la terre de), XXV, *70.

SAUMUR (la ville et le gouvernement de), XXIII, 71-72, 75, *76.

SAUVEBŒUF (Jean-Nicolas de Ferrières, marquis de), XXIV, *378.

SAUVION (Jean de), VIII, *302. Trésorier de l'extraordinaire des guerres, sa banqueroute, 302-305; IX, 307.

Savary (Jean-Baptiste), VI, *199. Son assassinat, 199-203.

Savary (Mathurin), évêque de Séez, VI, *201.

Saverne (la ville de), XIII, 90.

Savoie (la). Campagne de Louis XIII en 1629, I, 172-174. Paix de 1696, III, 132 et suiv., 155. Occupée par Tessé (1703), XI, 306, 310-311 ; XII, 26. Campagne de 1705, 419 ; de 1707, XIV, 449, 453 ; de 1708, XVI, 404.

Comparaison de ce pays avec la Lorraine, VI, 4. Traitement accordé à ses ambassadeurs, III, 133-134 ; VI, 28, 191 ; XIV, 23-25. Ambassadeurs en France : voyez Ferreiro, Vernon (le comte de). Ambassadeurs de France : voyez Arcy (le marquis d'), Briord, Phélypeaux du Verger, Villars (le marquis de). Étiquette de la cour, IX, 99, 101. Seule cour catholique que ne gouvernent pas les jésuites, VII, 168. Distinction créée par l'ordre de l'Annonciade, XVII, 36. Citée, III, 268 ; V, 77 ; XII, 45 ; XIII, 403 ; XIV, 44, 60, 93 ; XVI, 253 ; XVII, 433 ; XX, 238.

Savoie (la maison de). Prétentions sur Chypre, VI, 22, 28 ; XVII, 305. Droits à la succession d'Espagne, IX, 33. Visées sur Genève, XV, 235. Traitement d'Altesse Royale, V, 274 ; XVII, 305. Traitement de tête couronnée, VI, 4, 23. Rang et préséances, X, 173 ; XIV, 24. Infériorité des ducs de Savoie vis à vis des princes du sang, VI, 383-384. Étiquette avec les grands d'Espagne et les ducs français, IX, 224, 227, 242, 254 ; XIV, 23. Les princes de la maison de Savoie en France conduisent les ambassadeurs et assistent à leurs audiences, V, 16 ; VI, 424 ; IX, 271.

Savoie (Amédée IX, duc de), † 1472, XV, *294, 303.

Savoie (Charlotte de), reine de France, II, *20.

Savoie (Louise de), mère de François Ier. Voyez Angoulême (la duchesse d').

Savoie (Philippe II, duc de), † 1497, XV, *119. Sa seconde femme Claudine de Brosses, *119.

Savoie (Philbert II, duc de), † 1504, XV, *119.

Savoie (Charles III, duc de), † 1553, XV, *119, 120.

Savoie (Charles-Emmanuel Ier, duc de), † 1630, I, *172 ; XV, *122. Vaincu par Louis XIII au Pas de Suse ; son humble conduite, I, 172-174. Son mariage avec l'infante, IX, 225 ; X, 172. Questions de rang et de préséance, VI, 383-384 ; IX, 224-225, 242-243. Cité, X, 258, 263 ; XV, 118, 120, 451 ; XVII, 368.

Savoie (Catherine d'Autriche, duchesse de), IX, *225, 243 ; X, 172 ; XVII, 305, 368.

Savoie (Victor-Amédée Ier, duc de), † 1637, I, *174, 175 ; V, 274 ; X, 258 ; XVII, 305.

Savoie (Chrétienne ou Christine de France, duchesse de), I, *174 ; XVII, 305.

Savoie (Charles-Emmanuel II,

duc de), † 1675, XV, *120. Sa première femme Françoise-Madeleine d'Orléans, III, *59, 60; IV, 348; XV, 27.

SAVOIE (Marie-Jeanne-Baptiste de Savoie-Nemours, duchesse de), VI, *241. Fille du duc de Nemours et sœur de la reine de Portugal, XV, 123; XXV, 173. Se fait appeler Madame Royale, VII, 14; XVII, 305. Projet de marier son fils à l'infante de Portugal, VIII, 126. Reçoit le cardinal d'Estrées, VII, 14-15. Philippe v lui fait visite, X, 174-175. Quitte Turin et se réfugie à Savone (1706), XIV, 3, 4, 6. Refuse la régence pendant l'absence de son fils, XXIV, 146. Ne s'entend pas avec lui, XXVI, 158. Relations avec Mme des Ursins, IX, 94, 99.

SAVOIE (Victor-Amédée II, duc de), et roi de Sardaigne; I, 272. Projet de le marier avec l'infante de Portugal, VIII, 126-127; XXVI, 158. Épouse la fille de Monsieur et prend le titre d'Altesse Royale, XVII, 305. Poussé dans la coalition en 1691 par l'insolence de Louvois, 106; XXVIII, 60-61. Bombarde Pignerol, entre en Dauphiné, est battu à la Marsaille, I, 272-276. Négociations de 1696 et paix de Turin, III, 126-128, 132-136; XXVIII, 24. Assiège Valence et obtient la neutralité de l'Italie, III, 264-267. Son ambassadeur admis à Marly, 267. Mariage de sa fille aînée avec le duc de Bourgogne, 155, 268; IV, 312 et suiv. Fait enfermer Mlles de Soissons dans un couvent, V, 75, 77. Naissance de son fils, VI, 191.

Ses vues sur la succession d'Espagne, VIII, 90; IX, 33. Il accorde le passage aux troupes françaises par ses États, VII, 371; VIII, 1, 50. Réforme l'abbaye de Tamiers, 88-89. Traité avec la France; ses droits à la couronne d'Angleterre, 257-258. Mariage de sa seconde fille avec le roi d'Espagne, 298; IX, 33. Généralissime des troupes des deux couronnes en Italie; joint ses troupes aux leurs, VIII, 257, 299; IX, 33, 81. Relations avec Vaudémont, Catinat, Villeroy et Tessé; il est battu à Chiari, 80-82. Mortification qu'il inflige à Villeroy, 84. Mécontent du pape, 101. Entrevue avec le roi d'Espagne à Alexandrie, X, 171-175. Ne fait pas la campagne de 1702, 175. Fournit des armes aux protestants de Languedoc, XI, 82. Sa trahison commence à éclater, 158, 221-222. Rupture avec lui; ses troupes arrêtées et désarmées, 272-278. Il reconnaît l'Archiduc comme roi d'Espagne, 298. La Savoie conquise par Tessé, 311. Il menace le baron Pallavicini, XII, 33. Soutient les Camisards des Cévennes, 46, 145-146. Sa conduite à l'égard de l'ambassadeur de France, 129. Récit de celui-ci, XXIV, 143. Il est avisé de la naissance du duc de Bretagne, XII, 164. Promesses

que lui fait l'Empereur, 231. Campagne de 1704; siège de Verue, 306, 382-383. Il perd Nice, 420-421. Campagne de 1705, XIII, 90, 115, 160. S'empare d'Asti, 167-168.

Commencement du siège de Turin, 364-366. Il quitte la ville et est poursuivi par la Feuillade, XIV, 4-8. Rentre dans Turin, 85. Reprend ses places fortes, 89. Apprend la naissance de ses petits-fils, 258-259. Expédition de Provence en 1707; siège de Toulon, XV, 194-195, 214-220, 226. S'empare de Suse, 228. Tentative pour s'emparer de Genève, 234-235. Chasse de ses États la comtesse de Soissons, 276. Reçoit l'investiture du Montferrat, XVI, 155. On espère le faire entrer dans la ligue d'Italie, 269-270. Il s'empare d'Exilles et de Fenestrelle, 341, 404. Campagne de 1709 en Dauphiné, XVIII, 139-140. Mécontent de l'Empereur; se brouille avec lui, XIX, 416. On lui fait part du mariage du duc de Berry, 298. Brouillé avec les Impériaux, se rapproche de la France, XXII, 121-122. Entrevue avec le nouvel empereur à Pavie, 176. Prend le titre de roi de Sicile; ses premiers actes en cette qualité, XXIV, 120-121. Va visiter la Sicile, XXIV, 146-147; XXV, 129. Laisse la régence à son fils; sa dureté pour ce prince, qui en meurt, XXVI, 157-161. Fin de sa vie, emprisonné, XII, 130; XV, 197.

Son caractère, ses capacités politiques et militaires, III, 155, 277; VII, 223; IX, 82-83; XII, 129; XV, 196-197, 226. Son avarice, VII, 219. Sa dureté pour sa mère et sa femme, XXVI, 158. Sa liaison avec Mme de Verue, VII, 217-225. Ses bâtards; il les légitime, VII, 228; XVII, 284, 371. Aime peu les jésuites; les expulse de Sicile, XIII, 9; XXVII, 195. Traitement qu'il prétend pour ses ambassadeurs, VI, 22-23, 191; X, 173-174; XI, 241; XIV, 24-25; XVII, 305. Cérémonial avec les cardinaux, VII, 14-15; IX, 101, 227; avec les grands d'Espagne, 227. Relations avec le cardinal de Fleury, XV, 196-198. Son contrepoison, VII, 222; XXII, 351.

Savoie (Anne-Marie d'Orléans, duchesse de), XXIV, *100. Ses droits à la couronne d'Angleterre, VIII, 258. Voit la princesse des Ursins, IX, 94, 99. Entrevue avec Philippe v, X, 174-175. Quitte Turin devant les troupes françaises, XIV, 3-4. Accompagne son mari en Sicile, XXIV, 146-147. Dureté de celui-ci pour elle, XXVI, 158. Citée, VI, 4; VII, 15; VIII, 331; XII, 33; XVI, 265; XVII, 305; XXII, 291.

Savoie (Louis-Jules, chevalier de), † 1683, XIX, *134.

Savoie (les princes de), fils de Victor-Amédée. Voyez Piémont (le prince de), Charles-Emmanuel III.

Savoie (Marie - Adélaïde de). Voyez Bourgogne (la duchesse de).

Savoie (Marie-Louise-Gabrielle de), reine d'Espagne, VII, *259. Son éducation, XI, 224. Elle est proposée pour être reine d'Espagne, VIII, 257. Mariage déclaré, 298 ; IX, 33. Célébration à Turin, 89-90, 100. Sa maison, 92. Elle s'embarque à Nice ; son voyage, 100-101, 103-104. Arrive à Figuières ; célébration du mariage ; scène fâcheuse, 105-109. A Barcelone, 306. Voyage du roi en Italie ; elle va tenir les États d'Aragon, X, 150-151, 177. Commence à se former aux affaires sous la direction de Mme des Ursins, 177-179. Elle obtient des gardes, 386. Son influence sur le roi et sur le gouvernement, XI, 223-237. Son attachement pour Mme des Ursins, et son chagrin de son rappel en France, XII, 66-68, 76-79. Elle n'accompagne pas son mari à l'armée, 75. Elle fait rappeler le duc de Berwick, 224-225. Intrigues en faveur de Mme des Ursins, 391-395. Sa conduite avec le duc de Gramont, 433-434. Sa faveur pour Maulévrier, XIII, 21-24. Va au-devant de la princesse des Ursins revenant en Espagne, 75. Reste comme régente à Madrid, 404. Quitte cette ville et se retire à Burgos, 405-406. Envoie ses pierreries en France, 407. Rentre à Madrid ; réformes dans le palais, 410, 412. Naissance d'un fils, XVIII, 104. Le roi lui confie de nouveau la régence (1709), 137-138. Mortification qu'elle donne au duc d'Orléans sur le mariage du duc de Berry, XIX, 346. Quitte de nouveau Madrid ; son courage et son énergie, XX, 117-121. Elle fait demander Vendôme pour commander en Espagne, 110. Se retire à Vitoria et engage ses pierreries, 125-126. Sa joie de la victoire de Villaviciosa, 145. Rejoint le roi à Saragosse, 148. Commencement de sa maladie, XXI, 322-323 ; XXII, 184. Naissance d'un fils, XXIII, 79-80. Prend des dames du palais, 87. Naissance de son quatrième fils, XXIV, 100. Sa maladie ; elle est soignée par Helvétius ; sa mort, 177-180. Chagrin de son mari ; son deuil, 180-181.

Caractère, IX, 104 ; X, 78 ; XI, 224-225. Adorée en Espagne, 224-226 ; XX, 118. Son influence sur le roi son mari, XI, 229, 231, 241-242 ; XII, 58, 68, 76, 78, 392-393, 433 ; XIII, 21. Très liée avec la duchesse de Bourgogne ; leur correspondance, XI, 227 ; XII, 388 ; XIX, 346 ; XXI, 268. Influence de Mme des Ursins sur elle, XI, 223, 225-226, 231-232, 237-238, 241 ; XII, 58, 66, 76, 78, 389-394 ; XIII, 75-76 ; 324 ; XVIII, 47. Mal disposée pour le duc d'Orléans, XIV, 417 ; XVI, 160 ; XVIII, 50, 55, 342, 346. Ses maisons piémontaise et espagnole, IX, 105-108. Choix de ses principaux officiers, 92.

SAVOIE-NEMOURS (Marie-Élisabeth-Françoise de), reine de Portugal, VI, *240. Son mariage avec le roi Alphonse; le détrône, l'enferme, fait casser son mariage et épouse son beau-frère, 240-242; VIII, 125-127; IX, 94; XIV, 249; XV, 123; XXV, 173.

SAVONE (la ville de), III, 4; XIV, 6.

SAXE (la). Conquêtes de Charles XII, XIV, 107-111; XV, 185-186. Citée, IV, 178, 188-189, 208; VII, 92, 114; X, 246; XIV, 257; XV, 288; XXII, 168.

SAXE (les électeurs de). Protecteurs et chefs des luthériens d'Allemagne, XXV, 110.

SAXE (Frédéric-Auguste, électeur de) et roi de Pologne. Voyez Auguste, roi de Pologne.

SAXE (Christine-Éberhardine de Brandebourg-Bareith, électrice de), IV, *188. Mécontente de l'élection de son mari en Pologne, 188-189. Se retire à Bayreuth, XIV, 107. Luthérienne zélée; brouillée avec son mari, XXV, 111.

SAXE (Frédéric-Auguste, prince électoral de), † 1763, XVII, *93; XXV, 110. Son voyage en France sous le nom de comte de Lusace; sa conversion au catholicisme, 110-115. Admis au lever du Roi, 185. Assiste à la réception de l'ambassadeur de Perse, XXVI, 132. A la chasse avec le Roi, 184-185. Prend congé; présents qu'il reçoit; visite à Saint-Cyr, 219-220.

SAXE (Marie-Josèphe-Bénédicte d'Autriche, princesse électorale de), femme du précédent, XVII, *93.

SAXE-GOTHA (Jean-Guillaume, prince de), X, *303. Pris à Friedlingue, 303. Blessé devant Toulon, XV, 217.

SAXE-LAUENBOURG (la maison de), XIV, *254; XVIII, 105; XXIV, 132. Voyez Toscane (la princesse de).

SAXE-WEIMAR (Bernard, duc de), † 1678, XIII, *315; XV, 313.

SAXE-WEIMAR (Marie-Charlotte de la Trémoïlle, duchesse de), XIII, *315; XV, 313.

SAXE-ZEITZ (Christian-Auguste, duc de), évêque de Javarin, IV, *177. Mêlé à l'élection de Pologne en 1697, 177, 183-184. Intrigues pour sa nomination au cardinalat, V, 113-116; XIII, 63, 73, 247; XX, 30.

SCAGLIA (la maison), VII, 220. Voyez Verue.

SCANDIANO (Borso d'Este, marquis de), XVII, *371.

SCAPIN (le valet), I, *137.

SCARPE (la), XXI, *321.

SCARPE (le fort de), près Douay, XXIII, *104.

SCARRON (Paul). Son mariage avec Françoise d'Aubigné, VII, 22; XII, 227; XXVIII, 191. Ses pièces de théâtre, VI, 175. Sa société, XXVIII, 191-192. Ses armoiries, *213.

SCARRON (Mme). Voyez Maintenon (la marquise de).

SCEAUX (Antoine Potier de), II, *27; XI, 200.

SCEAUX (le château de), VII, 231. Possédé et embelli par Colbert

et Seignelay, 28, 231. Acheté par le duc du Maine ; dépenses qu'il y fait, 231-233. Cour de la duchesse du Maine ; gens qu'elle y reçoit, X, 213 ; XIII, 2 ; XIV, 394 ; XV, 70 ; XXII, 230-231, 372 ; XXVI, 27, 123. Fêtes, comédies, nuits blanches de la duchesse du Maine, XIII, *2 ; XVIII, 422-423, 429 ; XIX, 60 ; XX, 318 ; XXI, 264 ; XXII, 230-231 ; XXIV, 153-154, 339 ; XXV, 189.

Philippe v en part pour se rendre en Espagne, VII, 342. Séjours du Roi, IX, 297 ; XI, 252, 254, 288 ; XII, 266, 308 ; XIII, 124, 165 ; XVIII, 323. Mariage du prince d'Harcourt, XIII, 7 ; de Vendôme, XIX, 113, 138. Visite du duc et de la duchesse d'Orléans, XIX, 291. Langeron y meurt subitement, XXI, 328. Conférence des ducs avec Mme du Maine sur l'affaire du bonnet, XXVI, 43-45, 50, 55 ; XXVII, 81. Saint-Simon n'y va jamais, XIII, 244. Les jardins, VII, 232. Cité, XV, 105 ; XXI, 123 ; XXII, 377 ; XXIII, 351 ; XXVI, 10 ; XXVII, 160.

SCEAUX DU ROYAUME (les), VI, *249. La cassette des sceaux, XXIV, 309.

SCEVOLI (la maison), V, 180.

SCHACKTORN (la ville de), XXIII, *246.

SCHAFFOUSE (l'eau de), VIII, *323.

SCHELBERG (Jacques), XIV, *361.

SCHELLEBELLE (le village de), XVI, *175.

SCHLICK (Léopold-Antoine-Joseph, comte), XI, *85.

SCHMERLING (le baron de), XV, *209, 210.

SCHÖNBERG (Henri, maréchal de), † 1632, XIII, *429 ; XX, 293. Sa femme Anne de la Guiche, XIII, *430. Ses preuves pour l'ordre du Saint-Esprit, XII, 379.

SCHÖNBERG (Charles, maréchal de), duc d'Halluin, † 1656, I, *165. Duc d'Halluin par son mariage, V, 225. Se remarie avec Mme de Hautefort, IV, 109. Ses preuves pour l'ordre du Saint-Esprit, XII, 379. Sa réception au Parlement, XX, 293. Cité, XIII, 430.

SCHÖNBERG (Anne d'Halluin-Piennes, maréchale de), et duchesse d'Halluin, V, *222.

SCHÖNBERG (Marie d'Hautefort, maréchale de), I, *163. Passion de Louis XIII pour elle, 163. Elle est appelée Madame, XIII, 457. Épouse le maréchal de Schönberg, IV, 109.

SCHÖNBERG (Frédéric-Armand, comte et maréchal de), † 1690, IV, *22. Campagne de 1676 ; affaire d'Urtebise, X, 335, 337, 341 ; XXVIII, 12-13. A la révocation de l'édit de Nantes, il s'attache au prince d'Orange malgré les offres du Roi, IV, 22-23.

SCHÖNBERG (Charles, comte de), † 1693, I, *278. Blessé à la Marsaille, 278.

SCHONEN (le pays de), XXIII, 383.

SCHULEMBOURG (Jean-Mathias, comte de), XIII, *317. Battu par les Suédois, 317-318.

SCHUTT (l'île de), XII, *30, 31, 165.

SCHWARTZ (le général), II, *297; IV, *172. Fait campagne en 1695 sous le prince de Bade, II, 297-300, 303-305.

SCHWARTZACH (l'abbaye de), IV, *169.

SCHWARZENBERG (le comte de), VII, *184.

SCHWARZENBERG (Adam-François-Charles, prince de), XIV, *255. Sa femme Marie-Erneste-Joséphine de Lobkowitz, et son fils Joseph-Adam-Jean-Népomucène, *255.

SCHWETZINGEN (la ville de), II, *150, 301, 302, 304.

SCONIN (Antoine), intendant du duc de Chevreuse, XXIII, *195.

SCOTTI (Bernardin, cardinal), XXVI, *229.

SÉBASTIEN, roi de Portugal, VIII, *132.

SÉBEVILLE (François II Kadot, marquis de), † 1704, XIII, *452. Sa femme Jeanne-Françoise Gigault de Bellefonds, *452.

SÉBEVILLE (Jean-François-Jacques Kadot, chevalier de), † 1707, XV, *215. Chef d'escadre, tué au siège de Toulon, 215.

SÉBEVILLE (Bernardin Kadot, marquis de), † 1711, XXII, *161. Sa mort, son caractère, 161-162.

SECCHIA (la), rivière, XI, *275.

SECKENHEIM (le village de), II, *305.

SECLIN (la ville de), XVI, 307, 321.

SECRÉTAIRES D'ÉTAT (les). Pouvoir auquel ils parviennent; leurs usurpations, II, 27, 176; VII, 6; XVII, 155. Leur habileté à grossir leurs fonctions, XXIII, 316-319. Leurs départements ministériels, IV, *254; VI, 281; XVI, 52. Le Roi n'y veut que des gens de rien, 257; XXVIII, 43-44. Se font appeler Monseigneur et refusent ce titre à d'autres, VI, 124, 130; XIV, 226-229; XXVIII, 40-41. Ne sont pas toujours ministres, IV, 142, 286. Doivent posséder une charge de secrétaire du Roi; se déchargent de cette obligation, XVII, 440; XXIII, 319-320. Signent pour le roi, XI, 190. Leur signature confirme celle du roi, XIX, 77-78; XXIII, 318-319. Signent les uns pour les autres, VII, 141. Ne signent plus les contrats de mariage des princes, XXIII, 319. Sont debout au conseil des dépêches, X, 385; XIV, 315; XXVIII, 343. Au conseil des finances, sont coupés par les conseillers d'État, XIV, 315. Le secrétaire d'État de la guerre reçoit les placets, XXVII, 12. Saint-Simon propose de les supprimer, 10-12.

Brevets de retenue sur leurs charges, XII, 112; XVII, 439-440. Survivances accordées à leurs fils, XIV, 247, 286; XVI, 487; XXVIII, 92. Privilèges et honneurs obtenus par leurs femmes, IV, 40, 303; VII, 175; XV, 246-247; XXVIII, 40. Le secrétaire en mois, XVII, *218. Leur costume; quittent l'habit des gens de robe, IV, *39; XI, 347; XXVIII, 40. Dépôt de leurs papiers, XIX, 363-364.

SECRÉTAIRES DU CABINET (les), VIII, *22, 25.

SECRÉTAIRES DU ROI (les), XXVII, *74. Obligation pour les secrétaires d'État de posséder une de ces charges, XVII, 40 ; XXIII, 319-320.

SEDAN (la ville de), XIV, 185, 186, 194, 211 ; XXIII, 71. Gouvernement, XII, *149.

SEDAN (la principauté de), V, *250 ; VII, *111 ; XIV, *186. Comment passe aux Bouillons, V, 266 ; VI, 416. N'est pas indépendante et dépend de Mouzon, XX, 55. Échange de cette principauté contre les duchés d'Albret et de Château-Thierry, II, 91, 203 ; V, 250, 266 ; VI, 129 ; VII, 107 ; XIV, 211-217 ; XX, 25, 53, 59-63.

SEELAND (l'île de), VII, *214.

SÉEZ (la ville de), XII, 190. L'évêché, III, *63 ; XX, *82. Évêques : voyez Aquin (Louis d'), Savary (Mathurin), Turgot (Dominique-Barnabé).

SEGORBE (le duché de), IX, *150.

SÉGOVIE (la ville de), XIII, *410 ; XX, 105-106. Le château, *105 ; XXIII, 64.

SEGRAIS (Jean Regnaut de), VII, *291. Sa mort, 291.

SÈGRE (la), rivière, XIV, *429 ; XVIII, 137 ; XX, 106, 107.

SÉGUIER (la famille). Ses armes, XI, *212.

SÉGUIER (Pierre), chancelier de France, I, *82. S'assure la faveur d'Anne d'Autriche ; est chargé par le Roi de la fouiller au Val-de-Grâce, 189 ; V, 241 ; XI, 290-291. Estimé par Richelieu, VI, 316-317. Est fait duc, 319. En danger pendant la Fronde, XII, 110. Sa mort, XXII, 258. Mariage de ses filles, VI, 316. Cité, II, 356 ; III, 161 ; XX, 94.

SÉGUIER (Madeleine Fabry, chancelière), VI, *317. Obtient le tabouret devant la Reine, 317-319.

SÉGUIER (Dominique), évêque de Meaux, II, *356 ; IV, 120.

SÉGUR (Henri-Joseph, marquis de), † 1737, I, *279. Blessé à la Marsaille, 279 ; IX, 2. Achète le gouvernement de Foix ; aventure avec l'abbesse de la Joye, IX, 2-4 ; XV, 343.

SÉGUR (Henri-François, comte de), † 1751, IX, *5. Sa carrière ; épouse une bâtarde du Régent, 5 ; XV, 343.

SÉGUR (Philippe-Angélique, demoiselle de Froissy, comtesse de), IX, *5. Mariée à Ségur, 5 ; XV, 343.

SÉGUR (Jean-Charles, abbé de), IX, *5, 6.

SEIGLIÈRE DE BOISFRANC (la famille de), XX, *250. Voyez Boisfranc.

SEIGNELAY (Jean-Baptiste Colbert, marquis de), II, *4. Épouse une Matignon, XI, 282. Veut devenir maréchal de France, III, 9. Établit une école de marine, XIII, 30. Grand trésorier de l'ordre du Saint-Esprit, III, 144. Sa mort, VI, 280 ; XV, 358 ; XXVIII, 91.

Son caractère, sa hauteur, III, 9 ; VI, 425 ; XI, 15. Sa maîtresse Mme de Saint-Géran, III, 69. Protège Bonrepaus, IV, 279-281. Son favori Ca-

voye, III, 10, 14, 48. Relations avec Croissy, IV, 279. Déteste Desmaretz, VII, 131-132. Pousse le comte d'Estrées, XI, 15, 17. Ami du comte de Fiesque, XVI, 420; de Fleury, VI, 49. Son favori Langlée, VII, 74. Ennemi de Louvois, III, 48. Relations avec M. de Luxembourg, II, 60. Ami de Racine, 60 ; de Claude de Saint-Simon, VII, 136. Réconcilie Vivonne avec son fils, XVII, 113. Son château de Sceaux ; dépenses qu'il y fait, VII, 231. Cité, II, 137 ; III, 47 ; XV, 458 ; XXVIII, 55, 62, 111, 226.

SEIGNELAY (Catherine-Thérèse de de Matignon-Torigny, marquise de), puis comtesse de Marsan, III, *8. Son mariage avec Seignelay, XI, 282. Projet de son remariage avec le duc de Luxembourg, III, 8-9. Elle épouse le comte de Marsan, 14 ; XVI, 397.

SEIGNELAY (Marie-Jean-Baptiste Colbert, marquis de), † 1712, VI, *390. Achète une charge de maître de la garde-robe, 390 ; XVII, 141. Épouse Mlle de Fürstenberg, XV, 358. Sa mort, XXIII, 1-2.

SEIGNELAY (Marie-Louise-Maurice de Fürstenberg, marquise de), XV, *358 ; XXII, 95.

SEIGNELAY (Marie-Sophie-Émilie-Honorate Colbert, demoiselle de), XXIII, *2.

SEILERN (Jean-Frédéric, baron de), XXIV, *271. Plénipotentiaire à Baden, 271.

SEINE (la), fleuve I, 159 ; V, 351 ; VI, 29, 245 ; X, 10 ; XII, 203, 204 ; XIII, 323 ; XVII, 27, 137 ; XIX, 31 ; XX, 11 ; XXVI, 94 ; XXVIII, 170.

SÉJAN (le ministre), XVI, *228.

SELKIRK (Guillaume Douglas, comte de), et sa femme Anne Hamilton, XVI, *71 ; XXIII, 159.

SELKIRK (le comté de), XVI, *71.

SELLES (Philippe de Béthune, comte de), XII, *318. Sa femme Marie d'Estampes, *318.

SELVE (Pierre, chevalier de), XIX, *413. Défend Saint-Venant, puis capitule, 413-414.

SEMBLANÇAY (Jacques de Beaune, baron de), surintendant des finances, XIII, *66.

SÉMÉAC (Marie-Élisabeth de Gramont, demoiselle de), abbesse de Poussay, XVI, *75.

SÉMONVILLE. Voyez Huguet.

SEMPY (la seigneurie de), XXIV, *85.

SENAUX (Bernard de), évêque d'Autun, XIV, *297.

SENECEY (Marie-Catherine de la Rochefoucauld, marquise de), I, *190. Dame d'honneur d'Autriche ; sa disgrâce et son retour en faveur, 190-191 ; XI, 289-292. Obtient le tabouret, V, 248-249. Ne peut obtenir le rang de princes étrangers pour la maison de Foix, XXIV, 186.

SÉNÉCHAL DE FRANCE (la charge de), XVIII, *249.

SENLIS (la ville de), I, 138, 195 ; XIV, 189 ; XVI, 130-131 ; XXV, 135. L'évêché, VI, *303. Évêque : voyez Chamillart (Jean-François). Comté de Senlis, XVIII, 249. Le gouvernement, I, *137. La capitainerie des

chasses, 136-141 ; XVII, 233-234.

SENNETERRE (la maison de) ou Saint-Nectaire, III, *27. Armes et livrées, V, *302-303. Voyez Ferté (la).

SENNETERRE ou Saint-Nectaire (Marie de Hautefort de Lestrange, marquise de), puis dame de Maupeou, XXV, *120.

SENNETERRE (Henri de la Ferté, marquis de), † 1671, XIII, *47. Son duel avec le comte du Roure ; meurt assassiné, XXV, 120.

SENNETERRE (Anne de Longueval, marquise de), XIII, *47. Accuse son beau-frère de l'assassinat de son mari, 47-48 ; XXV, 120. Sa mort, sa famille, son testament, 119-121.

SENNETERRE (Jean-Gabriel, chevalier de), XIII, *48. Accusé de l'assassinat de son frère ; emprisonné, 48 ; XXV, 120.

SENNETERRE ou Saint-Nectaire (Henri, marquis de), † 1746, XIII, *99. Apporte la nouvelle de la victoire de Cassano, 99. Au siège de Turin, XIV, 49. Campagne de Flandre (1708), XVI, 352.

SENONCHES (la terre de), XXI, *9. La forêt, XXIII, 164.

SENOZAN (François Ollivier, comte de), XIII, *127.

SENOZAN (Marie-Anne-Jeanne-Madeleine de Grolée de Virville, comtesse de), XIII, *127. Hérite de son frère, XXIV, 376.

SENS (Élisabeth-Alexandrine de Bourbon-Condé, demoiselle de), XVII, *277 ; XIX, 89, 91.

SENS (la ville de), VIII, 270. Archevêché, VIII, *270, 283. Est soumis à la primatie de Lyon, X, 199. Archevêque : voyez Hoguette (Hardouin Fortin de la).

SÉRAPHIN (le cardinal), XI, *188 ; XVI, 411.

SÉRAPHIN (le P.), capucin, III, *78. Ses sermons, 78-80,

SERAUCOURT (Charles Dey de), † 1733, XV, *256. Tue M. de Saint-Paul en duel ; se retire en Bavière, 256-257.

SERAUCOURT (Louis Dey de), † 1744, intendant à Bourges, XV, *257.

SERDEAU (le), II, *321.

SÉRÉNISSIME (le titre de), V, 270, 273.

SÉRÉNITÉ (le titre de), aux rois de Danemark, VI, 247 ; XVII, 306.

SERINI (Pierre Esdrin, comte), † 1671, VIII, *306. Sa lutte contre l'Empereur, 306-308 ; XI, 263-264 ; XXIII, 245-247.

SERINI (Pierre II Esdrin, comte), † 1703, VIII, *307. Sa femme Anne-Catherine Frangipani ; se révolte contre l'Empereur ; sa mort, 307 ; XXIII, 246-248.

SÉRON (le médecin), XXVIII, *85. Sa mort singulière, 85.

SERMENTS (les). Serments des rois à leur sacre, VIII, 285. Les ministres d'État en sont exempts, VI, 143. Profits des valets de chambre du Roi, XV, 359-360. Serments des maréchaux de France, I, 115-117 ; des évêques, IX, 26-27 ; des chevaliers du Saint-Esprit, XII, 351 ;

de divers officiers, IV, 310; VI, 144; VIII, 162; XIII, 437; XIV, 287; XV, 358; XVI, 325; XVII, 117.

SERRAGLIO (le pays du), X, *219.

SERRANT (Guillaume III Bautru, comte de), chancelier de Monsieur, VII, *152; XX, 196. Sa mort et sa famille, XXII, 90-91.

SERRANT (la terre de), VII, *152; XX, 196; XXII, 90.

SERTE (Charles de), gentilhomme du cardinal de Bouillon, XX, *39.

SERTORI ou SATORY (la porte de), dans le parc de Versailles, III, *320.

SERVIEN (Abel), † 1659, surintendant des finances, II, *234. Négocie la paix de Westphalie; ses discussions avec d'Avaux, XXII, 225. Chancelier de l'Ordre, X, 108. Ses richesses, XIX, 392. Ses travaux à Meudon, II, 284; X, 8.

SERVIEN (Hugues, abbé), † 1723, X, *8.

SERVIEN (Augustin, abbé), † 1716, X, *8. Ses mauvaises mœurs, 8; XIX, 392, 393. Chanson contre le Roi; il est chassé de Paris, XXIII, 121-122; XXIV, 154.

SERVIEN (Antoinette). Voyez Saint-Aignan (la duchesse de).

SÉRY (François de Beauvillier, comte de), XXV, *39-40.

SÉRY (Mlle de). Voyez Argenton (la comtesse d').

SÉRY (l'abbaye de), XIII, *321.

SESTO (le duc del). Voyez Balbasés (le marquis de los).

SESTRI-DI-LEVANTE (le port de), XXV, *122.

SEU D'URGEL (la ville de la), XX, *350.

SEURRE (la ville de), V, *327. Procès du curé, 327-328.

SÈVE (Guillaume de), premier président du parlement de Metz, II, *172.

SÈVE (Guillaume, chevalier de), X, *303.

SÈVE DE ROCHECHOUART (Guy de), évêque d'Arras, VI, *159.

SÉVÉRAC (le château de), III, *177.

SÉVIGNÉ (Marie de Rabutin-Chantal, marquise de), III, *77. Sa mort, son caractère, 77-78. Son mot à propos des discussions sur la grâce, IV, 70. Son amour exagéré pour sa fille, XII, 287; XIII, 50. Ses lettres XII, 287; XX, 358-359; XXIII, 361; XXIV, 134; XXVI, 68, 69; XXVIII, 206-207.

SÉVIGNÉ (Charles, marquis de), † 1713, VII, *230. Sa mort, son caractère, XXIII, 360-361.

SÉVIGNÉ (Jeanne-Marguerite de Brehant de Mauron, marquise de), XXIII, *360.

SÉVILLE (la ville et l'archevêché de), XI, 247, 320; XII, 58; XIII, 26.

SÈVRES (le village de), I, 297; VI, 164, 207; XIV, 355. Le pont, XIV, *353; XIX, *325; XXI, 87.

SÉZANNE (Louis-François d'Harcourt, comte de), † 1714, X, *153. Sa curieuse parenté avec le maréchal d'Harcourt et sa femme, XIII, 51; XXV, 117. Reçoit la Toison d'or, X, 153; XII, 459. Son mariage avec

Mlle de Nesmond, XIII, 51. Sa mort, sa maladie, son caractère, XXV, 117; XXVI, 195.
SÉZANNE (Marie-Louise-Catherine de Nesmond, comtesse de), XIII, *51; XXV, 117.
SFONDRATI (Célestin, cardinal), IV, *107.
SFORZA (la maison), V, *42; XXVI, 306-309.
SFORZA (Bosio), XXVI, *307.
SFORZA (les), ducs et duchesses de Milan. Voyez Milan.
SFORZA (Renée de Lorraine, duchesse), XXVI, *306.
SFORZA (Louis-François-Marie, duc), † 1685, V, *42. Ses deux mariages, sa famille et ses ancêtres, XXVI, 306-309. Reçoit l'ordre du Saint-Esprit, V, 42. Sa première femme Artémise Colonna, *43.
SFORZA (Louise-Adélaïde de Damas-Thiange, duchesse), V, *43. Relations avec la Rochefoucauld, XVII, 342. Ses sentiments à la mort de Monseigneur, XXI, 36. Son appartement à Versailles, XIX, 338. Amie de la duchesse d'Orléans, son caractère; famille de son mari, XXVI, 306-311. Parenté et liaison avec Saint-Simon, 311-312. Citée, IX, 282; XIV, 394; XV, 35; XXVII, 143.
SHREWSBURY (Charles Talbot, duc de), XXIII, *160. Ambassadeur en France, 160-161. Son arrivée; sa femme, 282-284. Assiste à la séance des Renonciations, 330, 347. Audience de congé, XXIV, 64.
SHREWSBURY (Adélaïde Paleotti, duchesse de), XXIII, *282. Son mariage, son portrait, 283-285. Fait changer la coiffure des dames, 285-286. Prend congé du Roi, XXIV, 64.
SIAM (le royaume de). Missionnaires, XII, 41. Voyage de l'abbé de Choisy, XVI, 121. Ambassade de 1686, XXIV, 59.
SICILE (la). Expédition française de 1671, II, 148; XV, 468; XIX, 125. Revient à la France dans le traité de partage de la succession d'Espagne, VII, 119, 296, 301. Philippe v y est proclamé, 349. Convoitée par l'Empereur, 270. Investiture de Philippe v, 379, 380; X, 25. Conquise par les Impériaux, IX, 146; XIV, 445-446; XV, 230. Campagne de 1711, XX, 351. Érigée en royaume pour le duc de Savoie, XXIV, 120. Voyage du nouveau roi, 146-147; XXV, 129. Citée, VII, 263; VIII, 224; XV, 234; XXVII, 195.
SIÈGES (l'étiquette des) à la cour.
Fauteuils, qui en use et y a droit, V, 15, 246; VI, 17-18, 132, 320, 390-392, 413; VII, 58, 329, 337; VIII, 59, 345; IX, 63, 230, 274, 297; X, 172-174, 277-278; XII, 13, 376, 413-414, 438; XIV, 101, 398, 401-414; XV, 96-97, 330, 354; XVII, 24, 151-153, 270, 419; XVIII, 119, 127-128; XX, 240; XXI, 127, 128; XXVIII, 253, 277.
Tabourets des duchesses et princesses étrangères, II, 275, 279; III, 21, 275; IV, 316;

V, 8, 15, 338; VI, 185, 316-321, 390; VIII, 289; X, 112, 173; XI, 4; XII, 89, 283; XIII, 68, 427, 429; XIV, 398, 405, 411; XV, 50-54, 242, 318-319; XVI, 419; XVIII, 122; XIX, 74, 239.

Tabourets de grâce, II, *41, 178; III, 38-39; IV, 60; V, 57, 221-222, 235-236, 240, 246-253, 260, 333-337; VI, 315; IX, 269; XI, 93, 292; XIII, 313-316.

Chaises à dos et sièges à dos, VI, 18-20; XII, 414; XIV, 411; XV, 50, 52, 54, 97; XVIII, 122-123.

Ployants, III, 1-2, 62; IV, 314; VI, 20; VII, 329; VIII, 160; IX, 63, 203, 206; XII, 376; XV, 97, 236-237; XVI, 470; XVIII, 119, 122-123.

Dames ayant le droit de s'asseoir, V, 235, 245-247, 253, 259, 260; VII, 174, 337; VIII, 150-151; IX, 63, 269-270; X, 171, 173, 384; XII, 333; XIII, 450; XIV, 97, 98, 101, 167; XV, 313, 315; XVI, 429; XVIII, 123; XIX, 73, 76, 293, 353.

Sierck (le bourg de), XIII, *76, 78.

Sigismond iii, roi de Suède et de Pologne, IV, *128.

Signatures en commandement (les), XXVII, *10.

Siguenza (la ville de), XX, *141, 147.

Silésie (la), IV, *178, 181; VI, 312, 313; XII, 30; XIII, 40; XIV, 108; XV, 185-188.

Sillery (Nicolas Brûlart de), chancelier de France, † 1624, V, *86. Sa disgrâce, 87; XII, 316, 318; XIX, 344; XXIII, 212. Cité, XI, 201; XXII, 253, 254.

Sillery (Noël Brûlart, commandeur de), † 1640, XXII, *253.

Sillery (Fabio Brûlart de), évêque de Soissons. Voyez Brûlart de Sillery.

Sillery (Louis-Roger Brûlart, marquis de), † 1691, V, *86. Gouverneur du duc de Chartres, I, 62. Retiré à Liancourt; son mariage avec une La Rochefoucauld; son caractère, XII, 319-320; XXIII, 227-228.

Sillery (Marie-Catherine de la Rochefoucauld, marquise de), IV, *93. Son mariage, sa vie; retirée à Liancourt; sa mort, 93; V, 85-86; XII, 319; XV, 453; XXIII, 227-228.

Sillery (Carloman-Philogène Brûlart, chevalier puis comte de), † 1727, I, *256. Écuyer du prince de Conti, blessé à Nerwinde, 256. Épouse Mlle Bigot et accompagne le prince en Pologne, IV, 195; V, 86. Ne peut entrer dans les carrosses du Roi, III, 206. Cité, V, 86; XII, 1; XV, 138.

Sillery (Marie-Louise Bigot, comtesse de), IV, *195.

Sillery (le marquisat de), XII, *318; XXV, *138.

Sillery (le régiment de), XIII, *224.

Silly (la maison de), XV, 39-41.

Silly (Jacques-Joseph Vipart, marquis de), XII, *190. Pris à Hochstedt, en apporte la nouvelle, 175, 189-190, 198. Son

portrait, sa fortune, sa catastrophe, 189-199.
SILLY (Marie-Anne Vipart, demoiselle de), XII, *198.
SILLY (la terre de), XII, *197.
SILVA (la maison de), VIII, 116 ; XII, 97.
SIMEONI (Maximilien-Emmanuel), envoyé de Cologne, XIV, *97.
SIMIANE (la maison de), II, 364, *366. Voyez Gordes.
SIMIANE (Louis de Simiane-Esparron, marquis de), † 1718, XXI, *343. Son mariage avec Mlle de Grignan, XXVI, 69. Lieutenant général de Provence, 69.
SIMIANE (Pauline Adhémar de Grignan, marquise de), XXVI, *69. Son mariage, 69.
SIMIANE (Nicolas-François de Simiane-Montbivos, comte de), XXIV, *62.
SIMIANE-ESPARRON (François-Antoine, marquis de), † 1734, XXIII, *16.
SIMON (Richard), X, *393. Ses ouvrages condamnés par les évêques, 393-396.
SINZENDORF (Philippe - Louis-Wenceslas, comte de), VI, *245. Envoyé de l'Empereur ; le Roi lui refuse audience, 245-246. Va à la chasse avec Monseigneur, VII, 216. Sa conduite lors de la déclaration de Philippe v, 322-323, 332. Prend congé et retourne à Vienne ; sa fortune, IX, 76-77. Achète un chapeau de cardinal pour son fils, XV, 204-205, 209.
SINZENDORF (Philippe - Joseph-Louis - Bonaventure, cardinal de), évêque d'Olmütz, IX, *77 ; XV, 204.
SIRADIE (la ville de), IV, *183.
SIXTE IV (François della Rovere), pape, III, *4.
SIXTE V (Félix Peretti), pape, XVI, *278. Excommunie Henri III, XXII, 334-335. Trésor amassé par lui, XVI, 278.
SKELTON (Bevil), XV, *415. Rôle dans l'expédition d'Écosse, 415-416.
SKELTON (Charles, comte de), XVI, *175.
SMYRNE (la flotte de), I, 267.
SOBIESKI (Jean), roi de Pologne. Voyez Jean.
SOBIESKI (Alexandre-Benoît-Stanislas, prince), † 1714, III, *304. Candidat au trône de Pologne, 304-305 ; IV, 177 ; XV, 160. Voyage à Paris et en France, III, 308-310 ; IV, 131-132. Emprisonné par le roi Auguste, puis relâché, XIII, 40 ; XIV, 108. Sa mort à Rome et ses obsèques, XXV, 160.
SOBIESKI (Constantin - Philippe-Vladislas, prince), † 1726, III, *304. Candidat au trône de Pologne, 304-305 ; IV, 177 ; XV, 160. Voyage en France, III, 308-310 ; IV, 131-132. Enlevé par le roi Auguste, puis relâché, XIII, 40 ; XIV, 108.
SOBIESKI (Jacques-Louis-Henri, prince), † 1737, III, *304. Candidat au trône de Pologne, 304-306 ; IV, 176-177 ; XV, 160. Enlevé par le roi Auguste, puis relâché, XIII, 40 ; XIV, 108. Épouse une princesse de Bavière - Neubourg, III, 305 ;

XXIV, 321. Aversion de sa mère pour lui, 322.

SOBIESKA (Hedvige-Élisabeth-Amélie de Bavière-Neubourg, princesse), III, *305; XXIV, 321.

SOBIESKA (Marie-Clémentine), femme du Prétendant, XII, *448; XXIV, 324.

SODOME (la ville de), XIII, 282.

SOGLIO (les princes du), à Rome, V, 99; IX, 92, 223, 243.

SŒURS GRISES (les), XXI, *85.

SOISSONNAIS (le), XI, 316; XVII, 314.

SOISSONNAIS (le régiment de), XIII, *97.

SOISSONS (la ville de), II, 140; VII, 129. Le gouvernement, V, *342. Le congrès de Soissons, XV, 209. Le comté, XVII, 284. L'abbaye de Notre-Dame, IV, 47, *48; V, 376; XVI, 421 L'abbaye de Saint-Jean-des-Vignes, X, 379. L'évêché, IV, *92; XIV, *391; XXVI, 97. Évêques : voyez Brûlart de Sillery (Fabio), Fitzjames (François), Gras (Simon le), Languet de Gergy (Jean-Joseph).

SOISSONS (la branche de Bourbon-), II, 124, 225-226; X, 258, XVI, 431.

SOISSONS (Charles de Bourbon, comte de), † 1612, XXV, *254. Son titre de Monsieur le Comte, XVII, 281-283. Son procès contre le prince de Condé, 282; XXII, 105. Sa situation à la mort de Henri IV, XXVII, 96-97. Protège la Frette, XVI, 56-57. Cité, XVII, 368; XXII, 255; XXIII, 9.

SOISSONS (Louis de Bourbon, comte de), † 1641, II, *124. Tué à la bataille de la Marfée, 225; X, 258; XV, 118-119; XVII, 283, 368; XXII, 256. Son bâtard, II, 227; XV, 119, 138; XIX, 31.

SOISSONS (Louis-Henri, chevalier de), bâtard du précédent. Voyez Neuchâtel (le prince de).

SOISSONS (Louise-Léontine-Jacqueline de Bourbon-), XII, *2. Voyez Luynes (la duchesse de).

SOISSONS (Marie-Anne-Charlotte de Bourbon-), XII, *2.

SOISSONS (Eugène-Maurice de Savoie-Carignan, comte de), † 1673, V, *15. Son mariage avec Olympe Mancini, X, 258; XI, 294. Il se fait appeler Monsieur le Comte, XVII, 284. Anecdote de la tapisserie de l'audience du légat Chigi, V, 15-16 Sa charge de colonel général des Suisses, XVI, 201. Empoisonné, X, 259; XVI, 430-431. Cité, VI, 73; VII, 228; IX, 274; X, 257, 261; XVI, 434; XVII, 284, 369.

SOISSONS (Olympe Mancini, comtesse de), II, *44. Son mariage, XI, 294; XV, 118. Se fait appeler Madame la Comtesse, XVII, 284-286, 289. Sa faveur; son salon contre de la cour; le Roi ne bouge de chez elle, XI, 295; XVI, 427-428, 431; XVII, 284, 329; XXIV, 159, 297; XXVIII, 5, 7, 150. Est mêlée à l'affaire de Vardes, XV, 330. Sa charge de surintendante de la maison de la Reine, X, 259; XI, 294-296;

XVI, 427, 429; XXVIII, 150. Impliquée dans l'affaire des poisons et accusée de la mort de son mari, X, 259; XVI, 429-431. Disgrâce et exil; ses séjours en Flandre, en Espagne et en Allemagne, II, 44; X, 259, 261; XVI, 428-433; XVII, 285. Accusée d'avoir empoisonné la reine d'Espagne, IV, 287; IX, 73, 225; XI, 262; XVI, 432-433. Son rang en Espagne, IX, 225, 243. Sa mort; résumé de son existence, XVI, 426-433. Relations avec son fils le prince Eugène, XVI, 427. Citée, V, 76, 77; XIV, 218, 386, 387; XV, 118; XVI, 178; XVII, 369; XX, 8; XXIV, 293.

SOISSONS (Louis-Thomas de Savoie, comte de), † 1702, III, *278. Épouse Mlle de la Cropte-Beauvais, X, 261-262; XVII, 369. Sert contre la France, V, 77-78. N'obtient pas la charge de colonel général des Suisses, XVI, 201. Meurt de blessures devant Landau; sa famille et sa fortune, X, 257, 261-262. Cité, VI, 73; VII, 228; XIV, 7, 386, 387; XV, 276; XVII, 284; XIX, 134.

SOISSONS (Uranie de la Cropte de Beauvais, comtesse de), I, *127. Son origine, son mariage, X, 261-262; XVII, 369. Le Roi l'oblige à assister aux obsèques de la Grande Mademoiselle, I, 127. Est chassée de Piémont, XV, 276. Finit ses jours dans un couvent, V, 78; X, 262.

SOISSONS (Emmanuel de Savoie-), XIV, *7.

SOISSONS (Marie-Jeanne-Baptiste de Savoie, Mlle de), III, *277. Sa mauvaise conduite; elle reçoit défense de voir la duchesse de Bourgogne, 277-278. Est chassée de Paris, IV, 19. Arrêtée et mise dans un couvent, V, 76-77; X, 261.

SOISSONS (l'hôtel de), à Paris, II, *225, 229; V, 75; XV, 126.

SOLARI (le comte), XII, *25.

SOLEURE (la ville de), XV, *38; XXI, 336.

SOLFERINO (le duc de). Voyez Castiglione (l'abbé de).

SOLFERINO (Julie-Clitérie Carraccioli de Santo-Buono, duchesse de), femme du précédent, XXIII, *163.

SOLMS (Henri Mastrick, comte de), I, *259.

SOLRE (Jacques de Croÿ, comte de), † 1587, XXIV, *85. Sa femme Yolande de Lannoy, *85.

SOLRE (Philippe de Croÿ, comte de), † 1612, XXIV, *86. Ses trois femmes, Anne de Beaufort, Anne de Croÿ, et Guillemette de Coucy, *86.

SOLRE (Jean de Croÿ, comte de), † 1640, XXIV, *87. Sa femme Jeanne de Lalaing, *87.

SOLRE (Philippe-Emmanuel-Antoine-Ambroise de Croÿ, comte de), † 1670, XXIV, *73, 87. Sa femme Isabelle-Claire Vilain, 73, *74, 87.

SOLRE (Philippe-Emmanuel-Ferdinand-François de Croÿ, comte de), † 1718, IV, *320; XXIV, 73. Sa carrière, 87-88. Brouillé avec sa femme, 89. Cité, XII, 378.

SOLRE (Anne-Marie-Françoise de

Bournonville, comtesse de), femme du précédent, XXIV, *70. Prend congé du Roi et marie sa fille au prince de Robecq, 70, 88. Brouillée avec son mari et son fils, 89.

SOLRE (Albert-François de Croÿ, chevalier de), † 1709, XXIV, *88.

SOLRE (Isabelle-Alexandrine de Croÿ, demoiselle de), IV, *320. Au bal de la cour, 320. Épouse le prince de Robecq, XXIV, 70, 75. Voyez Robecq (la princesse de).

SOLRE-LE-CHÂTEAU (la terre de), XXIV, *85.

SOMIÈRES (M. de), capitaine de cavalerie, IV, *167.

SOMME (la), rivière, XIV, 356.

SOMMELIER DU CORPS DU ROI (la charge de), en Espagne, VIII, 162-165.

SONNINO (Philippe Colonna, prince de), V, *43.

SORBONNE (la), II, *353; V, *274. Le prieur, V, *290; VII, *84. Le proviseur, II, *353; XIV, *34. Le recteur de l'Université, V, *158. Les thèses en Sorbonne, V, *268. Distinctions accordées à ceux qui ont rang de prince étranger, 267-270, 276-278, 287-291; XVII, 309. Ses attentats contre Henri III et Henri IV, V, 268. Condamnations d'ouvrages, VI, 373; VII, 167, 170. Affaire du jansénisme, XVIII, 259. Visite du duc de Bourgogne, XIV, 34. Consultée sur la guerre par le duc de Bourgogne, XIX, 175-176, 185. Consultée à propos de l'impôt du dixième, XX, 169, 172. Aventure du duc de Coislin avec le président de Novion à une thèse, X, 276-277. Citée, VII, 81-86; XVII, 122; XIX, 45; XXI, 128; XXVII, 21.

SOTTENVILLE (M. et Mme de), XIV, 150.

SOUABE (la), IV, 172; IX, 88.

SOUASTRE (Eugène-Jean-Dominique de Guines de Bonnières, comte de), II, *145.

SOUBISE (Jean de Parthenay l'Archevêque, seigneur de), V, *213. Sa femme Antoinette Bouchard d'Aubeterre, *213.

SOUBISE (Benjamin de Rohan, seigneur de), † 1642, V, *220. Créé duc à brevet; ses défections; meurt en Angleterre, 212, 215, 220; XIV, 143.

SOUBISE (François de Rohan-Montbazon, prince de), † 1712, I, *41. Sa généalogie, V, 232. Sa mère et sa grand'mère, VII, 77-78. Ses deux mariages, V, 252-254. Il tolère la liaison de sa seconde femme avec le Roi; avantages qu'il en tire, II, 129; V, 255-259; XI, 142; XIV, 140, 151, 167; XV, 13, 15; XXIII, 110-111; XXVIII, 183-185, 187. Au siège de Namur, I, 41. Mariage de son fils aîné avec Mlle de Ventadour, II, 126, 129-130. Sa charge de capitaine des gendarmes de la garde, XIII, 414; XV, 15; XXIII, 166. Il s'en démet, XI, 339. Sa prétention aux obsèques du maréchal de Duras, XII, 300-301. Gratification du Roi, XIII, 414. Fait enterrer sa femme à la Merci, XVII,

79-81. Ses prétentions de princerie et ses usurpations, V, 253, 259-260; XI, 59; XII, 300-301; XIV, 149. Pourquoi n'est pas chevalier du Saint-Esprit, V, 263-264. Sa mort, son portrait, sa fortune et sa famille, XXIII, 110-114. Caractère et conduite, XV, 15. Ami de Mme Cornuel, II, 129. Dupé par les Chevignard, XIX, 24. Cité, V, 219, 293, 296; XIII, 378, 429; XIV, 272.

SOUBISE (Catherine de Lionne, princesse de), V, *253; XIV, 167.

SOUBISE (Anne de Rohan-Chabot, princesse de), I, *85. Obtient le tabouret et est nommée dame du palais, V, 254-255. Sa liaison avec le Roi; leur manière d'être ensemble; son crédit; avantages qu'elle obtient pour son mari et sa maison, I, 85-86; II, 129; III, 312; V, 182-183, 255-261; VI, 125; VII, 80, 100, 102; XI, 142-143; XIII, 184, 415; XIV, 117, 150-154, 162-169, 228, 273; XV, 12-15, 345; XVI, 412; XVII, 75-78; XXIII, 110; XXVIII, 183-187, 207. Relations et conventions avec Mme de Maintenon, XV, 13-14; XVII, 76; XXVIII, 187. Elle est admise à la cour de la duchesse de Bourgogne, IV, 302. Obtient pour son fils des distinctions en Sorbonne, V, 288-292. Échoue dans sa prétention de faire passer son mari avant les ducs à l'ordre du Saint-Esprit, V, 261-264. Ne peut obtenir le rang de prince pour les Rohans, XXVIII, 41. Achète l'hôtel de Guise, VII, 76. Ses intrigues pour faire nommer son fils chanoine, puis coadjuteur de Strasbourg, VII, 80-103; pour lui obtenir le chapeau de cardinal, XIII, 415; XVI, 412; XXIII, 398-400. En mauvais termes avec son frère le duc de Rohan, VII, 107; XIV, 140, 145; XV, 345; XVI, 100. Se déclare contre lui dans le procès que lui intente le prince de Guémené, XIV, 149-156, 164-166. Se réconcilie avec lui, VII, 108. Procès qu'elle perd contre la branche de Rohan-Poulduc, XIV, 166-169; XXIV, 13. Ses relations avec les Lillebonne et la cabale de Vendôme, XV, 12, 16; XVI, 11, 204; XXV, 125. Fait intervenir le Roi dans la brouille du duc de Rohan et de son fils le prince de Léon, XV, 341-345. Son rôle lors de l'enlèvement de Mlle de Roquelaure par ce dernier, XVI, 100, 106-109, 113, 114. Aventure à son propos entre Mortemart et Saint-Simon, XVII, 81, 84; XX, 274. Fait donner à la Salle une charge de maître de la garde-robe, XXIII, 167-168. Sa mort, ses obsèques, XVII, 73-85.

Sa beauté; traits de caractère, V, 255, 333, 335; VII, 76; XIII, 242; XIV, 117, 140; XV, 12, 16, 341, 345; XVII, 73-74, 78, 79. Sa santé, XVI, 204, 412; XVII, 74-75, 78. Son opinion sur la pairie, XVII, 76-77, XXV, 126. Ses

relations avec les ministres, XIV, 149, 152; avec le cardinal de Fürstenberg et sa nièce, VII, 17, 101. Soutient la princesse de Montauban, XII, 285. Relations avec les Noailles et avec le cardinal, VII, 85; XVII, 81; XXIII, 399-401. Amie de Pomponne, VI, 342. Relations avec le chancelier de Pontchartrain, XIV, 158; avec Turenne et le maréchal de Lorge, V, 254, 332; X, 327.

SOUBISE (Jules-François-Louis de Rohan, prince de), † 1724, XVII, *11. Épouse Mlle d'Espinoy, XXV, 96. Cité, XXI, 274.

SOUBISE (Anne-Julie-Adélaïde de Melun-Espinoy, princesse de), XII, *259. Son mariage, XXV, 96. Survivancière de la duchesse de Ventadour comme gouvernante des enfants de France, XVII, 11-12.

SOUBISE (Armand-Gaston-Maximilien de Rohan, abbé de), V, *232. Voyez Rohan (le cardinal de).

SOUBISE (Maximilien-Gaston-Guy-Benjamin de Rohan-), † 1706, XIII, *378. Dit le prince Maximilien; tué à Ramillies, 378-379, 415.

SOUBISE (Charles de Rohan, prince et maréchal de), † 1787, XVII, *372.

SOUBISE (Anne-Thérèse de Savoie-Carignan, princesse de), XVII, *372.

SOUBISE (la seigneurie de), V, *213.

SOUBISE (les hôtels de), à Paris. A la place Royale, XIV, *212. Rue de Paradis, VII, *76; XIV, 272; XV, 15; XXV, 189; XXVIII, 184.

SOULANGIS (Jean-Jacques de la Grange d'Arquien, vicomte de) et sa femme Gabrielle de Rochechouart-Châtillon, XV, *146.

SOULIERS (François-Auguste de Forbin, marquis de), XXIV, *61. Sa mort, sa succession, 61-62.

SOULIERS (Louis-Palamède de Forbin, marquis de), XXIV, *62.

SOUPER DU ROI (le), VI, *208; XXVIII, 359. Le Roi y admet parfois les princesses du sang, XV, 253-254.

SOURCHES (Jean de Bouschet, marquis de), † 1677, XXIV, *378.

SOURCHES (Jean-Louis de Bouschet, abbé de), évêque de Dol, XXVI, *98.

SOURCHES (Louis-François de Bouschet, marquis de), † 1716, IV, *150. Grand prévôt de France; brevet de retenue sur sa charge, XIII, 260. Vend ses gouvernements, V, 133. Chanson composée par Heudicourt sur lui et sa famille, XIII, 261-262; XVII, 67-68. Cède sa charge à son fils, XXIV, 377. Ne peut obtenir l'ordre du Saint-Esprit, 378.

SOURCHES (Louis de Bouschet, comte de Montsoreau, puis marquis de). Voyez Montsoreau.

SOURCHES (Marie-Louise de Bouschet, demoiselle de), comtesse de Linières, I, *76.

SOURD (Gilles le), curé de Saint-Paul, à Paris, XII, *296.

SOURDIS (Isabeau Babou de la Bourdaisière, marquise de), XI, *181.

SOURDIS (Charles d'Escoubleau, marquis de), † 1666, XI, *45.

SOURDIS (François d'Escoubleau, marquis de), † 1707, X, *110. Sa carrière, ses relations avec Saint-Pouenge ; marie sa fille au fils de celui-ci, 110-112. Son commandement à Bordeaux, 111-112 ; XII, 49. Compétitions avec le duc de Saint-Simon, XXVIII, 74. Protège le jeune Tessé, XI, 45. Sa mort, XV, 262.

SOURDIS (Angélique d'Escoubleau de). Son mariage, X, *112. Voyez Chabanais (la marquise de).

SOURDUN (la terre de), XV, *304.

SOUSA (Alphonse - Denis de), XXIV, 54.

SOUSA (Martin - Alphonse de), XXIV, 54.

SOUSA (Pierre - Alphonse de), XXIV, 54.

SOUSA (Roderic de), XXIV, 54.

SOUSTERNON (Antoine d'Aix de la Chaise, comte de), II, *327. Brigadier de cavalerie à l'armée de Flandre, 327. A la bataille de Ramillies, XIII, 375, 383. A Audenarde ; est disgracié, XVI, 188, 459-461, 463.

SOUVRÉ (Gilles, maréchal de), I, *84 ; XII, 18 ; XII, 18 ; XIV, *349 ; XVII, 11-12.

SOUVRÉ (Charles de). Voyez Courtenvaux (le marquis de).

SOUVRÉ (Louis-Nicolas le Tellier, marquis de), † 1725, V, *116. Épouse Mlle de Rebenac ; est fait lieutenant général de Béarn, 116. Sa charge de maître de la garde-robe du Roi, VII, 238 ; XII, 12 ; XXIII, 168. Va faire des compliments de deuil de la part du Roi, XVI, 339. Aux obsèques du duc de Bourgogne, XXII, 346. Fait par exception le service de premier gentilhomme de la chambre, XXVI, 25.

SOUVRÉ (Catherine-Charlotte de Pas de Rebenac, marquise de), IV, *321. Au bal de la cour, 321. Son mariage, V, 117. Citée, XVII, 443 ; XX, 252.

SOUZY. Voyez Peletier de Souzy.

SOYE (M. de), commis de la guerre, XVII, *189, 190.

SOYECOURT (Maximilien de Belleforière, seigneur de), † 1649, XXII, *222. Sa femme Judith de Mesmes, *222.

SOYECOURT (Maximilien-Antoine de Belleforière, marquis de), † 1679, V, *298. Grand veneur ; sa mort, 298 ; XVII, 332 ; XX, 250-251 ; XXII, 222. Sa femme Marie-Renée de Longueil, *222.

SOYECOURT (Jean-Maximilien de Belleforière, marquis de), † 1690, XX, *251 ; XXII, 222.

SOYECOURT (Adolphe de Belleforière, chevalier de), † 1690, XX, *251 ; XXII, 222.

SOYECOURT (Joachim-Adolphe de Seiglière de Boisfranc, marquis de), † 1738, XX, *250-251.

SOYECOURT (Pauline-Chrysante de Pas-Feuquière, marquise de), X, *97 ; XX, 250-251.

SOYECOURT (Louis-Armand de Seiglière, comte de), † 1791, XX, *251.

Soyer (le baron de), général bavarois, II, *169.

Spaar (Éric Axelsson, baron de), XIV, *28. Pris à Menin, 28. Cité, XXIV, 317.

Spanckaw (le général), XXIII, 246. Soumet les révoltés de Hongrie, 246.

Spanheim (Ézéchiel), XX, *225. Envoyé de Brandebourg; sa mort, son caractère, 225-227.

Spinola (la maison), VII, *352; XI, 336; XXIII, 23. Voyez Balbasès (los).

Spinola (Ambroise), † 1630, XXIII, *23.

Spinola (Augustin, cardinal), † 1639, XXIII, *23.

Spinola (Jean-Baptiste, bailli), général des galères de Malte, VII, *41.

Spinola (Jean-Baptiste), prince de Vergagne, † 1723, IX, *282. Achète la grandesse, 282. Ses filles, XV, 452. Marie l'une d'elles au fils du duc de Nevers, XVII, 351.

Spinola (Marie-Anne). Voyez Nevers (la duchesse de).

Spinola (Anne-Françoise-Thérèse). Voyez Creuilly (la marquise de).

Spire (la ville de), II, *151; III, 230-232, 236-237, 245; IV, 157-159, 172; XI, 300; XXVIII, 58, 68. Collège des Jésuites, II, 152.

Spire (la bataille de), XI, 64, 301-305; XII, 4, 168-169; XVI, 334; XVII, 18.

Spirebach (le), III, *227, 232-234, 236; IV, 175; X, 246-247, 255; XI, 300.

Spork (Jean, comte), XXIII, *248.

Staffarde (l'abbaye et la bataille de), II, *215; XXV, 164.

Stafford (Henri Howard, vicomte de), XVI, *74-75. Sa femme Claude-Charlotte de Gramont, 73-75.

Stahrenberg (Ernest-Rüdiger, comte de), † 1701, VIII, *294. Sa mort, 294-295; IX, 73.

Stahrenberg (Guidobaldo, comte de), † 1737, XI, *73. Commande les Impériaux en Italie (1703-1704), 73, 164, 262, 276; XII, 24-25; XVI, 231. Est nommé feld-maréchal, 27-28. Campagnes de 1705 et 1706, XIII, 168; XIV, 8. Va commander en Espagne l'armée de l'Archiduc (1708), XV, 436; XVI, 167-168, 403. Campagne de 1709, XVIII, 24, 50. Campagne de 1710-1711 en Aragon, XX, 108, 115-117. Victoire de Saragosse, 112-113. Occupation de Madrid, 123. Discussion avec Stanhope, 124. A Tolède, fait brûler l'Alcazar, 128-130. Tend un piège à Vendôme; est battu à Villaviciosa, 132-139, 143-144. Gagne la Catalogne; ses plaintes contre Stanhope, 148. Laisse prendre Girone, 295. Vice-roi de Catalogne pour l'Archiduc, XXII, 170. En mauvais termes avec le prince Eugène, 178. Attaque Tortose, 180. Assiège Girone, XXIII, 217, 264.

Stair (Jean Dalrymple, comte de), XXVI, *186. Ambassadeur en France; son caractère, 186-188. Affaire des paris sur la mort du Roi, XXVI, 217.

Stanhope (Jacques), † 1721,

XVIII, *49. Commande les troupes anglaises en Espagne, 49, 50, 64. Campagne d'Aragon en 1710 ; marche sur Madrid, XX, 115-116. Entrevue avec le marquis de Mancera, 122-123. Son insolence à l'égard de Stahrenberg, 124. Emporte les tapisseries du roi d'Espagne, 125. Battu et pris à Brihuega, 132-135, 143. Dépouillé de ses emplois, 148. Est échangé contre Villena, XXIII, 107. Ses relations de débauche avec le duc d'Orléans et l'abbé Dubois, XVIII, 50, 64.

STANHOPE (Guillaume), † 1756, ambassadeur d'Angleterre en Espagne, XVIII, *49.

STANISLAS LESZCZYNSKI, roi de Pologne, XII, *157. Son couronnement, XIII, 165. Reconnu par la France ; il a une entrevue avec le roi Auguste, XIV, 108, 112, 257. Donne à l'archevêque de Bourges sa nomination au cardinalat, XV, 170-173 ; XXVI, 95. Soutenu par les Turcs, XX, 245. Se réfugie aux Deux-Ponts, XXIV, 317. Devient le beau-père du roi de France, XIII, 166 ; XV, 153. Sa cour à Lunéville, 155.

STATHOUDER DES PROVINCES-UNIES (la charge de), VII, *210.

STAVELOT (l'abbaye de), VII, *91 ; XXVII, 210.

STEENBOCK (Magnus Gustafson, comte), XXIII, *237. Sa victoire sur les Danois, brûle Altona, 237-239. Est fait prisonnier avec ses troupes, 382-383.

STEINKERQUE (la bataille de), I, 122, 248,* 555 ; II, 46, 126 ; VI, 353 ; XII, 250 ; XIV, 50 ; XX, 255.

STENAY (la ville de), V, *31 ; XIII, 417.

STOCKHOLM (la ville de), IV, 127 ; XIV, 109 ; XVII, 17, 109. Incendie du palais royal, IV, 130.

STOLHOFEN (la ville et les lignes de), IV, *158, 159, 164, 166, 168, 169 ; XI, 300 ; XII, 183, 185 ; XV, 178.

STOPPA (Pierre), colonel des gardes suisses, VIII, *34. Sa mort; ses fonctions, 34-37. Sa femme Anne-Charlotte de Gondy, *36.

STRAATMAN (Henri-Jean, comte de), ambassadeur impérial en Hollande, IV, *221.

STRAFFORD (Henriette de la Rochefoucauld - Roye, comtesse de), IV, *54 ; XXVI, 119.

STRALENHEIM (Henning, baron de), ambassadeur de Suède à Vienne, XV, *185. Son assassinat, 185-187.

STRALSUND (la ville de), XXV, *156 ; XXVI, 67.

STRASBOURG (la ville de). Les troupes françaises s'en emparent sans coup férir, V, 49 ; XI, 12. Le marquis d'Huxelles y reçoit le duc de Lorraine, V, 140-141. Don d'ornements fait par le Roi à la cathédrale, XXVIII, 236. Sédition militaire en 1715, XXVI, 255. Cette ville est le séjour du commandant en chef de l'Alsace ; conduite du marquis d'Huxelles, XI, 13, 39-41.

L'évêché, VII, *82 ; XXVI, 142. Évêques : voyez Fursten-

berg (François-Égon de), Fürstenberg (le cardinal de), Rohan (le cardinal de).

Le chapitre de la cathédrale, V, *110; VII, *79. Les chanoines en 1700, *95. Leurs preuves de noblesse, *78. Affaire de la nomination de l'abbé de Soubise comme chanoine et comme coadjuteur de l'évêque, 77 et suiv. Adoucissement des preuves des chanoines, XXIII, 272-274. Le grand prévôt du chapitre, VII, *82; XXVI, 142. Le grand doyen, XX, 244.

Gouvernement, XI, *12; XXVI, 70. Lieutenance de Roi, VII, *80. Le préteur royal, V, *49. Le pont de Strasbourg, IV, 169, 174, 217; XII, 138, 183, 201; XIII, 87; XVIII, 159.

Citée, II, 141, 293, 336; IV, 174, 175, 284; V, 140; X, 247, 294, 302, 305, 307, 359; XI, 34, 65, 86; XII, 257; XIII, 13, 88; XIV, 79; XV, 281, 347; XVI, 5, 21, 187; XIX, 8, 410; XX, 238; XXI, 322; XXIII, 113, 401, 404; XXIV, 40, 67, 129, 130, 182, 202; XXVI, 169.

STREIFF (Charles-Frédéric, baron de), brigadier de cavalerie, X, *56. Sa mort, XIV, 27-28.

STRICKLAND (Thomas-Jean-François), évêque de Namur, XV, *204.

STRIGONIE ou GRAN (la ville de), XII, *31.

STROZZI (Laurent, cardinal), XI, *135.

STROZZI (Pierre-Antoine, marquis), XII, *103.

STUART (la maison), IV, 228; VIII, 259, 291; XVI, 66, 377. Voyez Buchan (le comte de).

STUART (Louise-Marie), princesse d'Angleterre, XII, *439. Malade de la rougeole en 1708, XV, 421. Espérait épouser le duc de Berry; assiste à son mariage, XIX, 240, 356. Deuil de Monseigneur, XXI, 127-128. Cérémonial qu'elle observe avec la duchesse de Bourgogne, 97; XXII, 12-13. Sa mort et ses obsèques, XXIII, 31-32. Sa gouvernante, lady Middleton, XII, 449; XV, 417. Citée, XV, 432; XXI, 92.

STUER (la maison de), I, *203. Voyez Saint-Maigrin.

STURA (la), rivière, XIII, *115.

STUTTGART (la ville de), XXIV, 182.

STYRIE (la), X, 79, 377; XII, 30, *31.

STYRUM (Hermann-Otto, comte de Limbourg-), XI, *85. Campagne de 1703, 85. Est battu à Hochstedt, 265, 279.

SUBLET (la famille), III, 219. Voyez Heudicourt, Noyers (de).

SUDERMANIE (le duché de), IV, *127.

SUDERMANIE (le duc de). Voyez Charles IX, roi de Suède.

SUÈDE (la). Tyrannie de Charles XI, IV, 128-130. Elle reconnaît Philippe V, VIII, 270. Guerres contre ses voisins, IV, 128, 131; VII, 376; VIII, 270; XIII, 317-318: voyez Charles XII, Steenbock. Elle se déclare élective, XVII, 19-20.

Rois de Suède, XII, 379;

XVII, 19, 227. Voyez Charles IX, Charles X, Charles XI, Charles XII, Gustave-Adolphe, Jean III, Sigismond III. — Reines : voyez Christine, Holstein-Gottorp (Hedwige-Éléonor de), Holstein (Ulrique-Éléonore de).

Armes de Suède, XXIV, *78. Chambres de revision, IV, 129 ; XIV, 109. Chapitres nobles, XII, 379. États, IV, 128 ; XVII, 20. Flotte, VII, 214. Noblesse, IV, 129-130 ; XIV, 109. Sénat, IV, 129 ; XIV, 28.

SUÈDE (l'envoyé de). Voyez Cronström.

SUISSES (les cantons), XXVI, *166. Affaire de la succession de la duchesse de Nemours, XV, 138, 139. Guerre entre les cantons catholiques et les cantons protestants ; paix d'Aarau, XXIII, 105. Renouvellement de l'alliance de la France avec les seuls cantons catholiques, XXVI, 164-167. Ambassadeurs de France : voyez Amelot, Avaray, Crécy, Jarzé, Luc (le comte du), Puyzieulx.

Cités, II, 242, 243 ; IV, 22, 113 ; V, 217 ; VIII, 37 ; XI, 287 ; XII, 442 ; XIV, 2, 39, 287, 451 ; XV, 136 ; XVII, 121 ; XVIII, 164 ; XX, 205 ; XXII, 168 ; XXIII, 74, 383 ; XXIV, 183, 202.

SUISSES (les troupes), au service de France, VIII, *35-37 ; XIV, 29, 361 ; XVI, 200 ; XVII, 2. Colonel général, VI, *316 ; VIII, 37 ; X, 260 ; XVI, 201 ; XIX, 105, 225 ; XXIV, 293, 341, 355. Voyez Gardes suisses.

SUISSES (les), employés dans les châteaux royaux, I, 295 ; XII, 417 ; XIII, 153-155, 216 ; XVI, 202-203 ; XXI, 36-37. Suisses des hôtels, II, 80, 83.

SULLY (Maximilien de Béthune, duc de), † 1641, V, *216. Patronne Henri de Rohan et lui donne sa fille en mariage, 216-217, 221 ; XIV, 134. Ses réformes financières, 339-340. Sa famille, XXII, 105-106. Sa charge de grand maître de l'artillerie, XXIII, 214. Sa réception au Parlement, XXIV, 349. Mal avec le secrétaire d'État Villeroy, XI, 199.

SULLY (Maximilien-François de Béthune, duc de), † 1661, I, *82 ; XI, 199 ; XII, 10.

SULLY (Charlotte Séguier, duchesse de), puis de Verneuil. Voyez Verneuil (la duchesse de).

SULLY (Maximilien-Pierre-François de Béthune, duc de), † 1694, I, 82, *554. Chevalier de l'Ordre en 1688, III, 161 ; XII, 110. Prend part au procès des pairs contre M. de Luxembourg, II, 17, 70. Sa mort, 123. Cité, XIX, 392.

SULLY (Marie-Antoinette Servien, duchesse de), I, 95, *554 ; II, *12. Sa mort, X, 7-8. Citée, XIX, 392 ; XXIII, 121.

SULLY (Maximilien-Pierre-François-Nicolas de Béthune, duc de), † 1712, II, *237 ; XIX, *116. S'oppose à la réception du duc de Montmorency, II, 237. Assiste au procès des pairs contre M. de Luxembourg, III, 100. N'a point d'enfants, XVI, 436. Aux obsèques du prince

de Conti, XVII, 147. S'amuse à venir siéger au Parlement, XIX, 116-118 Opposé aux prétentions de d'Antin sur le duché d'Épernon, XX, 273. Arbitre entre Saint-Simon et la Rochefoucauld, XXI, 204. Sa mort, sa succession, XXIII, 216-217.

SULLY (Madeleine-Armande du Cambout de Coislin, duchesse de), IV, *302. Admise auprès de la duchesse de Bourgogne, 302. Aux bals de la cour, 318, 323. Hérite de son frère, XIX, 120. Aux obsèques de la duchesse de Bourgogne, XXII, 342. Citée, X, 282; XIII, 52.

SULLY (Maximilien-Henri de Béthune, chevalier puis duc de), † 1729, II, *135. Son régiment permute avec celui de Saint-Simon, 135. Son talent de danseur, X, 8; XIII, 221-222. Hérite de la dignité de son frère, XXIII, 217. A la séance des Renonciations, 332. Son rôle dans l'affaire du bonnet, XXVII, 219, 227. Son mariage secret XVI, 436.

SULZBACH (Jean-Christian de Bavière, prince de), † 1733, XX, *68; XXII, 248.

SULZBACH (Marie-Henriette de la Tour d'Auvergne, princesse de), XX, *67. Sa tutelle et son mariage, 67-68; XXII, 243-248.

SULZBACH (Charles-Théodore de Bavière, prince de), † 1799, XX, *68; XXII, 248.

SUND (le détroit du), IV, *196.

SUNDERLAND (Robert Spencer, comte de), X, *133; XVII, 101.

SURESNES (le village de). Séjours de l'électeur de Bavière; fêtes qu'il y donne, XXIII, 377-379; XXIV, 67-68.

SURINTENDANT DES FINANCES (la charge de), XIV, 215; XV, 64, 84; XVI, 47, 50; XVII, 372; XIX, 343-344; XXVIII, 9.

SURINTENDANTE DE LA MAISON DE LA REINE (la charge de), VIII, 173; X, 259; XI, 294-295; XVII, 294; XXVIII, 5.

SURVILLE (Louis-Charles d'Hautefort, marquis de), † 1721, II, *178. Épouse Mlle d'Humières, 178. Colonel du régiment du Roi, XIII, 120; XX, 246. Sa dispute avec la Barre, XIII, 118-121, 181, 222. Raccommodé, XIV, 118. Sa disgrâce, 268. Boufflers obtient de l'emmener avec lui dans Lille, XVI, 283-285. Blessé, reçoit une pension, 446. Va commander à Tournay, XVII, 398; XVIII, 20, 150. Capitule et est retenu comme otage par les ennemis, 141-148; XX, 353. Est relâché, 158. Quitte le service, 149. Mécontente Villars, 148. Marie sa fille à Heudicourt, XXVI, 198.

SURVILLE (Anne-Louise de Crevant d'Humières, marquise de Vassé, puis de), II, *178; IX, 11; XIII, 119.

SURVILLE (Louise-Julie de Hautefort, demoiselle de). Voyez Heudicourt (la marquise d').

SURY DE STEINBRUGG (François de), XVI, *449. Au siège de Lille, 449.

SUSE (la ville de), en Piémont,

I, *172-174 ; XII, 126 ; XIV, 452 ; XV, 215, 228. Le Pas de Suse : voyez Pas.

Suse (Victor-François-Philippe-Amédée de Savoie, comte de), VII, *228. Reçoit le titre d'Altesse, XXIV, 120.

Suse (Mlle de), bâtarde de Savoie. Voyez Carignan (la princesse de).

Suze (M. de la Baume de), archevêque d'Auch. Voyez Baume (la).

T

TAAFFE. Voyez Carlinford.

TABAC (l'usage du), II, *373 ; VIII, 116 ; IX, 84 ; XI, *57. Le Roi le déteste, XI, 58. Mis dans du vin, fait mourir Santeul, IV, 250. Fagon le croit un poison, XX, 230. Son emploi en médecine, XXII, 273. Le tabac d'Espagne, IV, 250.

TABARIN (Jean Salomon, dit), XIX, *3.

TABLE DE MARBRE (la), au Palais, à Paris, II, *224.

TABLEAU (l'ordre du). Inventé par Louvois ; ses funestes conséquences, X, 52, 56 ; XIII, 341-342 ; XV, 82-83 ; XVIII, 205 ; XXVIII, 109, 113, 115-117.

TABOURETS. Voyez Sièges.

TACITE (l'historien), XVI, *208, 227, 228.

TAILLE (l'impôt de la), XI, 282, 342 ; XII, 367 ; XIV, 318 ; XX, 161, 164, 178.

TAILLE (l'opération de la), V, *340 ; IX, 315 ; X, 289-290, 322-323 ; XVII, 110-111.

TALBOT (la maison), XXIII, *161.

TALLARD (Alexandre de Bonne, comte d'Auriac et de), et sa femme Marie de Neufville-Villeroy, XI, *53 ; XIII, 415.

TALLARD (Camille d'Hostun de la Baume, duc et maréchal de), † 1728, II, *164. Marié à Mlle de Viriville, XIII, 127. Lieutenant général à l'armée du Rhin en 1694, II, 164-167, 170. Campagne de 1695, 300, 335-336. Envoyé comme ambassadeur en Angleterre, IV, 276 ; V, 60-61. Négocie le traité de partage de la succession d'Espagne, VII, 246-247. Jaloux de la dignité de duc donnée à Harcourt; scène qu'il fait chez Torcy, 333-335. Quitte l'Angleterre, VIII, 253. Est fait chevalier du Saint-Esprit, 287. Vend son gouvernement de Foix, IX, 2. Projet de le faire maréchal de France, X, 40. Sa promotion, XI, 8-9, 52. Commande l'armée de la Moselle, 65, 71.

Sert sous le duc de Bourgogne dans la campagne de 1703. XI, 90, 99, 152, 220. Fait le siège de Landau, 279 ; XVI, 247. Gagne la bataille de Spire, XI, 300-302 ; XII, 168, 169. Revient à la cour, XI, 313-314. Marie son fils aîné, XII, 34. Va commander sur le Rhin (1704), 34-35. Campagne d'Allemagne, 136-139. Dissentiments avec Villeroy, 140. Il est défait à Hochstedt et fait prisonnier, 165-185, 199, 202 ; XXVIII, 96. Emmené en Angleterre par Marlborough et envoyé à Nottingham, XII, 350, 371, 385 ; XV, 429. Son gouvernement de Franche-Comté, XII, 305-306. Ses rapports avec l'électeur de Bavière, XIV, 21. Est renvoyé sans rançon,

XXII, 159. Son rôle dans les cabales de la cour, XVIII, 14. Est fait duc vérifié, XXIII, 3. Marie son fils à une fille du prince de Rohan et lui cède son duché, 314-316. Entraîne le cardinal de Rohan dans le parti des jésuites contre le cardinal de Noailles, 403-406. Ne peut être pair; son fils l'est à sa place, XXVI, 163-164. Hostile au duc d'Orléans, 346, 347.

Portrait et caractère, VII, 247, 333; XI, 52-54; XII, 192. Sa mauvaise vue, XI, 54; XII, 169. Ne vit pas avec sa femme, VIII, 288. Ami du duc de Montfort, XII, 208. Liaison et rupture avec Silly, 192-193. Ami de Torcy, VII, 334; XVIII, 14. Poussé par les Villeroy et les Soubise, XI, 53. Courtisan du maréchal de Villeroy, 54; XII, 140; XVIII, 14; XXIII, 314.

TALLARD (Marie-Catherine de Grolée de Viriville, maréchale de), VIII, *288; XIII, 127.

TALLARD (Marie-Joseph d'Hostun, comte, puis duc de), XXIII, *312. Épouse une Rohan, 314-316, 321-322. Forme de la signature du contrat, 320-321. Fait duc et pair, XXVI, 163-164.

TALLARD (Marie-Isabelle-Gabrielle de Rohan, duchesse de), XVII, *12. Ses fiançailles, son mariage, XXIII, 314-316, 320-322. Reçoit la visite des princes, 345. Survivancière de la charge de gouvernante des enfants de France, XVII, 11-12.

TALLARD (la terre de), XXIII, *313.

TALLEMANT (Paul, abbé), † 1712, X, 115, *602. Travaille à l'histoire du Roi par les médailles, 115-117. Sa mort, XXIII, 108.

TALLEYRAND (Gabriel, comte de), XXV, *104.

TALLEYRAND. Voyez Chalais (le prince de).

TALMOND (Frédéric-Guillaume de la Trémoïlle, prince de), † 1739, II, *162. A l'armée d'Allemagne en 1694 et 1697, 162; IV, 165. Épouse Mlle de Bullion et obtient pour elle par surprise un tabouret de grâce, XIII, 316; XV, 289, 310, 314-320. Cité, XXII, 23.

TALMOND (Élisabeth-Anne-Antoinette de Bullion, princesse de), XV, *315.

TALMOND (Anne-Charles-Frédéric de la Trémoïlle, duc de Châtellerault, puis prince de), † 1759, XV, *319. Son mariage avec Mlle Jablonowska, 319-320.

TALMOND (Marie-Louise Jablonowska, duchesse de Châtellerault, puis princesse de), XV, *320.

TALON (Omer), † 1652, VI, *272. Avocat général, auteur des Mémoires, 272.

TALON (Denis), avocat général, † 1698, II, *49. Opposé aux prétentions de M. de Luxembourg, 49. Devient président à mortier, les soutient vivement, 59, 63, 73-74. Sa mort, V, 84. Ses malheurs conjugaux, XIII, 229-230. Ami du duc Claude de Saint-Simon, 230. Cité, XXII, 349.

TALON (Élisabeth-Angélique Fa-

vier du Boulay, dame), XIII, *230.
TALON (Louis-Denis), † 1744, XIII, *230; XXVI, 254. Sa femme Madeleine-Françoise Chauvelin, *254.
TALON (Omer III), marquis du Boulay, XIII, *230. Sa mort, XIV, 36.
TAMBONNEAU (Jean), président en la Chambre des comptes, † 1683, IV, *112; VII, 20.
TAMBONNEAU (Marie Boyer, dame), IV, *112. Son caractère, sa société choisie, sa mort, 112-114; VII, 19-20. Citée, XXII, 92; XXIII, 74.
TAMBONNEAU (Antoine-Michel), président en la Chambre des comptes, † 1719, IV, *113. Son ambassade en Suisse; sa mère l'appelle le marquis Michaut, 113; VII, 20; XXIII, 74.
TAMBONNEAU (Angélique de Voyer de Dorée de Paulmy, dame), VII, *20.
TAMBONNEAU (l'hôtel), à Paris, IV, *113.
TAMIERS (l'abbaye de), VIII, *88-89.
TANA (Charles-Joseph-Jean-Baptiste, comte), III, *136.
TANARO (le), rivière, XIV, 38, 40, 42, 43, 63.
TANCRÈDE (Jean-Baptiste), chirurgien, VIII, *319, 320; XXIII, 223.
TANTALE (le roi), XXVI, *82.
TAPISSERIES. Étalées devant les maisons à Madrid, VIII, 102. Tapisserie de l'audience du légat Chigi, V, 16-17; IX, 274. Donnée en cadeau au duc de Lorraine, VI, 397. Tapisseries du roi d'Espagne volées par les alliés, XX, 124-125, 135. Citées, XII, 266; XIX, 47.
TAPISSIERS DU ROI (les), XXI, *10.
TARDIF (Remy), XIII, *367. Ingénieur au siège de Turin, 367.
TARENTAISE (la), XI, *311.
TARENTE (le titre de prince de), XV, *303, 308-309.
TARENTE (Henri-Charles de la Trémoïlle, prince de), † 1672, XIII, *314. Son mariage avec Amélie de Hesse-Cassel, 314-315; XV, 309. Sa carrière au service de Hollande, 308-309. Sa conversion et sa mort, 316.
TARENTE (Amélie de Hesse-Cassel, princesse de), XIII, *314. Son mariage; obtient le tabouret; sa parenté avec Madame, 314-315; XV, 309. Sa vie en France; privilèges qu'elle obtient à la Révocation de l'édit de Nantes; sa mort, 309-312, 316-317.
TARENTE (Charles-Louis-Bretagne de la Trémoïlle, prince de), puis duc de la Trémoïlle, † 1719, XII, *155; XIII, *312. Voyez Trémoïlle (le duc de la).
TARENTE (Marie-Madeleine de la Fayette, princesse de), puis duchesse de la Trémoïlle, XII, *155. Son mariage, XIII, 312. Voyez Trémoïlle (la duchesse de la).
TARENTE (la principauté de), XV, *303.
TARRAGONE (la ville de), XVI, 165; XVII, 13.
TARTARE (le), XXII, *195.
TARTARES (les), XV, 155; XX, 245.

TARTAS (la ville de), XXVIII, 195.

TARTUFFE (la comédie de), XIV, *294.

TASTE (Étienne de la), aide-major des gardes du corps, XXIV, *266. Sa mort, sa veuve, 266-267.

TASTE (N. Lambert, dame de la), XXIV, *266. Se retire chez Chamlay, 267.

TATTENBACH (Hans-Erasmus, comte de), XXIII, *246.

TAVANNES (Nicolas de Saulx, cardinal de), évêque de Châlons, puis archevêque de Rouen, XVIII, 103, *104; XXII, 181. Refuse de céder la préséance au cardinal Dubois, XXV, 303.

TAVANNES (Henri-Charles de Saulx, comte de), † 1761, XVIII, *103. Épouse Mlle Amelot, 103; XIX, 365; XXII, 181. Son beau-père cherche à lui obtenir la grandesse, 181.

TAVANNES (Marie-Anne-Ursule Amelot, comtesse de), XVIII, *100. Projet de la marier au prince de Chalais, 100. Épouse le comte de Tavannes, 103; XXII, 181.

TAVANNES (Charles-Henri-Gaspard de Saulx, vicomte de), † 1753, XXIII, *16. Chevalier de l'Ordre, 16.

TAVIERS (le village de), XIII, *371-375.

TEKELI (Étienne, comte), † 1670, XXIII, *248, 249.

TEKELI (Émeric, comte), † 1705, VIII, *307. Ses luttes contre l'Empereur; il épouse la princesse Ragotzi; sa mort, 307-308; XI, 263; XIII, 166; XXIII, 248-253.

TEKELI (Hélène-Aurore-Véronique Zrinyi, princesse Ragotzi, puis comtesse), VIII, *307; XI, 263; XXIII, 250, 251, 253.

TÉLÉMAQUE (LES AVENTURES DE), par Fénelon, VI, *156; XXI, *292.

TELESE (Barthélemy Grimaldi, duc de), IX, *301. Sa révolte à Naples, 301-302.

TELLIER DE LOUVOIS (la famille le), XIX, *44. Rivalité avec les Colbert, III, 28; VI, 346. Humbles sur leur origine, II, 132; XVI, 263. Ennemis des Bouillons, IV, 80. Tous brutaux, VII, 180. Citée, XI, 121; XII, 42, 151; XVII, 61; XX, 252. Voyez Barbezieux, Courtenvaux, Louvois, Souvré.

TELLIER (Michel le), chancelier de France, I, *84. Sa parenté avec les Aligre, XXII, 257. Son rôle dans la chute de Foucquet, VI, 271; XVI, 50; XVII, 415; XXII, 108. Fait disgrâcier Saint-Évremond, XI, 260-261. Hostilité contre Colbert et sa famille, IV, 261; VI, 277; XXVIII, 11. Fait décider la guerre de Hollande par jalousie de Colbert, 11. Son mot à Louvois à propos de la chute de Pomponne, VI, 344. Fait nommer Claude le Peletier au contrôle général, IV, 259-261; VII, 135. Parvient à être chancelier, XXII, 258-260. Sa mort, VI, 251; XXII, 260; XXVIII, 226.

Traits de caractère, II, 109; V, 254; XVII, 15. Anecdote sur le travail du Roi avec les ministres, XXVIII, 263-264. Son mot sur l'utilité d'avoir des prétentions, III, 36. Protège M, d'Aligre, XXII, 257. Ami de la Ilhière, IV, 124. Protège la maréchale de la Motte, XVII, 15. Son ami Rochefort, I, 84. Relations avec Turenne, V, 283. Trésor cherché dans son hôtel, VI, 118. Cité, III, 27; V, 279, 281, 282; XI, 123; XIV, 225, 290.

TELLIER (Élisabeth Turpin, chancelière le), VI, *35; XXII, 257.

TELLIER (Charles-Maurice le), archevêque de Reims, I, *64. Fait coadjuteur de Langres, puis de Reims, V, 279-283, 285. Invite les pairs à la réception du duc du Maine; reproche du duc de la Trémoïlle, II, 108-109, 112, 224. Son mot sur le mariage de sa nièce avec Villeroy, 131-132. Est fait proviseur de Sorbonne, 353. Assiste à la réception du duc de Villeroy au Parlement, III, 99. Examine le livre de Fénelon, IV, 67, 91. Mal avec les jésuites; différend avec eux, IV, 83; V, 1-5; XI, 121-122; XIX, 43. Obligé de donner le titre d'Altesse à l'abbé de Soubise, V, 291. Fait chercher un prétendu trésor dans sa maison de Paris, VI, 118-119.

Préside l'assemblée du clergé, VII, 160-164. Cède cette présidence au cardinal de Noailles, 179-182. Trait d'avarice à l'égard du roi d'Angleterre, 164-165. Prépare à la mort son neveu Barbezieux, VIII, 7. Sa charge de conseiller d'État d'église, 70, 73-74. Le Roi le prive de son logement à Versailles, XI, 116-117. Sa disgrâce à l'occasion du P. Quesnel, du Problème et du moine d'Hautvillers; son raccommodement avec le Roi, 117-122; XIII, 265. Mot sanglant du comte de Gramont à ce sujet, XIV, 265-266. Dispute à la Reynie le décanat du Conseil et l'emporte, XI, 353-354. Reçoit le duc de Bourgogne à la Sorbonne, XIV, 34. Trait contre Roquette évêque d'Autun, 294-295. Bévue qu'il commet au Parlement, XXVI, 18.

Sa mort, son portrait, son testament, XIX, 42-48. Son humilité sur sa naissance, II, 131-132; XVI, 263; XIX, 44. Sa brusquerie et sa brutalité, VII, 165, 179, 181. Sa politesse de rustre, XI, 122. Ses tendances jansénistes, XIX, 48. Sa considération et son crédit, IV, 81; V, 4. Estimé du Roi, V, 3; VII, 179. Ne mange pas avec lui, XXVIII, 333. Ses relations scandaleuses avec sa nièce Mme de Créquy, XIX, 45-48. En bons termes avec son neveu Barbezieux, V, 3; VII, 179. Son inimitié avec les Bouillons, IV, 80-81. Ami du maréchal de Villeroy, II, 132. Son appartement à Versailles, XI, 116, 122; XIX, 105. Sa maison à Versailles, XI, 122. Sa riche bibliothèque, XIX, 47.

Son bon vin de Champagne, VII, 164-165.
Tellier (Claude le). Voyez Saint-Pouenge (Mme de).
Tellier (Madeleine le). Voyez Aumont (la duchesse d').
Tellier (l'hôtel le), à Paris, VI, *118; XIX, 47.
Tellier (le P. Michel le), confesseur du Roi, VII, *166. Sa famille, XVII, 60-61. Intervient dans l'affaire des cérémonies chinoises; est condamné, VII, 166, 169; XVII, 58; XVIII, 267; XX, 333. Dévoué à Fénelon, XIX, 209; XX, 87, 340; XXI, 297; XXIII, 357; XXVI, 80. Provincial de Paris, XVII, 63. Confesseur du P. de la Chaise, 51. Il est nommé confesseur du Roi; son caractère; mot de Fagon sur lui, 52-62. Ses avances à Saint-Simon, 62-64; XIX, 319-320; XXIII, 292. Fait chasser Mlle de Tours, XVII, 256. Intercède auprès du Roi pour le cardinal de Bouillon, 414. Son rôle dans les cabales de la cour, XVIII, 9. Persécute le jansénisme, 267, 411; XIX, 319-320. Fait détruire Port-Royal des Champs, XVIII, 270-274, 277, 284. Persécute le clergé du diocèse d'Orléans, XIX, 123. Son rôle dans le mariage du duc de Berry, 208-209, 213, 220-222, 231-233, 237. Le Roi le consulte sur le choix de Mme de Saint-Simon comme dame d'honneur de la duchesse de Berry, 319-320. Il affirme au Roi que les biens de ses sujets lui appartiennent, XX, 169-170, 172. A la mort de Monseigneur, XXI, 13, 21.

Ses attaques contre le cardinal de Noailles à propos du P. Quesnel; commencement de de l'affaire de la Constitution, XX, 78-79, 201, 332, 334-335, 338-343, 346. Fait écrire au Roi par les évêques contre le cardinal, XXII, 145. Complot qu'il monte contre celui-ci, 211-215. Il soutient le livre du P. Jouvancy, XXIII, 291-294. Fait nommer l'abbé de Laval évêque d'Ypres, 357. Ses intrigues avec Bissy contre le cardinal de Noailles, XXIII, 385-387. Il fait porter son affaire à Rome, 387-393. Menaces au cardinal de Rohan, 396-398. Il répand la constitution Unigenitus, XXIV, 105-107. Singulières conversations à ce sujet entre lui et Saint-Simon, 107-119. Résumé de l'affaire du cardinal de Noailles et de la Constitution, XXVIII, 290-296. Affaire de l'évêché de Bethléem, XXIV, 151. Propose à Saint-Simon d'être commissaire du Roi au futur concile national, XXV, 135-136. Emploie comme espion la Parisière évêque de Nîmes, XXVI, 90-91. Fait nommer Henriau évêque de Boulogne, 93.

Son manège avec Saint-Simon pour connaître les projets du duc d'Orléans pour la régence, XXVI, 352-354. Fait nommer le P. de la Rue confesseur du duc de Berry, XXIII, 46. Visite de deuil à la duchesse de Berry, XXIV, 265. Fait accorder la

pairie au fils de Tallard, XXVI, 153. Obtient du Roi une décision en faveur des jésuites renvoyés, 234. Saint-Simon propose de l'exiler à la Flèche, XXVII, 24-26. Pousse le Roi à faire enregistrer la Constitution, XXVII, 175. S'oppose au choix de Fleury comme précepteur du jeune roi, XXXIII, 292. Essaie de faire pourvoir aux bénéfices vacants par le Roi malade, XXVII, 253-254. Assiste le Roi dans sa dernière maladie, 255, 256, 277, 280. Le confesse et lui donne les derniers sacrements, 257, 261-262. L'empêche de voir le cardinal de Noailles, 266-269. Reçoit ordre du Roi de faire porter son cœur aux Jésuites, 278. L'abandonne à ses derniers moments, 383, 390; XXVIII, 236-329.

Portrait et caractère, XVII, 57-63; XVIII, 267. Son travail du vendredi avec le Roi, 383. Jours où il va à Marly, XIX, 220-221, 232-233. Son rôle dans la distribution des bénéfices, XVII, 226; XX, 75-78. Infecte l'épiscopat de ses créatures, XVII, 228; XVIII, 237; XX, 80, 87, 332, 334-336. Sa liaison avec Beauvillier et Chevreuse, XIX, 208; avec les Bouillons, XX, 53. Son hostilité contre Bezons, XVIII, 411; contre le duc de Noailles, XXII, 191. Sa haine pour Mme de Maintenon, XXVI, 353.

Temple (le chevalier William), V, *116. Sa mort, son voyage à Paris, son caractère, sa liaison avec le duc de Chevreuse, 116-118.

Temple (le), à Paris. Hôtel du Grand-Prieur, XIX, *114; XXIII, 42.

Templemars (le village de), XVI, *319.

Templeuve (le bourg de), XVI, *323.

Tende (René de Savoie, comte de), II, *21; XV, *120.

Ter (le), rivière, II, *153. Bataille du Ter, II, 153-155; VII, 254; XIII, 302; XXI, 322.

Terceires (les îles), VI, *240; VIII, 126.

Termes (César-Auguste de Saint-Lary, baron de), † 1621, XXIII, 11.

Termes (César-Auguste de Pardaillan, baron de), † 1681, XII, *19.

Termes (Roger de Pardaillan, marquis de), † 1704, XII, *19. Sa mort, sa famille; est bâtonné par ordre de Monsieur le Duc, 19-23. Sa femme, Marie Chastelain, *22-23.

Termes (Jean-Louis de Pardaillan, chevalier de), † 1704, XII, *23.

Ternes (la maison des), près Paris, XV, 345.

Terracine (l'évêché de), XI, 135.

Terranova (Diégo d'Aragon, duc de), IX, *134.

Terranova (Jeanne d'Aragon Cortès, duchesse de), VII, *265. Camarera mayor de la reine, 265-266.

Terranova (le duché de), VII, 266.

Terrat (Gaston-Jean-Baptiste), chancelier de Monsieur, VIII, *356.

TERRON (Colbert de). Voyez Colbert.

TESSÉ (Marie d'Escoubleau de Sourdis, comtesse de), femme de René Ier, XI, *45.

TESSÉ (René II de Froullay, comte de), VII, *24 ; XI, 45. Sa femme Madeleine de Beaumanoir-Lavardin, III, *131 ; XI, 45.

TESSÉ (René III de Froullay, comte et maréchal de), † 1725, I, *272. Ses débuts ; protégé par Catinat, XV, 283. Défend Pignerol (1693), I, 272. Chargé de négocier la paix de Savoie (1696), III, 128. Sa famille, son portrait, ses charges, III, 129-130 ; XI, 45-48. Négocie le mariage de la duchesse de Bourgogne ; reconnaissance de cette princesse, VIII, 1 ; IX, 47 ; XII, 274 ; XV, 283. Envoyé comme otage à Turin, III, 137. Fait premier écuyer de la duchesse de Bourgogne, 159-160 ; XV, 348-349. Assiste à son mariage, IV, 313. Marie ses filles, 326, 330 ; VII, 78.

Colonel général des dragons ; tour que lui joue Lauzun, V, 361-364. Envoyé en mission en Italie, VII, 370. Négociations avec les ducs de Savoie et de Mantoue, VIII, 1-2, 259. Mécontent d'être sous les ordres de Catinat ; sa liaison avec Vaudémont, 261-264. Ses vues ambitieuses, IX, 47-52. Combat de Carpi, 53-55. Ses intrigues en Italie, et auprès du maréchal de Villeroy, 78-80. Ses attaques contre Catinat ; son ingratitude à son égard, 80 ; XI, 46 ; XV, 283-284 ; XVIII, 15. La duchesse de Bourgogne veut le faire mettre sur la liste des maréchaux de France, X, 42. Prend part au blocus de Mantoue, 186.

Est nommé maréchal de France, XI, 8, 45. Chevalier de l'ordre du Saint-Esprit, 46. Vend au duc de Guiche sa charge des dragons, 74. Commande en Dauphiné, 278, 306. Va remplacer Vaudémont en Milanais, 306-307. Ordres du Roi sur sa conduite à l'égard de Vendôme en Italie ; il y manque par bassesse, 308-309 ; XII, 23-24, 125 ; XIII, 297 315 ; XVI, 23-24 ; XVIII, 15 ; XIX, 93 ; XXVIII, 308. Son commandement à Milan ; va se mettre aux ordres de Vendôme, XII, 23-24. Revient commander en Savoie, 25-26. Sa bassesse à l'égard de la Feuillade, 125-126.

Désigné pour remplacer Berwick en Espagne, XII, 225. Intervient entre la duchesse de Bourgogne et son gendre Maulévrier ; emmène celui-ci en Espagne, 279-280. Visite la princesse des Ursins à Toulouse et gagne sa confiance, 280-281. Confère avec Berwick, 334. Soutenu par la princesse des Ursins, 388-392. Est fait grand d'Espagne, IX, 239, 277 ; XII, 281. Va au siège de Gibraltar, XIII, 21, 23, 26. Campagne de 1705, 163, 171. Révolte de Saragosse, 223-224, 300. Cède sa grandesse à son fils, 302-303. Commande en Catalogne (1706), 318. Siège de Barcelone, 359-360. Lève le siège,

395-396; XXVIII, 97. Revient en France, 402-403, 407. Va commander en Dauphiné (1707); difficultés avec le parlement de Grenoble, XIV, 299, 453. Sollicite l'Ordre pour Vaudémont, XV, 43. Campagne de Provence; défend Toulon, 211-225. Correspondance bouffonne avec Pontchartrain, 225-227. Mal reçu à son retour, 228-229. Sa grande opération; ne servira plus, 286-287. Obtient un brevet de retenue sur sa charge, 348-349.

1708. Commande en Dauphiné, XVI, 5. Envoyé en Italie comme ambassadeur extraordinaire, 273-276, 407; XXII, 218. Sa conduite vis-à-vis du marquis de Prié, plénipotentiaire impérial, XVII, 35-39. Nouvelle opération; quitte Rome et perd sa femme, 215-217. Audience du Roi sur ses négociations, 397-398. Contribue à la chute de Chamillart, 432-437. Son rôle dans les cabales de la cour, XVIII, 15. Son hostilité à l'égard du duc d'Orléans, XXII, 388. Obtient une pension, 401. Aux obsèques de la Dauphine, XXIII, 50. Son fils blessé à Denain, 102. Nommé général des galères, 176. Accommode la querelle du duc d'Estrées avec le comte d'Harcourt, XXIV, 21. Demandé pour le siège de Barcelone, 240.

Portrait et caractère, III, 128; VIII, 1, 261; IX, 47; XI, 45-49, 54; XII, 225; XIII, 184; XVII, 39, 433-434. Ses bassesses et ses souplesses, XI, 48; XII, 23, 125, 127; XIII, 402-403; XVIII, 15. Plaît au Roi par sa figure; sa faveur, XI, 49; XII, 274-275. Protégé par la duchesse de Bourgogne, X, 42; XI, 48; XV, 5. A peu d'influence sur elle, XXI, 68. Hostile à la grandeur des bâtards, XXVII, 78-79. Accusé de rapporter à Louvois, IX, 47. Vit séparé de sa femme, XVII, 217. Son logement à Versailles, XV, 4.

Ami de l'abbé de Caumartin, XIII, 327. Ses relations avec Chamillart, IX, 47-48; XI, 48, 311; XII, 125. Sa bassesse à l'égard de la Feuillade, XII, 127; XVII, 433-435; XVIII, 15. Ses relations avec Louvois et Barbezieux, III, III, 130; XI, 45-46. Ami de Montgivrault, XVI, 62; de Mme Quantin, XIII, 325. Ses relations avec le duc de Noailles, XIII, 396-397. Ami de Vaudémont, XV, 43; XXI, 268; XXII, 388. Fait des récits à Saint-Simon, XI, 309.

Tessé (Marie-Françoise Auber d'Aulnay, maréchale de), III, *131. Au mariage du duc de Bourgogne, IV, 313. Sa mort, XVII, 216-217.

Tessé (Philibert-Emmanuel de Froullay, chevalier de), † 1701, IV, *145. Reçoit le gouvernement d'Ath, 145. Meurt à Mantoue, XI, 69.

Tessé (René-Mans de Froullay, comte de), † 1746, VII, *24. Au combat de Carpi, IX, 78. Fait grand d'Espagne, 175; XIII, 302-303. Épouse Mlle

Bouchu, 184. Apporte la nouvelle de la levée du siège de Toulon, XV, 221-222.

TESSÉ (Marie-Élisabeth-Claude-Pétronille Bouchu, comtesse de), XIII, *184. Son mariage, 184.

TESSÉ (René-François de Froullay, chevalier de), XII, *127. Apporte la nouvelle de la prise de Suse, 127. Au siège de Barcelone; est fait maréchal de camp, XIII, 359. Blessé à Denain, XXIII, 102.

TESSÉ (Marthe-Henriette de Froullay de). Voyez Maulévrier (la marquise de).

TESSÉ (Marie-Françoise-Philiberte-Damaris de Froullay de). Voyez Varenne (la marquise de la).

TESSÉ (Jacques de), intendant du duc de Saint-Simon, I, *33; II, 51.

TESSIN (le), fleuve, XIV, *84.

TESTU (Jacques, abbé), XIII, *419. Sa mort, son caractère, ses singularités, 419-423.

TEUTONIQUE (l'ordre), VII, *361. Son établissement en Prusse, 361-364; XX, 244-245. Grand maître : voyez Bavière-Neubourg (François-Louis de).

TEXEL (l'île du), XV, *191.

THAUN (Ulrich-Philippe-Laurent, comte de), XIV, *4. Commande à Turin, 4. Campagne de 1707, XV, 232. Vice-roi de Naples, 233.

THÉ (l'usage du), XXVII, *103.

THÉATINS (l'ordre des), II, *179; XII, 240.

THÉOBON (Charles de Rochefort, marquis de), X, *104.

THÉOBON (Lydie de Rochefort, demoiselle de). Voyez Beuvron (la comtesse de).

THÉODOSE, empereur, XX, *344; XXII, 212.

THÉOPHRASTE (le philosophe), III, *84.

THÉSUT (Jacques de), conseiller au Parlement de Bourgogne, ami de Claude de Saint-Simon, XV, *398.

THÉSUT (Jean, baron de), X, *127. Secrétaire des commandements du duc d'Orléans; sa mort, XV, 398-399.

THÉSUT (Louis, abbé de), X, *126. Chargé des affaires de Madame contre l'électeur Palatin, 126-128. Remplace son frère comme secrétaire des commandements du duc d'Orléans, XV, 399. Intermédiaire dans la rupture de celui-ci avec Mme d'Argenton, XVII, 394.

THÉVENIN (Jean), XV, *441. Sa maladie; M. de Marsan le soigne par intérêt, XVI, 398. Sa mort; il lègue sa maison au chancelier de Pontchartrain, XV, 441-442. Ami du prince de Léon, XVI, 112.

THIANGE (Charles Damas, marquis de), † 1638, X, *146.

THIANGE (Claude-Léonor Damas, marquis de), † 1702, X, *146. Sa mort, ses enfants; quitté par sa femme, 146-149.

THIANGE (Gabrielle de Rochechouart-Mortemart, marquise de), V, *43. Abandonne son mari pour suivre sa sœur Montespan, et quitte ses armes, X, 147-148; XXVIII, 213. Sa mort, X, 149; XV, 354. Por-

trait et caractère; anecdotes, 354-356. Son intimité avec le Roi, 353. Relations avec La Rochefoucauld, V, 123; XVII, 334, 342; avec la maréchale de Vivonne sa belle-sœur, XVII, 114. Son appartement à Versailles, XV, 354. Citée, XII, 161, 162; XIV, 392.

THIANGE (Claude-Philibert Damas, marquis de), † 1707, I, *237. Blessé dans la campagne de 1693, 237. Sa mort, son caractère, sa famille, XV, 353, 357. Ses relations avec son père, X, 149. Son logement à Versailles, XV, 353. Sa femme Anne-Philippe-Geneviève-Françoise de Harlay de Bréval, *357.

THIARD DE BISSY (la famille de), IX, *320; XXVI, 231-232. Ses prétentions sur le duché de Pont-de-Vaux, XXI, 140. Voyez Bissy.

THIARD (Pontus de), évêque de Chalon-sur-Saône, IX, *321; XXVI, 232.

THIARD DE BISSY (Cyrus de), évêque de Chalon-sur-Saône, † 1642, XXVI, *232.

THIBAULT DE LA CARTE (la famille), V, *301. Voyez Carte (la).

THIERS (la vicomté de), I, *125.

THIONVILLE (la ville de), XII, *138, 290.

THOMAS (le prince). Voyez Carignan (le prince Thomas de Savoie-).

THOMAS D'AQUIN (saint), XVIII, *252, 255.

THORN (le chapitre de), aux Pays-Bas, III, *187.

THORIGNY. Voyez Torigny.

THOU (Christophe de), premier président du Parlement, II, *54.

THOU (Jacques-Auguste de), II, *53.

THOU (François-Auguste de), † 1642. Décapité avec Chalais, VI, *33.

THOU (Jacques-Augustin, abbé de), XXVI, *204. Hérite de Mme d'Isenghien, 204.

THOUARS (la ville et le château de), XV; *316. Le duché de Thouars; son érection pour les la Trémoïlle, VII, *51-52; XV, *305. Les ducs de Thouars: voyez Trémoïlle (la).

THOUY (Antoine-Balthazar de Longecombe, marquis de), XX, *127. Créé capitaine général en Espagne, 127. A la bataille de Villaviciosa, 141.

THUNGEN (Jean-Charles, baron de), III, *229. Gouverneur de Mayence en 1696, 229, 231, 245-246. Campagnes de 1705 et 1706, XIII, 89; XIV, 116.

THURY (Louis d'Harcourt, marquis de), VI, *165, Sa mort, anecdote, 165-166. Cité, 326.

TIBERGE (Louis, abbé), supérieur des Missions étrangères, II, *359.

TICQUET (Claude), VI, *433. Son assassinat par sa femme, 433-437.

TICQUET (Angélique-Nicole Carlier, dame), VI, *434. Son crime et son procès, 434-437.

TIEPOLO (Laurent), ambassadeur de Venise, XII, *315.

TIERS-ÉTAT (le). Son origine, sa formation, XXV, 332-333. Ne parle au Roi qu'à genoux, 266, 272, 333.

TIGNY (Louis d'Aubigny, marquis

de), VIII, *78. Mentor de son frère l'évêque de Noyon, 78-79.

TIGNY (la terre de) ou Tigné, VIII, *78.

TILLADET (Jean-Baptiste de Cassagnet, marquis de), † 1692, XIII, *151. Capitaine des Cent-suisses du Roi ; sa liaison avec Louvois, XVII, 105 ; XXIII, 167 ; XXVIII, 20.

TILLADET (Gabriel de Cassagnet, chevalier de), XVII, *105 ; XXVIII, 20.

TILLIÈRES (Tanguy le Veneur, comte de), † 1592, XVI, *417.

TILLIÈRES (Jacques le Veneur, comte de), † 1596, XVI, *417.

TILLY (Jean de Tserclaës, comte de), † 1632, III, *125.

TILLY (Albert de Tserclaës, comte de), † 1715, I, *236. Battu en Flandre en 1693, 236. Fait prisonnier, III, 125.

TILLY (Claude de Tserclaës, comte de), † 1723, XI, *130. Campapagne de 1703, 130.

TILLY (Anne-Antoinette d'Aspremont de Reckheim, comtesse de), XI, *130. Prise à Eckeren, 130-131.

TINGRY (Marie-Louise-Charlotte-Claire d'Albert de Luxembourg, princesse de), II, *32. Chanoinesse de Poussay, est autorisée à quitter le couvent, vit à la cour et obtient un tabouret de grâce, 40-41, 65-66 ; XIII, 427.

TINGRY (Christian-Louis de Montmorency-Luxembourg, chevalier de Luxembourg, puis prince de), I, 232 ; XV, *397. Voyez Luxembourg (le chevalier de).

TINGRY (Louise-Madeleine de Harlay, princesse de), femme du précédent, XXII, *95.

TINGRY (la principauté de), II, *41.

TIRAQUEAU (la famille), VII, * 21.

TIRON (l'abbaye de), X, * 379.

TISON D'ESPAGNE (le), pamphlet généalogique, IX, *158.

TITANS (les), XVIII, *12 ; XXIII, 24 ; XXIV, 359 ; XXVII, 62, 86.

TITUS (l'empereur), XIX, *177.

TOIRAS (Jean du Caylar de Saint-Bonnet, maréchal de, XXVI, 241, *242.

TOIRAS (Élisabeth d'Amboise, comtesse d'Aubijoux, marquise de), XXVI, *242.

TOIRAS (Françoise-Louise de Bérard de Bernis, marquise de), XXVI, *241.

TOIRAS (Élisabeth-Marie-Louise-Nicole de Bermond du Caylar de Saint-Bonnet, demoiselle de), XXVI, *241. Sa famille ; épouse le duc de la Rocheguyon, 241-242. Voyez Rocheguyon (la duchesse de la).

TOISON D'OR (l'ordre de la), III, *240. Sa création, XI, 185-186 ; XIII, 423-424. Donnée aussi par l'Empereur, V, 385 ; VIII, 112 ; XXII, 244. Philippe V la prend en arrivant en Espagne, VII, 339.

Nominations : les ducs d'Orléans et de Berry, IX, 34 ; Sézanne, frère d'Harcourt, X, 152-153 ; XXV, 117 ; le duc d'Ayen, X, 152-153 ; Vendôme, 234 ; Boufflers, XI, 132 ; le comte de Toulouse, XII, 282 ; XXIV, 353 ; le duc de

Gramont, XII, 434, 443; Berwick, XIV, 435; le marquis de Bay, 282; XV, 287; XXVI, 237; le marquis de Listenois, XVIII, 110-111; le comte d'Arco, XX, 71-72; les comtes d'Estaires et de Bauffremont, 296-297; le marquis d'Arpajon, XXII, 144; Ducasse, XXIII, 19; XXVI, 221, 238; le marquis de la Fare, XXIII, 76; Ragotzi, 262; le duc de Brancas, 265; XXIV, 221; le baron de Capres, XXIII, 350; le maréchal de Villars, IX, 281; XXIV, 66-67, 203; le comte de Beuvron, XXV, 118; XXVI, 195; le marquis de Béthune, XXV, 123; Asfeld, XXVI, 237; Morville, 238-239. Refusée par Marcin et par Bezons par ordre du Roi, X, 235; XI, 1; XVIII, 138.

Cérémonial, IX, 235-237. Incompatibilités, VII, 340; XIII, 175-176. Sa prostitution par Philippe v, XV, 287; XXVI, 237-239. Ne peut être donnée aux gens de robe, XII, 442. Promise par écrit, VII, 275. Le chancelier, IX, 27. Habits de cérémonie, 27. Costume des officiers, XI, 174-175. Le collier, IX, 26-27, 170, 236; XII, 282. Manière de la porter, VII, 340-341; X, 153. Ruban, X, 153.

Toisy (Jeanne Jappin, dame de), V, *28. Don à Mlle d'Ayen, 28-29. Sa mort, ses héritiers, XI, 76-77.

Tolède (la ville de), VIII, 67, 104, 171, 205, 219, 220, 224-225; IX, 209-232; XI, 246; XIII, 406, 447, 448; XVII, 380; XVIII, 228, 229; XX, 124, 128. L'archevêché, VII, *249. Archevêques : voyez Portocarrero (le cardinal), Valero y Lossa (François). L'Alcazar, XX, *129; il est brûlé par les Impériaux, 129-130. Le palais de Charles-Quint, XIII, 447. La cathédrale, IX, 220; XVIII, 229. Le chapitre, IX, *221.

Tolède (la maison de), VII, *259, 262, 271, VIII, 115, 195; XIII, 56; XXI, 330-334. Voyez Albe, Mancera, Villafranca.

Tongres (la ville de), XIV, *187.

Tonnay-Charente (Jean-Claude de Rochechouart, comte de), XIII, *311. Sa femme, Marie-Phélypeaux de la Vrillière, *311.

Tonnellier (la famille le), VI, *38. Voyez Breteuil.

Tonnerre (François de Clermont, comte de), † 1679, II, *31. Son rang à l'Ordre, V, 334. Sa femme Marie Vignier, VII, *44.

Tonnerre (Jacques de Clermont, comte), † 1682, XIII, *157.

Tonnerre (François-Joseph de Clermont, comte de), † 1705, II, *208. Premier gentilhomme de la chambre de Monsieur ; vend sa charge ; ses bons mots, 208 ; VIII, 370 ; XV, 254. Sa mort, XIX, 156. Sa femme Marie Hanyvel de Mennevillette, IV, *318; XV, 255.

Tonnerre (Philippe-Aynard de Clermont, comte de), † 1751, XV, *254. Tue à la chasse le fils d'Amelot; est mis à la

Bastille, 254-256. Épouse Mlle de Blanzac, XVI, 444.

TONNERRE (Geneviève-Armande de la Rochefoucauld-Roye de Blanzac, comtesse de), III, *174. Son mariage, XV, 256; XVI, 444.

TONNERRE (Louise-Madeleine de Clermont, demoiselle de), XIII, *424. Son intrigue avec M. de Rhodes; elle est chassée, 424.

TONNERRE. Voyez Clermont-Tonnerre.

TONTINES (les), XXII, *168.

TORBAY (le port de), XV, *420, 421.

TORCY (Jean-Baptiste Colbert, marquis de), III, *141. Reçoit la survivance de la charge de son père, puis lui succède sous la direction de Pomponne, dont il épouse la fille, 141-144. Fait nommer Briord ambassadeur à Turin, IV, 34. Le Roi lui déclare qu'il n'admettra jamais d'ecclésiastique dans son Conseil, 275-276. Affaire de l'élection du prince de Conti en Pologne, 186, 194, 207. Paix de Ryswyk, 239. N'exerce encore que sous Pomponne, 269. Questions d'étiquette avec les ambassadeurs, V, 7, 335. Refuse à l'ambassadeur d'Angleterre l'éloignement du roi Jacques, V, 61-63. Contrat de mariage de Mademoiselle; cadeau du duc de Lorraine, VI, 21. Intervient dans les affaires de Neuchâtel, 105. Refuse d'écrire Monseigneur au prince de Monaco, 124-125. Reçoit un ambassadeur de Maroc, 140.

Déclaré ministre d'État, VI, 141-143. Affaire du maréchal de Salon, 225, 227. Fait surintendant des postes, 351; VIII, 216. Hommage du duc de Lorraine, VI, 395. Présente au Roi le nonce Delfini fait cardinal, 427. Porte à Mme de Nemours son ordre d'exil, VII, 2. Dispute avec les ambassadeurs pour le rang de son carrosse, 6-8. Succession d'Espagne; acceptation du testament, 212, 285, 310, 312, 318, 334. Plaintes que lui en fait l'ambassadeur de Hollande, 337. Ambassade de Tessé en Italie, VIII, 2.

Grand trésorier de l'Ordre, devient chancelier; ses attributions, III, 143; VIII, 19; XII, 379. Marie sa sœur au marquis de Renel, IX, 11. Fait fonction de chancelier de la Toison d'or, 27. Favorable au voyage de Philippe V en Italie, X, 24, 30, 33, 34, 39, 44. Va interroger à la Bastille les conspirateurs de Naples, 157, 230. Désarmement des troupes de Savoie, XI, 274-275. Mariage de sa sœur Mme de Renel avec le duc de Saint-Pierre, 336-337. S'occupe peu des affaires d'Espagne, XII, 57. Plaintes que lui fait l'ambassadeur de Venise, 98. Voyage du duc de Mantoue et affaire de son mariage, 103, 105, 233, 236, 238, 243. Séjour de Mme des Ursins à Paris, 402, 404. Intervient à l'occasion du voyage de Maulévrier en Espagne, XIII, 23, 24, 237. Brevet de retenue sur sa charge, 52. Remontrances à l'archevêque d'Arles, 114.

[Torcy *suite*]

Rôle dans le procès de Saint-Simon contre le duc de Brissac, XIII, 207. Nomination de Saint-Simon à l'ambassade de Rome, 234-241. Fait nommer l'abbé de Polignac auditeur de rote, 249, 332. Donne une fête à Vendôme, 293. Voyage de l'électeur de Cologne à la cour, XIV, 97-100. Fait nommer cardinal l'archevêque de Bourges, XV, 169, 171-173. Excuse auprès du Roi la conduite de sa femme, 249-250. Expédition d'Écosse, 419, 433. Échange le Lyonnais avec Chamillart, 352. Son rôle dans la crise d'Audenarde, XVI, 243. Obtient pour l'abbé de Polignac la nomination au cardinalat, 413. Empiétements de Chamillart sur ses attributions, XVII, 180-181, 184-186. Affaire de la disgrâce du cardinal de Bouillon, 414. Travaille avec Bergeyck, 470.

Voyage et négociations à la Haye en 1709, XVII, 177, 212, 346-347, 399, 402, 403, 413, 464; XVIII, 4, 21-24, 148, 170; XX, 101; XXVII, 35, 44-45; XXVIII, 98. Malice de Lauzun à cet égard, XVII, 347. Son rôle dans les cabales de la cour, XVIII, 9. Affaire du duc d'Orléans en Espagne, XVIII, 62, 74. Menacé dans sa charge, 83, 86. Prétentions de la duchesse de Mantoue, 126. Voyage de l'électeur de Bavière à la cour en 1709, 222-224, 226. Fait désigner l'abbé de Polignac pour les négociations de Gertruydenberg, XIX, 11, 16. Création du dépôt des papiers des affaires étrangères, 362-363. Achète le château de Sablé, 393. Lettre que lui adresse le cardinal de Bouillon, XX, 14. Travaille avec Vendôme avant son départ pour l'Espagne, 111. Conférence avec l'électeur de Bavière à Compiègne, XXI, 134.

Situation à la cour à la mort de Monseigneur, XXI, 284-286. Conduite de Desmaretz à son égard, 289. Va travailler avec le duc de Bourgogne, 319. Apprend à l'électeur de Bavière la mort de l'Empereur, 326. Discussions avec Beauvillier sur les matières de Rome et du jansénisme, 366-367. Conversation à son sujet entre Beauvillier et Saint-Simon, 365-370. Obtient pour l'abbé de Pomponne la charge de conseiller d'État, XXII, 166-167. Mauvais service qu'il rend à Saint-Simon à propos des Renonciations, XXIII, 157-158. Mène au Roi le prince de Chalais, 61. Reçoit le prince Ragotzi, 261. Apprend au Roi la signature de la paix d'Utrecht, 351. Suspect sur les affaires du cardinal de Noailles ; est remplacé par Voysin, 388. Présent qu'il fait de la part du Roi au comte de Shrewsbury, XXIV, 64. Gratification du Roi, 123. Négociations de Rastadt, 182. Conférences sur les affaires d'Espagne avec Brancas et le cardinal del Giudice, 224-225. Présente Chalais au Roi, 284, 303. Reçoit Peterborough, 373. Remontrance qu'il fait au

[Torcy *suite*]

cardinal del Giudice, XXV, 88. Brevet de retenue sur sa charge, 150. Marie sa fille à Ancezune, XXVI, 122-123. Arrivée et audiences de l'ambassadeur de Perse, 128, 134-135. Ne veut plus traiter avec Stair, 188. Lit au Roi un article de Londres sur des paris ouverts sur sa santé, 215-216. Ses sentiments à l'égard du duc d'Orléans, 351-352. Saint-Simon est d'avis de le chasser, XXVII, 58.

Caractère et qualités, III, 144; VI, 142-143; VII, 6-7; X, 316; XIII, 238; XVII, 177, XXI, 367. Hostile aux jésuites et à Saint-Sulpice; tendances jansénistes, XVIII, 9, 18, 83. Sa faveur auprès du Roi, XIII, 52; XV, 368; XVIII, 86. Son travail avec lui, XXVIII, 260-261. Pas aimé de Mme de Maintenon; se dispense de travailler chez elle, X, 27, 316; XI, 241; XV, 368; XVII, 399; XVIII, 83, 86; XXVIII, 260-261, 282. Sa manière d'être avec les ministres étrangers, XXVII, 140; XXVIII, 341. Sa gestion des postes, 260. Sa table délicate, XVII, 347. Son appartement à Versailles, III, 144.

Relations avec Antin, XIII, 234; XVIII, 18; XX, 290; XXI, 365. Soutient d'Avaux, X, 400. Relations avec les ducs de Beauvillier et de Chevreuse; peu lié avec eux, XV, 387, 404; XVII, 184-186; XVIII, 9, 18; XXI, 285; XXVII, 58. Relations avec Berwick, XVIII, 15; avec le cardinal de Bouillon, VII, 155; XX, 14; avec sa sœur Mme de Bouzols, XVIII, 18. Ami de Callières, XVI, 272; du marquis de Castries, VIII, 250; XXIV, 281, XXVI, 113. Relations avec Chamillart, XVII, 400. Soutient Chamilly, X, 399. Emploie les Chavigny, XIX, 27. Bien avec les Dangeau, XIII, 234. Relations avec Desmaretz, XI, 253; XXV, 79. Ami de Fleury, évêque de Fréjus, VI, 49; XV, 195-197; XXVI, 86; de l'abbé de Gesvres, 95. Relations avec Harcourt, XI, 236; XII, 396; XVII, 162-164. Ami de Louville, VIII, 216; X, 26, 30; XI, 241; de Maulévrier, XIII, 327; de l'abbé de Polignac, VIII, 300; XIII, 215, 219, 249; XVI, 413; XIX, 11. Relations avec Pomponne, VI, 350. Pousse l'abbé de Pomponne, XII, 315. Mal avec les Pontchartrain, 397; XVIII, 9. Ami de Ricous, VIII, 250; du duc de la Rochefoucauld, XII, 321. Relations avec Saint-Simon; ne se lie que tardivement avec lui, IV, 276; X, 316; XII, 406, 416-417; XIII, 236, 238; XVI, 272; XVII, 18, 177; XXVI, 343. Lié avec Tallard, VII, 334; XVIII, 14; XXVII, 58; avec Tessé, XI, 48; XXVII, 58. Ne se fie pas à Vaudémont, XXI, 268. Incrimine la véracité des Mémoires de Villars, X, 316. Sa liaison avec le maréchal de Villeroy, X, 377; XV, 352; XVIII, 17; XXVII, 58.

TORCY (Catherine-Félicité Arnauld de Pomponne, marquise de), III, *143. Admise auprès de la duchesse de Bourgogne, IV, 303. Son aventure à Marly; colère du Roi contre elle, XV, 243-251. Son caractère; gouverne son mari, XXI, 285-286, 367-368.

TORCY (l'hôtel de), à Paris, XIX, *363.

TORGAU (la ville de), XXII, *169.

TORIGNY (Odet Goyon, comte de), † 1595, XV, *130.

TORIGNY (Éléonore d'Orléans-Longueville, comtesse de), II, *34; VI, 106; XV, 127, 130.

TORIGNY (Jacques Goyon de Matignon, comte de), † 1626, II, *33, 34.

TORIGNY (Charles Goyon, comte de), † 1648, XV, *130.

TORIGNY (François de Matignon, comte de) et de Matignon, † 1675, II, *34; VI, 106; XI, *281.

TORIGNY (Henri de Matignon, comte de), † 1682, XI, *281.

TORIGNY (Jacques-François-Léonor Goyon, comte de), duc de Valentinois et prince de Monaco, † 1751, II, *35; XVII, *77. Obtient les charges de son père, XXIII, 266. Son mariage avec Mlle de Monaco, XXVI, 188-193.

TORIGNY (la terre de), IX, *36; XI, 280.

TORIJA (le village de), XX, *138, 144, 148.

TORRECUSO (Nicolas-Antoine Caraccioli, marquis de), XX, *129. Sa trahison, 129.

TORRÈS (Christophe de Moscoso y Montemayor, comte de las), † 1749, XIII, *233. Capitaine général espagnol, 223-225; XX, 127.

TORRÈS NOVAS (la seigneurie de), VIII, 132, 137.

TORROELLA DE MONTGRI, XIII, *400.

TORTONE (la ville de), XII, *248; XIV, 90.

TORTOSE (la ville de), XIII, *163. Sièges de la ville, XIV, 431; XVI, 165-166, 403-404; XX, 129; XXII, 180.

TOSCANE (la), V, 385; XIII, 353; XVI, 354. Places maritimes tenues par l'Espagne, VII, 120, 296, 301-302. Les ambassadeurs sont traités à Vienne comme ceux des têtes couronnées, VI, 190.

TOSCANE (Côme III de Médicis, grand duc de), † 1723, III, *60. Son mariage avec une fille de Gaston d'Orléans, XI, 137. Brouillé avec elle, XIII, 352. Fait obtenir à Caretti la succession des Scevoli, V, 177, 181. Usurpe l'Altesse Royale, 274; X, 170; XVII, 305. Obtient le traitement des têtes couronnées pour ses ambassadeurs à Vienne, VI, 190-191. Entrevue à Livourne avec Philippe V, X, 170. Consent à entrer dans la ligue d'Italie, XVI, 276. Le nouvel empereur refuse de recevoir son ambassadeur, XXII, 178. Sa considération pour l'abbé de Rancé, V, 404. Sa succession, XVIII, 104-105. Cité, IV, 334; V, 73; X, 163; XIII, 171; XVI, 276; XX, 290, 302.

TOSCANE (Marguerite-Louise d'Orléans, grande duchesse de), III, *59. Retirée en France, 59; XIII, 352; XVIII, 105. Voyage de son fils à Paris, V, 73-74. Assiste au mariage de Mademoiselle, VI, 10. Mot injurieux de Monsieur le Grand à son égard, XV, 17-18. Dispute de préséance avec la duchesse de Mantoue, XVIII, 125-126. Au mariage du duc de Berry, XIX, 353. A un souper scandaleux à Saint-Cloud, XX, 98. Reçoit des visites de deuil à la mort de Monseigneur, XXI, 123. Attaque d'apoplexie, XXIII, 95-96. Mort de son fils aîné, XXIV, 131. Amie de Mme de Lillebonne, XVIII, 126. Citée, IV, 334; XV, 27, 335.

TOSCANE (Ferdinand, grand prince de), † 1713, X, *164. Son mariage avec une princesse de Bavière, n'a pas d'enfants, XIII, 352; XVIII, 104-105. Sa mort, sa veuve, XXIV, 131-132.

TOSCANE (Yolande-Béatrix de Bavière, grande princesse de), X, *170; XIII, 104-105; 352. Mort de son mari, XXIV, 131.

TOSCANE (Jean-Gaston de Médicis, prince de), † 1737, V, *73. Voyage en France, 73-74. Brouillé avec sa femme, 74; XIII, 352; XIV, 254; XXIV, 131-132.

TOSCANE (Anne-Marie-Françoise de Saxe-Lauenbourg, princesse de), V, *74; XIII, 352; XIV, 254. Séparée de son mari, XXIV, 131-132.

TOUANNE (Charles Renouard de la), VIII, *302. Sa banqueroute, 302-305. Sa maison de Saint-Maur, IX, 307-310. Cité, XIX, 285.

TOUCY (Louis de Prye, marquis de), XVII, *11. Sa femme Françoise de Saint-Gelais de Lansac, *11.

TOUL (la ville de), II, 135; V, 37. Gouvernement, XI, *150; XXIII, *363. L'évêché, V, *37; XII, 54; XX, 337. Évêques: voyez Bégon (Scipion), Bissy (H. de Thiard de).

TOULON (la ville de). Siège de 1707 par le duc de Savoie, XV, 212-221. Le fort Saint-Louis, 217. Citée, II, 219, 222; VIII, 236; X, 118, 179, 380; XI, 99, 152, 312; XII, 233, 247, 301; XIII, 129, 395; XV, 214, 226; XVII, 7, 382, 383; XXIV, 147; XXVI, 86.

TOULOUSE (la ville de), I, 139; II, 88, 281; IV, 42, 215; XII, 93, 94, 97, 280-281, 388-393, 398; XIII, 66, 324-325, 401; XX, 126. L'archevêché, XXIV, 62. Archevêques: voyez Beauvau (René-François de), Colbert de Saint-Pouenge (J.-B.-M.), Valette (le cardinal de la). L'université, XXII, *220. Le Parlement, III, *177; VIII, 87; XII, 93.

TOULOUSE (le comté de), XXV, 210.

TOULOUSE (Louis-Alexandre de Bourbon, comte de), I, *39. Lettres de légitimation (1681), XXIV, 343. Son éducation par M. d'O, XVIII, 96. Nommé amiral de France, XXIV, 344. Gouverneur de Guyenne (1689), 346. Est suppléé par le maré-

[Toulouse *suite*]

chal de Lorge, X, 348. Chevalier de l'Ordre (1693), XX, 236; XXIV, 348. Appelé Monsieur le Comte et Monseigneur, XVII, 285-286, 300. Blessé au siège de Namur, I, 39. Reçoit un régiment, 269. Créé duc de Damville, XXIV, 353. Sa réception au Parlement, II, 110-111, 223. Visité par les ambassadeurs comme prince du sang, 113; VII, 8. Installé à la table de marbre comme amiral de France, II, 223-224. Échange le gouvernement de Guyenne contre celui de Bretagne, 254-258; XXIV, 352. Sert à l'armée de Flandre (1695), II, 285. Ses bénéfices sur les prises de mer, 310. Revient à la cour, 333.

Commande la cavalerie de l'armée de Boufflers (1697), IV, 144. Est fait lieutenant général, 242; XXIV, 352. Au bal du mariage du duc de Bourgogne, 318. Travaille à la loterie de la duchesse de Bourgogne (1700), VII, 140. Procès entre l'amirauté de France et l'amirauté de Bretagne, 229-231. Campagne de Flandre en 1701, VIII, 269. Duc de Châteauvillain, XXIV, 353. Projet d'épouser Mlle d'Armagnac, X, 5-6; XIII, 353. Assiste à la réception de Saint-Simon au Parlement, X, 48. Est envoyé à Toulon, 118, 179. Expédition navale dans la Méditerranée, 195-196. Préparatifs de la campagne de 1703, XI, 99. A Toulon, 152. Revient à la cour, 312.

S'embarque à Brest (1704), XII, 99. Campagne de mer; bataille de Malaga, 212-223. Chevalier de la Toison d'or, 282; XXIV, 353. Dissentiments avec Pontchartrain; veut le perdre; en est empêché par sa femme, 323-327. Achète la terre de Rambouillet, 339; XIII, 129-130. Voyage à Toulon (1705); revient de suite, 129. Prend part au siège de Barcelone (1706), 360. Revient à Versailles, 395. Son duché de Rambouillet érigé en pairie, 129; XXIV, 357. Mort de sa mère; sa douleur, XV, 105-108. Aux obsèques du prince de Conti, XVII, 145. Chargé par le Roi d'avertir le comte d'Évreux qu'il ne servirait plus, 173, 226. Obsèques de Monsieur le Prince, 260. A l'écart des cabales de la cour, XVIII, 13. Bien disposé pour le duc d'Orléans, 76. Mort de Monsieur le Duc; contretemps qui lui arrive, XIX, 53-54. Affaire du rang des princesses du sang et de celui des enfants du duc du Maine, 62, 76, 96, 99-101, 103. Réception de Villars au Parlement, 109. Mariage du duc de Berry, 353.

Visité à la mort de Monseigneur (1711), XXI, 126. Attaqué de la pierre et taillé par Mareschal, XXII, 72-73, 160. Obsèques de la Dauphine, 342. Reçoit le Roi à Rambouillet, XXIII, 171. Achète l'hôtel de la Vrillière, 177. Séance des Renonciations au Parlement, 331. Assiste aux mariages de Monsieur le Duc et du

prince de Conti, XXIV, 41. Succède au duc de la Rochefoucauld comme grand veneur, 170-171. Déclaré habile à succéder à la couronne, 334-339. Reçu en prince du sang au Parlement, 371-372. A la réception de l'ambassadeur de Perse, XXVI, 131. Saint-Simon veut le faire chef du conseil de marine, XXVII, 17; et regarde sa présence au conseil de régence comme nécessaire, 61-62. Dernière maladie du Roi, 211. Est substitué au duc du Maine, le cas échéant, auprès du jeune roi, XXVIII, 315.

Traits de caractère, XI, 19; XII, 220-221; XIII, 11; XV, 21-22; XIX, 96. Très différent de son frère, XII, 212; XXVII, 17. N'aime que la marine et en est adoré, XII, 325; XV, 22. Ses relations avec le Roi; faveurs et privautés, III, 202; VII, 81, 232, 267; XI, 61; XIV, 362; XV, 23; XVI, 255. Ne veut se marier, XIX, 99-100. Finit par épouser Mme de Gondrin, XIV, 262; XVIII, 97-98. Sa place aux bals de la cour, XII, 438. Son appartement à Versailles, III, 202; V, 127; VI, 312; XII, 101, 104; XIV, 97.

Relations avec d'Antin, VII, 239; XV, 108, 110; avec le duc et la duchesse de Bourgogne, 22; le prince de Conti, V, 315; Madame la Duchesse, XIX, 202; le duc de Duras, XX, 284. Protège le comte d'Évreux, XI, 60; XIII, 317; XIV, 362. Relations avec le duc et la duchesse du Maine, XV, 21-22; XIX, 96-97, 102; XXII, 395; avec Monseigneur, XV, 22; XIX, 96; XXI, 74; avec les d'O, III, 203; VI, 282, 357; IX, 7; XVIII, 97; avec la duchesse d'Orléans, XII, 326; XIX, 202. Ses mauvaises relations avec Jérôme de Pontchartrain, XII, 324-327, 375-376, 397; XIII, 11; XV, 340; XVIII, 84. Ami particulier de Ragotzi, XXIII, 258. Relations avec Saint-Simon, XIX, 99; avec Valincour, VI, 180, 182. Sa liaison avec la maréchale de Villars, XIX, 54.

Toulouse (l'hôtel de), à Paris, XVIII, *98; XXIII, 177.

Tour (le P. Pierre-François d'Arères de la), général de l'Oratoire, VII, *85. Gentilhomme de bonne maison, XII, 411. Surveillé comme janséniste et mal vu pour cela du Roi, 411; XIII, 276; XVI, 141; XIX, 38. Directeur de Mme de Caylus, XII, 407-410; XIV, 276; de Mme de Montespan, XV, 93-94, 116. Prépare à la mort les princes de Conti et de Condé, XVII, 135-138, 248-250, 254, 257. Relations avec Jérôme de Pontchartrain, XVI, 141-145; XXI, 388; avec Saint-Simon, XVI, 143, 146-148. Courcillon demande à se confesser à lui, XIX, 38. Aimé du cardinal de Noailles, VII, 85. Portrait et caractère, 85-86; XII, 407, 411; XV, 93.

Tour (les diverses maisons de la), XIV, *178-179, 233.

Tour d'Apchier (Jean-Maurice de

la Tour de Murat, chevalier de la Tour, puis comte de la), XXIV, *12. Épouse Mlle Sainctot, 12. Sa parenté avec les Bouillons, 12-18.

TOUR D'APCHIER (Claude-Catherine Sainctot, comtesse de la), XXIV, *12.

TOUR D'APCHIER (Louis-Claude-Maurice de la), † 1746, XXIV, *16.

TOUR D'APCHIER (Nicolas-François-Julie, chevalier de la), † 1802, XXIV, *16.

TOUR D'AUVERGNE (la maison de la), XIV, *178. Prend le nom d'Auvergne ; ses prétentions de princerie, XIV, 178-180, 183, 233-240 ; XV, 288 ; XVI, 121, 308 ; XX, 45, 56-60. Voyez Auvergne, Bouillon, Turenne.

TOUR D'AUVERGNE (Frédéric-Constantin, abbé de la), chanoine de Strasbourg, VII, *82, 83.

TOUR D'AUVERGNE (Godefroy-Géraud de la), † 1732, XIV, *102.

TOUR-CHÂTILLON (la famille de la), XXIII, *225. Voyez Zürlauben.

TOUR DE MURAT (la branche de la), XXIV, *12-18. Ses armes, *13.

TOUR DE MURAT (Antoine-Raymond de la), seigneur de Murat, XXIV, *15.

TOUR-DE-MURAT (Godefroy-Maurice de la), baron de Murat, XXIV, *13.

TOUR DE PLANCHAT ET DE SAINT-EXUPÉRY (la branche de la), XXIV, *17.

TOUR-ET-TAXIS (Iñigo Lamoral, comte de la), XI, *160.

TOURAINE (la), V, 229, 296 ; XI, 77 ; XII, 359 ; XXII, 139, 167 ; XXIII, 79. Gouvernement, III, 186 ; XIII, 259-260 ; XVI, 88 ; XXV, 38. Lieutenance générale, XXII, *266. Lieutenance de Roi, XIX, 24, 26.

TOURBES ou TOURPES (Élisabeth-Rosalie d'Estrées, demoiselle de), IV, *320. Liaison avec d'Antin, XXI, 365. Aventure au bal, XXIV, 270. Citée, XXV, 165.

TOURNAY (la ville de). Rendue par la France, VII, 94. Investie en 1709, XVIII, 20. Siège et capitulation, 141-151, 158. Gouvernement, XV, *395. Évêché, XVI, *296. Évêques : voyez Beauvau (René-François de), Levenstein (Jean-Ernest de), Salle (Fr. de la). Citée, I, 279 ; II, 190, 312 ; III, 67 ; XIV, 30 ; XVI, 208, 224, 280, 289, 292, 294-297, 307, 308, 313, 362, 365, 456, 458 ; XVIII, 173, 194, 221 ; XX, 48, 353 ; XXII, 128, 132.

TOURNEFORT (François du Vivier-Lansac, comte de), † 1709, XVI, *365.

TOURNELLE (Marie-Anne de Mailly-Nesle, marquise de la), duchesse de Châteauroux, XVII, *169.

TOURNELLE (le quai de la), à Paris, III, *75 ; XII, 262.

TOURNEMINE (le P. René-Joseph de), XXII, *145. Intrigues contre le cardinal de Noailles, 145. Saint-Simon propose de l'arrêter, XXVII, 23.

TOURNON (Just-Louis, comte de), † 1644, VII, *45.

TOURNON (Charles-Thomas Mail-

lard, cardinal de), XX, *200. Son rôle dans les affaires de la Chine; sa mort, 200; XXII, 96-97.

Tournon (la rue de), à Paris, XII, *100.

Tournus (l'abbaye de), VII, *104. Donnée au cardinal de Fleury, XXVI, 88, 141.

Tourotte (le maréchal de camp), XVI, *448.

Tourouvre (Jean-Alexandre de la Vove, chevalier de), XV, *421. Expédition d'Écosse, 421, 428.

Tourpes (Élisabeth-Rosalie d'Estrées, demoiselle de). Voyez Tourbes.

Tourreil (Jacques de), X, 115, *603. Travaille à l'histoire du Roi par les médailles, 115-117.

Tours (Louise-Marie-Anne, Mlle de), fille naturelle du Roi, XXIV, *342.

Tours (Marie-Jeanne de la Barge, demoiselle de), XVII, *256. Chassée de la cour par les jésuites, 256-257.

Tours (la ville de), VII, 98; X, 199; XV, 192, 391; XX, 195. Basilique de Saint-Martin, V, 387. Archevêques : voyez Hervault (Mathieu Ysoré d'), Saint-Georges (Claude de).

Tourville (César de Costentin, comte de), I, *165. Gentilhomme de Claude de Saint-Simon, 165-166. Sa femme Lucie de la Rochefoucauld-Montendre, 166.

Tourville (Anne-Hilarion de Costentin, comte et maréchal de), † 1701, I, *50. Battu à la Hougue, 50-53. Créé maréchal de France, 114. Succès sur mer en 1693 et 1694, 267; II, 140. Sa modestie, ses relations avec les Saint-Simon, I, 116, 166. Son mariage, XV, 278-279. Sa mort, son éloge, VIII, 291-293.

Tourville (Louise-Françoise Laugeois, marquise de la Popelinière, puis maréchale de), XV, *278, 279.

Tourville (Louis-Alexandre de Costentin, comte de), † 1712, VIII, *293. Tué à Denain, XV, 279; XXIII, 100.

Tourville (Luce-Françoise demoiselle de), VIII, *292. Sa beauté; épouse M. de Brassac, XXIII, 100; XXIV, 320.

Tracy (Jean-Louis du Halegoët, marquis de), XII, *250. Sa catastrophe et sa mort, 250-252.

Traërbach (la ville de), XII, *312; XXIII, 92.

Traînel (Christophe Jouvenel des Ursins, baron de), II, *24; XIV, 205. Sa femme Madeleine de Luxembourg, II, *24.

Transylvanie (la), VIII, *309; XI, 263; XII, 31, 309; XIII, 31; XV, 185, 188; XXIII, 242-244, 249, 251-255.

Trappe (l'abbaye de la), II, *13. Son voisinage de la Ferté-Vidame, 14-15. Réformée par l'abbé de Rancé, II, 362; III, 64; V, 389; VIII, 84. Affaire de dom Gervaise, V, 386-410. Accusée de jansénisme, 397. Austérités des religieux, VII, 242; XIII, 263. L'abbé doit être français, V, 403. Les femmes peuvent y entendre la messe, VIII, 85.

Séjours qu'y fait Saint-Si-

mon, II, 13, 16; III, 110, 254, 256-263; VIII, 84, 85; XII, 35; XV, 78. Logement de Mme de Guise, III, 64. Retraite de M. du Charmel, V, 380, 383; XIII, 263; de le Vassor, VII, 208; de M. de Saint-Louis, III, 256; V, 390-391; VIII, 83, 86; XXI, 4; XXV, 143-144. Voyage qu'y fait la béate Rose, VIII, 83-87. Visite du cardinal de Bouillon, XVI, 120.

Abbés : voyez Rancé (l'abbé de), Gervaise (dom), Zozime (dom). Cabinet de l'abbé de Rancé, III, 257. Chapelle, V, 392; VIII, 85. Chœur, III, 260. Donnés, V, 402-403, 405. Étangs, V, 392; VIII, 84. Infirmerie, III, 254, 257. Logement des hôtes, VIII, 83. Logis abbatial, III, 64; V, 391; VIII, 83, 85; XXI, 4. Maître des novices, V, 403. Prieur, V, 395, 396. Réfectoire, XIII, 263.

TRAS-OS-MONTES (la province de), XX, *108.

TRASTAMARE (les comtes de), VIII, 197, 200. Voyez Henri II, roi de Castille.

TRAVENDAHL (la paix de), VII, *214.

TRAVERS (l'hôtel de), à Paris, XVII, *192.

TRAZEGNIES (Jean, vicomte de), XV, *276. Sa femme Marie-Thérèse d'Egmont, *276.

TREBISACCE (le prince de), X, 229.

TRÉGUIER (l'évêché de), V, *79. Évêque : voyez Saillant (François-Ignace de Baglion de).

TREMBLEMENT DE TERRE, XXII, 167-168.

TRÉMOÏLLE (la maison de la), I, *207. Origine du bonnet sur leurs armes, 207. Possède les seigneuries de Vitré et de Laval, V, 190. Origine et nature de ses prétentions sur le royaume de Naples et des privilèges dont elle jouit, XV, 289-321. Voyez Noirmoutier, Olonne, Royan, Talmond, Tarente, Ursins.

TRÉMOÏLLE (Louis II de la), † 1525, XVI, *25. Commande aux maréchaux de France, 24-26.

TRÉMOÏLLE (François de la), vicomte de Thouars, † 1542, XV, *305. Sa femme, Anne de Laval, V, *187; XV, 294, 305, 311.

TRÉMOÏLLE (Louis III, duc de la), † 1577, VII, *64. Créé duc de Thouars, 64; XV, 305-306. Sa femme Jeanne de Montmorency, *306.

TRÉMOÏLLE (Claude, duc de la), † 1604, XV, *306. Se fait huguenot; est créé pair, 306-307. Sa femme Charlotte-Brabantine de Nassau, *306-307.

TRÉMOÏLLE (Henri, duc de la), † 1674, V, 31; XV, *307. Son mariage avec Marie de la Tour d'Auvergne; abjure le calvinisme, 307-308. Vend la terre de Quintin à son beau-frère la Moussaye, V, 31. Son rôle dans la Fronde, XV, 310. Sa femme cherche à le faire prince; origine de ses distinctions, XIII, 314-315; XV, 311-315. Sa mort, 317. Son château de Thouars, 316.

TRÉMOÏLLE (Marie de la Tour d'Auvergne, duchesse de la),

V, *31, Son rôle dans la Fronde; distinctions qu'elle cherche à acquérir à son mari, VI, 431; XIII, 314-315; XIV, 211-212; XV, 289, 308 et suiv.

TRÉMOÏLLE (Henri-Charles de la), prince de Tarente, † 1672, et sa femme Amélie de Hesse-Cassel. Voyez Tarente.

TRÉMOÏLLE (Charles-Belgique-Hollande, duc de la), † 1709, I, *152. Sa charge de premier gentilhomme de la chambre, 152; XV, 162; XVII, 374-375. Son mariage avec Mlle de Créquy, XV, 318. Accompagne le Roi à la campagne de 1693. I, 234. Ancienneté de sa pairie, II, 17. Part considérable qu'il prend au procès des pairs contre le duc de Luxembourg, 62-64, 70 et suiv., 81 et suiv., 101, 120, 122, 237 et suiv.; III, 95, 100-102, 109. Reproche à l'archevêque de Reims d'approuver la préséance des bâtards, II, 112-113. Mariage du duc de Lesdiguières avec Mlle de Duras, III, 18. Annonce de la part du Roi au roi d'Angleterre l'élection du prince de Conti en Pologne, IV, 187. Soutient son gendre le duc d'Albret contre son père, V, 327. Au camp de Compiègne, 354. Obtient le *pour*, 358. Appuie la prétention de Cossé au duché de Brissac, VI, 62, 66. Prend part à l'affaire des ducs contre les princes étrangers, 80. Aux obsèques de Monsieur, VIII, 369. S'oppose aux prétentions du marquis de Richelieu sur le duché d'Aiguillon, XII, 347. Marie son fils avec Mlle de la Fayette, XIII, 312. Obtient le tabouret pour sa belle-sœur la princesse de Talmond, XV, 318-319. Préside la noblesse aux États de Bretagne, XV, 341; XVI, 92-93 Apprend au Roi le combat du passage de l'Escaut (1708), 461-462. Assiste à la réception du prince royal de Danemark, XVII, 25. Aux obsèques du prince de Conti et de Monsieur le Prince, 143, 144, 146, 266. Sa mort et sa dépouille, 373-375.

Portrait et caractère, XV, 319; XVII, 373-374. Estimé et aimé de Roi, XV, 318-319; XVI, 461-462; XVII, 374. Sa parenté avec Madame, XV, 315; avec le duc de Noirmoutier, VII, 64. Tenu fort de court par sa femme, XV, 161. Ami du duc de Beauvillier, XVII, 374. Relations avec Saint-Simon, II, 71; XVII, 146, 373. Récits qu'il lui fait, XIII, 92. Cité, II, 134; XII, 376; XV, 289, 310; XXI, 203; XXII, 229.

TREMOÏLLE (Madeleine de Créquy, duchesse de la), I, *152. Avait pensé épouser le duc d'York; son mariage avec le duc de la Trémoïlle, XV, 162-163. Proteste contre le jugement rendu en faveur de M. de Luxembourg, III, 104-106, 109. Sa mort, son caractère, XV, 161-162. Citée, X, 264; XVII, 374; XXI, 203.

TREMOÏLLE (Charles-Louis-Bretagne, prince de Tarente, puis duc de la), † 1719, XII, *155;

XIII, *312. Épouse Mlle de la Fayette, 312. Sert à l'armée de Flandre (1708), XVI, 462. Aux obsèques de Monsieur le Prince, XVII, 265. Succède à son père dans sa charge de premier gentilhomme, 374-375. Au mariage du duc de Berry, XIX, 351. Aux obsèques de Monsieur le Duc, XIX, 84. Opposé aux prétentions de d'Antin sur le duché d'Épernon, XX, 273. Aux obsèques de Monseigneur, XXI, 87. A la séance des Renonciations, XXIII, 331. Obsèques du duc de Berry, XXIV, 264.

TRÉMOÏLLE (Marie-Madeleine Mottier de la Fayette, princesse de Tarente, puis duchesse de la), XII, *155; XIII, *312; XXIII, 115.

TRÉMOÏLLE (Joseph-Emmanuel, abbé puis cardinal de la), VII, *65. Fait auditeur de rote, 65. Son caractère et sa conduite à Rome; se brouille avec Mme des Ursins, XIII, 68-72. Intrigues pour lui obtenir la pourpre, 72-74. Est chargé des affaires du Roi à Rome, 232, 237, 241. Fait cardinal et nommé ambassadeur, 243-244, 247. Est autorisé à porter l'Ordre sans avoir été reçu, XVI, 375-376. Sa promotion au cardinalat sert d'exemple pour celle de l'abbé de Polignac, 410-411. Lettre que le Roi lui écrit sur les affaires du cardinal de Bouillon, XX, 34-35. Reçoit les abbayes de Saint-Amand et de Saint-Étienne de Caen, XX, 69, 89. Il est écarté de la rédaction de la constitution Unigenitus, XXIII, 396; XXIV, 106. Va visiter le cardinal de Bouillon réfugié à Rome, XXIV, 268. Services qu'il rend à la princesse des Ursins, XXVI, 262-263. Sa mort à Rome, 263.

TRÉMOÏLLE (Charles-Armand-René, duc de la), † 1741, XII, *155. Premier gentilhomme de la chambre, XVII, 375.

TRÉMOÏLLE (Jean-Bretagne-Charles-Godefroy, duc de la), † 1792, XII, *155; XVII, 375.

TRÉMOÏLLE (Marie-Armande-Victoire, demoiselle de la), II, *134. Au bal de la cour, 134. Projet de la marier à Saint-Simon, 260, 269. Épouse le duc d'Albret, III, 24. Voyez Albret (la duchesse d').

TRÉMOÏLLE-NOIRMOUTIER (Anne-Marie de la). Voyez Ursins (la princesse des).

TRENTE (la ville de), XI, *156, 158, 159, 162, 164, 273; XIV, 8.

TRÉPORT (l'abbaye du), VI, *324.

TRESMES (Bernard-François Potier, marquis de Gesvres, puis duc de), † 1739, V, *162. Voyez Gesvres (le marquis de).

TRESMES (François-Joachim-Bernard Potier, duc de), † 1757, XV, 155, *606.

TRESMES (Louis-Léon Potier, comte de Gandelus, puis de), † 1774, XXIII, *67.

TRESMES (Éléonore-Marie de Montmorency-Luxembourg, comtesse de), XXIII, *67.

TRESMES (l'hôtel de), à Paris, XIV, 102; XIX, *10.

TRESNE (Jean-Baptiste le Comte,

sieur de la), président au Parlement de Bordeaux, XXIII, *75. Sa femme Anne de Comminges, 75.

TRÉSOR ROYAL (la charge de garde du), II, *263 ; IX, 14.

TRÉSORIER DE L'ÉPARGNE (la charge de), XI, 170, 201 ; XIII, 65 ; XIV, 270 ; XVIII, 246 ; XIX, 344.

TRÉSORIER DE L'EXTRAORDINAIRE DES GUERRES (la charge de), VIII, *303.

TRESSAN (Louis de la Vergne de), évêque du Mans, VIII, *277. Premier aumônier de Monsieur, 277-278. Sa mort, son caractère, ses neveux, XII, 424-425 ; XVIII, 289 ; XXII, 249-250.

TRESSAN (François de la Vergne de), XXII, *250. Sa carrière, ses chansons, 251-252.

TRESSAN (Louis de la Vergne, abbé de), évêque de Nantes, puis archevêque de Rouen, XXII, *250, 251.

TRESSAN (Louis-Élisabeth de la Vergne, comte de), † 1783, XXII, *251.

TRESSEMANES (André, chevalier de), XI, *267. Apporte la nouvelle de la bataille d'Hochstedt, 267.

TRÈVES (la ville de), XII, *138, 312 ; XIII, 77, 79 ; XX, 150, 244. Projet de Louvois de la brûler, XXVIII, 68-69. Le chapitre de la cathédrale, XX, *150. Archevêques-électeurs : voyez Lorraine (Charles-Joseph-Jean de), Orsbeck (Jean-Hugues d').

TREVIGLIO (la ville de), XIII, *96.

TRÉVILLE (Armand-Jean de Peyre, comte de), † 1672, XVI, *371.

TRÉVILLE ou TROISVILLE (Henri-Joseph de Peyre, comte de), XII, *112. Refus par le Roi de ratifier son élection à l'Académie ; sa vie, son caractère, sa retraite, 112-116. Le Roi blâme sa retraite absolue, XIII, 266-267. Sa mort, XVI, 370-371.

TRÉVOU (la famille du), XIX, *207.

TRÉVOU (le P. Pierre du), VIII, *313. Confesseur de Monsieur, 312-313, 324. Son rôle dans le mariage du duc de Berry, XIX, 206-207, 231, 237, 271. Aux obsèques de ce prince, XXIV, 265.

TRIANON (le château de), I, 102, *354 ; XVII, *102. Le Trianon de porcelaine, 102 ; XXVIII, 18. Le nouveau palais ; construction, anecdote de la fenêtre, XVII, 102-106 ; XIX, 116 ; XXVIII, 18-20, 167. Séjours, repas et promenades du Roi, II, 182 ; III, 138 ; XIII, 380 ; X, 63-64, 357-358 ; XIII, 380 ; XXVIII, 132, 355.

Visite de la cour d'Angleterre, IV, 323. Fête pour le mariage du duc du Maine, I, 102 ; du duc de Bourgogne, IV, 324. Montré au duc de Mantoue et à l'électeur de Cologne, XII, 104 ; XIV, 99.

Parterre et fleurs, X, 358. Salle de comédie, IV, 323. Salons, XIII, 153. Tribune, IV, 323. Espionnage des suisses, XIII, 153.

TRIBOULEAU, chirurgien, XII, *52.

TRICTRAC (le jeu de), XXIV, *61, 141.

TRIN (la ville de), XII, *122.

TROIE (la ville de), III, *199.

TROPHIME (saint), évêque d'Arles, XIII, 113, *114; XXVII, 29.

TROUILLE (la), rivière, XVIII, 173.

TROUILLON (Jean), médecin, XVII, *121.

TROUPES ROUGES (les), I, *44; XVIII, 188.

TROUSSE (Philippe-Auguste le Hardy, marquis de la), XXIII, *4. Chevalier de l'Ordre, 4.

TROYES (la ville de), IV, 116, 118. Abbaye de Notre-Dame, II, 25. Évêques : voyez Bouthillier de Chavigny (François et Denis-François).

TRUDAINE (Charles), maître des comptes, XVII, *453.

TRUZZI (le comte), XII, *243. Envoyé du duc de Mantoue en France, 243, 247; XVI, 157-158.

TSCHOLLNIZ (le capitaine), XXIII, *247.

TSERCLAËS (Albert-Octave, comte de), XI, *315. Va commander en Espagne, 315-316. Est capitaine des gardes du roi d'Espagne, 323. Campagne de 1704, XII, 214. Arrête le marquis de Leganès, XIII, 58. Campagne de 1706, 225.

TSERCLAËS. Voyez Tilly.

TUBIZE (le bourg de), XVI, *173.

TUDELA (la ville de), XX, *113.

TUILERIES (le palais des), à Paris, VII, 194; XIV, 103; XXIV, 260, 264. Le gouvernement et la capitainerie, XIII, *428. La cour, XVII, 143-144, 264. Le jardin, rendez-vous des filles et des nouvellistes, IV, *294, 296, 299; VII, *194; XII, 40; XVI, 74, 374; XXIII, 328.

TUNIS (les corsaires de), XV, 84.

TURENNE (Agne IV de la Tour, seigneur d'Oliergues et vicomte de), † 1490, XXIV, *14. Sa femme Anne de Beaufort, *14.

TURENNE (Antoine de la Tour, vicomte de), † 1527, XXIV, *15.

TURENNE (François II de la Tour, vicomte de), XIV, *179.

TURENNE (François III de la Tour, vicomte de), † 1557, V, *265; XIV, 179-180. Sa femme Éléonore de Montmorency, *180.

TURENNE (Henri de la Tour d'Auvergne, maréchal de), I, *85. Sa rébellion et son retour, V, 278; XIV, 219-220; XV, 310; XVIII, 215; XX, 27, 33. Ses victoires, X, 251; XIV, 217-218; XVIII, 215. Commande aux maréchaux de France, I, 132; XIII, 345. Est créé maréchal général, V, 278; XII, 296-297; XIV, 222. Colonel général de la cavalerie, XIV, 220; XX, 27. Son gouvernement de Limousin, 27. Vise l'épée de connétable, XIV, 221. Brouillé avec Louvois; obtient de correspondre directement avec le Roi, II, 264; IV, 80; V, 254, 283; VI, 120, 129; X, 334, 354; XI, 58; XII, 294; XIV, 225, 226, 228; XV, *83; XVII, 467; XXVI, 143; XXVIII, 47-48. Pourquoi n'est pas chevalier du Saint-Esprit, V, 266. Sa conversion, 266;

X, 327-329. Sa mort, I, 85 ; V, 266; X, 331, 333. Ses obsèques ; honneurs que lui rend le Roi ; son mausolée à Saint-Denis, XIV, 231-232 ; XX, 46-48, 54.

Ses qualités, X, 355 ; XIII, 340 ; XIV, 212, 217-218, 221 ; XV, 308-309. Son crédit et son lustre, V, 254, 278, 284 ; XIV, 202, 225, 230, 231 ; XVII, 71. Sa passion pour Mme de Coëtquen et son indiscrétion, III, 312 ; V, 335. Son mot sur les généraux battus, XIII, 340 ; XXVIII, 114. Prend le nom d'Auvergne, XIV, 233. Devenu prince ; ses prétentions, XIII, 314-315 ; XIV, 218, 231-232, 240 ; XV, 312-313 ; XX, 27. Conserve le traitement de prince et le Monseigneur, VI, 129, XIV, 228 ; XXVIII, 41. Porte le nom et les marques de maréchal de France, puis les quitte, I, 132 ; XIV, 223-225. Soutient la maison de Bouillon, V, 278. S'occupe de ses neveux et nièces, XIV, 218-219, 230. Pousse son neveu le cardinal de Bouillon, V, 279, 283, 284, 286-288. Son amitié pour son neveu Lorge, II, 264 ; X, 326-328, 333-334. Ses portraits, XIV, 232. Sa signature, 223-224. Ses armes, 232.

Ses affaires gérées par Boucherat, VI, 251-252. Son estime pour Chamlay, XXVIII, 80-81. Amitié pour le P. de Chévigny, V, 22. Relations avec Colbert, XIV, 225 ; avec le grand Condé, XV, 83 ; avec le munitionnaire Jacquier, VI, 328 ; avec Mazarin, XIV, 213 ; XV, 310, 312. Protège Pomponne, VI, 333. Son estime pour M. de Saint-Louis, V, 391 ; XVI, 120. Relations avec le Tellier, V, 283.

Cité, I, 11 ; IV, 42 ; V, 22, 31 ; VI, 365, 431 ; VIII, 83 ; X, 331 ; XII, 293 ; XIV, 197, 211 ; XV, 307 ; XVI, 119 ; XVII, 358.

TURENNE (Louis-Charles de la Tour d'Auvergne, prince de), † 1692, I, *129. Tué à Steinkerque, II, 126 ; X, 276 ; XX, 27, 46, 49-50.

TURENNE (Anne-Geneviève de Levis-Ventadour, princesse de), puis de Rohan, I, *129. Au service funèbre de Mademoiselle, 129. Épouse le prince de Rohan ; ses galanteries, sa fortune, II, 126-129. Voyez Rohan (la princesse de).

TURENNE (Godefroy-Charles-Henri de la Tour, prince de), † 1795, XXIV, *17.

TURENNE (la ville et la vicomté de), II, *128 ; IV, *77 ; V, 324 ; VII, 85 ; XII, *4-5 ; XIV, 225-226 ; XV, 408 ; XVI, 244.

TURGOT (Dominique-Barnabé), évêque de Séez, XX, *82. Premier aumônier du duc de Berry, 219. Obsèques du duc d'Alençon, XXIII, 377. Convoi d'une fille du duc, XXIV, 285. Bout-de-l'an du duc de Berry, XXVI, 200.

TURGOT (Jacques-Étienne), † 1722, intendant à Metz et à Moulins, XVIII, *114-115. Sa femme, Marie-Claude le Peletier de Souzy, XXI, *135.

TURGOT (Michel-Étienne), †1751, XVIII, *115. Prévôt des marchands, 115; XXI, 135.

TURIN (la ville de), I, 275; II, 93; III, 132, 135; IV, 9, 313; V, 78; VI, 355; VII, 14, 168, 216, 221, 225, 228; VIII, 259; 261, 264; IX, 86, 94, 99, 100, 252; X, 262; XI, 83, 277, 341; XII, 128, 129; XIII, 9, 115, 159, 365; XIV, 24, 78; XV, 276; XVII, 370, 371, 373; XIX, 298; XXI, 280; XXII, 225, 351; XXIV, 121, 122, 143, 373; XXV, 129; XXVI, 67, 158, 196, 261; XXVII, 235.

TURIN (le siège et la bataille de) en 1706, XIII, 157-161, 340, 346, 364-367; XIV, 3 et suiv., 36-86; XVI, 209, 269; XVII, 18, 174, 418; XXVIII, 96-97.

TURIN (le traité de), III, 126 et suiv., 155, 223; VIII, 1; IX, 47-48

TURPIN (Jacques), XXII, *257. Sa femme Marie Chappellier, 257.

TURQUIE (la). Guerres avec la Pologne, IV, 133; contre Venise, X, 15, 16, 363; contre l'Autriche, VII, 299; XI, 272; XIV, 252-253. Siège de Vienne, VIII, 294; XIII, 34; XV, 155. Guerres contre les Moscovites, XX, 245. Victoire sur Pierre-le-Grand, XXII, 134-137. Déposition du Grand seigneur, XI, 269-270. Soutient les Hongrois révoltés, XXIII, 250-253. Les janissaires et les spahis, XI, *269. Les ambassadeurs étrangers n'y sont pas en sûreté, XVI, 413-414.

TURSI (Jean-André Doria, duc de), XV, *231.

TYROL (le comté de), XIV, *252. Campagne de 1703, XI, 155-164.

U

UBILLA (Antoine de), marquis de Rivas. Voyez Rivas.

UCEDA (Christophe de Sandoval y Rojas, duc d'), † 1624, XXII, *173.

UCEDA (Jean-François Acuña y Pacheco, duc d'), † 1718, VIII, *187. Président du conseil des ordres, 187-188. Ambassadeur d'Espagne à Rome, X, 159-160; XIII, 71; XVI, 411. Reçoit l'ordre du Saint-Esprit, X, 205. Quitte Rome, XVII, 214, 216. Sa défection, sa fin obscure, XXII, 172-175. Catastrophe de son fils à Vienne, XXIV, 150.

UCEDA (Isabelle-Marie Tellez Giron, duchesse d'), XXII, *173.

UCEDA (Emmanuel-Gaspard Pacheco y Giron, duc d'), † 1741, XXII, *176. Sa catastrophe à Vienne, XXIV, 150.

UCEDA (le duché d'), XXII, *173.

ULM (la ville d'), XI, *160, 161; XII, 139, 166, 182, 183; XV, 179.

ULRIQUE-ÉLÉONORE, reine de Suède, XVII, *18. Épouse le prince de Hesse-Cassel, XXVI, 67.

UNIGENITUS (la constitution). Sa préparation et sa confection à Rome, XXIII, 393-396; XXIV, 101-103. Mécontentement des cardinaux; soulèvement en France, 103-107. Conversations à ce sujet entre Saint-Simon et le P. le Tellier, 107-119. Commencement de persécution des réfractaires, XXIV, 172. Dissentiments dans l'épiscopat; embarras du Roi; projet de concile, XXV, 130-134. Le Roi veut aller la faire enregistrer au Parlement, XXVI, 249 et ss. Résistance du procureur général Daguesseau, XXVII, 176-177. Le Roi mourant en charge la conscience des cardinaux de Rohan et de Bissy, XXVII, 266-271. Conduite à tenir à ce sujet par le Régent, 20-29. Résumé de toute l'affaire, XXVIII, 293-296. Ses effets funestes, XIII, 113; XVII, 77; XX, 330.

UNTER-NEISHEIM (le village d'), II, 292.

URBAIN VIII (Maffée Barberini), pape, VII, *354; X, *161; XIV, 216.

URBIN (le duché d'), III, *5; VII, 354.

URBIN (les ducs d'), de la famille della Rovere, III, *5.

URFÉ (Joseph-Marie de Lascaris, marquis d'), † 1724, III, *205. Menin de Monseigneur, 205, 206. Accompagne Jacques II à Bourbon, VIII, 100. Obsèques de Monseigneuur, XXI, 345. Mange avec le Roi à l'armée, XXVIII, 333.

URFÉ (Louise de Gontaut-Biron, marquise d'), III, *195. Dame d'honneur de la princesse de Conti; sa liaison avec les Saint-Simon, XVII, 84-87; XVIII, 382; XXI, 279. Amie de Mlle de Chausserais, XVIII, 382; de

Mme de Rouvroy, XV, 461, 463.
URGEL (la ville d'), XX, 350.
URRE D'AIGUEBONNE (la maison d'), II, *183.
URSEL (Conrad-Albert Schetz, comte d'), VIII, *222. Enlève Mlle de Monteleon, 222-225.
URSINS (la maison des), II, 24; V, *42, 99, 109; IX, 93.
URSINS (Anne-Marie de la Trémoïlle-Noirmoutier, princesse de Chalais, puis duchesse de Bracciano et princesse des), II, *260. Voyez Bracciano, Chalais. Résumé de sa vie jusqu'en 1700, V, 100-106; IX, 93-96. Quitte le nom de Bracciano pour prendre celui des Ursins, XIII, 72. Est choisie pour camarera mayor de la reine d'Espagne, IX, 92-99. Évite Turin et va retrouver la reine à Villefranche, 99. Voyage; rencontre le roi d'Espagne à Figuères; s'efforce d'établir l'entente entre les deux époux, 104-108; X, 25. Accompagne les souverains à Barcelone, IX, 306.

Accompagne la reine à Saragosse pendant l'absence du Roi, X, 150. S'empare de son esprit et s'initie aux affaires, 178-179. S'attache Orry et gouverne l'Espagne avec lui, 390-391. Fait changer le gouvernement; son empire sur le roi et la reine; manière dont elle dirige les affaires, XI, 223-226. Son habileté avec Mme de Maintenon, qu'elle séduit, 227-229. Fait écarter les cardinaux Portocarrero et d'Estrées et s'unit avec Harcourt, 232-236. Offre feinte de se retirer en Italie, 236-240. Écarte Louville; règle toutes les affaires avec le roi, la reine et Orry, 240-243. Fait supprimer le despacho, renvoyer Louville et nommer l'abbé d'Estrées ambassadeur de France, 245-251. Renverse Rivas, 251-252.

Fait créer une nouvelle junte, XI, 320, 322. Son gouvernement; son joug sur l'abbé d'Estrées; affaire de la lettre interceptée, XII, 56-61, 65-69. Veut empêcher le roi d'aller à l'armée, 75. Elle est rappelée en France; vient à Bayonne; a ordre de se retirer en Italie, 76-79, 97. Demande à venir se justifier à Versailles; est exilée à Toulouse, 90-94. Le duc de Gramont lui rend visite, 132-133. La reine intercède en sa faveur; intrigues pour son retour en Espagne, 224, 390-392. Tessé la visite avec son gendre, 280-281, 388-389. Intrigues d'Harcourt et de Mme de Maintenon en sa faveur, 392-395.

Elle obtient la permission de venir à la cour, XII, 396. S'unit aux Pontchartrain; sa politique; arrive à Paris; réception triomphante, 396-402. Va à Versailles; voit Mme de Maintenon et le Roi; ses entretiens avec Saint-Simon, 403-406. Fait rappeler le duc de Gramont d'Espagne; s'unit aux Noailles, 431-434. Son triomphe éclatant; ses privances inouïes auprès du Roi, 434-441. Fait nommer Amelot ambassadeur en Espagne et obtient qu'Orry y retourne, 442-444. Emmène le chevalier Bourke, 444-446. Est

[Ursins *suite*]

tentée de demeurer en France; pense à supplanter Mme de Maintenon; se résout à retourner en Espagne, XIII, 17-21. Son état brillant et sa faveur, 54. Le duc d'Albe lui fait sa cour, 56. Prend congé du Roi; grâces énormes qu'elle obtient; diffère son départ, 60-63, 74. Part enfin pour Madrid, 75-76.

Fait arrêter le marquis de Leganès, XX, 300. Fait nommer le connétable de Castille majordome-major du roi, XIII, 122-123. Redemande Berwick en Espagne, 300. Réforme la domesticité du palais, 412. Obtient une pension pour les Vaudémont, XV, 36. Motif de sa haine pour le duc d'Orléans, XVI, 161-163; XVIII, 28. Fait demander Vendôme pour commander les troupes espagnoles, XVII, 328; XIX, 110. Porte le prince des Asturies à la séance des cortès, XVII, 379. Son union avec Amelot pour le gouvernement, XVIII, 19. Il est question de la rappeler en France en vue de la paix, 23. Elle accuse le duc d'Orléans de conspirer contre Philippe v; arrestation de Flotte et de Regnault, 47-56, 61, 63, 64, 68, 71, 75, 80.

Changements qu'elle opère dans les conseils, XVIII, 98-99. Il est de nouveau question qu'elle quitte l'Espagne, XX, 102-103. Elle redemande Vendôme, 104. Fait nommer grand le duc de Noailles, 298. Fait renvoyer Bergeyck de Madrid en Flandre, 303; XXI, 335. Appelle en Espagne son neveu Chalais, XXII, 137. Ses projets de souveraineté; elle achète la terre de Chanteloup dans cette intention, 138-141; XXIV, 211-212. Elle fait renvoyer le duc de Noailles en France, XXII, 184-188. Obtient le titre d'Altesse et le fait donner à Vendôme, XXIII, 24-25, 28, 81. L'affaire de sa souveraineté arrête la conclusion de la paix, XXII, 211-214; XXIII, 349; XXVI, 100. Envoie Chalais en France pour une mission secrète, XXIII, 60-64. Elle fait porter le corps de Vendôme à l'Escurial, 84-85. Va faire une saison aux eaux de Bagnères, 174-175, 282. Fait donner le cardinalat à Arias, 268.

Elle envoie à Utrecht Aubigny, puis le baron de Capres pour sa souveraineté, XXIII, 349-350. Fait chasser le P. Daubenton, 394. Marie sa nièce Lanti au duc d'Havré, et fait son frère grand d'Espagne, XXIV, 93, 94. Demande Tessé pour le siège de Barcelone, 210. Sa décadence dans l'esprit du Roi et de Mme de Maintenon, 213. Elle séquestre le roi d'Espagne après la mort de la reine; son projet de la remplacer, 214-218. Elle projette de remarier Philippe v avec la princesse de Parme, 219-221. Ses soupçons à l'égard du marquis de Brancas; elle envoie en France le cardinal del Giudice, 221-225. Fait exiler Ronquillo, 246. Sa souveraineté abandonnée; mot énigmatique du Roi sur son

compte, 280-283. Fait donner la Toison au marquis de Béthune, XXV, 123. Elle est nommée camarera mayor de la nouvelle reine, 159. Elle se débarrasse du cardinal del Giudice, XXVI, 89-91. Son repentir tardif du mariage de Parme, 92-93.

Sa disgrâce; elle est chassée par la reine, arrêtée et renvoyée en France; séjour à Saint-Jean de Luz, XXVI, 100-115. Arrive à Paris; dégoûts qu'elle essuie; éclat du duc d'Orléans à son égard, 178-181. Tête à tête de Saint-Simon avec elle, 181-182. Audience du Roi; obtient une pension, 182-184. Pense à aller en Hollande, 184. Prend congé du Roi; dernière conversation avec Saint-Simon, XXVI, 258-260. Son départ précipité; hésite où se retirer, gagne Chambéry, puis Gênes, va enfin mourir à Rome, 260-264; XXVII, 180.

Portrait et caractère, IX, 96-98. Liée avec le marquis d'Aguilar, XVIII, 61. Très unie avec Amelot; pense à marier sa fille à son neveu Chalais, 82, 99-101. Ses relations intimes avec son écuyer Aubigny, XI, 243-245; XII, 66, 68. Relations avec le cardinal de Bouillon, IX, 96; XII, 445; XIII, 69. Protège Bourke, XII, 445, 448. Amie de Daniel de Cosnac, XI, 93; XIII, 18-20. Relations avec Harcourt, XI, 235, 236, 238; XII, 93, 404. Amie du duc et de la duchesse d'Havré, X, 387-388. Déteste Louville, XI, 240-241. Relations avec Mme de Maintenon, XI, 223-229; XII, 433-441; XIII, 61-62; XV, 36; XVIII, 48, 56, 101; XX, 298; XXVIII, 244. Protège le duc de Medina Celi, XX, 105-106; la duchesse de Montellano, XXIV, 74. Très unie avec son frère Noirmoutier, quoique fâchée de sa mésalliance, XIII, 65-68. Favorise Orry, 443. Son confident des Pennes, XII, 94-95. Amie de la princesse de Piombino, XXV, 95. Liée avec les Pompadour, XXIII, 220; XXV, 148. Son amitié pour les Saint-Simon, II, 260-261; XII, 404, 406, 435-437; XIII, 20-21, 210; XVIII, 47; XXVI, 181-182, 259-260. Amie de la comtesse de Solre, XXIV, 75. Liée avec Tessé et son gendre Maulévrier, XII, 281-282, 388-389; XIII, 303, 324. Ne peut souffrir Torcy, XI, 241; XIII, 52. Son union avec Vendôme, XXI, 268. Favorise le duc de Veragua, XVI, 168. Son appartement dans le palais de Madrid, XI, 241.

Ursins (le palais des), à Rome, V, 105.

Urtebise (la cense d'). Conseil de guerre qui y est tenu en 1676, X, *340-345; XXVIII, 12-15.

Usson (Jean Dusson de Bonnac, marquis d'), † 1705, IV, *151. Au siège de Barcelone, 151. A la bataille d'Hochstedt, XI, 265, 267, 268. Sa mort, son caractère, XIII, 128. Son mérite à la guerre, IV, 282.

Ustiano (la ville d'), X, *78, 79.

Utrecht (la ville d'), XXIV, 9, 67, 212, 282, 284; XXVI, 184.

Utrecht (Négociations et paix

d'), XII, 158, 232; XIV, 24; XV, 144; XVII, 177; XIX, 27; XXII, 159; XXIII; 122-123, 349-352 ; XXIV, 120 ; XXVI, 185 ; XXVIII, 263.

Uzès (Charles de Crussol, vicomte d'), † 1546. XV, *166. Sa femme, Jeanne de Genouillac, 166.

Uzès (Jacques II de Crussol, duc d'), † 1584, XIV, *200.

Uzès (François de Crussol, duc d'), † 1680, I, *138, 195; XV, 65. Sa femme Marguerite d'Apchier, XV, *445.

Uzès (Emmanuel II de Crussol, duc d'), † 1692, I, *94, *138. Au mariage du duc de Chartres, 94. Cité, II, 281 ; VI, 211 ; XV, 109.

Uzès (Julie-Françoise de Sainte-Maure, duchesse d'), II, *281. S'occupe de la garde-robe de Monseigneur, XXI, 112-113. Sa mort, II, 281. Citée, XV, 109, 110 ; XXI, 68.

Uzès (Louis de Crussol, duc d'), † 1693, I, *252. Tué à Nerwinde, 252, 258.

Uzès (Félix-Louis de Crussol, abbé d'), † 1712, XXIII, *78. Sa mort, 78.

Uzès (François de Crussol, comte d'), † 1736, VII, *184. Emprisonné pour un duel, 184-185. Son régiment, X, 53. Aux obsèques de la duchesse de Bourgogne, XXIII, 48, 53. Passe en Espagne ; est chargé par Philippe V d'une mission en France, 90. Perd sa femme ; ses fils, 364-365.

Uzès (Charlotte-Madeleine Pasquier de Franclieu, dame Hamelin, puis, comtesse d'), XXIII, *364. Sa mort, son caractère, 364-365.

Uzès (Jean-Charles de Crussol, marquis d'Acier, puis duc d'), † 1739, I, *258. Succède à son frère, 258. Ancienneté de sa pairie, II, 16, 101. Son rôle dans le procès des pairs contre M. de Luxembourg, 121-122. Épouse Mlle de Valentinois, III, 19-21. Ses débauches; perd sa femme, VII, 173. Se remarie avec Mlle de Bullion, XIII, 312. Sa conduite dans l'affaire de M. d'Antin et du duché d'Épernon, XX, 281. Chevalier de l'Ordre en 1724, XIII, 312. Cité, II, 280; XIII, 237; XV, 445.

Uzès (Anne-Hippolyte Grimaldi de Monaco, duchesse d'), III, *19. Son mariage, 19-21. Admise auprès de la duchesse de Bourgogne, IV, 302. Sa mort, VII, 173. N'a pas d'enfants, XIII, 312.

Uzès (Anne-Marguerite de Bullion, duchesse d'), XIII, *312. Son mariage, 312.

Uzès (Charles-Emmanuel, comte et duc de Crussol, puis duc d'), † 1762, XXIII, *230.

Uzès (Émilie de la Rochefoucauld, duchesse de Crussol, puis d'), XXIII, *230.

Uzès (Charles-Hyacinthe de Crussol de Pisani, chevalier d'), XXIII, *365.

Uzès (la ville d'), XI, 83. Le chapitre, XVI, *118.

Uzès (le duché d'), XXV, *223. Son érection, 223-225.

Uzès (le régiment d'), I, 258 ; X, 53.

V

VACHETTE (le village de la), XVIII, *140.

VACQUERIE (Jean de la), premier président du Parlement, XXV, *249. Sa réponse à Louis XII sur la compétence de la cour, 249-250, 333; XXVII, 95-96.

VAILLAC (Jean-Paul Ricard de Gourdon de Genouillac, comte de), † 1681, II, *168. Chevalier d'honneur de Madame; ses enfants, XV, 166-167; XXIII, 13. Ses deux femmes : Marie-Félice de Voisins et Élisabeth de la Vergne de Tressan, XV, *168.

VAILLAC (Jean-François de Gourdon de Genouillac, comte de), † 1696, XV, *168. Sa femme Anne du Cambout, *168.

VAILLAC (François de Gourdon de Genouillac, comte de), † 1707, XV, *163. Sa mort, son extraction, ses aventures, 163-165.

VAILLAC (Armand de Gourdon de Genouillac, comte de), † 1730, XV, *168. Sa femme Henriette de Saint-Gelais, *168.

VAÏNI (Guy, marquis), V, *40. Fait prince par le pape; le cardinal de Bouillon lui fait obtenir l'ordre du Saint-Esprit; son portrait, 40-43. Affaire désagréable à Rome, VII, 349-351. Cité, VI, 126, 213; VII, 13.

VAIR (Guillaume du), chancelier de France, XXII, *253; XXIII, 212.

VAISSEAUX (le régiment des), X, *71, 72.

VAISSELLE D'ARGENT portée à la Monnaie, XVII, 403-413.

VALBELLE (Louis-Alphonse de), évêque de Saint-Omer, VI, *157. Son acharnement à l'égard de Fénelon, 157-160; XXVI, 73.

VALCOURT (le combat de), IX, *82.

VALDECAÑAS (Melchior d'Avellaneda, marquis de), † 1719, XX, *127. Capitaine général, 127. Campagne de 1710, 138.

VAL-DE-GRÂCE (le couvent du), à Paris, I, *128, *189. Visites et séjours d'Anne d'Autriche, V, 246-247, 297; XI, 290-291. Dépôt des cœurs de la famille royale, I, 128; VIII, 369; XII, *462; XVII, 266; XIX, 84; XXII, 343, 344, 351; XXIII, 377; XXIV, 285.

VALENÇAY (Jacques II d'Estampes, marquis de), † 1639, XII, *316.

VALENÇAY (Marie-Louise de Montmorency-Bouteville, marquise de), II, *35, 36; XVII, 171.

VALENÇAY (Achille d'Estampes, cardinal de), XII, *316.

VALENÇAY (Dominique d'Estampes, marquis de), † 1691, XVII, *171.

VALENÇAY. Voyez Estampes-Valençay.

VALENCE (la ville de), en France. Évêques : voyez Cosnac (Daniel de), Monluc (J. de).

VALENCE (la ville de), en Es-

pagne, XIII, 223, 226; XIV, 423.

Valence (le royaume de), VIII, 198-199; XIII, 117, 223, 226, 356, 399; XIV, 417, 434; XVI, 166; XXIII, 82.

Valence-du-Pô (la ville de), III, *266. Siège de 1696, 266-267. Citée, XIV, 38, 452.

Valenciennes (la ville de), I, 92; XIII, 440; XIV, 16, 21; XVI, 131-132, 297; XVIII, 191; XX, 240, 243, 244; XXIII, 99. Gouvernement, XX, *323.

Valentinois (Diane de Poitiers, duchesse de), XIV, 191, 209.

Valentinois (Antoine Grimaldi, duc de), puis prince de Monaco, II, *20. Voyez Monaco (le prince de).

Valentinois (Jacques-François-Léonor Goyon, comte de Torigny, duc de), et prince de Monaco, † 1751, II, *35. Son mariage avec la fille aînée du prince de Monaco; conditions, XXVI, 188-193.

Valentinois (Louise-Hippolyte Grimaldi, duchesse de), et princesse de Monaco, II, *35.

Valentinois (le duché de), XIV, *191. Érection ancienne et nouvelle, IX, 272; XIV, 191; XXIV, 43-45; XXV, 233, 268; XXVI, 190. Son étendue, XXIV, 46.

Valenzuela (Fernand), III, *87; IX, *142. Son élévation et sa chute, 142-143, 167.

Valero (Balthazar de Sotomayor Zuniga y Guzman, marquis de), XXVI, *177. Vice-roi du Mexique; son caractère, 177-178.

Valero y Lossa (François), archevêque de Tolède, XXVI, *117-118.

Valette (Bernard de Nogaret de la), † 1592, II, *94. Son procès en 1639, XXV, 252.

Valette (Louis-Félix de Nogaret, marquis de la), † 1695, I, *240. Campagne de 1693, 240, 270.

Valette (Louis de Nogaret, cardinal de la), archevêque de Toulouse, II, *93.

Valette (le village de la), près Toulon, XV, 215.

Valets de chambre du Roi (les). Leurs droits pécuniaires sur les serments, XV, 359-360. Leur crédit et leur influence sur le Roi, 359; XXVIII, 148-149.

Valincour (Jean-Baptiste-Henri du Trousset de), III, *291. Nommé historiographe du Roi; sa carrière et son portrait, VI, 179-182. Sa charge de secrétaire général de la marine, 180; VII, 230. Ses relations avec Saint-Simon, III, 292.

Valladolid (la ville de), XVII, *380, 381; XX, 114, 119, 125, 126.

Vallejo (Joseph de), XVI, *164. Campagne de 1708 en Espagne, 164-165.

Vallery (la terre de), XVII, *268. Sépulture des Condés, 268; XIX, 84.

Vallière (Jean de la Baume-le-Blanc, seigneur de la), † 1647, XXI, *119. Sa femme Françoise de Beauvau du Rivau, 119.

Vallière (Louise-Françoise de la Baume-le-Blanc, duchesse de la), I, *58. Ses amours et sa faveur, 86; XVII, 348; XXVIII,

129, 176. Ses fuites de la cour, XIX, 388; XXVIII, 127. Son respect pour la Reine, XIX, 388-389, 391; XXVIII, 181. Sa retraite et sa pénitence, XV, 88; XIX, 389-390. Visites qu'elle reçoit au couvent; la Reine la fait asseoir, IX, 70; XIX, 391. Sa mort, son portrait, XIX, 386-392; XXVIII, 7. Relations avec ses enfants, III, 139; XIX, 387, 389, 390. Sa liaison avec la maréchale de Rochefort, I, 86.

VALLIÈRE (Jean-François de la Baume-le-Blanc, marquis de la), † 1676, XV, *87. Son gouvernement de Bourbonnais, XVII, 348.

VALLIÈRE (Gabrielle Glé de la Costardais, marquise de la), XV, *87. Sa mort, son caractère, 87-88, 107.

VALLIÈRE (Charles-François de la Baume-le-Blanc, marquis puis duc de la), † 1739, I, *118; V, *299. Son mariage avec Mlle de Noailles, 299; XV, 99. Est nommé commissaire général de la cavalerie, XII, 212. Fait la campagne de 1707 sur le Rhin, XV, 180. Obtient un brevet de retenue sur son gouvernement de Bourbonnais, XVII, 347-348. Sa conduite à la mort de Monseigneur, XXI, 43-44, 86. Sa situation à la cour, XV, 362; XXI, 278. Nommé mestre-de-camp général de la cavalerie, XXIV, 197. Aventure avec M. de la Chastre, XVII, 32. Bouffonnerie à l'occasion de la maladie de Mme de Gondrin, XXII, 264. Son influence sur la princesse de Conti, sa cousine, XV, 99.

VALLIÈRE (Marie-Thérèse de Noailles, marquise puis duchesse de la), V, *299. Son mariage, 299-300. Faite dame du palais, XIV, 261; XIX, 314, 332. Sa faveur auprès de la duchesse de Bourgogne, XV, 361, 363; XIX, 242; XXI, 268. Se brouille avec Mme de Maulévrier, XIII, 329. Son caractère; spirituelle et dangereuse, XIV, 261; XXI, 268, 278. Relations avec les Saint-Simon, XIX, 304.

VALLIÈRE (Jean-Urbain de), † 1710, XIV, *93. Commande à Chambéry, 93.

VALLOT (Édouard), évêque de Nevers, XII, *244.

VALOIS (la maison de), IX, 117.

VALOIS (Marguerite de), reine de Navarre, XXII, *220; XXIII, 6-9.

VALOIS (Charlotte-Aglaé d'Orléans, fille du Régent, dite Mlle de), plus tard duchesse de Modène, XVI, *265. Mise au couvent de Chelles pour son éducation, XIX, 264-265, 347-349, 357. Au mariage du duc de Berry, 352-353. Sa beauté, XXIV, 33.

VALOIS (le comté de), II, 26.

VALOIS (le P. Louis le), IV, *84. Confesseur des princes, partisan de Fénelon, 84, 89. Sa mort, VII, 189-190.

VALORY (Charles-Guy, comte de), XXIII, *173. Gouverneur du Quesnoy, 173.

VALORY (Guy-Louis-Henri, chevalier, puis marquis de), † 1774, XXIV, *66.

VALOUSE (Hyacinthe Boutin, marquis de), VII, *345. Écuyer du roi d'Espagne, l'accompagne à Madrid, 345; VIII, 215, 233. Sa fortune en Espagne, XI, 250. Apporte à Paris la nouvelle de la victoire d'Almanza, XIV, 422. Est fait premier écuyer, XXVI, 173-174.

VALSEMÉ (Louis-Ferry Malet de Graville, marquis de), XII, *176. Prisonnier à Hochstedt. 176. Sa mort, son portrait, XV, 327-328.

VALTELINE (la), V, *217.

VALVIN (le village de), XXII, *71.

VAN DYCK (Antoine), peintre, XVIII, *306.

VAN HOEY (Abraham), ambassadeur de Hollande en France, XV, *210-211.

VAN HOLT (Jacques Hartger), XXV, *160. Sa banqueroute, son fils, 160-162. Voyez Vanolles.

VANNES (la ville de), V, 189; XIV, 168. Évêques : voyez Argouges (François d'), Bénard de Rezay (Cyprien-Gabriel).

VANOLLES (Barthélemy Van Holt, dit de), XXV, *161-162.

VANVES (le village de), XXVI, *295.

VAR (le), rivière, XV, 193, 219.

VARADIN (la ville de), XXIII, *244.

VARANGEVILLE. Voyez Varengeville.

VARDES (François-René du Bec-Crespin, marquis de), † 1688, I, *215. Son duel avec Claude de Saint-Simon, 215-219. Ses intrigues avec Guiche et la comtesse de Soissons; sa disgrâce, son exil, 218; XIV, 148-149; XV, 330; XVI, 428; XVII, 331; XXIII, 167. Marie sa fille au duc de Rohan-Chabot, XIV, 23, 148. Il est mêlé à l'aventure de Fargues, XIII, 135-137, 139.

VARENGEVILLE (Jacques Roque de), † 1692, X, *22. Son ambassade à Venise, XI, 349.

VARENGEVILLE (Charlotte-Angélique Courtin, dame de), III, *285; X, *23. Aide son père pour ses dépêches diplomatiques, 285. Portrait et caractère, XI, 349.

VARENGEVILLE (Mlles de). Voyez Maisons (la présidente de), Villars (la maréchale de).

VARENNE (l'ancienne maison de la), en Poitou, VII, 81; XIV, 274.

VARENNE (la famille Foucquet de la), IV, 326, *327, 330; VII, 103.

VARENNE (Guillaume Foucquet, baron de la), † 1616, IV, *327. Entremetteur de Henri IV; anecdote de la pie, 327-330; VII, 78; XIV, 273; XXIII, 112-113.

VARENNE (Guillaume Foucquet, marquis de la), † 1699, IV, *326. Son mariage avec la fille de Tessé; ses missions diplomatiques, 326-327; VII, 78; XIV, 274; XVIII, 288.

VARENNE (Marie-Françoise-Philiberte-Damaris de Froullay de Tessé, marquise de la), IV, *326. Son mariage, 326-327; VII, 78. Retirée à la Flèche; reçoit la visite de Chamillart, XVIII, 288.

VARENNES (Joseph-Alexandre de Nagu, marquis de), † 1723, I, *278. Blessé à la Marsaille, 278. Gouverneur de Metz; son caractère, X, 196-197; XII, 446. Gouverneur de Bouchain, XXIII, 174.

VARILLAS (Antoine), historien, III, *123. Sa mort, 123,

VARSOVIE (la ville de), IV, 185, 196, 199, 209; V, 46; XV, 150. La cathédrale Saint-Jean, IV, *185.

VASCONCELLOS (Michel), III, *87; IX, 142, 143, 167.

VASSÉ (la famille de), XXIII, *30.

VASSÉ (Louis-Alexandre, marquis de), † 1684, II, *178; XIII, 119. Sa femme Anne-Louise de Crevant d'Humières, *178; IX, 11.

VASSÉ (Emmanuel-Armand, marquis de), IX, *11. Épouse Mlle de Beringhen, 11. Sa mort, XIX, 49.

VASSÉ (Anne-Bénigne-Fare-Thérèse de Beringhen, marquise de), IX, *11. Amie du premier président de Mesmes, XXVI, 19, 26.

VASSÉ (Louis-François, abbé de), XXIII, *30. Refuse l'évêché du Mans, 30.

VASSÉ (Charles-Armand, marquis de), † 1741, XIX, *49.

VASSÉ (Jacques-Emmanuel, marquis de), † 1742, XIX, *49.

VASSÉ (Armand-Mathurin, commandeur de), † 1782, XIX, *49.

VASSEUR (l'abbé Guillaume le), administrateur des affaires de Saint-Simon, XVI, 105; XVIII, 294, 301; XXI, 230.

VASSOR (Michel le), VII, *205. Auteur de l'histoire de Louis XIII; espion des jésuites: quitte l'Oratoire et se fait protestant; devient précepteur du duc de Glocester, 205-209.

VATBLED (le frère Louis), XXIV, *113.

VATICAN (le palais du), XXVI, *146.

VAUBAN (Paul le Prestre, sieur de), XII, *357.

VAUBAN (Sébastien le Prestre, maréchal de), I, *36. Sa modeste origine, XII, 356-357. Ses services militaires; ses nombreux sièges, XI, 29; XIV, 337. Fortifie Lille, XVI, 488. Prêté au duc de Savoie pour fortifier Turin, XIII, 365; XIV, 9. Siège de Namur, I, 36-37, 39. Peletier de Souzy lui est préféré comme directeur des fortifications, VII, 170-172. Il est nommé maréchal de France, XI, 8; XIII, 358. Grand croix de Saint-Louis, XI, 33. Demande à aller faire le siège de Kehl, 72. Est envoyé à Brisach, 217. Fait chevalier du Saint-Esprit; son rang de réception, XII, 356, 379. Offre d'aller au siège de Turin sans commandement, XIII, 158-159, 365-366. Va commander en Flandre maritime, 394. Son opinion sur le siège de Turin, XIV, 9-10. Ses voyages dans le royaume; ses recherches sur les finances; son projet de dîme royale; relations avec Boisguilbert; causes qui le font échouer, XIV, 324-335, 343-344; XX, 163-164, 177. Sa disgrâce et sa mort, XIV, 323, 335, 337-339.

Portrait et caractère; sa modestie, VII, 171-172; XI, 27-30, 72; XIV, 323-324, 329; XVIII, 145. Ses qualités militaires; son talent d'ingénieur. XII, 46, 357. Son amour du bien public, 357; XIV, 337. Estime et amitié du Roi pour lui, VII, 171; XI, 28; XIII, 365-366. Il le fait manger à sa table à l'armée, XXVIII, 332. Saint-Simon n'eut jamais de liaison avec lui, XIV, 424.

VAUBECOURT (Louis-Claude de Nettancourt-Haussonville, comte) de, † 1705, I, *264. Blessé à Zweingenberg, 264. Maréchal de camp à l'armée d'Allemagne (1694), II, 153. Il raccommode les maréchaux de Lorge et d'Huxelles, 170-171. Campagne de 1695, 298-299, 307. Sa mort, XIII, 42-44; XIX, 50.

VAUBECOURT (Catherine Amelot de Gournay, comtesse de), XIII, *43; XV, 255. Passion qu'elle inspire au maréchal de Villeroy, XIII, 43. Sa mort, XIX, 49-50.

VAUBONNE (Joseph Guibert, marquis de), IV, *163; XII, 122, 123; XIII, 440; XV, 233-234.

VAUBOURG (Jean-Baptiste Desmaretz de), XVII, *452. Conseiller d'État, commissaire pour l'établissement de l'impôt du dixième, XX, 164-168. Son caractère, sa probité, 165-166; XXI, 135; XXIV, 237.

VAUBOURG (Marie-Madeleine Voysin, dame de), XVII, *452. Sa mort, XXI, 134-135. Citée, XXIV, 237.

VAUBRUN (Nicolas II de Bautru, marquis de), † 1675, VII, *152. Tué à Altenheim, 152-153; X, 336; XV, 390. Son fils et ses filles, XX, 195-197. Cité, XXII, 91.

VAUBRUN (Marie-Marguerite-Thérèse de Bautru, marquise de), VII, *39.

VAUBRUN (Nicolas-Guillaume de Bautru, abbé de), † 1746, V, *342. Espion du cardinal de Bouillon; son exil; rappelé au bout de dix ans; son portrait, VII, 152-154; XX, 196-199. Cité, XXII, 91.

VAUBRUN (Marguerite-Thérèse de Bautru de), XX, *197. Son enlèvement, 197-198.

VAUCELLAS (André de Cochefillet, baron de), XI, *190. Son ambassade en Espagne, 190; XIII, 53. Sa femme Élisabeth de l'Aubespine, XI, *190.

VAUCOULEURS (la famille de), XVI, *92. Voyez Lanjamet.

VAUCRESSON (la terre de), VIII, *5. Maison du duc de Beauvillier, XI, 5; XIII, 237, 293; XV, 378; XIX, 139, 141, 187; XXI, 301, 305; XXII, 2; XXIII, 195-196; XXV, 36, 56, 57.

VAUDÉMONT (Antoine de Lorraine, comte de), † 1447, XXIV, 79.

VAUDÉMONT (Yolande d'Anjou, comtesse de), XV, *27.

VAUDÉMONT (François de Lorraine, comte de), † 1632, IV, *333. Sa femme Catherine de Salm, XV, *26.

VAUDÉMONT (Charles-Henri de Lorraine, prince de), † 1723, I, *228. Ses origines, IV, 331, 342. Sa naissance, XV, 30. Ses armes, 53. Son éducation, IV,

337. Sa carrière au service d'Espagne, IV, 339-340, 343-345; XV, 32. Son influence et ses grands emplois sous Charles II, IX, 46, 81. Sa liaison avec le prince d'Orange, IV, 340; V, 64; IX, 46; XXVIII, 21, 23, 95. Son hostilité insolente contre Louis XIV, IV, 340-342; IX, 46; XV, 32, 60.

Campagne de 1693, sous le prince d'Orange, I, 228, 235; XXVIII, 21, 23. A la bataille de Nerwinde, I, 247. Campagne de 1695; il est sauvé par l'impéritie du duc du Maine, II, 311, 314-320. Il est fait gouverneur général du Milanais, IV, 331, 346; XV, 33. Entrevue avec Portland à Notre-Dame-de-Liesse, V, 64-65. Il fait proclamer Philippe V à Milan, VII, 339. Conférences avec Tessé; il envoie Colmenero à Versailles, 370-371. A ordre d'obéir au roi de France, 376. Sa liaison avec Tessé, VIII, 262, 264. Commande les troupes espagnoles en Italie, IX, 33. Ses intrigues avec Tessé et Villeroy, sa conduite suspecte, 44-55, 78, 80-81, 84; XXVIII, 95. Son fils et son neveu servent dans l'armée du prince Eugène, IX, 49-50. Campagne de 1702, X, 69, 217, 221. Vient recevoir Philippe V et le conduit à Milan, 172-173, 176.

Mort de son fils, X, 226; XII, 124. Sa conduite pendant la campagne de 1703, XI, 164-166. Son rôle lors de la trahison du duc de Savoie, 273, 275-276. Ses menées étranges, 306-308, 310. Ses intrigues pour le mariage du duc de Mantoue, XII, 226 et suiv. Il fait décapiter Boselli, XIII, 226-228. Se retire à Mantoue avec Médavy, XIV, 84-85. Campagne de 1707; négocie le retour des troupes françaises d'Italie, 447-449, 452. Revient à la cour, XV, 1. Chaude réception du Roi, 5. Pensions qu'il reçoit de France et d'Espagne, 35-37.

Ses intrigues avec ses nièces Lillebonne pour gouverner Monseigneur, XV, 4 et suiv. Ses prétentions de rang et ses artifices pour obtenir des distinctions, 31 et suiv., 50-54. Il reçoit du duc de Lorraine la souveraineté de Commercy et la préséance sur tous les princes lorrains, avec lesquels il se brouille, 54-59. Il ne peut obtenir l'ordre du Saint-Esprit, 43. Soutient Colmenero qui trahit, 33-34. Continue ses trahisons avec l'Empereur et le duc de Lorraine, 60-64. Sa situation à la cour en 1708, XVI, 202-203. Fait un mémoire sur la ligue d'Italie, 272-273. Le Roi le consulte sur la Flandre, 335. Il courtise Voysin devenu secrétaire d'État, XVII, 461. Appuie les prétentions de Mme de Mantoue, XVIII, 118 et suiv. Fait un voyage suspect en Lorraine, 170. Sa situation à la cour après la mort de Monseigneur, XXI, 268-269. Ses cabales contre le duc d'Orléans, XXII, 371, 388; XXVI, 346.

Portrait et caractère, IV, 338, 343-344; VIII, 262; XIV, 85;

XV, 4-5, 31, 35, 50, 60; XVI, 335. Sa santé et ses maladies, IV, 343-344; IX, 51; XI, 165, 307; XV, 34-35, 44, 46, 54, 58. Intimité avec sa sœur Lillebonne et avec ses nièces, IX, 44; XIV, 447; XV, 3-4; XVIII, 11-12.

Sa liaison avec le chevalier d'Aubeterre, XIV, 350. Relations avec l'Amirante, VIII, 206; Catinat, XV, 284; Chamillart, IX, 45; XIV, 447; XVI, 247, 304, 319; Mme de Maintenon, XIV, 448; XV, 45; Monseigneur, XIV, 447; XVIII, 118; XIX, 10; Tessé, VIII, 262, 264; IX, 47; XI, 317; XV, 284; XVIII, 15; Vendôme, XI, 309-310; XII, 25; XIII, 291; XIV, 447; XV, 19; le maréchal de Villeroy, IV, 339; IX, 44, 78-81; XV, 31, 33, 34, 284.

VAUDÉMONT (Anne-Élisabeth de Lorraine-Elbeuf, princesse de), IV, *339. Sa pension, XV, 36. Ses intrigues et ses prétentions, 38, 46-49. Négocie avec le duc de Lorraine à propos de Commercy, 49 et suiv. Admise à Marly, 47-49. Fait la souveraine à Commercy, 55. Sa mort, XXIV, 375. Son caractère, XV, 49-50; XXIV, 375-376. Citée, IV, 339; XI, 166; XIII, 333; XV, 31, 59; XVII, 329; XVIII, 118.

VAUDÉMONT (Charles-Thomas de Lorraine, prince de), fils, †1704, IX, *49. Sert dans l'armée de l'Empereur en Italie, 49, 51; XXVIII, 95. A la surprise de Crémone, X, 70, 71, 75, 76. Feld-maréchal, XII, 27. Blessé mortellement à Luzzara; sa mort, X, 226-227; XII, 124; XIV, 447; XV, 4, 33, 37.

VAUDÉMONT (la principauté de), IV, *337; XV, *38, 39. Ses armoiries, XV, *54.

VAUDREUIL (Philippe Rigaud, marquis de), XXIII, *221. Gouverneur du Canada, 221-222.

VAUDREUIL (Louise-Élisabeth de Joibert de Soulanges, marquise de), XXIII, *221. Sous-gouvernante des enfants du duc de Berry, 221-222. Aux obsèques d'une fille de la duchesse de Berry, XXIV, 285.

VAUDREY (Jean-Charles, chevalier, puis comte de), † 1705, II, *211. Inspecteur d'infanterie; sa carrière, 211. Tué à Cassano, XIII, 98.

VAUGIRARD (le village de), XXVI, *295.

VAUGUYON (André de Bétoulat, seigneur de Fromenteau, puis comte de la), I, *205. Son ambassade en Espagne, son mariage, 204-205. Sa folie et son suicide, sa carrière; ses alliances; ses noms de Bétoulat et de Fromenteau, 290-299. Aux obsèques de la Dauphine de Bavière, XXIII, 50.

VAUGUYON (Marie de Stuer de Caussade de Saint-Maigrin, comtesse du Broutay, puis de la), I, *204. *205, 293. Sa mort, 298-299.

VAUGUYON (la terre de la), I, *205.

VAUTRAIT (le), XVI, *65.

VAUVINEUX (Charles de Cochefillet, comte de), XIII, *53. Sa

femme Françoise-Angélique Aubery, *32.

VAUX (Louis-Nicolas Foucquet, comte de), † 1705, XVII, *366.

VAUX-LE-VICOMTE (la terre de), XII, *377.

VAUX-SUR-MEULAN (le comte de). Voyez Saint-Simon (Claude de Rouvroy-).

VAZET (Henri), XII, *59. Huissier du roi d'Espagne, agent de la princesse des Ursins, 59; XIII, 407, 440-441,

VELASCO (Francisco-Marcos Fernandez de), IV, *148. Vice-roi de Catalogne; défend Barcelone et est battu par Vendôme, 148, 151, 153; XIII, 117, 165.

VELLETRI (l'évêché de), VII, 105; XXVI, *142.

VENDEUIL (Timoléon de Clérambault de), † 1704, X, *56. Fait brigadier, 56.

VENDEUIL (François de Clérambault, marquis de), † 1712, VII, *327. Commande l'escorte qui accompagne les princes en 1700, 327.

VENDÔME (la maison de). Son rang, XXI, 160.

VENDÔME (Louis de Bourbon, comte de), † 1446, XV, *299. Sa femme Jeanne de Laval, *299.

VENDÔME (Isabeau de Beauvau, comtesse de), XXI, *120.

VENDÔME (François de Bourbon, comte de), II, 20,*21. Sa femme Marie de Luxembourg, *20.

VENDÔME (Charles de Bourbon, duc de), † 1537, II, *21, *101.

VENDÔME (César, légitimé de France, duc de), † 1665, II, *103; VII, *14. Aux obsèques de Henri IV, II, 103. Installé amiral de France, 224-225. Sa réception au Parlement comme duc, XXIV, 349. Cité, VIII, 125; XV, 123; XVII, 305.

VENDÔME (Françoise de Lorraine-Mercœur, duchesse de), femme de César, XXVII, *96.

VENDÔME (Louis, duc de Mercœur, puis duc et cardinal de), † 1669. Voyez Mercœur (le duc de).

VENDÔME (Louis-Joseph, duc de), † 1712, I, *303. Sa belle conduite à la Marsaille, 279. Son retour à la cour, 303-304. Son rôle dans le procès des pairs contre M. de Luxembourg, II, 17, 69, 85. Ses prétentions pour l'ancienneté de sa pairie; querelle avec le duc d'Elbeuf, 101-104. Assiste à la réception du duc du Maine au Parlement, 111. Sa propre réception comme pair, 112, 224; XXIV, 351. Précède les pairs à l'adoration de la croix, II, 259. Campagne de 1694 en Provence, 159, 210. Est fait général des galères, 180. Brouillé avec le maréchal de Luxembourg, il se réconcilie avec lui, 185, 232. Affront public qu'il fait à Roquelaure, 248-249. Intrigues du duc de Noailles pour lui faire donner le commandement de l'armée de Catalogne, 287-291. Campagne de 1695, 308-309. Anecdote de jeu avec l'évêque de Langres, 365. Sa réponse au Roi sur le reproche de ne point aller aux sermons du P. Séraphin, III, 80. Assiste à la réception du duc de Villeroy au Parlement, 99.

[Vendôme *suite*]

Fait la campagne de 1696, III, 124-125. Assiège et prend Barcelone (1697) ; est fait vice-roi de Catalogne, IV, 144-156. Revient en France, tombe malade à Anet et ne peut assister au mariage du duc de Bourgogne, 324-326. Intercède pour son frère enfermé à la Bastille, V, 315-316. Volé par celui-ci et par l'abbé de Chaulieu, il charge Crozat de l'administration de ses affaires, VI, 196-198. Va se soigner à Clichy chez Crozat, 199-200. Aux obsèques de Monsieur, VIII, 366. À la réception de Saint-Simon au Parlement, X, 48.

1702. Accepte le commandement de l'armée d'Italie, X, 88-90. Amuse le Roi par des bagatelles, 117-118. Découvre une conspiration contre le roi d'Espagne, 169, 176. Va saluer Philippe v à Crémone, 217. Siège au despacho, 220. Bat Visconti à Santa-Vittoria, 217-218. Combat de Luzzara, 221 et suiv. Est fait chevalier de la Toison d'or, 233-234. Manque d'être fait prisonnier, 361.

1703. Commande encore en Italie, XI, 64. Intervient en faveur de Barbezières prisonnier, 72-74. Petits succès ; courriers continuels, 159. Expédition du Trentin, 159, 162-164. Suite de la campagne, 166. Trompé par le duc de Savoie, 222. Désarmement des troupes savoyardes, 273-275. Bat Stahrenberg, 276. Le Roi refuse de le nommer maréchal de France ; il essaie de commander aux maréchaux, 307-309. Ses rapports avec Tessé en Italie, qui lui cède le commandement, XII, 23-24.

1704-1705. Campagne d'Italie, 24-27, 121-122. Prise de Verceil et d'Ivrée, 144, 268-269. Siège et prise de Verue, 306-308, 382-383 ; XIII, 13-16. Campagne de 1705, 40, 90-93. Combat de Cassano, 93 et suiv. Suite de la campagne, 115. Approuve le siège de Turin, 160-161. Voyage triomphant à la cour, 291-295.

1706. Il refuse la patente de maréchal général que le Roi lui offre, XIII, 296-297. Désigné pour l'Italie, 318. Obtient un billet du Roi pour commander à un maréchal en Italie, 345-347. Combat de Calcinato, 347-352. Il est choisi pour aller remplacer Villeroy en Flandre, 390-392, 394. Attend le duc d'Orléans en Italie ; son entrevue avec lui, 454 ; XIV, 11-14. Il donne l'ordre à Marcin, 11-12. Arrive à Versailles et part pour la Flandre avec patente pour commander les maréchaux, 15-15. Ses relations avec l'électeur de Bavière, 26. Campagne de Flandre, 30-32. Retour à la cour, 129-130. Commande en Flandre en 1707, XIV, 299. Sa dangereuse paresse, XV, 174-177. Discussion avec Bergeyck à propos du soulèvement des Pays-Bas ; son ignorance, 410-412.

1708. Doit commander en Flandre sous les ordres du duc de Bourgogne, XVI, 8 et suiv. Va voir son frère à la Ferté-

[Vendôme *suite*]

Alais, 22. Étrange réception qu'il fait à Bergeyck, 30-33. Il part pour la Flandre, 34. Débuts de la campagne, 132, 137. Sa négligence; bataille d'Audenarde; son insolence à l'égard du duc de Bourgogne, 177-195. Sa lettre au Roi sur la bataille; intrigues de sa cabale contre le prince, 196 et suiv., 235 et suiv., 240-247. Son adresse auprès de la duchesse de Bourgogne, 250-252. Il est desservi par le maréchal de Villeroy, 254. Suite de la campagne; siège de Lille, 281 et suiv. Mensonges répandus contre le duc de Bourgogne par sa cabale, 309-316. Chamillart le raccommode avec Berwick, 317-318. Suite des opérations; fautes nouvelles de Vendôme, 320-324, 338-339, 358-362. Siège de Leffinghem, 362-363, 367-368. Fin de la campagne, 445-463. S'apprête à passer l'hiver en Flandre, 466. Son retour; réception que le Roi lui fait, 481-484. Le maréchal de Berwick dévoile ses fautes, 490-491.

1709. Il est exclus de servir, XVII, 28. Sa disgrâce, 174, 309-310. Éclat avec Puységur, qui le perd auprès du Roi, 310-318. Affront qu'il reçoit de la duchesse de Bourgogne; est exclus de Marly et de Meudon, 318-325. Il s'en va à Anet, 326-327. Cherche à entrer au service d'Espagne; est refusé, 327-328. Vient à Versailles et est froidement reçu du Roi, XVIII, 304-305. Il est demandé par le roi d'Espagne, XIX, 109-110. Il épouse Mlle d'Enghien, 110-115, XX, 112.

1710. Obtient la permission d'aller en Espagne, XX, 104. Son départ; affront de la duchesse de Bourgogne, 109-111. Rejoint le roi d'Espagne, 113-115, 125. Campagne de 1710, 128. Victoires de Brihuega et de Villaviciosa, 132 et suiv.

1711-1712. État de sa cabale après la mort de Monseigneur, XXI, 267-268. Commande encore en Espagne, 322. Campagne de 1711, XXII, 142-143. Ne peut prendre Cardone, 234. Obtient le titre d'Altesse et le traitement des deux don Juan, XXIII, 25, 28. Sa maladie et sa mort, XXIII, 80-84. Sa sépulture, sa succession, 85-87.

Portrait, mœurs, caractère et conduite, II, 69; VI, 199; XII, 123; XIII, 279-287; XVI, 9-10, 228-229; XVIII, 195. Ses débauches et sa santé, IV, 325; VI, 197-200; VII, 172; VIII, 48; XIII, 282-283; XIV, 130; XV, 34, 174; XVI, 9; XIX, 111. Sa saleté, son sans-gêne, sa gloutonnerie, XIII, 284-286, 289; XVI, 192. Ses qualités et ses défauts au point de vue militaire, XIII, 90, 283, 286; XIV, 63; XV, 412. Sa vie à l'armée, XVII, 315. Son orgueil, sa hauteur, veut être adulé, XIII, 281-282, 286-287, 289, 390; XVI, 32-33, 137, 217, 220. Sa paresse, son indolence, XII, 122; XIII, 283; XIV, 130; XV, 174-175; XVI, 8, 137, 178-179, 193, 217, 225, 314. Ses fanfaronnades, X, 117-

[Vendôme *suite*]

118; XII, 123; XIII, 88, 100; XV, 411; XVI, 363, 368, 453. Amuse le Roi par de petites nouvelles et envoie constamment des courriers, X, 117-118; XI, 159, 162-163; XII, 24-25, 121, 123, 306; XIII, 13, 44, 93, 291-292. Rejette les fautes sur les autres, XVI, 182. Son impudence, XX, 144. Opiniâtre et disputeur, II, 248; XIII, 93, 281; XVI, 187, 196, 210, 217. Familier et populaire; adoré des soldats, XII, 123; XIII, 281, 286; XVI, 11, 15, 17, 226. Son jeu, II, 247-248; XIII, 285; XV, 174.

Sa faveur auprès du Roi à cause de sa bâtardise, IV, 326; V, 313; XI, 159; XII, 47, 122, 307; XIII, 16, 92-93, 282-283, 291, 295, 346; XIV, 15, 129-130; XV, 33, 410, 412; XVI, 9, 17, 32-33, 246, 248, 292, 368, 481-482; XVII, 128, 318, 320-321; XVIII, 304-305; XIX, 93, 112-114. Ses prétentions de rang et ses intrigues, V, 68; XI, 307-309; XII, 23-25, 125; XIV, 21, 26; XV, 174; XVI, 17; XIX, 92. Se fait appeler Monseigneur, XVII, 302. Son aversion pour Paris, XIII, 291.

Ses séjours à Anet, V, 315; VI, 199-200; VII, 172; XIII, 295; XVI, 482-483, 491; XVII, 28, 317, 322, 325, 326; XIX, 110, 113-115; XX, 112. A Marly, XVI, 483; XVII, 474, 317-320. A Meudon, XIII, 295; XVI, 482-483; XVII, 174, 317-318, 322-324. A Clichy, VI, 199; XIII, 345; XVI, 30-34; XVII, 321. A la Ferté Alais, XVI, 22; XVII, 326. A Belébat, XVI, 22. Ses favoris et commensaux, XV, 397; XVI, 232. Ses officiers et aides de camp, XII, 307; XVI, 175. Ses secrétaires, 232-233. Sa table, XV, 174. Son logement à Versailles, XVII, 322.

Relations avec Alberoni, XIII, 288-291; XV, 349; XVI, 229-230, 233, 482; Albergotti, XII, 456; XVI, 260; le chevalier d'Aubeterre, XIV, 350. Pousse Chamillart, qui lui est dévoué, VI, 294; XI, 159; XIII, 15, 115, 291; XVI, 203, 247, 304, 320, 450-451; XVII, 26, 159, 386, 422, 448. Relations avec Chamlay, XVI, 32-33. Jalousie contre le prince de Conti; rivalité entre eux chez Monseigneur, II, 185, 232, 288; V, 313, 315; VI, 163; XIII, 291; XV, 17, 112; XVI, 11, 336; XVII, 123, 128, 140, 309; XXI, 64, 74, 280. Relations avec Crozat, VI, 198-199; XVI, 235-236; le comte d'Évreux, 235-236; la Feuillade, XIII, 115; les Lorraines, XIII, 291; XV, 17, 19; le maréchal de Luxembourg, II, 185, 232, 242, 247; XII, 455. Intimité avec le duc du Maine, XI, 159; XII, 122, 307; XIII, 14, 291, 345; XIV, 448; XV, 19; XVI, 12, 482; XVII, 128, 310; XVIII, 12; XX, 109-110. Poussé par Mme de Maintenon, X, 117; XI, 159; XII, 122, 307; XIII, 14, 291; XIV, 448; XVI, 254; XVII, 158-159, 310, 328, 442. Relations avec Monseigneur; admis aux parvulos de Meudon,

XIII, 291; XIV, 15, 401; XV, 17; XVI, 11, 482; XVII, 128, 317-318, 322-327. Relations avec le duc d'Orléans, XVI, 231; Saint-Simon, 482; le comte de Toulouse, 483; Mme des Ursins, XIX, 110; XX, 104, 109; Vaudémont, XI, 309-310; XIII. 291; XIV, 447; XV, 5, 19, 33-34, 43; avec son frère le grand prieur, VI; 197; XIII, 101-103, 297, 299; XVI, 22; XVII, 414-415; avec le maréchal de Villeroy, XVIII, 16.

VENDÔME (Marie-Anne de Bourbon-Condé, demoiselle d'Enghien, puis duchesse de), I, *101. Voyez Enghien (Mlle d'). Son mariage, XIX, 110-114, Au mariage du duc de Berry, 353. Deuil de Monseigneur, XXI, 126. Obsèques de la duchesse de Bourgogne, XXII, 343, 346. Mort de son mari; hérite de lui, XXIII, 87. Sa vie à part, XX, 318. N'a aucune influence, XXII, 375.

VENDÔME (Philippe, grand prieur de), I, *304. Aventure en Angleterre avec le roi Charles II, XXVI, 272. Prend part au combat de la Marsaille, I, 279. Revient de l'armée, 303-304. Est envoyé en Provence (1694), II, 159. Brouillé avec Luxembourg, se raccommode avec lui, 232. Dispute avec Roquelaure, 248-249. Sa préséance sur les pairs, 259. Commande en 1695 un corps séparé vers Nice, 288-289. Affront à l'ambassadeur d'Angleterre, V, 67-68. Querelle chez Monseigneur avec le prince de Conti; est mis à la Bastille, 313-319. Infidèle dans l'administration des biens de son frère, en est déchargé, VI, 196-197. N'est pas employé à l'armée en 1702, X. 91. Veut rendre ses bénéfices; obtient une pension et la permission d'aller servir en Italie, 202-203; XI, 74.

Il commande dans le Milanais en 1704, XII, 26-27, 121. Campagne de 1705, XIII, 44. Petit échec qu'il éprouve, 92. Sa lâche conduite à Cassano, 94. Sa disgrâce, ses voyages; exilé à Chalon-sur-Saône, 101-104. Va à Rome, 347. Se retire à Gênes, XIV, 130. Obtient de rentrer en France, mais loin de la cour, XVI, 22. Son frère intercède pour lui, XVII, 414-415. Est enlevé par Masner, XX, 205-207. En liberté provisoire à Soleure, XXI, 336. Relâché, mais exilé à Lyon, XXII, 168. Son exil confirmé; n'hérite pas de son frère, XXIII, 86-87. Passe à Malte, XXVI, 135-136.

Portrait et caractère, XIII, 297-300. Ivrognerie et débauche, X, 91; XIII, 101, 104; XXVI, 284. Son insolence, XVII, 128. Son courage et son honnêteté suspects, V, 313; XIII, 101-102, 299. Ses dettes, ses abbayes, sa pension, X, 202-203; XII, 339. Sa maison du Temple, XIX, 114. Son ami Campistron, XVI, 232. Cité, XI, 308; XIII, 104; XIV, 386.

VENDÔME (le duché de), II, 101, 104; XXIII, *87.

VENDÔME (la place de), à Paris, I,

*147; VI, 244. Sa construction, XXVIII, 156-158.

VENDÔME (François de), vidame Chartres, V, *322-323.

VÉNERIE (le château de la), en Piémont, I, *276; XIII, *161.

VENIER (Pierre), ambassadeur de Venise, II, *113.

VENISE (la ville et la république de). Dupe Louis XII et François Ier, XII, 305-306. Offre ses bons offices pour la paix en 1695, II, 243. Le czar projette de s'y rendre, V, 52. Elle est comprise au traité de Carlowitz, VI, 108. Mission du cardinal d'Estrées, VII, 356; IX, 300. Se déclare neutre en 1701, VIII, 259. Guerre en Morée contre les Turcs, X, 15-16, 363. Ses plaintes contre Charmont, XII, 98. Mécontentement du Roi contre la république, 315. L'électrice de Bavière s'y retire, XIII, 39.' Favorise les Impériaux, XIII, 446. Affaire de la ligue d'Italie, XVI, 269-270, 276. Brouille à propos du cardinal Ottoboni nommé protecteur de France, XIX, 20-22. S'efforce d'apaiser le Roi, XXIII, 94.

Ses prétentions sur Chypre, VI, 28. Ses possessions de terre ferme, XVI, 270. Rang et préséance de ses ambassadeurs, II, 113; VI, 28. Ambassadeurs de Venise en France : voyez Erizzo (Nicolas), Mocenigo (Antoine), Pisani (Alvise), Tiepolo (Laurent), Venier (Pierre). Ambassadeur à Rome, XIX, 22. Carnaval, X, 173; XIV, 24; XVII, 22. Doge, XVII, 306. Franchises des ambassadeurs, XII, 97-98. Généralissime, X, 15. Livre d'or de la noblesse, XIX, 22. Sages-grands, XXIII, 94. Citée, IX, 96; X, 229, 377; XII, 315; XIII, 171, 336, 338; XIV, 450; XX, 205, 251,

VENISE (le golfe de), XI, 166; XII, 98.

VENLOO (la ville de), X, *192, 251.

VENTADOUR (Anne de Levis, duc de), † 1622, XXIII, *8. Sa femme Marguerite de Montmorency, XIV, *192.

VENTADOUR (Marie-Françoise de la Guiche, duchesse de), IX, *16. Sa mort, 16-17; XIII, 450, 452.

VENTADOUR (Henri de Levis, duc de), † 1680, II, *29. Sa femme Marie-Liesse de Luxembourg, *29.

VENTADOUR (Louis-Charles de Levis, duc de), † 1717, II, *17. Prend part au procès des pairs contre M. de Luxembourg, 17, 69, 101. Remariage de sa fille avec le prince de Rohan, 128. Brouillé avec sa femme, XI, 100; XII, 42. Exclus de l'ordre du Saint-Esprit, XIV, 147. Ne se fait pas recevoir comme pair au Parlement, XXIII, 331. Aux obsèques de Monsieur le Prince, XVII, 206. Opposé aux prétentions de d'Antin sur le duché d'Épernon, XX, 278. Cité, VI, 235; XII, 301; XIX, 311.

VENTADOUR (Charlotte-Éléonore-Madeleine de la Motte-Houdancourt, duchesse de), I, *129. Dame d'honneur de Madame, XIX, 239, 311. Brouillée avec son mari, XI, 100; XII, 42. Ac-

compagne au Val-de-Grâce le cœur de Mademoiselle, I, 129. Sa fille se remarie au prince de Rohan, II, 128. Hérite de son cousin Fervacques, V, 134-135. Reçoit de l'argent de Mme de Bullion pour la faire monter dans les carrosses de Madame, 138-139; XV, 317; XX, 224.

S'entremet entre Madame et Mme de Maintenon, VIII, 350, 352, 354. Obtient la grandesse pour le comte de la Motte, IX, 279. Quitte Madame; ses vues, XI, 99-100; XII, 42. Est nommée gouvernante des enfants de France, XI, 99-100; XII, 43-44, 461; XVII, 11-12, 30-31. Intercède pour son cousin le comte de la Motte, XVI, 356, 495; XVII, 4. Obtient une pension, 30. Affaire du duc de Mortemart et de Saint-Simon, 86.

Ses relations avec Mlle de Séry, comtesse d'Argenton, XIII, 455-456, 461; XVIII, 310. Est chargée de lui apprendre que le duc d'Orléans rompt avec elle, 365, 372, 381, 392, 394, 397. Naissance de Louis XV, XIX, 29. Mort de sa sœur la duchesse d'Aumont; visites, XX, 361. Fait baptiser les fils de France; sauve la vie au duc d'Anjou, XXII, 350-351. Deuil du duc et de la duchesse de Bourgogne, 355. Assiste au mariage de Tallart et de Mlle de Rohan, XXIII, 322, 345. A la réception de l'ambassadeur de Perse, XXVI, 132. Reçoit la princesse des Ursins, 183. Son hostilité à l'égard du duc d'Orléans, 347. Conduit le Dauphin à la revue de la gendarmerie, XXVII, 202. L'amène au lit de mort du Roi, 274-276. Feint de regretter Louis XIV, XXVIII, 377.

Portrait et caractère, XXVI, 347-348. Sa douceur, XVIII, 397. Dévote, XII, 42; XIII, 456; XVIII, 382. Maîtresse du maréchal de Villeroy, IX, 39; XI, 100; XII, 42; XVIII, 380; XXIII, 314; XXVI, 347; XXVII, 202. Plaît à Mme de Maintenon, XI, 100. Ses amis: Mlle de Chausserais, XVIII, 380, 381; Lanjamet, XVI, 92; Chamillart, 356; Mme de la Vieuville, XIX, 339, 340. Citée. V, 137; XVII, 15, 17; XIX, 339, 340; XX, 361; XXI, 247.

VÉRAC (Olivier de Saint-Georges, marquis de), XII, *152. Sa mort, sa famille, sa dureté pour les huguenots, 152-156.

VÉRAC (Olivier de Saint-Georges, chevalier de), † 1706, XIV, *82. Tué en Italie, 82.

VÉRAC (César de Saint-Georges, marquis de), † 1741, XII, *155.

VÉRAC (Pierre-César de Saint-Georges, comte de), † 1748, XII, *156.

VÉRAC (François-Olivier de Saint-Georges, marquis de), † 1753, XII, *156.

VÉRAC (le marquisat de), XII, *152.

VERAGUA (Jacques Colomb, duc de), † 1526, VIII, *119, 120.

VERAGUA (Nuño de Portugal-Colomb, duc de), † 1622, VIII, *120.

VERAGUA (Alvare-Hyacinthe de Portugal-Colomb, duc de), † 1636, VIII, *120.
VERAGUA (Pierre-Nuño de Portugal-Colomb, duc de), † 1672, VIII, *120.
VERAGUA (Pierre-Emmanuel de Portugal-Colomb, duc de), † 1710, VII, *251. Conseiller d'État; rôle dans l'affaire de la succession d'Espagne, 277, 286, 288; IX, 157. Sa carrière, VIII, 121. Il est rappelé de Sicile, IX, 306. Accusé d'avoir voulu livrer la Sardaigne à l'Archiduc; se met bien avec Mme de Maintenon, XVI, 168. Fait membre de la junte, XVIII, 98. Particularité de sa signature, VIII, 193.
VERAGUA (Pierre-Nuño III de Portugal-Colomb, duc de), † 1733, VIII, *121. Titré d'abord marquis de la Jamaïque, 121, 122, 186, 193; IX, 177; XX, 379. Assiste au repas de la couverture du duc de Ruffec, IX, 198. Secrétaire d'État de la marine, XXVI, 167. Ses communications à Saint-Simon, IX, 157.
VERBOOM (Prosper-Joseph de), XIII, *440. Son arrestation, 440.
VERCEIL (la ville de), XII, *144; XIII, 44.
VERCHIN (Anne-Julie-Adélaïde de Melun-Espinoy, demoiselle de), XII, *259. Épouse le prince de Soubise, XXV, 95. Voyez Soubise.
VERDERONNE (Claude de l'Aubespine, seigneur de), † 1616, XI, *193. Greffier de l'ordre du Saint-Esprit, 193, 194, 200. Sa femme Louise Pot de Rhodes, *193.
VERDERONNE (Charles de l'Aubespine, chevalier de), † 1701, VIII, 69. Sa mort par accident, 69.
VERDERONNE (Louis-Étienne de l'Aubespine, marquis de), XXIV, *377. Épouse Mlle de Virville, 377.
VERDERONNE (Françoise-Sabine de Grolée de Virville, marquise de), XXIV, *377.
VERDERONNE (Hélène-Rosalie-Angélique de l'Aubespine, demoiselle de), XXI, *379. Épouse Jérôme de Pontchartrain, XXIV, 49-51. Voyez Pontchartrain (la comtesse de).
VERDERONNE (le château de), XI, *214.
VERDUN (Louis d'Hostun, comte de), † 1679, XII, *34.
VERDUN (Françoise de Tournon-Roussillon, comtesse de), XXIII, *313.
VERDUN (Gilbert d'Hostun de Gadagne, comte de), XII, *34. Sa femme Marie-Claire d'Albon, XXIII, *313.
VERDUN (la ville de). Gouvernement, XI, 150; XX, 238, 249. Évêque: voyez Dromesnil (Charles-François de). L'évêché et le palais épiscopal, XX, *82.
VÈRE (Alexandre-Gabriel-Joseph de Hénin d'Alsace, marquis de la), XXIV, *94. Au siège de Barcelone, XXV, 105.
VÉRETZ (le château de), V, *296.
VERGAGNE (le prince de). Voyez Nevers (Philippe-Julien-François, duc de).
VERGAGNE (la princesse de). Voyez

Nevers (M.-A. Spinola, duchesse de).

Vergagne (la principauté de), XV, *452.

Verjus (la famille), XVIII, 242. Voyez Crécy.

Verjus (le P. Antoine), II, *243; XVIII, 241-242.

Vermandois (la maison de), I, 152, 202.

Vermandois (Louis, légitimé de France, comte de), XIX, *389, 390; XXIV, 344.

Vermandois (le bailliage de), XXIII, 34.

Verneuil (Catherine-Henriette de Balsac d'Entragues, marquise de), IX, *31, 69; XIV, 200.

Verneuil (Henri de Bourbon, duc de), I, *94; IX, 69; XI, 140, 141; XII, 111; XXIV, 57.

Verneuil (Charlotte Séguier, duchesse de Sully, puis de), I, *82. Parmi les princesses du sang au mariage du duc de Chartres, 94, 95, 97. Au mariage du duc de Bourgogne, IV, 311. Son carrosse exclu des entrées des ambassadeurs, V, 311-312. Sa mort, sa famille, XII, 110-111. Citée, III, 161; XX, 94; XXIV, 57.

Verneuil-au-Perche (la bataille de), VI, *379.

Vernon (le comte de), ambassadeur de Savoie, VII, *225-226, 332, 341; XI, 273-275, 277; XII, 45, 438.

Vernon (la ville de), XVIII, 112.

Vérone (le pays de), XII, 386.

Véronique (la), plante médicinale, XXVII, *185.

Verpel (Alexandre, chevalier de), ingénieur, II, *297.

Versailles (le château de).

Origine, château de Louis XIII, XXVIII, 129-131, 165. Sa mauvaise situation; défauts du terrain et des constructions, XXVII, 170-171; XXVIII, 159-166. Coût des constructions, 163. Sert de modèle au château de Rastadt, XII, 205. Ailes du château, VII, 325; XVII, 166; XXVIII, 163. L'aile neuve, XI, 116, 122; XVI, 482; XIX, 354.

Louis XIII y va le soir de la journée des dupes, I, 165. Arrivée de la princesse de Savoie, III, 276. Mariage du duc de Bourgogne, IV, 312 et suiv. Vols qu'y sont commis, VI, 207-212. Voyage et hommage du duc de Lorraine, 388-394. Déclaration de Philippe V, VII, 237, 319. Visité par les harengères, VIII, 244. Visite du duc de Mantoue, XII, 101. Attentat contre le maréchal du Bourg, XIII, 319. Inscriptions injurieuses contre la duchesse de Bourgogne, 333. Montré à l'électeur de Bavière, 224. Spectacle de la cour à la mort de Monseigneur, XXI, 13-14, 23-42. Noailles propose d'y transporter toutes les administrations, XXVII, 170; puis de le raser, 170-171.

Appartements royaux :

Grand appartement, I, *71; II, 133; VI, 208; VII, 324, 325, 331; XIII, 153; XVI, 24; XVIII, 307; XXVI, 130, 133. Le petit appartement ou l'appartement du Roi, VI, *389; VII, 151; XIV, 163; XVII,

166; XXVIII, 161. Appartement de la Reine, II, *9; III, 276; XXVI, 130; *132, 134; XXVIII, 161, 236. Appartement des Bains, V, *127. Les deux antichambres du Roi, VI, 209; VIII, 95, *240; XVII 160; XXVII, *254.

Les cabinets, I, 135; V, 162; XIV, 162, etc.; XXVII, 255, 256. Grand cabinet du Roi ou cabinet du Conseil, I, 76; 93; IV, *189; VI, 389, 392; XVI, 379, 473, 474; XVII, *440; XVIII, 120; XXVII, 263, 265. Cabinet des Termes ou des Perruques ou second cabinet du Roi, XIX, 74-76; XXVII, *255. Le cabinet des Médailles, XIV, *98. Le cabinet des Chiens, XIX, *75; XXVII, 186.

Première chambre du Roi, I, 74; III, *165; VI, 394. Seconde chambre du Roi, VI, *63; XII, 354; XIII, 461; XIX, 330, 352, etc.; XXVII, 256, etc.; XXVIII, 335 et suiv. La chambre du lit du grand appartement, VII, *324.

Les chapelles successives, I, *71, 93; II, 12; III, 203; IV, 57, 123, 309-316; V, 29, 83, 127; VI, *53; VII, 12, 324, 330; XII, 43, 277, 351, 353; XV, 449; XVI, 44, 299; XVII, 63; XVIII, 359-360; XIX, 124-127. 309, *384-386; XX, 182; XXIII, 271, 277, 278, 322; XXIV, 112; XXVI, 298, 299. Défauts de la nouvelle chapelle, XVI, 44; XXVIII, 163. La tribune de la chapelle, I, *135; II, 12; IV, 312; V, 29, 127; VI, 208; VII, *323, 342; XII, 277; XIV, 98; XV, 448-449; XVI, 44; XVIII, 359-360; XIX, 309, 331, 351.

Grand escalier, grand degré ou escalier de la Reine, XVI, 468, 471; XXI, *27. Petit escalier du Roi ou des cabinets ou petit degré, VI, *225; XII, 101, 103-105; XIV, 99, 163; XV, *354; XVIII, 226; XXVII, 262; XXVIII, 349, 357. Escalier des ambassadeurs, XXVI, *133. Autres escaliers ou degrés, VIII, 240; IX, 297; XV, 463; XVI, 482; XXVII, 193.

La Galerie ou grande galerie, dite des glaces, I, *71, 74, 135; II, 282; IV, 296, 322; VI, 118, 208, 389; VII, 330; VIII, 29; X, 40; XI, 162, 330; XII, 22, 102; XIII, 153; XIV, 97, 305; XVII, 316, 407; XVIII, 357, 360, 383; XIX, 160, 330, 339, 352, 354; XX, 252, etc.; XXVI, 130, 133; XXVII, 227, *254, 255. Galerie des princes, VII, *56; XVI, 471. Galerie de la duchesse d'Orléans, XVI, *471; XVIII, 314. Galerie haute de l'aile neuve, I, 68; II, 12; XI, 122; XV, 463; XVI, 482. Galerie basse de l'aile neuve, XVIII, 219.

Salle des ambassadeurs, VII, *322. Les salles des gardes, II, 88-89; VI, *392; VII, 238; XIV, 410; XVI, *469, 470, 472; XIX, 306, 307, etc.

Le salon (devenu en 1701 la chambre du Roi), VI, 63, 83, 388, 394; VII, 332. Salon de l'Abondance, IV, *316. Salon

[Versailles *suite*]

des Bassans, VI, *63; VIII, 240. Salon de l'OEil-de-bœuf, XIX, *352; XXVII, 254. Salon de l'Ovale, IV, *312. Salon de la Paix, II, *9, 282; IV, 314; XII, 102; XIX, 352, 356; XXVI, 130. Salon de la Guerre, II, 282; XII, 102; XXVI, 133. Grand salon près la salle des gardes, VII, 238. Salon de marbre, XVI, 471. Salon de la nouvelle chapelle, II, 12.

Tableaux des appartements, II, 282; XX, 252. Meubles d'argent, XVII, 407; XIX, 2.

Appartements des princes :

Appartement de Monseigneur; le Caveau, VIII, *240; XV, 354. — de Mme de Maintenon, IV, 187; XVI, 469-473; XIX, 334. — de Monsieur et de Madame, VIII, 328, *363, 364; salle des gardes, 358. — du duc de Bourgogne, XVI, 471; son antichambre, IV, 314-315; V, 6. — de la duchesse de Bourgogne, IV, *314; VI, 78-79; XII, 277; XIX, 352; son grand cabinet, VII, 188. — du duc et de la duchesse de Berry, XIX, *354; XXII, 297; chambre du duc, XII, 282. — du duc de Chartres, I, *68. — du duc d'Orléans, XIII, 453; XIV, 91; XVIII, 314, 319, 323. — de la duchesse d'Orléans, XIX, 79; XXVI, 213-214. — de Monsieur le Prince, VII, *53. — de Madame la Princesse, I, 101-102. — de Monsieur le Duc, VII, 330; XII, 470; XVII, 261. — du prince de Conti, XVIII, 219. — de la princesse de Conti douairière, XIX, 306. — du duc du Maine, XIX, 105. — du comte de Toulouse, III, 202; V, *127; XII, 101, 104; XIV, 97.

Logements des courtisans :

Armenonville, XV, 383; la duchesse d'Arpajon, II, 136, 275; le comte d'Auvergne, XV, 288; Barbezieux, V, 332; XXVIII, 85; le duc de Beauvillier, II, 12; VIII, 95; la comtesse de Beuvron, VIII, 364; X, 100; Bonrepaus, IV, 280; Boufflers, XVI, 484; le capitaine des gardes en quartier, XVI, 379; l'abbé de Castries, IV, 351; Cavoye, XIX, 218; Mme de Caylus, XIV, 277; Chamillart, VI, 296; XIV, 305, 384; Mme de Châtillon, 118; le duc de Chevreuse, XIII, 217; la maréchale de Clérambault, VIII, 364; X, 100; le cardinal de Coislin, VI, 121; le colonel des gardes françaises, XXVI, 131; le contrôleur général, IV, 262; VI, 289; Dangeau, III, 184-185; le maréchal de Duras, VI, 81; XIX, 218; Effiat, XVIII, 297; Fénelon, VI, 148; la Feuillade, XVII, 462; le cardinal de Fleury, XVI, 470; le duc de Gramont, XIV, 99; la duchesse de Guiche, XVI, 383; Mme de Lévis, VI, 148; le maréchal de Lorge, X, 406; XVII, 155; XVIII, 4, 296; Louvois, VIII, 7; XXVIII, 76, 85; la duchesse du Lude, VI, 81; Mme de Mailly, VII, 188; les Noailles, la

rue de Noailles, XI, 115; XXVII, 193; Mme d'O, XIV, 162; le Peletier de Souzy, IX, 25; Pomponne, VI, 350; le chancelier de Pontchartrain, XV, 464; XIX, 253; le duc de la Rochefoucauld, II, 239; Mme de Saint-Géran, VI, 135; les Saint-Simon, XIII, 108-109, 207, 390; XVII, 5; XVIII, 4, 296-297; XIX, 253, 306, 338; XXIV, 111-112; XXVII, 193; le secrétaire d'État des affaires étrangères, III, 144; l'archevêque de Reims le Tellier, XI, 115, 122-123; le maréchal de Tessé, XV, 4; le marquis de Thiange, XV, 353; la marquise de Thiange, 354; la princesse de Tingry, XIII, 427; Vaudémont, XV, 4, 353; Vendôme, XVII, 322; Villars, XV, 288; XVIII, 219; XIX, 54; le duc de Villeroy, XVII, 195. Cuisines des logements, XVI, 196; XIX, 338.

Cours, jardins, parc et dépendances: Grande cour, III, 165; VI, *80, 209; XII, 101; XVI, 468. Cour de marbre, VI, *225; XIV, 163, 164; XIX, 99; XXVIII, 165, 349. Cour de la Reine, VIII, *340. Cour des Princes, XVI, 468; XXIII, 345. Les jardins, II, 280; VII, 193, 333; VIII, 240; XI, 123; XII, 103; XIII, 153, 333; XIV, 98; XVIII, 224. Défauts des jardins, XXVIII, 161-162. Bosquet de la Colonnade, VII, *193.

Le petit parc, XXV, *146; la chasse en est réservée au Roi, 186; XXVI, 66.

Le grand parc, III, 320; XIII, 108; XXVIII, *166. La porte de Sertori, III, 320. La maison du Désert, III, *320. La maison de l'Étoile, XIX, *265. Les Moulineaux ou Pontalie, XI, *109, 113. Les eaux, aqueducs et rigoles, XXVIII, 162, 166, 168. La pièce d'eau des Suisses, IV, *314. Le grand canal, X, 358; XI, 108; XXVIII, *167.

La Ménagerie, XII, *104; XXI, 78; XXVIII, 167. L'Orangerie, XX, *184; XXVIII, 76-77. Le Chenil, XII, 104; XVII, *345, 395, 404; XXIII, 232; XXIV, 155, 165. Le Potager, XVI, *45.

La grande et la petite écurie, I, *104, 144; VI, *396; XII, 104; XIV, *357; XV, 329. Le grand commun, XXVIII, *164. La chancellerie, II, *85, 348; VII, 60-61. La surintendance, XI, 123; XXVIII, *76, 85.

Gouvernement, intendance et administration, VIII, 40, 47; XXIV, 98. Capitainerie des chasses, I, *131. Concierge, XIX, 74. Les huissiers de l'antichambre, XXVII, *261. Porteurs de chaises à la livrée du Roi, IX, 174. Admission des carrosses dans les cours, II, 97. Espionnage des suisses, XIII, 153.

Versailles (la ville de). La Paroisse ou église Notre-Dame, IV, *87; V, 127; XII, 43, *88; XIX, 319; XXVIII, 368. Curé, VIII, 241; XII, 88; XIV, 255; XIX, 351, 385, 386; XX, 348. Voyez Hébert (François), Hu-

chon (Claude). Les Récollets, X, *374. Porte et rue de l'Orangerie, XXII, 356. Hôtel d'Alègre, XII, 403; de Beauvillier, II, 342; XIV, 126; XXVIII, 247; Bontemps, VIII, 42; de la princesse de Conti, V, 300; X, 6-7; de Dangeau, XIV, 131; du duc d'Enghien, XVII, 262; de Noailles, VIII, 49; de Rohan, VI, 80; XIV, 162; de Saint-Simon, VI, 164; XVIII, 296, 298; de Silly, XII, 195; de l'archevêque de Reims le Tellier, XI, 122; de Villeroy, IV, 262.

VERSINE (le château de la), I, *196.

VERTEUIL (Alexandre de la Rochefoucauld, abbé de), XIX, *287; XXIII, 228; XXIV, 164.

VERTEUIL (la terre de), III, *154; XVII, 340, 341.

VERTHAMON (Michel-François de), premier président du Grand Conseil, † 1738, IV, *3. Falsifie un arrêt, XI, 79; XIII, 45-46; XX, 4. Cité, IV, 4; VI, 59; XIII, 196.

VERTHAMON (Marie-Anne-Françoise Bignon, dame de), IV, *3.

VERTHAMON (Catherine-Madeleine de), dame de Caumartin. Voyez Caumartin.

VERTHAMON (l'hôtel de), à Paris, VI, *59.

VERTILLY (René de Harlus, marquis de), II, *146.

VERTUMNE (la déesse), I, 155.

VERTUS (Claude II de Bretagne-Avaugour, comte de), † 1699, XIV, *272.

VERTUS (Armand-François de Bretagne-Avaugour, comte de), XXIV, *139.

VERTUS (Henri-François de Bretagne-Avaugour, comte de), † 1746, V, *231; XIV, 272.

VERTUS (le comté de), XXIII, *112.

VERUE (Alexandre-Gérard de Scaglia, comte de), VII, *220; XV, *72.

VERUE (Marie-Angélique Martin de Dizimieu, comtesse de), VII, *217; XV, *72. Son rôle dans la liaison de sa belle-fille et du duc de Savoie, 218-221.

VERUE (N. de Scaglia, abbé de), VII, *220, 221.

VERUE (Marie-Joseph-Ignace de Scaglia, comte de), † 1704, VII, *217. Son mariage avec Mlle de Chevreuse; liaison de sa femme avec le duc de Savoie, 217-221, 226. Quitte la Savoie et vient en France, XI, 74. Achète la charge de commissaire général de la cavalerie, 74. Est tué à Hochstedt, XII, 211; XV, 72.

VERUE (Jeanne-Baptiste d'Albert de Luynes, comtesse de), VII, *217. Son mariage; sa liaison avec le duc de Savoie, 217-220. Sa domination sur le duc; est empoisonnée; s'enfuit en France, 221-226. Est mise dans un couvent; en sort par la mort de son mari, XII, 211. Sa situation prépondérante à Paris, VII, 227-229. Sa maison de Meudon, XV, *390. Son contre-poison, VII, 222-223; XXII, 351. Ses enfants, VII, 228; XI, 211; XVII, 284, 371.

VERUE (les demoiselles de), religieuses, XII, *211.

VERUE (la ville de), XII, *306. Siège de 1704-1705, 306-308,

340, 382-383; XIII, 13-17, 40, 44.

Vervillon (Armand de Péan de), XVII, *254. Écuyer de Monsieur le Prince, 254-255.

Vervins (Jacques II de Coucy, seigneur de), XXIV, *92.

Vervins (Claude-Roger de Cominges, marquis de), † 1655, XII, *260.

Vervins (Louis de Cominges, marquis de), † 1663, XII, *260. Sa femme, Anne-Dieudonnée Fabert, plus tard comtesse de Mérode, *260.

Vervins (Louis-Joseph de Cominges, marquis de), † 1725, XII, *261. Son assassinat, ses procès, sa famille, sa curieuse fin de vie, 259-266.

Vervins (la paix de), VI, 422.

Vervins (la ville de). Faubourg brûlé par les ennemis, XXIII, 92.

Vesin (Pierre), avocat, XXI, *141.

Vexin (Louis-César, comte du), fils naturel du Roi, XXIV, *341. Lettres de légitimation, 341. Abbé de Saint-Denis et de Saint-Germain des Prés, 342.

Vexin français (la lieutenance de Roi du), XXIII, *217.

Vialart de Herse (Félix), évêque de Châlons, XX, *337. Approuve le livre du P. Quesnel, 337.

Viane (Gaston de Foix, prince de), V, *202, 203. Sa femme Madeleine de France, *202.

Viantais (N. Boursault, demoiselle de), VIII, *237. Fille d'honneur de la princesse de Conti, est admise à manger avec la duchesse de Bourgogne, 237.

Vibraye (Henri-Éléonor Hurault, marquis de), XIV, *68. Campagne de 1706, 68. Prend part à l'expédition d'Écosse, XV, 419.

Vibraye (Polyxène le Coigneux de Bélabre, marquise de), III, *67.

Vibraye (Françoise-Julie Adhémar de Grignan, marquise de), XXVI, *68.

Vic (Dominique de), † 1610, XV, *146. Sa femme Gabrielle de Rochechouart-Châtillon, *146.

Vic (Merry de), garde des sceaux, XXII, *254.

Vic (la ville de), XV, *41.

Vice-amiraux (les), VIII, *293.

Vicence (la ville de), IX, 1.

Vich la ville de), XIII, *117.

Vichy (les eaux de), II, 336, 367; III, *85; VII, *75; XI, 113; XXII, 390.

Vicoigne (l'abbaye de), XX, *12; XXVI, 141.

Victoire (Claude Duval de Coupeauville, dit l'abbé de la), XXV, *174. Bon mot sur le cardinal d'Estrées, 174-175.

Victoires (la place des), à Paris, I, *147; VI, 244-245; XIX, 363; XXVIII, 51.

Victor-Amédée, duc de Savoie, puis roi de Sicile. Voyez Savoie (V.-A., duc de).

Vidames (les), I, *23; V, 320-321.

Viefville (Marie-Anne de la), abbesse de Gomerfontaine, XVIII, *395.

Vieille-Marine (le régiment de la), XIII, *95, 210; XIV, 55; XVII, 465.

Vienne (Marie-Anne Mitte de

Chevrières de Saint-Chamond, comtesse de), XXV, *119. Sa mort, 119.

VIENNE (Jean de), président en la chambre des comptes, II, *35.

VIENNE (Pierre de), conseiller au Parlement, XXVI, *13. Affaire du bonnet, 13.

VIENNE (François Quentin, dit de la), premier valet de chambre du Roi, II, *320. Son influence sur le Roi, II, 321-323. Origine de sa fortune, IV, 352-353. Sa mort, XX, 93-94. Son fils a sa survivance, XI, 257. Cité, V, 314; XII, 349.

VIENNE (Marie-Élisabeth de), femme de chambre de la duchesse de Berry. Chassée, XXII, *237-240.

VIENNE (la ville de), en Dauphiné. VII, 83. Archevêché, XII, *368. Archevêques: voyez Montmorin (Armand de), Villars (Pierre I, Pierre II, Pierre III, Henri, Jérôme de).

VIENNE (la ville de), en Autriche. Siège par les Turcs, VIII, 294; IX, 73; XIII, 34; XV, 156. Menacée par les Mécontents, XI, 263, 265, 279, 370; XII, 30-32, 136, 165; XIII, 364; XIV, 112. Couronne de saint Étienne, XI, 371. Palais de l'Empereur, VI, 369; XV, 185. Le palais de la Favorite, V, *52. Citée, IV, 221; VI, 397, 438; VII, 211, 212, 318, etc. (voir les tables de chaque volume).

VIEUVILLE (la famille Coskaer de la). Voyez Coskaer.

VIEUVILLE (la famille de la), XIX, *342. Ses armes, XVI, *97; XIX, 346.

VIEUVILLE (Robert, marquis de la), † 1612, XIX, *343.

VIEUVILLE (Charles Ier de la), surintendant des finances, † 1653, XIX, 342, *343. Sa femme Marie Bouhier de Beaumarchais, *344.

VIEUVILLE (Charles II, duc de la), † 1689, XVIII, *410. Gouverneur du duc de Chartres, XIX, 342, 345; XXIII, 14; XXVI, 276-277.

VIEUVILLE (René-François, marquis de la), † 1719, XIX, *341. Ses deux mariages, son caractère, sa famille, 340-343.

VIEUVILLE (Anne-Lucie de la Motte-Houdancourt, marquise de la), XIX, *340, 341.

VIEUVILLE (Marie-Louise de la Chaussée d'Eu d'Arrest, dame de la), IV, *319. Au bal de la cour, 319. Sa liaison intime avec Mme de Roquelaure, XVI, 96-100. Est faite dame d'atour de la duchesse de Berry; sa famille, son caractère, XIX, 327, 339-342. Marie sa fille à Parabère, XXI, 326. Sa maladie, XXVI, 201.

VIEUVILLE (Jean-Évangéliste, bailli de la), XXIII, *161. Ambassadeur de Malte, 161. Mort et caractère, XXV, 118.

VIEUVILLE (Charles-Emmanuel, abbé de la), XIX, *341.

VIEUVILLE (Louis, marquis de la), † 1732, XIX, *341.

VIEUVILLE (Marie-Madeleine, demoiselle de la), XXI, *326. Voyez Parabère (la comtesse de).

VIEUXBOURG (Louis de), II, *325. Tué au siège de Namur, 325.

VIEUXPONT (Guillaume-Alexandre, marquis de), XXIII, *103. Au siège de Douay, 103-104. Épouse Mlle de Beringhen, 267.

VIEUXPONT (Charlotte-Armande d'Argouges de Ranes, marquise de), XXIII, *267.

VIEUXPONT (Marie-Louise de Beringhen, marquise de), XXIII, *267.

VIGNAMONT (le village de), II, *159.

VIGNIER (la famille), VII, *45.

VIGO (le port de), XX, *241. Incendie des galions, 240-243; XI, 23.

VILAIN (Adrien III), XXIV, *72.

VILAIN (Marguerite de Stavelo, dame), XXIV, *72.

VILLACERF (Édouard Colbert, marquis de), † 1699, III, *27. Est dépouillé de la surintendance des bâtiments, VI, 93-95. Achète la charge de premier maître d'hôtel de la duchesse de Bourgogne, III, 160. Sa mort, son portrait, VI, 324-326. Amitié du Roi pour lui, 95, 325-326; VII, 187. Ami de Louvois, VI, 325; XXVIII, 20. Cité, III, 28; XII, 430; XIV, 125; XVI, 39; XXIII, 43.

VILLACERF (Geneviève Larcher, marquise de), VI, *325; VII, 187. Sa mort, XXIII, 43.

VILLACERF (François-Michel Colbert, marquis de), † 1693, III, *28. Tué devant Furnes, 28.

VILLACERF (Pierre-Gilbert Colbert, marquis de), † 1733, III, *26. Épouse Mlle de Brinon, 26-27. Premier maître d'hôtel de la duchesse de Bourgogne, XII, 430; XIV, 126.

VILLACERF (Marie-Madeleine de Senneterre, demoiselle de Brinon, marquise de), III, *27. Son mariage, 26-27. Obtient l'entrée dans les carrosses de la duchesse de Bourgogne, VII, 186.

VILLADARIAS (Franco del Castillo-Faxardo, marquis de), I, *271; X, *232. Chasse les Anglais de l'île de Léon, 232. Prend part au siège de Gibraltar, XII, 214, 223; XIII, 26-27. Campagne de 1710, XX, 105, 108-109.

VILLAFRANCA (Frédéric de Tolède Osorio, marquis de), † 1705, VII, *250. Conseiller d'État d'Espagne, son rôle dans l'affaire de la succession, VII, 267-273, 277, 286. Est fait majordome-major du roi; sa conduite, VIII, 189, 214, 216; X, 179. Nommé chevalier de l'ordre du Saint-Esprit, X, 205. Sa mort, XIII, 55-56. Son caractère, VII, 259-260; VIII, 189-190.

VILLAGARCIA (le marquis de), VII, *254; IX, *183. Conseiller du roi d'Espagne; son rôle dans l'affaire de la succession, VII, 253, 254, 267, 270, 273.

VILLANDRY (Henriette-Marguerite le Breton de), XXIII, *381. Épouse le comte d'Aubigny, 381.

VILLANDRY (la terre de), XXIII, *381.

VILLANUEVA DEL RIO (Antoine IV de Ribera, marquis de), XXI, *331.

VILLARCEAUX (Louis de Mornay, marquis de), † 1691, I, *107. Ses relations intimes avec Mme Scarron, 106-108; XIX, 358; XXIII, 4-5; XXVIII, 192, 213.

Refuse l'Ordre et le fait donner à son fils, I, 109.
VILLARCEAUX (Denise de la Fontaine, marquise de), I, *107; XXVIII, 213.
VILLARCEAUX (Charles de Mornay, marquis de), fils, † 1690, I, *109. Chevalier de l'Ordre à la place de son père, 109; XXIII, 4-5; XXVIII, 195.
VILLARCEAUX (René de Mornay, abbé de), I, *107.
VILLARCEAUX (la terre de), I,*107; XXVIII, 213.
VILLAROËL (Antoine, marquis de), XVIII, *70. Son arrestation, 70, 75. Défend Barcelone en 1714, XXV, 107.
VILLARS (l'ancienne maison de), en Dombes, XII, *369.
VILLARS (le bourg de), au pays de Dombes. XII, *369.
VILLARS (la famille de), de Condrieu. Origine et premiers membres connus, I, *77; XII, 366-370.
VILLARS (Pierre Ier de), archevêque de Vienne, † 1592, XII, *368-370.
VILLARS (Pierre II de), archevêque de Vienne, † 1613, XII, *368-370.
VILLARS (Pierre III de), archevêque de Vienne, † 1662, XII, *368-370.
VILLARS (Jérôme de), archevêque de Vienne, † 1626, XII, *368, 370.
VILLARS (Henri de), archevêque de Vienne, † 1693, XII, *368, 370.
VILLARS (Claude II de), † 1624, XII, *366, 367.
VILLARS (Claude III de), † 1657, XII, *365, 366. Sa femme Charlotte Louvet de Cauvisson,*366.
VILLARS (François de), XII, *370.
VILLARS (Balthazar de), XII,*370.
VILLARS (Pierre, marquis de), † 1698, I, *77. Ses débuts modestes, ses ambassades; est nommé chevalier d'honneur de la duchesse de Chartres, 76-80; XV, 123; XIX, 2. Son mariage avec Mlle de Bellefonds; origine de son surnom d'Orondat; sa mort, V, 89-92. Ses relations intimes avec Mme Scarron, XII, 364, 372; XXVIII, 192, 194. Lié avec Fleury, évêque de Fréjus, VI, 50. Il porte encore la moustache, IV, 353. Cité, II, 210; IV, 277; VI, 170; XII, 368.
VILLARS (Marie Gigault de Bellefonds, marquise de), I, *80. Son mariage, 80-81. Sa mort, son caractère, ses recommandations à son fils, XIII, 425-426. Citée, VI, 135; X, 321; XIII, 452.
VILLARS (Claude-Louis-Hector, maréchal-duc de), † 1734, II, *145. Sa naissance, sa famille, sa fortune, XII, 364-370; XVIII, 203. Sert comme lieutenant général à l'armée d'Allemagne, II, 145. S'oppose à la création des directeurs et des inspecteurs des différentes armes, 210. Campagne de 1697, IV, 175. Est d'avis d'attaquer le prince de Bade, 219. Commissaire général de la cavalerie, envoyé extraordinaire à Vienne, 277. Est insulté par le prince de Liechtenstein, VI, 188-190, 246. Presse l'Empereur d'accepter le traité de par-

[Villars *suite*]

tage de la monarchie espagnole, VII, 120-121. Revient de Vienne, IX, 72. Épouse Mlle de Varengeville, X, 20; XI, 349.

1702. Conduit à Catinat un détachement de l'armée de Flandre, X, 254-255. Passe le Rhin; bataille de Friedlingue; la croit perdue, 293-304. Est fait maréchal de France, 304-305. Sa lettre sur la bataille, 313-314. Fin de la campagne, 306-307.

1703. Passe le Rhin et prend Kehl, XI, 71. Ses délais pour passer en Bavière; joint enfin l'Électeur, 86-92. Demande à être fait duc; se brouille avec l'Électeur; sa conduite pernicieuse, 152-158. Campagne du Danube, 160-162, 164. Victoire d'Hochstedt, 265-267. Difficultés avec l'Électeur; est rappelé, 279-280, 287. Arrive à la cour, sa réception, 312-313. Vend sa charge de commissaire général de la cavalerie, 74; XII, 211-212.

1704. Il est envoyé contre les Fanatiques de Languedoc, XII, 46-48. Négociations avec Cavalier, 116-119. Tient les États de Languedoc, X, 317; XII, 350, 372-373. Vient à bout des Fanatiques, 267. Rappelé à Paris, 350. Est fait chevalier de l'Ordre et duc vérifié, 356, 371-374; XVIII, 202. Son rang à l'Ordre, XII, 379. Achète la terre de Vaux, 376-377.

1705. Commande sur la Moselle, XII, 422. Part pour l'armée, XIII, 12-13. Belle campagne en Alsace, 76-79, 87-90. Revient à la cour, 180.

1706. Désigné pour l'Alsace, XIII, 318. Début de la campagne, 355-356, 368. Nommé à l'armée d'Italie, 454. Il refuse, XIV, 1-2. Prend l'île du Marquisat, 27. Revient à la cour, 116-117. Perd sa mère, XIII, 425.

1707. Commande l'armée du Rhin, XIV, 299. Belle campagne; ses pillages, XV, 177-184. Reçoit un logement à Versailles, 288. Passe l'hiver à Strasbourg, 347.

1708. Destiné à l'armée de Dauphiné, XVI, 5. Mécontent de ce changement, 21. Passe par Versailles; trompe le Roi sur l'effectif de l'armée d'Allemagne, 133-134. Conférences avec Catinat, 253. Campagne de Savoie, 341-342. Revient à la cour, 404-405.

1709. Commandera l'armée de Flandre sous Monseigneur, XVII, 173. Assiste à un conseil de guerre chez le Roi, 391-394. Travaille avec Monseigneur; ses fanfaronnades, 383-384, 424. Part pour la Flandre, 394. Instructions de Torcy, 400. Premières opérations, 414. Ses projets pour la campagne, 466. Campagne de Flandre; Boufflers vient seconder Villars; leur union, XVIII, 141-157. Bataille de Malplaquet; Villars blessé; éloges que lui donne Boufflers, 173-202. Est fait pair de France, 202-203, 216-217. Mareschal vient le soigner, 212. Retour triomphant à Versailles; est logé dans l'appartement du prince de Conti, 219. Le Roi va

lui faire visite, 303-304, 307.

Sa situation à la cour, XVIII, 14-15; XIX, 1-3. Ses lettres de pairie; éclat du maréchal de Boufflers; Villars obtient qu'elles soient enregistrées avant celles d'Harcourt, 4-7. Sa réception au Parlement, 108-109; XXI, 206.

1710. Désigné pour la Flandre; se plaint aux ministres et manque d'être disgracié, XIX, 365-369. Aventure avec Montesquiou sur des lettres contradictoires, 369-370. Commencement de la campagne, 373-374, 381-382, 402-403. Sa ridicule aventure avec Heudicourt, 404-409. Demande à aller aux eaux et quitte l'armée, 409-410. Reçoit le gouvernement de Metz et du pays Messin, 395. Est opposé aux prétentions de d'Antin sur le duché d'Épernon, XX, 270, 273-275.

1711. Commande en Flandre, XXI, 320-321. Campagne de 1711; discussion avec Montesquiou; perte de Bouchain, XXII, 122-133.

1712. Part pour l'armée de Flandre, XXIII, 68. Bataille de Denain, 96-108. Perd son frère, 108. Reprend Bouchain, 173-174. Revient à la cour et reçoit le gouvernement de Provence, 174-175. Obtient une pension pour sa sœur, 264. Assiste à la séance des Renonciations, 332.

1713. S'excuse d'abord de servir, puis accepte l'armée du Rhin, XXIII, 382. Siège de Landau et opérations diverses, XXIV, 64-66. Reçoit la Toison d'or, IX, 281; XXIV, 66. Passe le Rhin et investit Fribourg, 67. Siège et reddition de la place, 126-129. Conférences de Rastadt, 129-130, 181-184.

Revient de Rastadt; grâces qu'il reçoit du Roi, 201-202. Est nommé plénipotentiaire à Baden, 202. Le duc de Berry lui donne la Toison, 203. Obtient une pension pour son beau-frère Choiseul, 203. Au congrès de Baden, 271. Revient de Baden, XXV, 103. Sa conduite à l'égard du duc d'Orléans, XXVI, 349. Proposé comme chef du conseil de la guerre, XXVII, 19. Hostile aux bâtards, 78. Gagné au duc d'Orléans, 114.

Portrait et caractère, X, 307-321; XVIII, 155; XIX, 366-367. Ses fanfaronnades, ses airs de matamore, X, 310; XI, 323; XII, 372; XIII, 88; XVI, 133-134, 341, 404; XVII, 384; XVIII, 176; XIX, 367, 374, 382. Saint-Simon le qualifie de héros de roman, X, 309; XIX, 2; de comédien de campagne et de Tabarin, X, 316; XIX, 3. Ses tirades de romans et de pièces de théâtre, X, 311, 312, 316; XVI, 134; XIX, 2-3. Son bonheur constant, XII, 364; XIV, 1-2; XVIII, 202; XIX, 2. Sa jalousie à l'égard de sa femme, X, 318; XI, 65, 71, 86-87, 154-155, 280; XV, 347; XVI, 133; XIX, 54. Son effronterie, XII, 48. Ses coins de folie, XXI, 19. Sa basse galanterie, X, 312. Son avidité; profits qu'il tire des contributions et fortune qu'il

amasse, X, 21-22, 310; XI, 153-155, 279-280, 287, 313; XII, 46, 372-373; XIII, 88, 356, 425; XIV, 1; XV, 180-184; XVI, 21, 133; XVIII, 202; XIX, 396, 405. Son bonheur au jeu, X, 312.

Sa faveur auprès du Roi, X, 309, 320; XI, 152, 312; XVI, 404; XVII, 384; XVIII, 14, 154. Soutenu et poussé par Mme de Maintenon, VII, 290; X, 301, 304, 318; XI, 158, 313; XII, 46-47, 372; XVII, 384, 425; XVIII, 14, 154; XIX, 3. Tableaux qu'il fait faire à sa gloire, X, 317. Son logement à Versailles, XV, 288; XVIII, 219; XIX, 54. Ses mémoires, X, 313-316.

Relations avec Albergotti, XVIII, 180; le duc d'Antin, XIX, 211; Chamillart, X, 320; XII, 47, 372; XV, 284; XVII, 425. Sa confiance pour Contades, XXII, 127; XXIV, 128; XXVI, 360; XXVIII, 114. Relations avec Desmaretz, XIX, 4; la Frézelière, XVI, 285; Monseigneur, XVII, 424; Nangis, XVIII, 201; les Saint-Simon, II, 144; X, 312; XVII, 307; XVIII, 302; XIX, 7, 109; XXVII, 114; Surville, XVIII, 148; Voysin, XIX, 4.

VILLARS (Jeanne-Angélique Roque de Varengeville, maréchale de), X, *20. Son mariage, sa beauté, 20. Jalousie de son mari, qui l'emmène avec lui aux frontières, 318; XI, 65, 71, 86-87, 154-155, 280; XV, 347. Ravie de ne pouvoir le suivre, XVI, 133. Apprend à Saint-Simon la disgrâce de Chamillart, XVII, 438. Ses relations avec les Saint-Simon, 438, 445-446; XVIII, 302-303. Le Roi va lui faire visite, 304. Ses galanteries, 302-304; XIX, 54. Son logement à Versailles, XVIII, 302.

VILLARS (Armand, comte de), † 1712, XI, *89. Sert en 1703 à l'armée d'Allemagne; sa mission à la cour, 89-90. Reprend Port-Mahon, XIV, 282-283. Sa mort, XXIII, 108.

VILLARS (Armand-Honoré, duc de), † 1770, fils du maréchal, XIX, *3. Reçoit la survivance du gouvernement de Provence, XXIV, 201.

VILLARS (Charlotte de). Voyez Vogüé (la comtesse de).

VILLARS (Marie-Louise de). Voyez Choiseul (la comtesse de).

VILLARS (N. de), aide-major des gardes françaises, XXVI, *350. Apporte les drapeaux de Denain, XXIII, 101. Son influence sur le duc de Guiche et sa liaison avec Contades, XXVI, 350; XXVII, 114.

VILLARS-BRANCAS (les ducs de). Voyez Brancas.

VILLARS-BRANCAS (le duché de), XXI, *148.

VILLAVICIOSA (le village et la bataille de), XX, 136-*141, 142-149, 295.

VILLE-AUX-CLERS (Antoine de Loménie, seigneur de la), † 1638, XXIV, *155.

VILLEFORT (Jacques-Joseph d'Izarn de), † 1708, XX, *306.

VILLEFORT (Marie-Suzanne de Valicourt, dame de), XX, *306.

Ses relations avec Mme de Maintenon; marie son fils avec Mlle de Pench'rech, 306-310. Ses enfants, *306.

Villefort. Voyez Haussy.

Villefranche (le port de), en Provence, IX, *99; XII, 420-421; XIII, 120; XV, 221.

Ville l'Évêque (le couvent de la), à Paris, IV, *37; XXVI, 120.

Villena (les marquis de), IX. 149.

Villena (Jean-Emmanuel Fernandez Pacheco, marquis de) et duc d'Escalona, II, *153. Battu sur le Ter par le maréchal de Noailles, se retire à Barcelone, 153-154, 158. Conseiller du roi d'Espagne, VII, 263-264. Son rôle dans l'affaire du testament et de la succession d'Espagne, 270, 273, 275. Est fait vice-roi de Naples, VIII, 186, 203; IX, 305-306. Y reçoit Philippe v, X, 156. Découvre un complot, 229. Invasion du royaume de Naples par les Impériaux; sa belle défense de Gaëte, XV, 230-233. Enfermé à Pizzighettone et maltraité par les Impériaux, 233; XX, 140. Échangé contre Stanhope, XXIII, 106-107. Est fait majordome-major du roi d'Espagne, 107, 282. Portrait et caractère, VII, 266-267; XX, 140-141. Ne porte pas l'habit espagnol, VIII, 190. Sa bibliothèque, VII, 267. Particularité de sa signature, VIII, 193.

Villena (Josèphe de Benavidès, marquise de), femme du précédent, VII, *270.

Villena (Mercure Lopez Pacheco, comte de San-Estevan de Gormaz, puis marquis de), VII, *254. Voyez San-Estevan de Gormaz.

Villeneuve-le-Roi (la terre de), IV, *258, 269, 279; XXI, *186.

Villepion (Claude-Léon Cornuel de), II, *216; Inspecteur de cavalerie, 216.

Villequier (Louis d'Aumont, marquis de), puis duc d'Aumont, † 1723, I, *257. Voyez Aumont.

Villequier (Madeleine le Tellier de Louvois, marquise de), XI, *36.

Villequier (Olympe de Brouilly Piennes, marquise de). Voyez Aumont (la duchesse d').

Villequier (Louis-Marie d'Aumont, marquis de), † 1723, XVI, *153.

Villequier (Catherine de Guiscard, marquise de), VI, *438. Hérite de son oncle Langlée, XV, 392. Épouse le marquis de Villequier, XVI, 153-154.

Villeras (Claude Labbé de), sous-introducteur des ambassadeurs, XVIII, *108. Sa mort, 108-109.

Villeroy (la maison de). Voyez Neufville-Villeroy. Ses armes, XI, 213.

Villeroy (Nicolas ii de Neufville, seigneur de), † 1594, XXVI, *369.

Villeroy (Nicolas iii de Neufville, seigneur de), secrétaire d'État, † 1617, II, *28. Grand trésorier de l'Ordre, sa carrière, sa disgrâce, sa mort, fortune de sa famille, XI, 190-200; XXIII,

[Villeroy *suite*]

212. Son mariage, XIII, 258. Ses Mémoires, XI, 196.

VILLEROY (Madeleine de l'Aubespine, dame de), femme du secrétaire d'État, XI, *190, *193.

VILLEROY (Ferdinand de Neufville-), évêque de Chartres, XVIII, *233.

VILLEROY (Nicolas IV de Neufville, maréchal-duc de), † 1685, I, *286; II, *236. Son mariage avec Mlle de Créquy, XI, 199-200. Marie sa pupille Mlle de Souvré avec Louvois, XVII, 15. Chef du conseil des finances, mais pas ministre, II, 2-3; IV, 262; XVII, 451. Son rang au conseil, XIV, 316. Est remplacé par Beauvillier, II, 341. Obtient la survivance du gouvernement de Lyon, XI, 198. Empêche son fils de se brouiller avec sa femme, XVI, 387. Sa mort, XXV, 46. Ses mots sur les ministres, XII, 124; XXI, 178. Son mot sur le contrôleur général le Peletier, IV, 262-263. Ses relations avec MM. de Harlay et de Luxembourg, II, 57. Protège le comte de la Chaise, XVII, 43, 46. Donne asile à Bartet, XV, 265. Cité, VI, 414; XI, 53-54; XII, 367; XIII, 193, 258; XVIII, 233.

VILLEROY (Madeleine de Bonne de Créquy, maréchale-duchesse de), III, *18; VI, 414; X,*265; XI, 199.

VILLEROY (Camille de Neufville de), archevêque de Lyon, † 1693, I, *286. Gouverneur de Lyon, son pouvoir dans cette ville, XIII, 258. Son équipage de chasse, IV, 251-252; XIV, 103; XVII, 43. Sa mort, I, 285-286. Protège le comte de la Chaise, XVII, 43, 46. Donne asile à Bartet, XV, 266.

VILLEROY François de Neufville, maréchal-duc de), † 1730, I, *114. Fait maréchal de France, 114, 116; XII, 274. Sa charge de capitaine des gardes du corps, II, 236, 307; VI, 290-291; X, 206, 370; XIV, 17-18, 304, 310; XVIII, 18. Son gouvernement de Lyon et sa toute-puissance dans cette ville, VI, 265; XIII, 259; XV, 352.

Campagne de 1693 en Flandre, I, 130, 232-233. Prise de Huy, 237-238, Bataille de Nerwinde, 241 et suiv., 261. Prise de Charleroy, 269-272; XX, 105. Son rôle dans le procès du maréchal de Luxembourg contre les pairs, II, 58; III, 93. Commande sous Luxembourg en 1694; II, 134. Sa belle marche du camp de Vignamont, 160-161. Intervient dans la querelle entre les ducs de Vendôme et de Roquelaure, 248-249.

Commande l'armée de Flandre (1695), II, 236. Les princes du sang vont à son armée, 285. Premières opérations, 311. Poursuit Vaudémont, et le laisse échapper par la faute du duc du Maine, 314-320. Bombarde Bruxelles et ne peut secourir Namur, 326. Opposé au mariage du duc de Lesdiguières avec Mlle de Duras, III, 16-17. Campagne de 1696, 112, 155. La noce de Mlle de Levenstein se fait chez lui, 190-191. Fait les honneurs de Marly au comte de

Portland, V, 66. Il se fait faire une grande opération par Mareschal, VI, 28-30. Affaire de la duchesse de Rohan, 85. Gros présent du Roi sur Lyon, 322-323. Mot cruel que lui adresse le duc de Gesvres, 413-415. Il se réconcilie avec M. et Mme d'Armagnac, VII, 43-44.

1701. Commande l'armée d'Allemagne, VIII, 264. Est envoyé en Italie; mot du maréchal de Duras, IX, 55-57. Ses rapports avec Tessé et Catinat, 78-80. Combat de Chiari, 83. Mortification qu'il éprouve du duc de Savoie; se brouille avec l'ambassadeur Phélypeaux, 84-85. Prend ses quartiers d'hiver, 86.

1702. Campagne d'Italie, X, 66-67. Il est fait prisonnier à Crémone, 73-74. Il est envoyé à Ustiano, puis à Gratz, 78-79. Le Roi le défend contre les sarcasmes des courtisans, 82-84, 89-90. Mis en liberté sans rançon; son retour brillant à Versailles, 236, 292, 376-377. Il refuse de quitter le commandement des armées et est désigné pour l'armée de Flandre, 377-378.

1703. Commande en Flandre avec Boufflers, XI, 64. Don du Roi, 69. Départ pour l'armée et opérations de la campagne, 99, 130, 288. S'oppose à la prétention de Vendôme de commander les maréchaux, 308; XIII, 297, 346. Vient faire un tour à Versailles, XII, 28, 32.

1704. Campagne d'Allemagne; combat de Donauwerth, XII, 136-140. Difficultés avec Tallard, 140. Suite de la campagne; fautes de Villeroy, 166, 168-170, 181, 185, 187, 199, 201-202. Repasse le Rhin, 205-207. Retourne en Flandre, 267, 371.

1705. Travaille avec le Roi, XIII, 12. Campagne de Flandre, 77, 79-81. Reçoit Lauzun à l'armée; mot cruel de celui-ci, 84-87. Démêlé de Surville et de la Barre, 118. Son retour bruyant, 181. Prend parti pour Cossé dans l'affaire du duché de Brissac, 193-194. Don nouveau du Roi, 258.

1706. Envoyé en Flandre, XIII, 318. Manœuvre contre Marlborough; est battu à Ramillies, 368 et suiv. Sa lettre au Roi avant la bataille, XIV, 306-307. Ses relations avec l'électeur de Bavière, IX, 254-255; XIV, 25-26. Bonté du Roi pour lui; il est rappelé et disgracié, XIII, 385-393. Revient à Versailles; se brouille avec Chamillart, XIV, 17-19, 248, 303 et suiv. Cause de sa haine pour ce ministre, 311-313; XV, 137. Le Roi ne passe plus par son château de Villeroy, 257. Se démet en faveur de son fils de sa charge de capitaine des gardes du corps, 350-352.

Il continue ses relations avec Mme de Maintenon et cherche à retrouver sa faveur, XVI, 254-255. Pousse sa belle-fille chez la duchesse de Bourgogne, 262, 264. Son rôle dans les cabales de la cour, XVIII, 8, 16, 17. Affaire de la charge de gou-

verneur du duc de Chartres, 414-415. Rentre en grâce auprès du Roi, XXII, 364-367. Calomnie le duc d'Orléans, 388. Obtient pour son fils la survivance du gouvernement de Lyon, XXIII, 175. Est admis aux musiques chez Mme de Maintenon, 225-226. Intervient dans la querelle entre MM. d'Estrées et d'Harcourt, XXIV, 19-22. Réprime une sédition à Lyon, 279.

Est nommé chef du conseil des finances à la mort de Beauvillier, XXV, 80-81. Ministre d'État, 102. Son incapacité dans ces matières, 102-103. Ses avances à Saint-Simon et son manège avec lui pour connaître les projets du Régent, XXVI, 338-341. Sa conduite à l'égard du duc d'Orléans, 345-346, 349. Saint-Simon propose de le conserver à la tête du conseil des finances et dans le conseil de régence, XXVII, 28, 56. Il est hostile à l'élévation des bâtards, 78. Assiste le Roi dans sa dernière maladie; ses entretiens avec lui, 255-256, 263, 272-272. Reconduit Mme de Maintenon partant pour Saint-Cyr, 282. Négocie avec le duc d'Orléans le maintien du chancelier Voysin, 284-288. Est fait gouverneur du jeune roi, XXVIII, 313, 315, 316, 318-319. Regrette Louis XIV, 377.

Portrait et caractère, XXVI, 341-345. Portrait physique, VI, 28. Habile et plat courtisan, II, 318, 320, 323; XIII, 380; XV, 32. Orgueilleux et fat, II, 132; IV, 7; IX; 85; XIII, 43; XXIV, 279; XXVI, 343-344. Son peu d'esprit et de lumières; ineptie, incapacité, futilité, IV, 230; XII, 202; XIII, 368; XVIII, 10; XXV, 102-103; XXVI, 343-344; XXVII, 32. Grands airs, vanité, rodomontades, IV, 230; VI, 413, 415; IX, 38, 56, 84; X, 414; XII, 192; XIII, 181; XIV, 17-18, 305; XVI, 389; XVIII, 415; XX, 232. Pompe tout l'air comme une machine pneumatique, X, 414; XIV, 305. On lui applique un sermon du P. Séraphin, III, 80. Son désintéressement, XI, 50. Son goût pour les étrangers, XII, 33. Frivole et galant, XIII, 181; XIV, 303. Amoureux de Mme de Vaubecourt, XIII, 43. Sa liaison avec la duchesse de Ventadour, IX, 39; XI, 100; XII, 42; XVIII, 380; XXIII, 314; XXVI, 347; XXVII, 220.

Ami d'enfance du Roi; ses relations avec lui, sa faveur, II, 236, 323; VI, 20, 294; IX, 80; X, 89, 236, 359; XII, 47, 202; XIII, 193, 297, 368, 383, 386-387; XIV, 18, 308, 212; XV, 5, 351; XVI, 264, 390; XVII, 213; XVIII, 8; XX, 232; XXVI, 342. Il s'entremet dans les querelles entre le Roi et Monsieur, VIII, 267; XXVI, 345-346. Ses relations familières avec Mme de Maintenon, II, 323; XIV, 19, 308, 310, 448; XV, 7; XVI, 254; XVIII, 8, 16-17; XXVIII, 244, 246-247. Relations avec sa femme, XVI, 387, 389; avec son fils; sa dureté pour lui, 255; XVIII, 17-

18; XXVI, 345. Sa conduite envers ses enfants, VII, 42-43. Sa santé, VI, 29-30.

Il protège Bartet, XV, 266. Hostile à Beauvillier, V, 156; XVIII, 17. Relations avec Béchameil, XI, 95. Favorise Bedmar, XII, 380-381. Relations avec Berwick, XII, 61; XVIII, 15. En froid avec le médecin Boudin, XX, 232. Relations avec Catinat, XV, 284. Protège le comte de la Chaise, XVII, 43, 46. Relations avec Chamillart, IX, 38, 44, 80; XIII, 369, 381; XIV, 17-18, 248, 304-305, 308-309; XV, 137; XVI, 79; XVIII, 16. Protège Mlle de Chausserais, XVIII, 380. Ami de Dangeau, XIII, 259. Relations avec Desmaretz, XVI, 254; XVIII, 9, 16; avec le duc d'Elbeuf, II, 245. Lié avec Effiat, XXVI, 372. Patronne Fleury, évêque de Fréjus, VI, 49; XXVI, 86-87. Relations avec Monsieur le Grand, III, 18; IX, 43; et le prince d'Harcourt, X, 364. Bien avec le premier président Harlay, VII, 47; XIV, 303. Relations avec Langlée, VII; 73; XIV, 19; Lauzun, XIII, 84, 87; les Lesdiguières, II, 69-70. Sa liaison avec les sœurs Lillebonne, IX, 43-44; avec le chevalier de Lorraine et tous les Lorrains, VI. 85; VII, 44; IX, 43. Aversion de Monseigneur pour lui, XIII, 86; XXI, 75. Protège Montrevel, XI, 49-50; et Pallavicin, XVIII, 196. Relations avec la duchesse de Nemours, XV, 127; Puységur, XI, 318; la Rochefoucauld, XVII, 343. Protège Roquelaure, XIII, 80. Ses relations avec Saint-Simon, qui ne peut le sentir, VI, 67; X, 414; XI, 108; XVI, 390; XVII, 301. Protège Tallard, XI, 53-54; XII, 140; XVIII, 14. Lié avec l'archevêque le Tellier, II, 132; avec Torcy, XVIII, 17; avec Van Holl, XXV, 161. Relations avec Vaudémont, IV, 339; XI, 44, 46, 77-80; XIV, 284; XV, 31, 43; avec Vendôme, XIII, 394; XVIII, 16.

VILLEROY (Marie-Marguerite de Cossé-Brissac, maréchale de), I, *22. Mécontente du mariage du jeune Lesdiguières, III, 16-17. Fait la noce de Dangeau, 194. Renonce à la succession de son frère, VI, 68-70; XIII, 194. Désolée de la captivité de son mari, X, 84. Tour qu'elle joue à la princesse d'Harcourt, 370-371. Se réconcilie avec sa belle-fille, XII, 273; XVI, 262. Son rôle dans le procès Saint-Simon et Brissac, XIII, 193, 198-199. Sa conduite lors de la disgrâce de son mari, XIV, 303-304, 311, 312. Hérite de Mme de Nemours, XV, 127. Sa mort, son portrait, son caractère, XVI, 387-393. Son sage esprit, XV, 352. Sa hauteur, VII, 44. Ses folies sur sa naissance, XVI, 391-392. Sa solide piété, XIV, 311. Ses relations avec Saint-Simon, VI, 67; X, 413-414; XI, 368; XII, 273; XIII; 198-199; XIV, 312; XVI, 285, 390-393. Relations avec les Boufflers, XVI, 285; avec Fleury évêque de Fréjus, VI, 49. Citée, I, 207; III, 18,

196; VI, 58; VII, 40, 47; XI, 213; XIV, 147; XV, 65, 130, 137; XVIII, 379; XIX, 130.

VILLEROY (Louis-Nicolas de Neufville, duc de), † 1734, II, *131. Son voyage en Hongrie, XV, 351. Son mariage avec Mlle de Louvois, II, 131-132. Sa réception comme duc au Parlement, III, 99. Ses prétentions sur Neuchâtel, VI, 106, 205-206; XV, 133, 136-137, 143. Au bal de Monsieur le Prince, VII, 56. Est envoyé d'Italie par son père, X, 66. Désolé de la captivité de son père ; est chargé par le Roi de consoler sa mère, 83-84, 90. Apporte la nouvelle du combat de Luzzara et est fait lieutenant général, 227-228; XV, 224-225. Va à l'armée de Flandre, XII, 267. Obligé de danser par ordre du Roi, XIII, 221.

Fait la campagne de 1706, XIII, 375, 383. Est écarté du service par le dissentiment entre son père et Chamillart, XIV, 248, 303, 309-313. Capitaine des gardes du corps sur la démission de son père, XV, 350-352; XVI, 255. Aux obsèques du prince de Conti, XVII, 147. Victime d'une farce de Lauzun, 347. Mot plaisant du même, 411. Son rôle dans les cabales de la cour, XVIII, 8, 17, 40. Opposé au rappel des troupes d'Espagne, 28. Empêche Saint-Simon de se retirer, 299. Anecdote à propos de la chapelle de Versailles, XIX, 124, 126.

Reçoit l'électeur de Cologne, XX, 243. Hostile aux prétentions de d'Antin sur le duché d'Épernon, 265, 268, 270, 273-277. Assiste à la réception du duc de Saint-Aignan au Parlement, 294. Peu affecté de la mort de sa femme, XXI, 131-132. Sa situation à la cour après la mort de Monseigneur, 279-280. Obtient une pension sur Lyon, XXII, 87-88; et la survivance de ce gouvernement, XXIII, 175. A la séance des Renonciations, 332. Son rôle dans l'affaire du bonnet, XXVI, 4, 8, 11, 24. Son hostilité à l'égard du duc d'Orléans, 348.

Ses relations avec Bachelier, XI, 75; Barbezieux, VIII, 14; Blouin, XVI, 232; XX, 265. Son amour pour Mme de Caylus, XII, 410-411; XIV, 279, 310; XV, 351; XVII, 161; XIX, 322. Relations avec le duc d'Elbeuf, II, 245;

Bien vu de Mme de Maintenon, XV, 351. Familier de Monseigneur, XXI, 74. Ami de M. et Mme d'O, XIX, 100. Lié avec les La Rochefoucauld, XXVII, 234-235. Son intimité avec Saint-Simon, puis son refroidissement, X, 413-414; XIV, 310; XV, 350, 352; XVI, 79, 232; XVII, 161, 167, 195-196; XVIII, 43-44, 303, 320-321, 373; XIX, 100; XXI, 256. Ses relations avec son père, XVI, 255; XVIII, 17-18. Son appartement à Versailles, XVII, 195-196.

VILLEROY (Marguerite le Tellier de Louvois, duchesse de), II, *131. Son mariage, 131. Passe ses premières années dans la

retraite, XVI, 261. Aventure avec le duc d'Elbeuf, II, 245. Au bal du mariage du duc de Bourgogne, IV, 319. Aventure au bal masqué à propos du comte d'Évreux, VII, 54-56. Quitte Marly après le malheur de son beau-père, X, 84. Réconciliée avec sa belle-mère, XII, 273. Intercède pour son frère Courtenvaux, XIII, 153-155. Forme une liaison entre la duchesse de Bourgogne et la duchesse d'Orléans, XVI, 264-265. Son rôle dans les cabales de la cour, XVIII, 8. Intermédiaire entre son beau-père et Mme de Maintenon, 17. Empêche Saint-Simon de quitter la cour, 299. Conversation avec Saint-Simon sur la rupture du duc d'Orléans et de Mme d'Argenton, 372-376. Intrigues du mariage de la duchesse de Berry, XIX, 200, 203-204, 213, 221. Proposée pour dame d'honneur de la duchesse de Berry, 238. Ses sentiments à la mort de Monseigneur, XXI, 27-28, 36, 38. Sa mort, 129.

Portrait et caractère, II, 131; VII, 56; XVI, 263-264; XVIII, 8; XIX, 200-201; XXI, 130-132; XXVI, 302. Relations avec la duchesse de Bourgogne, IV, 304; XVI, 254, 263-264; XVIII, 8, 13; avec la duchesse d'Orléans, XVI, 262; XVIII, 320, 322; XIX, 81; avec les Saint-Simon, VII, 54; X, 207, 210, 413, 414; XII, 273; XIII, 330; XIV, 309-310; XV, 350, 352; XVI, 79; XVII, 161; XVIII, 43, 303, 319-320, 372-376, 401; XIX, 100, 202; XXII, 42. Hostilité à l'égard de Madame la Duchesse, XVI, 264. Amitié de la maréchale d'Estrées pour elle, 262-263. Jalouse de Mme de Caylus, XIX, 322. Sa chambre à Marly, X, 375.

VILLEROY (François-Paul de Neufville, abbé de), VII, *42-43; XXV, *80. Nommé archevêque de Lyon, 80.

VILLEROY (François-Catherine de Neufville, chevalier de), † 1700, VII, *41. Sa mort, son caractère, 41-43.

VILLEROY (Louis-François de Neufville, duc de), † 1766, XVII, *196. Lieutenant général de Lyonnais, XXIII, 175.

VILLEROY (les demoiselles de). VII, *43.

VILLEROY (le château de), VI, *29; X, 359; XI, 213, 288; XIII, 165; XIV, 18, 304; XV, 257; XVI, 254, 285, 392; XXII, 364.

VILLEROY (l'hôtel de), à Versailles, IV, *262.

VILLERS (M. de). Voyez O (M. de Villers d').

VILLERS-COTTERET (le château de), V, *342; VIII, *372.

VILLETANEUSE (Claudine de Sève, dame de), XVII, *8.

VILLETTE (Philippe de Valois, marquis de), XII, *217. Au combat de Malaga, 217. Sa mort, XV, 339. Cité, XII, 328; XIV, 78.

VILLIERS (Jean-Baptiste le Moine de), lieutenant général de Chaumont-en-Bassigny, XIV, *79.

VILLIERS DE L'ISLE-ADAM (Phi-

lippe de), grand maître de Malte, XVIII, *244.

VILLIERS-LA-GARENNE (le village de), XXI, *337.

VILLIERS-LE-MORHIER (Étienne Bérault de), III, *119; XIV, *76. Commande un régiment de cavalerie à l'armée du Rhin, III, 119. Est tué à Turin, XIV, 76.

VILLINGEN (la ville de), XI, *90; XII, 143.

VILVORDE (la ville de), XIII, *376.

VIÑAROZ (le bourg de), XXIII, *82.

VINCENNES (le château de), III, 211-213, 215; IV, 62, 65; V, 159; X, 157; XVIII, 118, 120, 121; XX, 97. Prisonniers qui y sont enfermés, XI, 133; XIV, 242; XX, 300, 301. La duchesse de Mantoue y loge, XVIII, 123. Louis XIV ordonne d'y conduire le jeune roi après sa mort, XXVII, 277, 279. Capitainerie et gouvernement, III, *212; XVIII, 119; XX, 96; XXIII, 204; XXIV, 241-243. La Sainte-Chapelle, XXII, *213.

VINEAM DOMINI (la bulle), XVIII, *272, 274, 279, 280.

VINS (Simon-César Garde, comte de), † 1692, VI, *352. Tué à Steinkerque; portrait, 352-353.

VINS (Jean de Vins d'Agoult de Montauban, marquis de), I, *40. Capitaine des mousquetaires noirs, 40; XII, 253. Son fils tué à Steinkerque, VI, 352-353.

VINS (Charlotte-Renée Ladvocat, marquise de), VI, *352, 353; VII, 38.

VINTIMILLE DU LUC (Charles-Gaspard de), évêque de Marseille, puis archevêque d'Aix et de Paris, XV, *398; XVII, 227; XIX, 386.

VINTIMILLE (Pauline-Félicité de Mailly-Nesle, marquise de), XVII, *169.

VIOLONS de la musique du Roi (les vingt-quatre), XXIII, *352.

VIPART (la famille), XII, *190. Voyez Silly.

VIRGILE (le poète), XV, 69.

VIRIEU (N. de), colonel de Charolais, XVIII, *167.

VIRVILLE (Charles de Grolée, marquis de), VIII, *288.

VIRVILLE (François-Joseph de Grolée, marquis de), † 1705, XIII, *126. Sa mort, 126.

VIRVILLE (Claude-François de Grolée de), † 1714, XIII, *127. Son portrait et caractère, 126-127. Sa mort, ses sœurs, XXIV, 376-377. Sa femme, Sabine de la Tour-Gouvernet, XIII, *127.

VISCONTI (Philippe-Marie), duc de Milan, XXVI, *307.

VISCONTI (Annibal, marquis), X, *218. Battu à Santa-Vittoria, 218. Prend part au siège de Toulon, XV, 217.

VISEO (la ville de), VIII, *132.

VISITATION (l'ordre de la). Voyez Filles de Sainte-Marie.

VISITES (les). Époque de la cessation des visites du Roi, de la Reine et des princesses, XII, 5-11. Visites de deuil, XV, 333-336 : voyez Deuils. Visites reçues sur le lit, II, *274; V, *127-128.

VITORIA (la ville de), XIII, *448; XX, 125, 145.

VITRÉ (la baronnie de), V, *185, 189-191.

VITRY (la maison de), III, 297.
VITRY (Nicolas de l'Hospital, maréchal de), † 1644, XII, *15.
VITRY (François-Marie de l'Hospital, duc de), XXVI, *64.
VITRY-LE-FRANÇOIS (la ville de), VI, 16; XV, *40, 42.
VITTEMENT (Jean, abbé), V, *157. Sous-précepteur des princes; sa belle harangue sur la paix de Ryswyk, 157-158. Autre belle harangue au Roi, XXIII, 409-410.
VIVANS DE NOAILLAC (Jean de), XI, *266. A Hochstedt, 266. Lieutenant général; sa campagne du Rhin en 1707, XV, 178, 183-184. Au siège de Fribourg, XXIV, 126-127.
VIVARAIS (le), XI, 65; XX, *100.
VIVE-SAINT-ÉLOY (le village de), XVI, *453; XIX, 411-412.
VIVIERS (l'évêché de), XXIII, *280, 357. Évêque: voyez Chambonas (Antoine de la Garde de).
VIVONNE (Louis-Victor de Rochechouart, maréchal-duc de), † 1688, III, *325. Sa campagne de Sicile, XV, 468. Brouillé avec son fils le duc de Mortemart; son mot à sa mort, XVII, 113-114. Meurt ruiné, X, 267; XVII, 114-115. Marie sa fille au marquis de Castries, XI, 145. Son mot à un usurpateur du nom de Rochechouart, XV, 468. Son esprit, XV, 98; XVII, 114; XXVIII, 89. Sa conduite avec sa femme, XVII, 112-113. Cité, IV, 257; X, 147; XII, 161, 163; XVII, 112; XIX, 301.
VIVONNE (Antoinette-Louise de Mesmes de Roissy, maréchale de), X, *267. Ruinée par son mari, vit chez son intendant, 267; XVII, 113. Sa mort, son caractère, 112-114. Citée, 99; XXII, 224, 230; XXVI, 24.
VIVONNE (Mlles de). Voyez Canaples (la marquise de), Castries (la marquise de).
VOGÜÉ (la maison de), XXIII, *264.
VOGÜÉ (Jacques, comte de), XI, *65.
VOGÜÉ (Charlotte de Villars, comtesse de), XI, *65. Duègne de sa belle-sœur, 65. Pension qu'elle reçoit du Roi, XXIII, 264.
VOISIN (Catherine Deshayes, femme), empoisonneuse, II, *44; XIV, 176; XVI, 429-430.
VOLHYNIE (la), XV, *152.
VOLVIRE (la maison de), I, *213. Voyez Ruffec.
VOYER (la famille de), Voyez Argenson, Dorée (Mlle de).
VOYSIN (la famille), XVII, *450; XIX, 34.
VOYSIN (Daniel), † 1621, XVII, *451.
VOYSIN DE LA CERISAYE (Daniel), † 1693, XVII, *451.
VOYSIN DE LA NOIRAYE (Jean-Baptiste), XVII, *452.
VOYSIN DE LA NOIRAYE (Daniel-François), secrétaire d'État et chancelier, VI, *264. Sa carrière et son mariage, XVII, 452-453, 457-458. Son intendance de Hainaut, XIV, 152; XV, 384; XVII, 453, 456. Candidat aux sceaux, VI, 255, 264-265. Vise la place de premier président, XIV, 380; et celle de contrôleur général, XV, 374.

[Voysin *suite*]

Est nommé conseiller d'État, 384. Candidat à la surintendance des bâtiments, XVI, 51. Est choisi pour remplacer Chamillart comme secrétaire d'État de la guerre, XVII, 446, 450, 459-461. Sa famille, sa fortune, 450 et suiv. Est chargé de Saint-Cyr, 456. Froid accueil du Roi, 460, 465. Dure réprimande qu'il lui fait, 466-468. Est fait ministre d'État et admis à Marly, 466-467. Est placé sous la tutelle de Boufflers, 468-469; XVIII, 154.

Son rôle dans les cabales de la cour, XVIII, 7. Opposé au rappel des troupes d'Espagne, 26. Cabale contre le duc d'Orléans, 74. Projet de le mettre à la tête des finances, 83. Affaire de Port-Royal, 279. Son hostilité contre Boufflers, 214-216. Ses filles et leurs mariages, XIX, 34; XX, 221, 238-239. Villars lui apprend le mauvais état des affaires en Flandre, XIX, 366 et suiv. Fait visite à Vendôme partant pour l'Espagne, XX, 111. Il apprend la mort de Monseigneur, XXI, 43. Son gendre Châtillon, XXI, 116, 119. Perd sa sœur Mme de Vaubourg, 134.

Sa situation à la cour à la mort de Monseigneur, XXI, 284. Travaille avec le duc de Bourgogne, 319. Discussion à son sujet entre Beauvillier et Saint-Simon, 372. Amène au Roi un courrier de Flandre, XXII, 125. Reçoit l'annonce de la victoire de Denain, XXIII, 100; et de la prise de Douay, 103. Obtient des grâces pour son gendre et sa fille, 353-354. Est substitué à Torcy dans l'affaire du cardinal de Noailles, 388. Examine avec le Roi la constitution Unigenitus, XXIV, 106. Obtient le râpé de la charge de greffier de l'Ordre, 124. Fait l'inventaire des pierreries du duc de Berry, 272.

Est créé chancelier, et reste secrétaire d'État de la guerre, XXIV, 313. Causes de la conservation de sa place de secrétaire d'État, 339-340. Son rôle dans la confection du testament du Roi, XXV, 12-13. Va prendre séance au Parlement comme chancelier, XXVI, 162-163. Reçoit une gratification du Roi, 193, 249. Fait naître une sédition dans les troupes à cause du pain de munition, 255. Sa conduite à l'égard du duc d'Orléans, 351. Saint-Simon propose de le chasser du gouvernement de la régence, XXVII, 56-57. Assiste le Roi dans sa dernière maladie, 255, 256, 258, 259. Écrit les codicilles du testament, 259, 263. Les montre au duc d'Orléans, 265. Écrit au cardinal de Noailles de la part du Roi mourant, 269, 271. Brûle des papiers avec le Roi, 278. Fait négocier par le maréchal de Villeroy auprès du duc d'Orléans la conservation de sa place, 284-288.

Portrait et caractère, XVII, 450, 457-459; XXI, 284; XXVII, 56. Sa faveur auprès de Mme de Maintenon, VI, 264-265; XIV, 380; XV, 374; XVI,

51, 80; XVII, 437, 456, 457, 459, 466, 468, 469; XVIII, 12, 74, 83; XXI, 119. Valet du duc du Maine et de Mme de Maintenon, XXIV, 314-315. Ami de Mlle de Chausserais, XVIII, 381; d'Harcourt, XIX, 1; d'Huxelles, 10, 15-16; de l'abbé de Maulévrier, XX, 85. Relations avec Monseigneur, XVII, 466. En froid avec Vaudémont, XXI, 268. Relations avec Villars, XIX, 4. Son costume de chancelier et de secrétaire d'État, XXIV, 315.

VOYSIN DE LA NOIRAYE (Charlotte Trudaine, dame), VI, *265. Son mariage, XVII, 453. Ses relations avec Mme de Maintenon; fait la fortune de son mari, VI, 264-265; XIV, 380; XVII, 454-456. Son rôle dans les cabales de la cour, XVIII, 7. Table qu'elle tient à Marly, XIX, 215; XX, 310. Sa mort, son caractère; sa jalousie de Mme Desmaretz cause sa mort, XXIV, 236-238. Relations avec le duc de Luxembourg, XVII, 454, 456; et avec Mme de Caylus, 461.

VRILLIÈRE (Louis Ier Phélypeaux, seigneur de la), † 1681, VI, *269. Secrétaire d'État, très ami du duc Claude de Saint-Simon, 269; VII, 144-147; XI, 214-215; XIII, 211, 311; XXVII, 60. Sa femme Marie Particelli, XIII, *311.

VRILLIÈRE (Michel Phélypeaux de la), archevêque de Bourges, VI, *412; XIII, 311.

VRILLIÈRE (Louis II Phélypeaux, marquis de la), secrétaire d'État, † 1725, V, *83. Obtient la charge de son père, VII, 143-146. En quoi elle consistait; peu d'importance de ce département, XIII, 206; XIV, 341; XVI, 52; XVIII, 3; XXI, 320; XXVI, 352; XXVII, 131. Épouse Mlle de Mailly, VII, 144-147, 188. Est fait greffier de l'Ordre, 188. Met les scellés chez Barbezieux, VIII, 13. Son jugement sur le maréchal d'Estrées, XI, 20. Son brevet de retenue, XII, 112. Service qu'il rend à Saint-Simon dans son procès contre Brissac, XIII, 206-207, 211. Soutient Boisguilbert, XIV, 341. Candidat à la direction des bâtiments, XVI, 51-54. Refuse de recevoir chez lui le cardinal de Bouillon, 115. Dresse les lettres d'érection du duché de Boufflers, XVII, 218. Présente au Roi les réclamations d'Abbeville, XX, 209. Porte l'ordre du Saint-Esprit au petit duc d'Anjou, XIX, 29. Sa situation à la cour à la mort de Monseigneur, XXI, 283-284. Ne travaille pas avec le duc de Bourgogne, 320. Discussion à son sujet entre Beauvillier et Saint-Simon, 372. Vend son hôtel de Paris au comte de Toulouse, XXIII, 177. Vend sa charge de greffier de l'Ordre, XXIV, 124. Saint-Simon veut le conserver dans le gouvernement, XXVII, 60-61.

Portrait et qualités, VII, 145-146, 189; XVI, 53; XXI, 283; XXVII, 60. Relations d'amitié avec Saint-Simon et son père, VII, 146; XIII, 211;

XVI, 54; XVII, 218; XVIII, 3; XXIII, 302; XXVII, 60. Relations avec le chancelier de Pontchartrain, VII, 142. Son malheur domestique, XXI, 284. Sa terre de Châteauneuf, XVI, 150.

VRILLIÈRE (Françoise de Mailly, marquise de la), VII, *144. Son mariage; sa répugnance à y consentir, 144, 146-147, 188. Son portrait, XII, 272. Sa passion pour Nangis et sa rivalité avec la duchesse de Bourgogne, 272-273, 276-277; XXI, 284. Bien vue de Monseigneur, 283. Vante au Roi la terrasse de Châteauneuf-sur-Loire, XXVII, 130.

VRILLIÈRE (l'hôtel de la), à Paris, XXIII, *177.

W

WAËS (le pays de), XI, *129.

WAILLY (la terre de), XXIV, *92.

WALDDORF (le village de), II, *297.

WALDECK (Georges-Frédéric, prince de), IV, *344, 345.

WALDECK (le régiment de), XXIII, 102.

WALDSTEIN (Charles-Ernest, comte de), XI, *133. Ambassadeur impérial en Portugal, 133-134; XII, 45.

WALLENROD (Catherine-Charlotte de). Voyez Fürstenberg (la comtesse de).

WALPOLE (Robert), XV, *199. Gouverne l'Angleterre, 199. Relations avec le cardinal de Fleury, 202-203,

WALPOLE (Horace), XV, *199. Sa conduite lors de la chute de Monsieur le Duc; ses relations avec le cardinal de Fleury, 199-203.

WAREMME (la ville de), I, *238-241.

WARIGNIES (la famille de), I, *145.

WARNETON (le village de), XVIII, *141, 158.

WARTIGNY (César de Brouilly, marquis de), XII, *339. Sa mort, 339-340. Tour qu'il joue au cardinal de Bouillon, XXIV, 13-14.

WARTY (la terre de), XIX, *379. Achetée par Berwick, 379.

WASSENAER (la famille de), VI, *136. Élisabeth de Wassenaer: voyez Auvergne (la comtesse d').

WASTINES (Marguerite de), dame de Fosseux, XXIV, *71.

WATTEVILLE (Charles, baron de), † 1670, III, *240. Ambassadeur d'Espagne à Londres; insulte le comte d'Estrades, 240-241; VIII, 58; XXVIII, 9. Cité, X, 11, 19.

WATTEVILLE (Jean, abbé de), X, *10. Sa mort, ses aventures, son caractère, 10-19.

WATTEVILLE (Maximilien-Emmanuel, marquis de), † 1777, X, *19. Sa femme Marie-Louise-Rosalie Phélypeaux de Pontchartrain, *19.

WEIMAR (Bernard, duc de Saxe-), I, *154; XI, *32.

WERVICQ (la ville de), XVI, *193.

WESTERLOO (Jean-Philippe-Eugène de Mérode, marquis de), VIII, *223. Épouse Mlle de Monteleon; aventure de la saccade du vicaire, 223 et suiv.

WESTHOFEN (le village de), II, *153.

WESTPHALIE (la), VII, 108; XIV, 205.

WESTPHALIE (les traités de). Voyez Munster.

WETTEREN (le village de), XVI, *464.

WHIGS (les), en Angleterre, XXV, 101; XXVI, 185, 186, 196.

WHITEHALL (le palais de), à Londres, V, *59, 60.

WIELOPOLSKI (Jean, comte), XV

*151. Sa femme Marie-Anne de la Grange d'Arquien, *151.

WIESLOCH (le village de), II,*148, 298.

WIGHT (l'île de), XII, 120.

WIGNACOURT (Aloph de), grand maître de Malte, IV, *110.

WIGNACOURT (Adrien de), grand maître de Malte, IV, *111.

WILLS (Charles), XX, *135. Pris à Brihuega, 135.

WILSTETT (le village de), IV,*169, 171.

WINZINGEN (le village de), III, *247.

WISNIOWIECKI (Michel), roi de Pologne, XI, *137.

WISSEMBOURG (la ville de), II, *169; XIII, *78; XXII, 121; XXIII, 104-105.

WITTHEM (la famille de), XX, 7.

WOLFACH (la ville de), XI, *90.

WOLFENBÜTTEL (la principauté de), IV,*278. Voyez Brunswick-Wolfenbüttel.

WOLFENBÜTTEL (l'envoyé de), XXVII, *190.

WOLFF (le P. Valentin), II, *141, 142.

WOLSEY (Thomas, cardinal), XV, *205.

WORMS (la ville de), III, *229, 248; XXVIII, 58, 68. La diète, XIV, *189.

WÜRTEMBERG (Frédéric-Charles, duc administrateur de), X,*304. Fait prisonnier par le maréchal de Lorge, 349-350.

WÜRTEMBERG (Charles-Alexandre, prince de), † 1737, X, *304; XIII,*396; XV, 217. Attaque les lignes de Wissembourg, XXIII, 104-105. Rend Landau, XXIV, 65.

WÜRTEMBERG-MONTBÉLIARD (Éléonore-Charlotte de), VI, *312. Son voyage en France; son deuil étrange, 312-315.

WÜRTEMBERG (le duché de), XII, 139, 143; XV, 180.

WYNENDAELE (le village de), XVI, *356, 357.

X

Xaintrailles (Jean Poton de), XV, *134; XIX, 57.

Xaintrailles (Joseph, chevalier de), III, *206. Gentilhomme de Monsieur le Duc, 205-206. Va à Neuchâtel pour le prince de Conti, XV, 134. Premier écuyer de Monsieur le Duc, XVII, 147. Chargé des affaires du jeune Monsieur le Duc, XIX, 57. Sa mort, sa famille, XXIV, 141-142.

Xerica (le duché de), XIV, 434.

Ximenez (François de Cisneros, cardinal), IX, *122. Son gouvernement, ses vertus, 122-123; XII, 78-79; XIII, 231.

Ximénez (Joseph, comte de), † 1706, XIII, *231. Colonel de Royal-Roussillon; sa mort, 231.

Ximénez (Geoffroy, comte de), † 1708, XIII, *231; XVI, *194. Succède à son frère comme colonel de Royal-Roussillon, XIII, 231. Blessé à mort à Audenarde, XVI, 194.

Y

York (le duc d'), I, *78-79. Voyez Jacques II, roi d'Angleterre.

Ypres (la ville d'), XVI, 207, 208, 221, 222, 224, 280; XVIII, 141; XIX, 398, 411. Gouvernement, III, *130; XI, 46. L'intendance, XVI, *83. L'évêché, XXIII, *357-358. Évêques : voyez Jansénius (Cornélius), Laval (Charles-François-Guy de Montmorency, abbé de), Ratabon (Martin de).

Z

ZABOR (Marc-Adam, comte de), XV, *185-187.
ZAMET (la famille), XX, *289; XXI, 141.
ZAMET (Sébastien), † 1614, XX, *288, 289.
ZAMET (Jean), † 1622, XX, *289.
ZAMET (Jeanne de Goth de Rouillac, dame), XX, 289. Sa fille Christine Zamet, grand'mère de M. d'Antin, 288.
ZARZUELA (le château de la), VIII, *227; X, 26, 33.
ZEDDES (Jean-Baptiste-Frédéric de), XIII, *87. Sa mort, 87.
ZELL (les duc de). Voyez Brunswick.
ZENICH (le moulin de), IV, 232.
ZOLKIEW (la ville de), XV, *151. 159.
ZONDADARI (Antoine-Félix, cardinal), XVI, *411. Nonce à Madrid, 411; XVII, 214.
ZOPYRE (le traître), XXVI, *90.
ZOZIME (dom), abbé de la Trappe, II, *363; III, 64.
ZRINYI. Voyez Serini.
ZUM JUNGEN. Voyez JUNGEN.
ZUNIGA (Pierre-Antoine de Sotomayor, marquis de), XX, *145. Apporte la nouvelle de la victoire de Villaviciosa, 145-147.
ZURBECK (Jean-Jacques de), XXIV, *238. Sa mort, 238.
ZÜRLAUBEN (Béat-Jacques de la Tour-Châtillon, comte de), X, *219. Campagne de 1702, 219. Tué à Hochstedt, XII, 183. Mariage de sa fille, XXIII, 69.
ZÜRLAUBEN (Julie de Sainte-Maure, comtesse de), XXIII, *69.
ZÜRLAUBEN (Honoré-Julie-Françoise, demoiselle de), XXIII, *69. Épouse le marquis de Meuse, 69.
ZWEINGENBERG (la ville de), I, *264.

CHARTRES. — IMPRIMERIE DURAND, RUE FULBERT.

www.ingramcontent.com/pod-product-compliance
Ingram Content Group UK Ltd.
Pitfield, Milton Keynes, MK11 3LW, UK
UKHW020101200726
13856UKWH00002B/322